全国中医药行业高等教育“十三五”规划教材

全国高等中医药院校规划教材（第十版）

医学图形图像处理

（新世纪第三版）

（供计算机科学与技术、医学影像学、生物医学工程、中医学等专业用）

主　　编

章新友（江西中医药大学）

副 主 编

马志庆（山东中医药大学）　　杨　烨（上海中医药大学）

董海艳（南京中医药大学）　　叶含笑（浙江中医药大学）

李巍巍（黑龙江中医药大学）

编　　委（以姓氏笔画为序）

王甜宇（辽宁中医药大学）　　田翔华（新疆医科大学）

张　康（江西中医药大学）　　柳　春（甘肃中医药大学）

洪佳明（广州中医药大学）　　高贤波（天津中医药大学）

郭小磊（山西中医药大学）　　黄　浩（福建中医药大学）

彭　瑜（湖北中医药大学）　　韩爱庆（北京中医药大学）

潘志方（温州医科大学）

学术秘书

何扬明（江西中医药大学）

中国中医药出版社

·北　京·

图书在版编目（CIP）数据

医学图形图像处理/章新友主编.—3 版.—北京：中国中医药出版社，2018.6（2022.1重印）

全国中医药行业高等教育“十三五”规划教材

ISBN 978-7-5132-4994-2

Ⅰ.①医…　Ⅱ.①章…　Ⅲ.①医学摄影-中医学院-教材　Ⅳ.①R445

中国版本图书馆 CIP 数据核字（2018）第 102072 号

中国中医药出版社出版

北京经济技术开发区科创十三街 31 号院二区 8 号楼

邮政编码　100176

传真　010-64405721

廊坊市祥丰印刷有限公司印刷

各地新华书店经销

开本 850×1168　1/16　印张 21　字数 523 千字

2018 年 6 月第 3 版　2022 年 1 月第 2 次印刷

书号　ISBN 978-7-5132-4994-2

定价　59.00 元

网址　www.cptcm.com

服务热线　010-64405510

购书热线　010-89535836

维权打假　010-64405753

微信服务号　zgzyycbs

微商城网址　https://kdt.im/LIdUGr

官方微博　http://e.weibo.com/cptcm

天猫旗舰店网址　https://zgzyycbs.tmall.com

如有印装质量问题请与本社出版部联系（010-64405510）

全国中医药行业高等教育“十三五”规划教材

全国高等中医药院校规划教材（第十版）

专家指导委员会

许二平（河南中医药大学校长）
孙忠人（黑龙江中医药大学校长）
孙振霖（陕西中医药大学校长）
严世芸（上海中医药大学教授）
李灿东（福建中医药大学校长）
李金田（甘肃中医药大学校长）
余曙光（成都中医药大学校长）
宋柏林（长春中医药大学校长）
张欣霞（国家中医药管理局人事教育司师承继教处处长）
陈可冀（中国中医科学院研究员　中国科学院院士　国医大师）
范吉平（中国中医药出版社社长）
周仲瑛（南京中医药大学教授　国医大师）
周景玉（国家中医药管理局人事教育司综合协调处处长）
胡　刚（南京中医药大学校长）
徐安龙（北京中医药大学校长）
徐建光（上海中医药大学校长）
高树中（山东中医药大学校长）
高维娟（河北中医学院院长）
唐　农（广西中医药大学校长）
彭代银（安徽中医药大学校长）
路志正（中国中医科学院研究员　国医大师）
熊　磊（云南中医药大学校长）
戴爱国（湖南中医药大学校长）

秘　书　长

卢国慧（国家中医药管理局人事教育司司长）
范吉平（中国中医药出版社社长）

办公室主任

周景玉（国家中医药管理局人事教育司综合协调处处长）
李秀明（中国中医药出版社副社长）
李占永（中国中医药出版社副总编辑）

编审专家组

组　长

王国强（国家卫生计生委副主任　国家中医药管理局局长）

副组长

张伯礼（中国工程院院士　天津中医药大学教授）

王志勇（国家中医药管理局副局长）

组　员

卢国慧（国家中医药管理局人事教育司司长）

严世芸（上海中医药大学教授）

吴勉华（南京中医药大学教授）

王之虹（长春中医药大学教授）

匡海学（黑龙江中医药大学教授）

刘红宁（江西中医药大学教授）

翟双庆（北京中医药大学教授）

胡鸿毅（上海中医药大学教授）

余曙光（成都中医药大学教授）

周桂桐（天津中医药大学教授）

石　岩（辽宁中医药大学教授）

黄必胜（湖北中医药大学教授）

前 言

为落实《国家中长期教育改革和发展规划纲要（2010–2020年）》《关于医教协同深化临床医学人才培养改革的意见》，适应新形势下我国中医药行业高等教育教学改革和中医药人才培养的需要，国家中医药管理局教材建设工作委员会办公室（以下简称“教材办”）、中国中医药出版社在国家中医药管理局领导下，在全国中医药行业高等教育规划教材专家指导委员会指导下，总结全国中医药行业历版教材特别是新世纪以来全国高等中医药院校规划教材建设的经验，制定了“‘十三五’中医药教材改革工作方案”和“‘十三五’中医药行业本科规划教材建设工作总体方案”，全面组织和规划了全国中医药行业高等教育“十三五”规划教材。鉴于由全国中医药行业主管部门主持编写的全国高等中医药院校规划教材目前已出版九版，为体现其系统性和传承性，本套教材在中国中医药教育史上称为第十版。

本套教材规划过程中，教材办认真听取了教育部中医学、中药学等专业教学指导委员会相关专家的意见，结合中医药教育教学一线教师的反馈意见，加强顶层设计和组织管理，在新世纪以来三版优秀教材的基础上，进一步明确了“正本清源，突出中医药特色，弘扬中医药优势，优化知识结构，做好基础课程和专业核心课程衔接”的建设目标，旨在适应新时期中医药教育事业发展和教学手段变革的需要，彰显现代中医药教育理念，在继承中创新，在发展中提高，打造符合中医药教育教学规律的经典教材。

本套教材建设过程中，教材办还聘请中医学、中药学、针灸推拿学三个专业德高望重的专家组成编审专家组，请他们参与主编确定，列席编写会议和定稿会议，对编写过程中遇到的问题提出指导性意见，参加教材间内容统筹、审读稿件等。

本套教材具有以下特点：

1. 加强顶层设计，强化中医经典地位

针对中医药人才成长的规律，正本清源，突出中医思维方式，体现中医药学科的人文特色和“读经典，做临床”的实践特点，突出中医理论在中医药教育教学和实践工作中的核心地位，与执业中医（药）师资格考试、中医住院医师规范化培训等工作对接，更具有针对性和实践性。

2. 精选编写队伍，汇集权威专家智慧

主编遴选严格按照程序进行，经过院校推荐、国家中医药管理局教材建设专家指导委员会专家评审、编审专家组认可后确定，确保公开、公平、公正。编委优先吸纳教学名师、学科带头人和一线优秀教师，集中了全国范围内各高等中医药院校的权威专家，确保了编写队伍的水平，体现了中医药行业规划教材的整体优势。

3. 突出精品意识，完善学科知识体系

结合教学实践环节的反馈意见，精心组织编写队伍进行编写大纲和样稿的讨论，要求每门教材立足专业需求，在保持内容稳定性、先进性、适用性的基础上，根据其在整个中医知识体系中的地位、学生知识结构和课程开设时间，突出本学科的教学重点，努力处理好继承与创新、理论与实践、基础与临床的关系。

4. 尝试形式创新，注重实践技能培养

为提升对学生实践技能的培养，配合高等中医药院校数字化教学的发展，更好地服务于中医药教学改革，本套教材在传承历版教材基本知识、基本理论、基本技能主体框架的基础上，将数字化作为重点建设目标，在中医药行业教育云平台的总体构架下，借助网络信息技术，为广大师生提供了丰富的教学资源和广阔的互动空间。

本套教材的建设，得到国家中医药管理局领导的指导与大力支持，凝聚了全国中医药行业高等教育工作者的集体智慧，体现了全国中医药行业齐心协力、求真务实的工作作风，代表了全国中医药行业为“十三五”期间中医药事业发展和人才培养所做的共同努力，谨向有关单位和个人致以衷心的感谢！希望本套教材的出版，能够对全国中医药行业高等教育教学的发展和中医药人才的培养产生积极的推动作用。

需要说明的是，尽管所有组织者与编写者竭尽心智，精益求精，本套教材仍有一定的提升空间，敬请各高等中医药院校广大师生提出宝贵意见和建议，以便今后修订和提高。

国家中医药管理局教材建设工作委员会办公室

中国中医药出版社

2016 年 6 月

编写说明

21 世纪，医学图形图像处理技术在医学领域得到了广泛应用，特别是在中医临床上也得到了迅速推广，医学图形图像处理已成为中医学人才必备的知识。近年来，全国很多医药院校，不仅在本科生、研究生中开设了医学图形图像处理等相关课程，有的院校还开设了计算机科学与技术、医学影像学、生物医学工程等与计算机相关的专业。作为医药院校培养出的这类专业人才，掌握医学图形图像处理技术是十分必要的，也是今后从事医务工作的必备知识。《医学图形图像处理》作为全国中医药行业高等教育“十三五”规划教材，是依据教育部关于普通高等教育教材建设与改革的意见精神，以及教育部高等学校计算机基础课程教学指导委员会医学类分委员会对高等医药院校计算机教学的基本要求，在国家中医药管理局的规划指导下，参照高等医药院校《医学图形图像处理》教学大纲，由全国高等医药院校从事医学图形图像处理课程教学及其研究的教师和专业技术人员联合编写。本书主要供计算机科学与技术、医学影像学、生物医学工程、中医学、中西医临床医学等各本科专业学生或硕士研究生作为医学图形图像处理课程的教材选用，也可作为从事医学工作者的参考书。

本教材在介绍医学图形图像处理的发展、计算机图形学基础和医学图像的采样、成像等原理的基础上，力求与医学临床相结合，在保证教材科学性、系统性的前提下，重点介绍医学图像重建和可视化，医学图像增强，医学图像分割，医学图像配准与融合，医学图像的压缩、存储与通讯，医学图像标准数据库，以及医学图像应用等内容。在医学图像标准数据库中介绍了数字化人脑图谱技术、数字化虚拟人体和舌象图像，在医学图像应用中介绍了图像指导治疗、手术计划和导航、远程医学诊断、医学虚拟现实等医学图像的最新应用成果。同时还介绍了常用的图像处理系统 Photoshop 和 MATLAB 软件，以及医学图像分析实例与 Unity3D 应用实例等内容。每章后面有本章小结，并有丰富的习题，以便学生课后复习。

本教材在编写过程中得到国家中医药管理局教材建设工作委员会办公室、中国中医药出版社和江西中医药大学领导的关心和支持，以及全国各兄弟院校领导和同行的支持与帮助，在此一并表示感谢。由于编者水平有限，经验不足，加上时间仓促，书中如有不足之处，希望广大读者和教师提出宝贵意见，以便再版时修订提高。

《医学图形图像处理》编委会

2018 年 3 月

目 录

1　医学图形图像学的发展

1.1　计算机图形学的发展

计算机图形学的研究起源于美国麻省理工学院。20 世纪 50 年代初期，第一台图形显示器作为美国麻省理工学院（MIT）旋风 I 号（Whirlwind I）计算机的附件诞生了，这台计算机开拓性地采用图形显示器作为图形输出设备，其主要部件是阴极射线管（CRT），当时这种图形输出设备只能显示一些比较简单的图形。第二次世界大战结束以后，美国国防部就开始筹划如何预防远程携带核弹的轰炸机突袭美国本土问题，决定建立一个实时的信息控制系统，监视北美整个地域范围以及空域范围，从而使空军总部的指挥员能清晰地看到空中的目标和地面的动态情景，准确地指挥作战。为此，美国麻省理工学院（MIT）在旋风（Whirlwind）计算机的基础上，开发了战术防空系统 SAGE（Semi Automatic Ground Environment）。这也是首次使用命令控制的 CRT 显示控制台，在其上操作员使用光笔识别目标。这样的尝试对图形显示技术的发展无疑起了巨大的带动作用。

计算机图形学是随着计算机及其外围设备的发展而产生和发展起来的。它是近代计算机科学与雷达、电视及图像处理技术的发展融合而产生的硕果。计算机图形学在造船、航空航天、汽车、电子、机械、土建工程、影视广告、医学图像、地理信息、轻纺化工等领域中的广泛应用，推动了自身的发展，而不断解决应用中提出的各类新课题，又进一步充实和丰富了本学科的内容。计算机出现不久，为了在绘图仪和阴极射线管（CRT）屏幕上输出图形，计算机图形学也随之诞生。现在它已发展成为对物体的模型和图像进行生成、存取和管理的新学科。

1.1.1　计算机图形学的发展简史

自从 20 世纪 40 年代研制出世界上第一台电子计算机以来，由于计算机处理数据速度快、精度高，因此引起了人们的重视。许多国家纷纷投入人力和物力研制新的计算机以及输出图形的软、硬件产品。1950 年美国麻省理工学院研制出了第一台图形显示器作为旋风 I 号（Whirlwind I）计算机的输出设备。这台显示器在计算机的控制下第一次显示了一些简单图形，它类似于示波器的 CRT，这就是计算机产生图形的最初萌芽。

1959 年美国 CALCOMP 公司根据打印机原理研制出了世界上第一台滚筒式绘图仪。同年，GERBER 公司把数控机床发展成板式绘图仪。20 世纪 50 年代末期，美国麻省理工学院在旋风 I 号计算机上开发了空中防御系统，它具有指挥和控制功能。这个系统能将雷达信号转换为显示器上的图形，操作者利用光笔可直接在显示屏上标识目标。这一功能的实现预示着交互式图形生成技术的诞生。

1962 年美国麻省理工学院林肯实验室的伊凡·萨瑟兰德（Ivan E. Sutherland）发表了题为

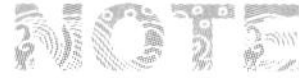

“Sketchpad：人机通信的图形系统（Sketchpad：Man-Machine Graphical Communication System）”的博士论文，首先提出了“计算机图形学（Computer Graphics）”这一术语，引入了分层存储符号的数据结构，开发出了交互技术，可用键盘和光笔实现定位、选项和绘图的功能，还正式提出了至今仍在沿用的许多其他基本思想和技术，从而奠定了计算机图形学的基础。

20世纪60年代初期，第一台光笔交互式图形显示器在美国麻省理工学院林肯实验室研制成功，它是以人-机通信的图形系统为中心内容并以博士论文形式完成的研究课题。文中首先使用了“计算机图形学（Computer Graphics）”这个术语，从而确定了计算机图形学作为一个崭新的具有独立学术地位的学科分支。与此同时，在美国的工业界，交互图形显示器的研制工作也开展起来，其中IBM公司起了重要的作用。IBM公司在1964年首先推出自主的设计方案，随后经过改进，名为IBM 2250的显示器走向了市场，这是IBM计算机正式提供给工业界使用的第一代刷新式随机扫描图形终端。随后洛克希德飞机公司利用IBM 2250开发的计算机图形增强设计与制造（CADAM，Computer-graphics Augmented Design and Manufacturing）绘图加工系统，从1974年开始向外界转让，成为目前IBM主机上应用最广的计算机辅助设计（CAD）和计算机辅助制造（CAM）软件。

20世纪60年代中期，美国、英国、法国的一些汽车、飞机制造业大公司对计算机图形学开展了大规模的研究。在计算机辅助设计（CAD）和计算机辅助制造（CAM）中，人们利用交互使计算机图形学实现了多阶段的自动设计、自动绘图和自动检测。在这一时期，计算机图形学输出技术也得到了很大的发展，人们开始使用随机扫描的显示器。这种显示器具有较高的分辨率和对比度，具有良好的动态性能，但是它必须至少以30次/秒的频率不断刷新屏幕上的图形才能避免闪烁。

20世纪60年代后期，出现了存储管式显示器，它不需要缓冲和刷新，显示大量信息也不闪烁，价格低廉，分辨率高，但是它不具备显示动态图形的能力，也不能进行选择性删除。它的出现可使一些简单的图形实现交互处理。存储管式显示器的出现，对计算机图形学的发展起到了促进作用，但为满足计算机图形学中交互技术的需求，其功能还有待进一步完善和改进。

20世纪70年代初期，计算机图形技术的应用进入了实用化的阶段，交互式图形系统在许多国家得到应用，许多新的较完备的图形系统不断被研制出来。除了在军事上和工业上的应用外，计算机图形学还进入了文化教育、科学研究以及企业管理等领域。此时，小型机、工作站逐步发展起来，行式打印机、光栅扫描显示器、绘图仪等图形显示和输出设备相继投入使用。但由于图形设备昂贵、功能简单且缺乏相应的软件支持，直到20世纪80年代，计算机图形学还仅仅是一门较小的学科。

20世纪70年代中期，出现了基于电视技术的光栅图形扫描器。在光栅显示器中，线段字符及多边形等显示图案均存储在刷新缓冲区存储器中，这些图是按照构成像素的点的亮度存储的，这些点被称为像素。一个个像素构成了一条条光栅线。一系列光栅线构成了一幅完整的图像。它是以30次/秒的频率对存储器进行读写操作以实现图形刷新而避免闪烁的。光栅图形显示器的出现使计算机图形生成技术和电视技术得以相互衔接，图形处理和图像处理相互渗透，使得生成的图形更加形象、逼真，因而更易于推广和应用。在图形输出设备不断发展的同时，出现了许多不同类型的图形输入设备，如从原有的光笔装置发展到图形输入板、鼠标、扫描仪和触摸屏。

NOTE

20 世纪 80 年代初期，计算机图形学的进一步发展，主要体现在以下 3 个方面：①几个著名的大型计算机图形系统相继问世。特别值得一提的是 GKS（Graphics Kernel System）核心系统。GKS 原是西德研制的，后于 1982 年由国际标准化组织 ISO 讨论和修改并定为准二维图形 ISO 标准系统。②随着硬件技术的发展、高分辨率图形显示器的研制成功，三维图形显示达到了更高水平，可动态显示物体表面的光照程度、颜色浓度和阴影变化，具有很强的真实感。③由于工程工作站的出现和微型计算机性能的不断提高，外设不断完善，图形软件功能不断增强，使得计算机图形系统在许多领域可以取代中、小型计算机系统，计算机图形学得到了更加广泛的应用。

20 世纪 80 年代中期，计算机图形设备进入了迅速发展时期，个人计算机如 Apple、IBM PC 以及 Apollo、SUN 等工程工作站问世，并迅速受到广大用户的欢迎，销售量大幅度上升。在这些产品的设计中，图形显示器和主机融为一体，都采用光栅扫描型显示方法，并能够同时生成高质量的线型图和逼真的彩色明暗图。计算机性能/价格比的不断提升，也推动了计算机图形学的迅速发展和推广。图形设备与个人计算机的发展，带动了大量简单而实用、价格便宜的图形应用程序的开发，如用户图形界面、绘图、游戏、字处理等，使计算机图形学在各个领域发挥越来越大的作用，并且很快进入了家庭。图像数字化仪、扫描仪、鼠标、触摸屏等输入设备以及彩色静电绘图仪、激光打印机和喷墨打印机等输出设备都有了很大的发展。

20 世纪 90 年代，随着图形系统的发展，计算机图形学朝着标准化、集成化和智能化的方向发展。国际标准化组织（ISO）公布的有关计算机图形的标准逐步完善。计算机图形学与多媒体技术、专家系统技术和人工智能技术的结合收到了良好的效果。科学计算的可视化、虚拟现实环境、人工智能、多媒体技术、二维交互绘图系统、三维几何造型技术等的应用给计算机图形的应用又开辟了一个更广阔的天地。今天，在电子、医学、机械、航空航天、建筑、造船、轻纺、影视等方面的计算机图形技术的应用，已取得了明显的社会效益和经济效益。这种加快交互速度的努力还会继续进行，这将进一步推动计算机图形学技术的飞速发展。

进入 21 世纪以来，计算机图形学向着更高阶段发展，它的许多技术已成为当今最热门的多媒体技术的重要组成部分。在未来的计算机软件、硬件发展中，计算机图形学扮演着重要的角色。它的理论、方法和工具将会有更大的发展，它的应用领域也会越来越广。

1.1.2 计算机图形学在我国的发展

我国开展计算机图形设备和计算机辅助几何设计方面的研究始于 20 世纪 60 年代中后期。进入 20 世纪 80 年代以来，随着我国建设事业的发展，计算机图形学无论在理论研究，还是在实际应用的深度和广度方面，都取得了巨大的进步。

在图形设备方面，我国陆续研制出多种系列和型号的绘图仪、坐标数字化仪和图形显示器，并已批量生产投放市场。国内许多公司均可批量生产具有高分辨率光栅图形显示器的个人计算机，如 Pentium 4 等以及具有全色（24 个位面）的图形图像处理卡；国际上应用最广泛的 Sun SPARC 系列工作站、HP 9009/700 和 800 系列工作站、SGI IRIS 系列工作站在我国也有定点工厂生产。此外，鼠标、显示器交互设备也已在国内生产。这些硬件在国内的制造，为计算机图形学在我国的普及和应用奠定了坚实的基础。

与计算机图形学有关的软件开发和应用都在迅速发展，并得到大力普及。在国家攻关项

NOTE

目、“863”高新技术和国家自然科学基金项目中有不少关于计算机图形软件研究开发的课题，其中二维交互绘图系统已进入商品化阶段，并可以在国内市场上和美国 Autodesk 公司的 AutoCAD 二维交互绘图软件试比高低。三维几何造型系统在国内有几个比较实用的版本，无论是基于平面多面体表示、非均匀有理 B 样条（NURBS）表示，还是混合表示模式，这几个几何造型系统均可以支持有限元分析、数控加工等对产品和工程建模的要求。在图形生成和显示算法方面，我国学者在矢量线段及其多边形的裁剪、计算机辅助几何设计、用光线跟踪和辐射度算法产生真实图形以及科学计算的可视化等领域都已取得了为国内外同行高度重视的成果。

与计算机图形学有关的学术活动在我国也很活跃。在计算机学会、工程图学学会、自动化学会、电子学会等国家一级学会下面都设有与计算机图形学有关的二级分会。在我国也有多种与计算机图形学有关的学术刊物，如《计算机辅助设计与图形学学报》《工程图学学报》及《计算机辅助工程》等。我国学者在与计算机图形学有关的国际刊物上发表的论文也越来越多。愈来愈多的国内论文被国际会议或国际刊物录用，也说明了我国计算机图形学的水平正在不断提高。

计算机图形学在我国的应用从 20 世纪 70 年代起步，经过 30 多年的发展，至今已开始在电子、机械、航空航天、建筑、造船、轻纺、影视等部门的产品设计、工程设计和广告影视制作中得到了初步应用，取得了明显的经济效益和社会效益。但图形学在国内的应用与发达国家相比还相差甚远，除了图形设备和系统价格比较昂贵外，更主要或更直接的原因是我国在这方面缺乏人才，懂计算机图形学的工程技术人员不多或是知之不深，因而影响了计算机图形学这门新学科在我国的推广应用。采取多种途径、多种渠道、多种方式培训计算机图形学的技术人才，建立一支群众性的计算机图形学应用技术的队伍是摆在我们面前的一项非常紧迫而又非常有意义的任务。随着计算机图形学专门人才的成长，计算机图形学在国民经济各个领域中将会发挥越来越大的作用。

1.1.3 计算机图形学的研究内容

计算机图形学（Computer Graphics）是研究如何应用计算机生成、处理和显示图形的一门学科，是在计算机上进行数据与图形处理的理论基础。图形的具体应用范围很广，但以基本的技术处理角度来划分只有两类：一类是线条，如工程图、地图、曲线图表等；另一类是明暗处理图，与照片相似。为了生成图形，就需要有原始数据或数学模型，如工程人员构思的草图、地形航测的数据、飞机的总体设计模型、企业经营的月统计资料等。这些数字化的输入经过计算机处理后变成图形输出。从其应用的角度来说，计算机图形学是研究通过计算机将绘图数据转换为图形，并在专门的显示设备上显示出来的原理、方法和技术的学科。

因此，我们说计算机图形学研究的主要内容就是如何在计算机中表示图形和利用计算机进行图形的计算、处理和显示的相关原理与算法，考虑的是如何利用物体的计算机模型来合成一个真实的或者是想象出来的物体图片。

计算机图形学的研究大致可分为 3 个方面：

1. 图形的输入 即利用图形输入设备及软件将图形输入到计算机中进行各种处理。图形的输入设备从逻辑上可分为 6 种：①定位（Locator），输入一个点的坐标；②笔画（Stroke），输入一系列点的坐标；③数值（Valuator），输入一个整数或实数；④选择（Choice），由一个

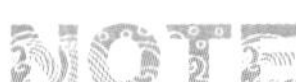

整数得到某种选择；⑤拾取（Pick），通过一种拾取状态来判别一个显示着的图形；⑥字符串（String），输入一串字符。这6种逻辑输入功能都有相应的典型设备，但实际的图形输入设备一般都是某些逻辑输入功能的组合。我们常用的图形输入设备有：鼠标器、光笔、触摸屏、坐标数字化仪、图形扫描仪等。当然，图形的输入也需要软件的支撑，系统软件包括操作系统（UNIX、WINDOWS等）、语言系统（C，C++等）；图形系统软件包括图形支撑软件（OpenGL，PHIGS等）、应用软件（AUTOCAD，Pro/Engineer，UG，AVS等）。

2. 图形的处理 包括对图形进行变换（如几何变换）、运算、着色等；在图形的处理过程中，起到重要作用的硬件系统是图形处理器。它的用途是将计算机系统所需要输出的信息进行转换驱动，并向输出设备提供行扫描信号，控制输出设备的正确输出。图形处理器又可分为简单图形处理器、单片图形处理器、个人计算机图形卡、图形并行处理器等。

3. 图形的输出 即将图形特定的表达形式转换成图形输出系统能够接受的表达形式，并将图形在各种不同的输出设备上输出。图形的输出设备包括图形显示设备和图形绘制设备。图形显示设备可分为阴极射线管、彩色阴极射线管、随机扫描的图形显示器、存储管式的图形显示器、光栅扫描式图形显示器、液晶显示器、等离子显示器等；图形绘制设备可分为喷墨打印机、激光打印机、静电绘图仪、笔式绘图仪等。

1.1.4 计算机图形学的应用

由于计算机图形设备的不断更新和图形软件功能的不断扩充，同时，也由于计算机硬件功能的增强和系统软件的日趋完善，计算机图形学在30多年内得到了广泛的应用。目前，主要的应用领域有如下几个方面。

1. 用户接口 用户接口是人们使用计算机的第一观感。过去传统的软件中约60%以上的程序是用来处理与用户接口有关的问题和功能的，因为用户接口的好坏直接影响着软件的质量和效率。如今在用户接口中广泛使用了图形和图标，大大提高了用户接口的直观性和友好性，也提高了相应软件的执行速度。

2. 计算机辅助设计与制造（CAD/CAM） 这是一个最广泛、最活跃的应用领域。计算机图形学被用来进行土建工程、机械结构和产品的设计，包括设计飞机、汽车、船舶的外形和发电厂、化工厂的布局以及电子线路、电子器件等。有时，着眼于产生工程和产品相应结构的精确图形，然而更常用的是对所设计的系统、产品和工程的相关图形进行人机交互设计和修改，经过反复的迭代设计，便可利用结果数据输出零件表、材料单、加工流程和工艺卡，或者数控加工代码的指令。在电子工业中，计算机图形学在集成电路、印刷电路板、电子线路和网络分析方面的优势是十分明显的。一个复杂的大规模或超大规模集成电路板的图纸，根本不可能用手工进行设计和绘制，用计算机图形系统不仅能进行设计和绘图，而且可以在较短的时间内完成，把其结果直接送至后续工艺进行加工处理。在飞机工业中，美国波音飞机公司已用有关的CAD系统实现波音777飞机的整体设计和模拟，其中包括飞机外形、内部零部件的安装和检验。

3. 科学、技术及事务管理中的交互绘图 计算机图形学技术可用来绘制数学的、物理的或表示经济信息等各种二维、三维的图表。如统计用的直方图、扇形图、工作进程图、仓库和生产的各种统计管理图表等，所有这些图表都可用简明的方式提供形象化的数据和变化趋势，

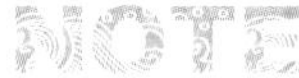

以利于人们增加对复杂对象的了解，并协助人们做出正确的决策。

4. 绘制勘探、测量图形 计算机图形学技术被广泛地用于绘制地理的、地质的以及其他自然现象的高精度勘探、测量图形，如地理图、地形图、矿藏分布图、海洋地理图、气象气流图、人口分布图、电场及电荷分布图以及其他各类等值线、等位面图。

5. 过程控制及系统环境模拟 用户利用计算机图形学理论和技术实现与其控制或管理对象间的相互作用。例如：石油化工、金属冶炼、电网控制的有关人员可以根据设备关键部位的传感器送来的图像和数据，对设备运行过程进行有效的监视和控制；机场的飞行控制人员和铁路的调度人员可通过计算机产生运行状态信息来有效、迅速、准确地调度，调整空中交通和铁路运输。

6. 电子印刷及办公室自动化 图文并茂的电子排版制版系统代替了传统的铅字排版，这是印刷史上的一次革命。随着图、声、文结合的多媒体技术的发展，可视电话、电视会议以及文字、图表等的编辑和硬拷贝正在家庭、办公室普及。伴随着计算机和高清晰度电视相结合的产品的推出，这种普及率已越来越高，进而改变了传统的办公、家庭生活方式。

7. 艺术模拟 计算机图形学在艺术领域中的应用成效越来越显著，除了广泛用于艺术品的制作，如制作各种图案、花纹或用于工艺外形设计及制作传统的油画、中国国画和书法外，还成功地用来制作广告、动画片，甚至电视、电影。目前国内外不少单位正在研制人体模拟系统，这将使历史上的著名影视明星重新登上荧屏成为可能。

8. 科学计算的可视化 传统的科学计算的结果是数据流，这种数据流不易于理解也不易于检查其中的错误。科学计算的可视化通过对空间数据场构造中间几何图素或用体绘制技术在屏幕上产生二维图像。近年来这种技术已用于有限元分析的后处理、分子模型构造、地震数据处理、大气科学及生物化学等领域。

9. 工业模拟 这是一个十分广阔的应用领域。在产品和工程的设计、数控加工等领域迫切需要对各种机构的运动模拟和静、动态装配模拟。它需要运用的主要是计算机图形学中的产品造型、干涉检测和三维形体的动态显示技术。

10. 计算机辅助教学 计算机图形学已广泛应用于计算机辅助教学系统中，它可以使教学过程形象、直观、生动，极大地提高了学生的学习兴趣和教学效果。由于个人计算机的普及，计算机辅助教学系统已深入到家庭和幼儿教育。

还有许多其他的应用领域。例如：在医学方面，可视化技术为准确地诊断和治疗提供了更为形象和直观的手段。又如：在刑事侦破方面，常应用计算机图形学的知识来根据所提供的线索和特征，再现当事人的图像及犯罪场景，如指纹图像处理等。在农业上，也利用计算机对农作物的生长情况进行综合分析、比较，借助计算机图形生成技术来保存和再现不同种类和不同生长时期的植物形态，模拟植物的生长过程，从而合理地进行选种、播种、田间管理以及收获等。总之，交互式计算机图形学的应用极大地提高了人们理解数据、分析趋势、观察现实或想象形体的能力。随着个人计算机和网络工作站的发展，随着各种图形软件的不断推出，计算机图形学的应用前景将更加广阔。

1.1.5 计算机图形学的研究发展方向

NOTE

计算机图形学是通过算法和程序在显示设备上构造出图形的一种技术。这与用照相机拍摄一幅照片的过程比较类似。当用照相机拍摄一个物体，比如说一幢建筑物的照片时，只有在现实世界中有那么一幢建筑物存在，才能通过照相的原理拍摄出一张照片来。与此类似，要在计算机屏幕上构造出三维物体的一幅图像，首先必须在计算机中构造出该物体的模型。这一模型是用一批几何数据及数据之间的拓扑关系来表示的，这就是造型技术。有了三维物体的模型，在给定了观察点和观察方向以后，就可以通过一系列的几何变换和投影变换在屏幕上显示出该三维物体的二维图像。为了使二维图像具有立体感，或者尽可能逼真地显示出该物体在现实世界中所观察到的形象，就需要采用适当的光照模型，以便尽可能准确地模拟物体在现实世界中受到各种光源照射时的效果。这些就是计算机图形学中的画面绘制技术。三维物体的造型过程、绘制过程需要在一个操作方便、易学易用的用户界面下进行，这就是人机交互技术。造型技术、绘制技术以及人机交互技术构成了计算机图形学的主要研究内容。

1. 造型技术的发展　计算机辅助造型技术以构造的对象来划分，可以分为规则形体造型技术和不规则形体造型技术。规则形体指的是可以用欧式几何进行描述的形体，如平面多面体、二次曲面体、自由曲面体等，由它们构成的模型统称为几何模型。构造几何模型的理论、方法和技术称为几何造型技术，它是计算机辅助设计的核心技术之一。早在20世纪70年代国际上就对几何造型技术进行了广泛而深入的研究，目前，已有商品化的几何造型系统提供给用户使用。由于非均匀有理B样条（Nonuniform Rational B Spline）具有可精确表示圆锥曲线的功能，并具有对控制点进行旋转、缩放、平移及透视变换后曲线形状不变的特点，因而为越来越多的曲面造型系统所采用。同时，将线框造型、曲面造型及实体造型结合在一起，并不断提高造型软件的可靠性也是造型技术的重要研究方向。

虽然几何造型技术已得到广泛应用，但是，它只是反映了对象的几何模型，而不能全面反映产品的形状、公差、材料等信息，从而使得计算机辅助设计/制造的一体化难以实现。在这样的背景下，出现了特征造型技术，它是将特征作为产品描述的基本单元，并将产品描述成特征的集合。例如：将一个机械产品用形状特征、公差特征、技术特征三部分来表示，而形状特征的实现又往往是建立在几何造型的基础之上。目前，特征造型技术在国内外均处于起步阶段。

近几年来，由于发展动画技术的需要，提出了基于物理的造型技术。几何造型最终的模型是由物体的几何数据和拓扑结构来表示的。但是，在复杂的动画技术中，模型及模型间的关系相当复杂，有静态的，也有动态的。这时，靠人来定义物体的几何数据和拓扑关系是非常繁杂的，有时甚至是不可能的。在这种情况下，模型可以由物体的运动规律自动产生，这就是基于物理的造型技术的基本概念。显然，它是比几何造型层次更高的造型技术。目前，这种基于物理的造型技术不仅可在刚体运动中实现，而且已经开始用于柔性物体。

近年来，人们发现自然界中不规则的形体和丰富多彩的其他物体，不能用欧式几何简单地加以定义，因此，计算机图形学研究工作的另一个热点，是如何在计算机内构造由不规则的形体所表示出来的模型，将类似山、水、树、草、云、烟、火等不规则的形体表示出来。与规则形体的造型技术不同，不规则形体的造型大多采用过程式模拟，即用一个简单的模型及少量的易于调节的参数来表示一大类物体，不断改变参数，递归调用这一模型一步一步地产生数据量很大的物体，因而这一技术也称为数据放大技术。国际上提出的基于分形理论的随机插值模型、基于文法的模型以及粒子系统模型等都是运用了这一技术的不规则形体造型方法，并已取

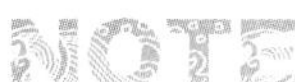

得了良好的效果。

2. 真实图形生成技术的发展　真实图形生成技术是指根据计算机中构造好的模型生成与现实世界一样的逼真图像。在现实世界中，往往有多个不同的光源，在光源照射下，根据物体表现的不同性质产生反射和折射、阴影和高光，并相互影响，构造出丰富多彩的世界。早期的真实图形生成技术用简单的局部光照模型模拟漫反射和镜面反射，而将许多没有考虑的因素用一个环境光来表示。20 世纪 80 年代以后，陆续出现了以光线跟踪方法和辐射度方法为代表的全局光照模型，使得图像的逼真程度大为提高，但是却又带来了另一个问题，这就是计算时间很长。目前，在许多高档次的工作站上，已经配备了由硬件实现光线跟踪及辐射度方法的功能，从而大大提高了逼真图形的生成速度。

3. 人机交互技术的发展　直至 20 世纪 80 年代初期，在设计计算机图形生成软件时，一直将如何节约硬件资源（计算时间和存储空间）作为重点，以提高程序本身的效率作为首要目标。随着计算机硬件价格的降低和软件功能的增强，提高用户的使用效率逐渐成为首要目标。为此，如何设计一个高质量的用户接口成为计算机图形软件的关键问题。

一个高质量的用户接口的设计目标应该是易于学习、易于使用、出错率低、易于回忆起如何重新使用这一系统并对用户有较强的吸引力。20 世纪 90 年代中期以来，国际上出现了不少符合这一目标的人机交互技术。例如：屏幕上可以开一个窗口或者开多个窗口；从以键盘实现交互发展到以鼠标器实现交互；将菜单放在屏幕上而不是放在台板上；不仅有静态菜单而且有动态菜单；不但用字符串作为菜单而且用图标作为菜单；图标可以表示一个对象，也可以表示一个动作，从而使菜单的含义一目了然。

如何在三维空间实现人机交互一直是计算机图形技术的一个研究热点。近年来，虚拟环境技术的出现使三维人机交互技术有了重要进展。所谓虚拟环境是指完全由计算机产生的环境，但它具有与真实物体同样的外表、行为和交互方式。目前，典型的应用是用户头戴立体显示眼镜，头盔上装有一个敏感元件以反映头部的位置及方向，并相应改变所观察到的图像，手戴数据手套实现三维交互，并有一个麦克风用来发出声音命令。

1.2 医学图像学的发展

图像是一个很古老的事物，早在原始社会，人类的祖先就通过画图来表达他们的思想和进行信息传递。“一图胜似千言万语”，现代医学离不开医学图像信息的支持。现代医学成像技术在很大程度上依赖于计算机的应用。它以物理原理直接获取图像，需要时则通过计算机精细地处理测量图像。计算机在医学成像中的应用有：①根据测量数据建立图像；②为提取图像的最佳特征而重建图像；③显示图像；④利用图像处理技术提高图像的质量；⑤存储和检索图像。

在医学成像中，机体、器官或器官局部的图像是通过放射等物理手段生成的。这种放射或其他的物理手段，通常具有电磁（EM）性。图像生成后，必须进行显示以供解释。显示图像的媒介可以是原始图像载体，如已显影的图像胶片，也可以是其他载体，如普通照片或计算机显示器等。

1.2.1 医学图像的概述

现代医学越来越离不开医学图像提供的信息，医学图像在疾病的诊断、分期以及选择治疗方法和手段等方面起着决定性的作用。由于医学图像能够直观地反映出患者的病情，因此大大提高了医生诊断的准确率。现代科学已经证明，人们通过图像获得的信息占其获得的总信息的70%以上，这在医学领域也不例外，医学图像能够最大限度地向医生提供患者的信息。医生在临床上越来越依赖医学图像，医学图像在现代医学中占有越来越重要的地位。

1. 医学图像的描述 不同的文献上，对图像的描述是不同的。概括来说，对图像的描述分成如下几种。

（1）图形、图像与多媒体对象：在计算机图形学中，图形、图像和视频（一种运动图像，以后将详细介绍）是有区别而又相互联系的概念。从直观上说，图形（Graphics）的含义要较图像更广泛。图形主要是指利用计算机产生的字符、专用符号、点、线和面所构成的图，但现在也包括由计算机的外部设备（如扫描仪、摄像机）输入的或由计算机本身生成的照片图像。

现代科技文献一般将图形定义为可“用数学方法描述的图形”。而其余即景象、形象、图像则一般笼统称为图像（Image）。图像是指照片图像，其图案不是以字符、符号、线或面为单位，基本组成是点（Dot）或像素（Pixel）。不过现在图形图像已不能也不需要加以严格区分了。可以认为图像是图形的一种，图形也可以看成是图像。因此，在现在的计算机软件中，多数情况下，图形图像处理是包含在同一个软件中的。

图形图像是从结构上区分的，图形图像文件分为两种，即位图和矢量图。在位图中，图像由许多的屏幕小点（通常说的像素）组成，这些小点对应“显存”中的“位”，就是这些“位”决定了像素的图像属性，如像素的颜色、灰度、明暗对比度等。当一个像素所占的位数多时，它所能表现的颜色就更多、更丰富，从整体上看，图像的色彩就更艳丽，分辨率就更高。位图中所分的二位图、八位图等，正是指“像素”所占的位数。当位图被放大或缩小时，由于像素的数量没有改变，图像的分辨率就会降低，图像的外观自然就大打折扣。就这方面来看，位图的缺点显而易见，表现在：①分辨率的固定导致大分辨率的清晰图像占用大量空间；②像素的分散性使动态图像的表达比较困难。

为此，研究人员开发出了一种新的图形格式——矢量图。矢量图就是用矢量代替位图中的“位”。矢量图不再给图的全部“像素”作统一的标记，而是用矢量对图的几何部分作标记。一幅矢量图是绿色背景，上有一个黑色的圆圈。它的表达方式是先用语句调用调色板描述背景，再用带矢量的数学公式来描述圆圈的大小、形状等，这就使得图形的放大、缩小和移动变得十分简单，仅仅是改变公式中的矢量变量就可以。

从理论上讲，矢量图的优点是很多的：①矢量图能无限放大、缩小而不失真；②不需要将图像每一点的状态记录下来，因而比相同质量和大小的位图占用的空间少得多，它甚至可以方便地通过更改内部公式制作动画。

矢量图与图形对应。图形用形状参数和属性参数（参数表示法）来表示。形状参数可以是描述其形状的数学方程的系数、线段的起始点及终止点等；属性参数则包括灰度、色彩、线型等非几何属性。参数表示法突出了图形的数学描述，强调了图形的“形”的概念，即几何概念。

位图与图像对应。图像更注重“点”的信息，强调的是像素，是平面的“点”构成复杂的图案，图像用像素的差别来表示三维图案。

图像的表示是用具有灰度或色彩的“点阵”来表示，图像点阵类似于矩阵，矩阵的某一位置的值，表示该处的灰度或色彩。虽然矩阵仍然是一种数学概念或方法，但这里强调的是“灰度”而不是“形”。即：构成图形的要素不仅有形状，而且有明暗、灰度和色彩等这样一些属性。

虽然图形与图像是两个不同的概念，但它们又不能截然分开。图形可以转换成图像，随着光栅显示器的发展和广泛应用，图形的显示及处理常用图像的方式方法进行，如直线的生成、圆弧的生成、区域的填充等。而图像也可以使用图形的某些处理方法，如把图像经过细化等处理而变成线画图（图形），从而可以用图形的某些方法进行处理。

从多媒体的角度看，图像是除代码文本（如 ASCII 文本）和与时间相关数据（即随时间改变而变化的数据）之外的所有数据形式。即图像所有对象都以图形（非文本）或编码的形式表现，并且那些在连续的演示间无直接时间关系的，也属于这一组对象。这里包括的数据类型有文档图像、传真系统、分形位图、元文件和静止画面（或静止视频的帧等）。

图 1-1 描述了图像中对象类别的等级。这个等级中，图像被认为是可视或不可视的，以及是产生可视图像的纯数学函数。

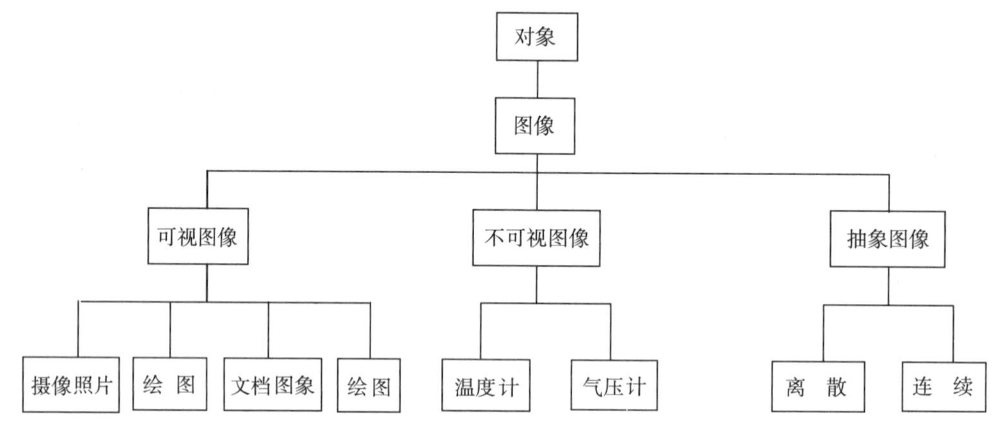

图 1-1 图像等级

可视图像。可视图像组包括图（如蓝图、工程图、医疗单位布局图等）、文档（作为图像而扫描得来的）、画（扫描的或由计算机绘图应用软件生成的）、摄影照片（扫描后或直接由电子相机采集的）以及由视频相机捕获的静止帧等。

所有这些情形中，图像都在一定的时间间隔内以完整位图形式存在，位图中包括由输入装置捕获的每个像素。所有输入装置，不论它们是扫描仪还是视频摄像机，都用扫描的方法来获取预先定义的坐标格中像素的颜色和强度。坐标格的范围可从典型的视频标准，即满帧 340×240 这一级别，一直到分辨率高达 600 像素/英寸。几乎每种情况中，都要使用某种类型的压缩方法来减少图像的整体容量。

除了存储以压缩形式存在的图像内容外，还有必要存储一些信息，包括使用的压缩算法类型，以便使图像可在目标工作站上成功地解压缩。一些系统中，已经假定所有图像将以某种特定压缩方法进行压缩，所以就不用存储这个信息了。但仍有必要存储关于图像分辨率、方向和

NOTE

标识的信息。这是专用文档图像系统最通用的方法。

不可视图像。不可视图像是那些不作为图像存储，但作为图像显示的图像。这些图像包括气压计、温度计以及其他度量的显示等。

抽象图像。抽象图像实际上并不是那些存在于真实世界中的对象的图像或显示，而是基于一些算术运算的计算机生成的图像。分形是这类图像的一个极好例子，绝大多数分形是由计算机产生的算法生成的，这些算法试图显示它们可以生成的各种不同模式组合，就像一个万花筒可以显示各种图形是由于万花筒转动时，玻璃珠相对位置不同而产生的。

离散函数可产生在时间尺度上保持不变的静止图像。连续函数用于显示动画的图像及类似于以下这样的操作，即一幅图像隐退或融于其他的图像。

（2）静态图像、动态图像与视频影像：静态图像，是指一幅图像显示出来，在不对其进行修改时它在长时间内是不变的，是静止不动的。运动图像（动态图像）对应视频（Video）图像，如电视信号一样，这种图像显示出来按照一定的频率在不断地变化，产生动感效果。

动态图像指能“动”起来的图像，又称为活动图像。动态图像的原理是利用了人眼的视觉残留，即人眼所见的物体在消失后仍会在人眼中保持约0.05~0.1秒的影像，当这些单个的画面连续地、快速地、一幅接一幅地播放时，人眼看到的画面是在连续地变化。插入的中间状态画面越多，被描述的运动越平滑、越逼真。实验表明，当播放速度达到每秒10帧左右时，运动已经很连续，当每秒24帧以上时（电视机每秒25帧），则画面丝毫没有不连续的感觉了。

运动图像是由若干静态图像组成的，每幅静态图像在运动图像中称为一帧（Frame），对计算机显示或视频输出来说，一帧就是相对不变的一个画面或一幅图像。运动图像变化的快慢是由帧率来度量的，帧率是指每分钟动态地显示多少帧图像，它的单位是帧/分钟（Frames/Second 或 Frames Per Second，简称为 FPS）。

当然，并不是所有的视频影像都必须来源于电视信号，视频影像也可以用软件来产生。任何一幅图像都可以作为视频影像的一帧。使用诸如 Video Edit 之类的软件，可以选择或绘制各种任意的图像，并将它们排好队，用软件打包生成一个视频影像文件，同样的道理，也可以按照某种运动的要求，由计算机自动生成每一帧图像。如用著名的软件 Mopher，可以将一张照片渐变到另一张照片，并将其过程生成一段视频影像。

视频影像可以表示为一个帧图像的序列，如果把每帧图像分别存储，一个视频影像就会对应于很多文件。为解决这一问题，实际的做法是，将所有的帧打成一个包，用一个文件来表示。通常视频影像是以压缩的方式存储的，文件中存储的是所有帧经压缩后的结果。播放时，先经过解压缩得到每一帧的图像，然后在屏幕上显示（视频影像格式一般还需具有存储伴音，并提供同步机制）。而且计算机必须记录每一段声音与画面的同步关系，即使播放画面的速度快了，也可以等待声音信号，做到同步播放。

根据运动图像专家组（Moving Photograph Expert Group）公布的 MpegI 标准，对应于 NTSC 制式，为了在计算机上获得运动图像的连续的视频效果，运动图像的每帧大小为 352×240×15 位近似真彩色，帧率为 30fps；而对应于 PAL 制式，为了在计算机上获得运动图像的连续显示效果，运动图像的每帧大小为 352×288×15 位近似真彩色，帧率为 25fps。这就是 VCD（Video CD，视频压缩光盘）中存储的运动图像要还原（Restore）或回放（Playback）时应该达到的指标。

NOTE

DVD（Digital Video Disk，数字视频光盘）运动图像，是技术指标更高的运动图像。

（3）模拟图像与数字图像：人们在日常生活中接触到的各类图像，如前述的照相机所拍的照片、医学用的X线底片等一类的光学图像，以及眼睛所看到的一切景物图像等，这一类的自然图像称为模拟图像。它们都是由连续的各种不同颜色、亮度的点组成的。这类图像只能用摄像机、照相机等进行摄取。

计算机只能处理数字信息，要使模拟图像能在数字计算机中进行处理，就必须将模拟图像转换为用一系列数据所表示的图像，这样表示的图像称为数字图像。将模拟图像转换成数字图像的过程，称为图像数字化。

用表1-1将两种图像进行比较后，就会发现，图像数字化后有许多明显的优点。

表1-1 模拟图像与数字图像的比较

图像类型	制作方式	处理速度	灵活性	精度	再现性
模拟图像	光学	快	中	中	中
	照片	快	差	差	差
数字图像	录像	快	中	差	中
	扫描仪等	慢	好	高	好

数字图像的优点具体表现在以下几个方面：

灵活性大。通常对模拟图像如照片等只能进行几种有限的处理，即只能对模拟图像进行线性转换，如对照片进行放大、缩小等处理，这就无疑会大大地限制了其能完成的处理工作。与其相反的是，数字图像对计算机而言实际就是一组数据，这些数据当然可以按用户意愿任意修改，故对数字图像不仅可以进行线性转换，还可以进行非线性转换。例如可以对数字图像进行变形、融合等处理，也就是说，凡是可以用数学公式或逻辑运算公式表达的一切运算，都可以对数字图像进行相应的转换。

精度高。目前的技术几乎可以将一幅模拟图像数字化为任意大的二维数组，如可以对每毫米采样80个或更多的像素点，每个像素的亮度可以量化为12bit，这样的精度已是非常高了，和彩色照片已无多大区别，完全可以满足绝大多数的需要。

再现性好。模拟图像如照片，即使使用了非常好的底片和相纸，也会随着时间的消耗而褪色，而且，照片在放大时，一般很难保持一样的光滑。数字图像不同于模拟图像，它不会因存储、传输或复制而产生图像质量的退化，从而很容易地在各种场合下准确地再现，复制原图像。

2. 医学图像的数字化 医学图像（包括静态图像和时变图像）属于可视化信息。早期的医学图像是胶片，如X线照片等。今天的医学图像则主要是通过CRT显示出来的，用于显示图像的数据通常来自于CT、磁共振等医用设备。窥镜显示时变图像，窥镜图像一般要用图像采集卡来获取。还有些医学图像是医生手工绘制的。医生手绘图及各种相关图片，要经数字化后，方可输入计算机处理。一般由扫描仪来做输入工作。扫描仪的功能是把连续的原始图像数字化、离散化，成为计算机可以接受的信息，然后由计算机按一定的格式将图像储存起来，由彩色扫描仪得到的图像通常是24位真彩色的（衡量扫描仪性能的一个重要指标是它的最大分辨率）。医生手绘图像输入的另一种方法是使用电脑软件。

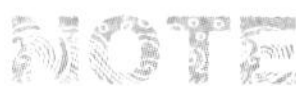

（1）图像的数字化过程：图像的数字化过程通常可分为采样和量化两步。由于模拟图像是由无数个点组成的，这无数个点对应着无数个信息，计算机无法采用其所有的信息，而是在模拟图像上按一定规律采用一定数量的点的数据，这个过程就称为采样。

采样的具体过程是：以一定间隔将图像在水平方向和垂直方向上分割成若干个小区域，每个小区域是一个采样点，即对每一个小区域只采用一组数据，每一个采样点对应于计算机屏幕上的一个像素，采样的结果将使整幅图变成每行有 m 个像素，每列有 n 个像素，全图是 $m \times n$ 个像素点的集合。自然，因每个采样点是分开的，各个像素点也是分开的，即是离散的。

量化就是用一定的数据来表示每个采样点的颜色、亮度等信息。把采样后的每个像素点的亮度用一定的数字（1～255）来表示，这就是量（数量）化。一般量化后，每个像素的亮度值用一个字节（8bit）表示，则总共有1～255个灰度值表示像素点的亮度。

经采样、量化后，一幅模拟图像就转换成一幅适合在数字计算机上处理的数字图像。

然而，采样、量化这两步过程都有大量的信息没有被采用，即被忽略掉，因此在同一幅模拟图像和数字图像之间必然会有一定的误差，即数字图像没有模拟图像精确。但是由于人眼的空间分辨率和亮度分辨率都是有限的，因此，只要适当地选取采样间隔与量化的灰度级数，上述误差是可以忽略不计的，也就是说，人眼睛是分辨不出采样后的数字图像和模拟图像之间的区别的。

（2）医学图像的处理：图像按其表现的内容可以分为二维图像与三维图像（习惯上称为三维图形）。当然不管什么图像，它们最终都是显示在一个二维平面上的（如显示屏），三维图像是特指那些具有三维透视效果的图像，其他不具有三维透视效果的图像就称为二维图像，它们表达的只是二维平面内的形状。使用三维图像的目的是为了逼真地模拟现实世界，给人以更形象生动的感觉。与二维图像不同，三维图像通常还需要进行诸如消隐、着色、光照、质地与纹理多方面的处理，好的三维图像几乎可乱真，但同时它需要大量的计算机运算时间。

所谓虚拟现实就是通过特殊的观察装置，由二维图像观察出三维图像的效果来。输入立体图像的形状相对较困难，对于简单几何结构的立体图像（如大楼）可以输入描述图像的主要的参数点坐标。对于不规则的立体形状（如人头部）就困难了，这需要特殊的立体化数字仪来测定人头曲面各点的空间坐标。再一个方法是获得该形状各个剖面的轮廓（如用CT技术），然后将各个层面的轮廓用平面数字化仪输入到计算机，在计算机中再造整个形状。

为了让计算机按照人的意愿产生图像，必须告诉计算机各种有关的参数。计算机按照这些信息来绘制图像。这些信息可以通过键盘输入，也可用鼠标输入。数字化仪是另一种专用的图像坐标输入工具，适用于将已有的实物形状输入计算机。这与用扫描仪的输入是不同的，将地图扫描进计算机得到的是地图的图像，计算机可以显示这幅地图，但对地图中的位置信息是一无所知的。而用数字化输入的地图，计算机精确地知道地图中的位置信息，因而可以在相关位置上面作各种计算与查询。

由于造型动画不是以帧画面的方式来记录的，一段一般复杂程度的动画所占的空间，通常要比时间长度、幅面大小及帧速度相同的视频影像要小得多。所谓医学影像处理，从广义上说，就是将医学上的各种图像（如显微镜下图像、CT图像、彩超图像等）通过高质量的医用图像采集卡和计算机，将其变为一个计算机可识别的文件，从而实现对医学图像的处理。相对来说，本书所指的图像处理主要是指基于计算机软、硬件平台，用数字方式进行图像分析的技

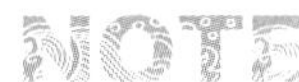

术。其内涵具体是：①医学图像的采集、采集系统和医学图像的采集技术；②医学图像的显示、输出及相关技术；③对医学图像的编码、压缩、存储和传输技术；④医学图像的二维处理技术；⑤医学图像的三维成像技术；⑥与医学图像处理密切相关的其他技术。

3. 医学图像技术的发展 一般来说，影像与图像并没有本质的区别，医学影像也只是习惯成自然的称呼。影像医学在20世纪是医学领域中知识更新最快的学科之一。1895年德国科学家伦琴发现了X线并由此产生了X线成像技术（Radiography）。X线的发现彻底改变了传统的靠“望、闻、问、切”等手段对患者进行诊断的方式。它第一次无损地为人类提供了人体内部器官组织的解剖形态照片，使诊断准确率得到了大幅度提高，X线的发现为现代医学影像技术的发展奠定了坚实的基础。20世纪50年代到60年代开始使用超声与放射性核素扫描进行人体检查，出现了γ-闪烁成像（γ-Scintigraphy）和超声成像。20世纪70年代和80年代又相继出现了计算机断层扫描（Computed Tomography，CT）、磁共振成像（Magnetic Resonance Imaging，MRI）和发射型计算机体层成像（Emission Computed Tomography，ECT）。仅100多年的时间就形成了包括X线诊断的影像诊断学（Diagnostic Imageology）。20世纪70年代介入放射学（Interventional Radiology）的迅速兴起，扩大了医学影像学对人体的检查范围，提高了医学诊断水平，并且可以对一些疾病进行治疗。近20年来，在计算机技术迅猛发展的带动下，医学影像学已经成为医学领域发展最快的学科之一。常规X线成像正逐步从胶片转向计算机放射摄影（Computed Radiography，CR）或更为先进的直接数字化摄影（Digital Radiography，DR）的数字化时代。与计算机紧密相关的CT和MRI发展速度惊人。CT从早期单纯的头颅CT发展为超高速多排螺旋CT、电子束CT。扫描最薄层厚也从早期的10mm到现在的0.5mm以下，图像分辨率已经达到1024×1024。MRI也已发展为超导、高场强，分辨率在常规扫描时间下提高了数千倍，磁共振血管成像（Magnetic Resonance Angiography，MRA）已成为常规检查项目，同时磁共振功能成像以及磁共振波谱（MRS）技术正在飞速发展之中。

随着CT、MRI、介入放射学等影像技术、影像诊断、影像治疗和磁共振的相继问世，医学影像从无到有、从小到大，经历了一个飞速的发展过程。当今医学影像技术进入了全新的数字影像时代，医学影像技术的发展反映和引导着临床医学在诊治以及随诊方面的进步。医学影像技术的发展，在某种意义上代表着医学发展潮流中的一个热点趋势，推动了医学的发展，尤其是介入放射学的出现，使放射从单纯的诊断演变为既有诊断又有治疗的双重职能，并在整个医学领域中占有举足轻重的地位，成为与内、外、妇、儿等并列的主要临床学科。

1.2.2 数字图像处理的特点

目前，数字图像处理的信息大多是二维信息，处理信息量很大。如一幅256×256低分辨率黑白图像，要求约64kbit的数据量；对高分辨率彩色512×512图像，则要求768kbit数据量；如果要处理30帧/秒的电视图像序列，则每秒要求500kbit～22.5Mbit数据量。因此对计算机的计算速度、存储容量等要求较高。

数字图像处理占用的频带较宽。与语言信息相比，占用的频带要大几个数量级。如电视图像的带宽约5.6MHz，而语音带宽仅为4kHz左右。所以在成像、传输、存储、处理、显示等各个环节的实现上，技术难度较大，成本亦高，这就对频带压缩技术提出了更高的要求。

NOTE

数字图像中各个像素是不独立的，其相关性大。在图像画面上，经常有很多像素有相同或接近的灰度。就电视画面而言，同一行中相邻两个像素或相邻两行间的像素，其相关系数可达0.9以上，而相邻两帧之间的相关性，比帧内相关性一般来说还要大些。因此，图像处理中信息压缩的潜力很大。

由于图像是三维景物的二维投影，一幅图像本身不具备复现三维景物的全部几何信息的能力，很显然三维景物背后部分信息在二维图像画面上是反映不出来的。因此，要分析和理解三维景物必须作合适的假定或附加新的测量，例如双目图像或多视点图像。在理解三维景物时需要知识导引，这也是人工智能中正在致力解决的知识工程问题。

数字图像处理后的图像一般是给人观察和评价的，因此受人的因素影响较大。由于人的视觉系统很复杂，受环境条件、视觉性能、人的情绪爱好以及知识状况影响很大，作为图像质量的评价还有待进一步深入的研究。另一方面，计算机视觉是模仿人的视觉，人的感知机理必然影响着计算机视觉的研究。例如，什么是感知的初始基元，基元是如何组成的，局部与全局感知的关系，优先敏感的结构、属性和时间特征等，这些都是心理学和神经心理学正在着力研究的课题。

1.2.3 医学数字成像技术的概述与发展

德国物理学家伦琴（Wilhel Conrad Rontgen）于1895年11月发现X线，至今已有110多年。这期间放射设备迅速发展，放射条件日臻完善，放射技术日新月异。特别是近些年来，医学影像设备又有一些新的发展动向。第一动向，是技术的发展充实与完善了设备的硬件与软件功能；第二个动向，是高档设备的技术指标主要用于临床研究与功能的开发，代表了生产厂家的技术实力，低档设备则在努力充实与不断提高硬件的性能，并且迅速把高、中档设备较成熟的功能与软件移植过来，从而显著改善了低档设备的性能指标，拓宽了低档设备的适用范围。

数字成像技术内容广泛，技术、原理各异，它包括计算机X线摄影（Computed Radiography，CR）、数字X线摄影（Digital Radiography，DR）、直接数字X线摄影（Direct Digital Radiography，DDR）、计算机体层摄影（Computed Tomography，CT）、磁共振成像（Magnetic Resonance Imaging，MRI）、数字减影血管造影（Digital Subtraction Angiography，DSA）、超声成像（Ultrasonic Graphy，USG）、γ闪烁成像（γ-scintigraphy）、单光子发射体层成像（Single Photonemisson Computed Tomography，SPECT）、正电子发射体层成像（Positron Emission Tomography，PET）和图像存储与传输系统（Picture Archiving and Communicating System，PACS）等新的成像技术。这些成像技术有一个共同的特点，即以计算机为基础，使图像信息数字化，我们可以尽可能地对其实施图像信息后处理，这使医学影像技术发生了巨大的变化。

X线数字化图像与模拟图像比较而言，更为精确、清晰，可以后处理，便于存储和传输。医学影像学检查首选是常规的传统X线检查，鉴于数字影像的特点及低X线剂量，占有首选医学影像学检查40%的常规（传统）X线检查必须数字化，就目前发展动态来看有计算机X线摄影技术（CR）和数字式直接X线摄影技术（DR）。CR使用的是间接扫描光板，再使其成为数字影像技术，又被称为“光板”技术。DR使用的是平板或数字化探测器，将X线影像直接采集数据后转换成为数字影像，也被称为“电子板”技术。“光板”可以反复使用，像胶片暗盒一样，可应用于多台X线机，因而经济价廉，但有“摄片”速度较慢的缺点。“电子板”

NOTE

从属一个 X 线机，可直接成像，其清晰度高，并对今后血管机、CT 机的开发提供了空间，较昂贵。CR 与 DR 的不同仅在于转换方式。传统 X 线数字化不仅有利于图像的存储，无需胶片，便于复制与传递进行远程会诊，还有利于降低 X 线剂量，使 X 线检查的创伤减少。同时可使 X 线图像质量明显提高，利于诊断。但 CR 终将被 DR 技术取代而退出历史舞台。

在 CT 方面，宽探测器多层采集螺旋 CT 已于 1998 年推出，它与普通的螺旋 CT 相比区别主要在于探测器在 z 轴方向的宽度和列数不同，进而决定了扫描的最薄层厚、最短采集时间，比普通螺旋 CT 更薄、更短。它较好地解决了层厚与扫描剂量的关系、X 线管热容量对连续扫描时间的限制以及对重建图像质量、微细结构显示功能等问题。在扫描参数方面，多层螺旋 CT 比普通的螺旋 CT 采用了更大的螺距（1.25：1 ~8：1）、更薄的层厚（0.5mm）、更快的进床速度（100mm/s）和更长的扫描距离（180cm）。另外，多层螺旋 CT 还提高了时间分辨率（可小于 100ms）、低对比分辨率（降低了 30% 以上的 Ma 值）、空间分辨率（24Lp/cm），降低了层面间的重叠效应（螺距为 31 时，仅有 4% 的重叠）、对比剂的使用剂量（大约可减少 60%）。还有，自动设定螺距的多层螺旋 CT 也已定型。在应用上，各种专业的软件应用包已发挥其独特的作用。如脑 CT 灌注成像能早期诊断急性脑卒中；心脏 CT 成像辅以心电门控，用低剂量的 X 线可以显示心脏的形态，并能精确定量分析心脏容量、射血分数、室壁运动等参数，利用多维功能可显示各支冠状动脉的形态，对狭窄、粥样斑块与溃疡以及钙化斑块的鉴别诊断有很大的帮助；创伤专用软件包通过长距离快速扫描能观察多发性、多器官的复合性损伤；脑功能改变的早期检测软件包能预测早、中期脑卒中及脑肿瘤的早期检测。

MR 方面，在宏观上实现了实时成像技术，并产生了 MR 透视，在微观上突破了以往影像技术仅用于显示大体解剖与大体病理学改变的技术范畴，向显微细胞学、分子水平甚至基因水平的成像技术方面发展。

MR 设备的梯度场强度是大家共同关心的重要参数。它决定了 MR 的最大切换率、最短 TR、TE、最小矩阵以及成像速度。实践证明，梯度场强度的增加也带来了一些弊端，如何既能增加梯度场强度又能降低噪声，是 MR 设备方面的又一改进方向。在这些原则的指导下中场超导开放式 MR 的梯度场强度，分别可达到 15 MT/(M · ms) 和 20 MT/(M · ms)，同时，它还具较高的切换率、较好的场均匀性、较小的体积与较轻的重量，并兼备高、低场 MR 的一些特点，如成像速度快、扫描层面薄、空间分辨力高等，以及很好的脂肪抑制、较小的视野和较高弥散 B 值。在临床上 MR 专用机也备受青睐，目前头颅专用机、心脏专用机以及骨关节专用机已用于临床。在应用上，MRA 的主要改进有实时或近乎实时的血管成像，有注射对比剂的分期动态成像，有多层块重叠伴伪影抑制技术，长距离分段采集的拼接技术以及 4DMRA 等。FMRI 主要有灌注成像，弥散成像与脑皮质功能定位，心脏的灌注与弥散也开始应用于临床。另外，磁共振波谱（MRS）也有较大的发展，最主要的标志是显示技术的改进和显示信息范畴的拓宽，进一步开发的还有小部位的 3DMRS 技术的应用可以鉴别肿瘤与炎症以及肿瘤复发识别。

M 型超声成像以其回声随时间变化的特点，被广泛应用于心脏和大血管的检查。多普勒超声能对血流信号进行无创性的评价，彩色多普勒血流速度成像应用自相关技术，把获得的血流信息经彩色编码后，显示为彩色的二维图像，在心血管疾病诊断中起着重要作用。彩色多普勒能量图成像，是依据运动散射体多普勒信号的强度或能量作为参数进行成像，能提供一些血管方面的信息，对血管疾病的诊断有一定的帮助。

NOTE

在核医学显像中，γ 相机在20 世纪的60～70 年代得以迅速发展，但其不足之处在于它只能进行平面显像，而缺乏深度方面的信息。1963 年 Oavid kuhl 提出了纵断层和横断层显像的设想，但一直没能实现。1972 年 CT 研制成功，是医学影像学的重大突破，亦向核医学提出挑战。20 世纪 70 年代后期，单光子发射型计算机断层仪（SPECT）和正电子发射型计算机断层仪（PET）也相继研制成功，但直到 20 世纪 80 年代才广泛投入临床应用，随着 SPECT、PET 仪器的不断更新和完善，不断拓展了其临床应用的领域。

PACS 是近年来随着数字成像技术、计算机技术和网络技术的进步而迅速发展起来的，旨在全面解决医学图像的获取、显示、存储、传递和管理等问题。它是计算机通讯技术和计算机信息处理技术相结合的产物，也是目前放射信息学的一个重要组成部分，其最终的设想是完全由数字图像来代替胶片。PACS 这一术语首先于 1981 年由迈阿密大学医学院 A. J. Duinckx 提出，20 世纪 80 年代出现商品，它是继发现 X 射线以后医学史上的又一重要里程碑。随着可视技术的不断发展，现代医学已越来越离不开医学图像的信息。医学图像在临床诊断、教学、科研等方面发挥着重要作用。

介入放射学是在医学影像指导下，将病理或生理通（或不通）管腔（包括血管）治疗成为不通（或者通畅）的治疗方法，就是常说的栓塞和扩张术。当然，还包括药物治疗、支架技术等。特别是在神经外科手术中，进行的立体定向手术和导航手术，也是以高质量的医学影像为基础的（如 CT、MR 的介入手术），这些方面也促进了设备的自身发展。CT、MR 和多种影像设备的组合（CT 加血管机、MR 加血管机）和与这些新设备、新技术、新方法相适应的介入器械也得到了突飞猛进的发展（如 MR 血管造影机中使用的可控方向的导管等）。同时一些专用影像设备也投入了市场（如神经外科手术专用 MR 机）。现代成像技术对治疗的尝试，仍将是医学影像下一个时期发展的主题之一。总之，介入放射学的出现，彻底改变了放射学在医学中的地位，使放射学不仅能够诊断，而且能够治疗，并且将诊断与治疗有机地结合起来。它已经渗透到了临床学科的每一领域，可以预言，随着材料、技术的发展，介入放射学将成为医学领域中继内、外科后的重要学科。

总之，尽管数字成像技术的成像原理和方法各异，但都能使人体内部结构和器官形成影像，从而了解人体解剖与生理功能状况以及病理变化，以达到诊断的目的。CR、DR、DDR 和 CT 都是借助人体组织和器官对 X 线的吸收差异，通过探测穿透人体后的剩余射线将模拟信息变为光电数字信号，通过计算机处理让人体组织和器官变成可以观察的影像。MRI 则是利用人体组织和器官所含氢质子密度的不同，经外加的磁场磁化后产生的磁矢量和磁矩的大小不同，用射频脉冲激发后，磁矢量发生偏转发射的相应电磁波，在接收线圈内产生随时间波动的感应电压，即 MR 信号输入给计算机系统而成像。它不仅可提供解剖形态信息还可提供新陈代谢生理功能等信息。USG 是利用一种机械振动的弹性波——声波，当它穿过人体到达体内，由于不同的组织和器官对声波的折射率不同而发生反射，然后接收反射波，由计算机合成成像。γ-闪烁成像、SPECT 和 PET 是将放射性同位素在体内产生射线，由于同位素对不同的组织其浓聚程度不同，因此，放射出的射线强度就不同，通过测量射线强度可以得到放射性同位素在人体器官中的分布图像。PACS 是以计算机为中心，将人体的所有信息数字化，进行存储、压缩、传输和处理，PACS 获取的信息可实施远程诊断。以上均极大地提高了工作效率和诊断准确性。

应当指出，数字成像技术是一种新兴的成像技术，诸种技术和方法各有优势与不足，并非一种成像技术可以适用于人体所有器官的检查和疾病诊断，也不是一种成像技术能取代另一种成像技术，而是相辅相成、相互补充和印证。在选用时要权衡利弊进行选择和综合利用。一般在能正确诊断的前提下，应选用方便、对患者安全、痛苦少的非损伤性和检查费用低的成像技术和检查方法。

21 世纪的生命科学将更加精彩，21 世纪的图像学将会把所有图像学的优势集中为一体，并应用于医学，形成一种全新的"医学图像学"，它的发展必将给无数患者带来新的希望，必将对疾病的诊断、预防、治疗做出新的、更大的贡献。

小结 1

1. 计算机图形学的发展。自从20 世纪40 年代研制出世界上第一台电子计算机以来，由于计算机处理数据速度快、精度高，因此引起了人们的重视。1950 年美国麻省理工学院研制出了第一台图形显示器作为旋风I号（Whirlwind I）计算机的输出设备。这台显示器在计算机的控制下第一次显示了一些简单图形，它类似于示波器的 CRT，这就是计算机产生图形的最早萌芽。

我国开展计算机图形设备和计算机辅助几何设计方面的研究始于 20 世纪 60 年代中后期。进入 20 世纪 80 年代以来，随着我国建设事业的发展，计算机图形学无论在理论研究，还是在实际应用的深度和广度方面，都取得了巨大的进步。

2. 医学图像的发展及其应用。影像医学在20 世纪是医学领域中知识更新最快的学科之一。从伦琴发现 X 线到第一张手的 X 线照片的诞生，随着 CT、MRI、介入放射学等影像技术、影像诊断和影像治疗的相继问世，医学影像学从无到有、从小到大，经历了一个飞速迅猛的发展过程。当今医学影像技术进入了全新的数字影像时代，医学影像技术的发展反映和引导着临床医学在诊治以及随诊方面的进步。医学影像技术的发展，推动了医学的发展，尤其是介入放射学的出现，使放射从单纯的诊断演变为既有诊断又有治疗的双重职能，并在整个医学领域中占有举足轻重的地位。

计算机在医学成像中的应用有：①根据测量数据建立图像；②为提取图像的最佳特征而重建图像；③显示图像；④利用图像处理技术提高图像的质量；⑤存储和检索图像。

习题 1

1-1 简述计算机图形学的发展简史。

1-2 简述计算机图形学的研究内容。

1-3 简述计算机图形学的应用。

1-4 简述数字图像的优点。

1-5 试比较模拟图像与数字图像的区别。

1-6 简述医学图形图像的发展。

NOTE

2 计算机图形学基础

2.1 图形处理技术的发展与应用

2.1.1 计算机图形学概述

计算机图形学（Computer Graphics，简称 CG）是利用计算机表示、生成、处理和显示图形信息的一门学科，包括图形信息的表示、输入输出与显示、图形的几何变换、图形之间的运算以及人机交互绘图等方面的技术。国际标准化组织（ISO）的定义为计算机图形学是研究通过计算机将数据转换为图形，并在专门显示设备上显示的原理、方法和技术的学科。

图形通常由点、线、面、体等几何元素和灰度、色彩、线型、线宽等非几何属性组成。从处理技术上来看，图形主要分为两类：一类是由线条组成的图形，如工程图、等高线地图、曲面的线框图等；另一类是类似于照片的明暗图（Shading），也就是通常所说的真实感图形。构成图形的要素：①几何要素：刻画对象的轮廓、形状等；②非几何要素：刻画对象的颜色、材质等。因此，计算机图形产生的方法有两种，分别是矢量法和描点法。矢量法（短折线法）是指任何曲线用许多首尾相连的短直线（矢量）逼近。描点法（相临像素串接法）是指曲线由发亮的像素点串接起来。

计算机图形处理使计算机在处理复杂问题后输出离散数据的同时，有可能以图形的形式输出其连续模型。计算机图形学的发展和应用在某种意义上已成为计算机软、硬件发展水平的标志。它已成为一门成熟的学科，是信息技术中不可缺少的重要内容和发展基石。

计算机图形学最直观目的是将具有属性信息的几何模型（以图像形式）显示在计算机上。在 CAD/计算机绘图等应用中，常通过图像识别和反求工程等得到几何模型。处理几何模型的主要理论是计算几何/计算机辅助几何设计（CAGD）和计算机图形学。计算几何/计算机辅助几何设计（CAGD）集中在曲线、曲面的生成和处理，而几何造型等常被认为是计算机图形学的工作。处理图像信息的主要理论是数字图像处理。上述各种理论、方法和技术的基础是数学、数据结构和程序设计等。如图 2-1 所示，为计算机图形学与相关学科的关系。

2.1.2 计算机动画和艺术

计算机动画是计算机图形学的综合应用和发展方向之一，它既要利用计算机的图形显示、生成和建模技术，还涉及图像处理技术，并要求用户具有相应的艺术品位。计算机动画可以非常简单，但更多的是十分复杂的三维动画。动画是刻画运动的艺术，它是通过在连续多个的胶片上拍摄一系列单个画面，从而产生运动视觉的艺术。通过将胶片以一定速度放映来体现运动的视觉。因此，运动是动画的要素。采用逐帧画面技术可以产生动画片和科幻片，其中帧画面

NOTE

均由图形系统绘制而成，并且复制成胶片。当每帧画面上只有某种形体位置的轻微改变，且画面高速交替显示时，就得到了一个动画电影序列。

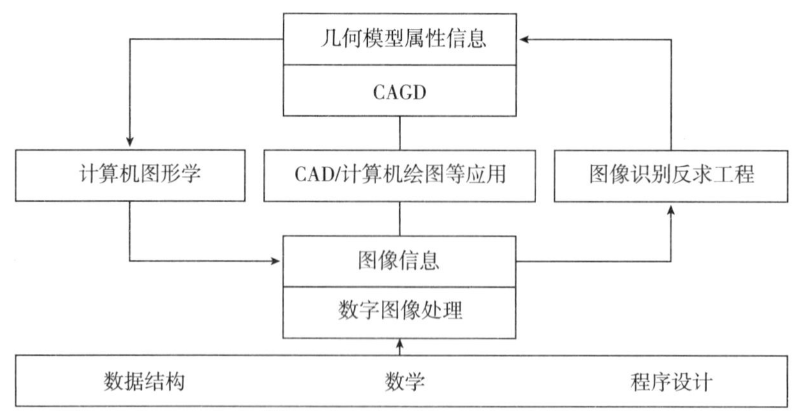

图 2-1 计算机图形学与相关学科的关系

在计算机动画中的运动包括景物位置、方向、大小和形状的变化，虚拟摄像机的运动，景物表面纹理及色彩的变化。计算机图形系统可以产生高质量的图形和非常逼真的图像，其层次和色彩都很丰富。计算机动画生成的是一个虚拟的世界，利用分析几何原理产生的各种仿自然图形（虚拟图形），虚拟景物可以是商标、汽车、建筑物、人体、分子、桥梁、云彩、山脉、恐龙或昆虫等；虚拟景物并不需要真的去建造，虚拟物体和虚拟摄像机的运动也无须受到什么限制，动画师可以随心所欲地创造出自己想象中的虚幻世界。

用计算机构造人体模型，有着非常广阔的应用前景。人-机工程中需要考察人、机器同周围环境的关系。工业设计中要使用的生活造型要适应于人的生理、心理特征；服装设计中要将人体作为效果分析的对象；医学环境下模仿人体内部的生理结构，医生可以在虚拟的人体世界里到处游走；舞蹈工作者需要方便地编写舞谱和形象地表达舞蹈动作细节的工具等。针对应用场合的不同，人体模型的构造方法也不同。最简单的是杆系模型，应用最多的是多面体模型，最复杂的是曲面模型。模型的活动关节数也取决于应用的需要。例如，为了设计战斗机驾驶舱，需要计算飞行员的视觉角度，用人体模型检查身体各部分的允许活动范围，考察各种手把、开关是否能操纵自如等。这时使用的人体模型应该详细到包含手掌和手指。

计算机图形学为创作艺术和商品艺术方面的应用开创了广阔的应用前景。如通过用一定的颜色、按照一系列数学函数绘制的图形可以产生各种抽象的任意的图景，这些图形变化无穷，使人眼花缭乱。采用笔型绘图仪可以绘制出另一类艺术设计图，如人物头像，各种造型、图形画法细腻逼真。借助于计算机图形艺术，艺术家们可以使用各种计算机方法包括专用硬件、艺术家画笔程序和其他绘图软件包（如 Pixel Paint 和 Super Paint）以及各种专用软件（如 Photoshop，Corel Draw，3DS）来进行艺术创新设计。计算机艺术也广泛地应用于商业事务、电视广告和商标装潢的制作甚至电视电影，如房屋格局装饰的设计制作、产品广告的设计制作，以及在电影界获得“奥斯卡奖”影片中某些镜头的制作。此外，图形程序也已在印刷和文字处理方面得到了大量的开发和研究，如传统的油画、中国国画和书法等，将图形操作与文本编辑融合在一起的“作家工作台”，大大提高了图形系统的功能。目前国内外正在研制人体模拟系统，这将使历史上的著名影视明星重新登上荧屏成为可能。

NOTE

计算机动画的制作主要包含以下步骤：①创意：根据设计的需求，由导演设计好动画制作的脚本（即故事情节的拆分）；②预处理：扫描外部图形，输入外部资料；③场景造型（对象的定义）；④设定材质和光源；⑤设置动画（关键帧描述）；⑥运动图像的绘制（插值帧的生成）；⑦动画播放；⑧后处理；⑨动画的录制；⑩配音（包括台词和背景音乐）。

有些动画制作的顺序与上述步骤可能不同，但这种制作动画的方法也适用于其他动画应用。

2.2 计算机图形标准

2.2.1 图形标准化概述

20 世纪 50 年代到 70 年代初是计算机图形学的形成和发展阶段，在这一阶段适用于各种不同应用方向的图形硬件设备和各种类型图形软件系统不断被推出。这些系统由不同的组织设计开发，其通用性能比较差。为了提高计算机图形软件以及相关的软件编程人员在不同的计算机和图形设备之间的可移植性，早在 20 世纪 70 年代初，计算机图形的标准化研究就已经开始。1974 年，美国国家图形标准化规划委员会（Graphics Standards Planning Committee，简称 GSPC）提出了计算机图形的标准化并制定了有关标准的规则。与此同时，各国也都陆续制定相应的标准，其中最为著名的是德国的 GKS（Graphics Kernel System，图形核心系统）。

20 世纪 80 年代是图形标准的研究和制定的跳跃式发展时期。第一个国际计算机图形标准——GKS 被正式颁布。之后，面向图形设备的接口标准 CGM（Computer Graphics Metafile，计算机图形元文件）和 CGI（Computer Graphics Interface，计算机图形接口），面向图形应用软件的标准 GKS-3D（Graphics Kernel System-3 Dimension，三维图形核心系统）和 PHIGS（Programmer's Hierarchical Interactive Graphics System，程序员层次交互式图形系统），面向图形应用系统中工程和产品数据模型及其文件格式的标准 IGES（Initial Graphics Exchange Standard，初始图形交换规范）和 STEP（Standard for the Exchange of Product model data，产品数据交换标准）等被相继制定并颁布。

计算机图形的标准通常是指图形系统及其相关应用系统中各界面之间进行数据传送和通信的接口标准，以及供图形应用程序调用的子程序功能及其格式的标准。各种计算机图形标准之间的关系，如图 2-2 所示。

2.2.2 图形元文件

图形元文件（Graphics Metafile）是一种具有标准格式的文件，它规定了在生成、存储、传送过程中图形信息的格式。它独立于设备和应用程序，因此，它是以标准方式把各种图形设备以及图形系统连接起来。目前，常用两种类型的图形元文件，一种是图形生成元文件，另一种是图段生成元文件。图形生成元文件的基本功能是生成多个与设备无关的图形定义，它提供了简洁定义图像、随机传送、存储的手段。例如 CGM 就属于图形生成元文件。图段生成元文件是通过图形系统的某些接口生成一种对话输出，例如 GKS 的元文件 GKSM 就属于图段生成元文件。

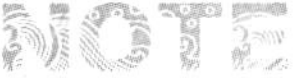

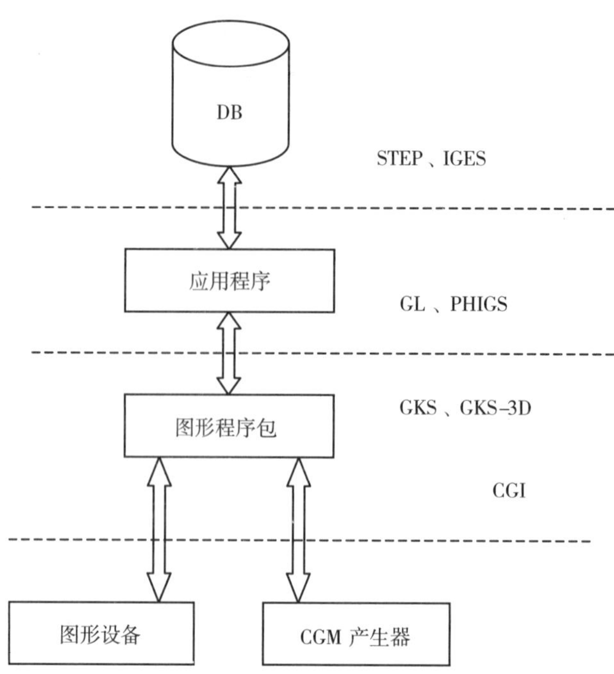

图 2-2　计算机图形标准之间的关系

常用的图形元文件有 GKSM（Graphics Kernel System Metafile，GKS 元文件）、VDM（Virtual Device Metafile，虚拟设备元文件）和 CGM（Computer Graphics Metafile，计算机图形元文件）。我们可以把 GKSM 看成是一种 VDM，它实际上是一种低层数据接口标准，GKS 和 VDM 的关系如图 2-3 所示。

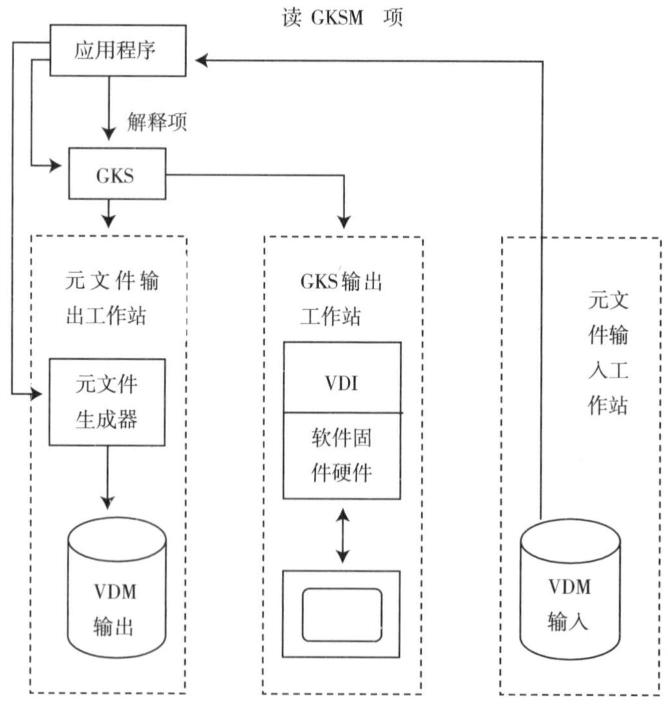

图 2-3　GKS 和 VDM 之间的关系

2.2.3 GKS 元文件标准 GKSM

GKSM 是图形核心系统 GKS 用于保存信息的一种机制。在 GKS 中，是用图段来存储运行过程中的信息。而当 GKS 关闭，图段将不会存在，所有存储在图段中的信息连同图段本身都自动丢失。为了保存 GKS 运行过程中所得到的图形信息，最有效的方法是采用文件的形式保存存储过程中的信息。GKS 提供了一个顺序文件的接口，它能够顺序读写、用于长期存储（交换）信息，这种接口文件称为 GKS 的元文件 GKSM（GKS Metafile）。它的作用如下：①统一的文件格式便于在不同图形输出设备上输出图形；②异地之间图形信息可以通过通信线路或介质（如磁盘、磁带等）传送或交换；③便于图形编辑和图形信息的存档；④和设备无关的存储格式便于图形保存和调用；⑤便于把与图形信息相辅的由应用程序定义的非图形信息统一成一种格式。

GKSM 的内容和格式不是 GKS 标准的组成部分，它在国际标准化组织的另一个标准 CGM 中规定。但 CGM 只适用于图形的获取，对结构化图形的获取和对话获取，CGM 显得无能为力。而 GKSM 可以精确记录送至 GKS 工作站的功能调用序列，它包含了 GKS 输出功能的全部范围，并且适用于图形的获取、结构化图形获取和对话获取。因此，虽然 GKSM 不是 GKS 标准的一部分，但是由于它是专门为 GKS 而设计的，并且特别适用于图形信息在不同的 GKS 应用程序之间传递，所以，很多 GKS 系统仍然采用 GKSM 作为实现 GKS 元文件功能的基础。

GKSM 包含二维图形，它通过调用 GKS 功能而产生的数据记录来表示，它的内容包括：文件头、图头、输出原语、记录尾、属性以及非图形且与应用有关的数据。GKSM 由逻辑上长度可变的数据记录串组成。GKS 把 GKSM 作为一个工作站来寻址，GKS 元文件有两种工作站类型：一种是 GKSM 输出工作站；另一种是 GKSM 输入工作站。由于 GKS 将 GKSM 作为特殊种类的工作站（输出工作站和输入工作站）来处理，因此，对 GKSM 的控制就是对工作站的控制。

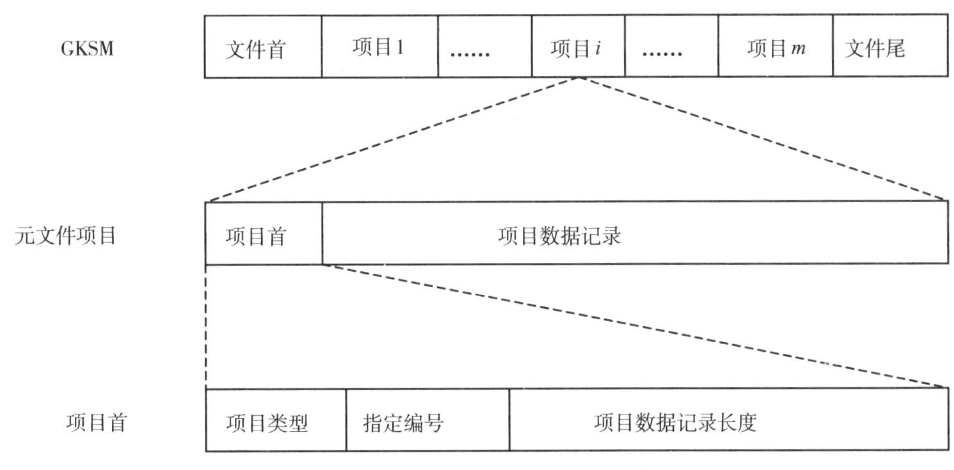

图 2-4 GKSM 结构

GKSM 提供了可向上兼容的文件格式，其结构是一个逻辑项目的序列，如图 2-4 所示。GKSM 以固定格式的文件首部开始，后面是若干个项目，最后以一个指出 GKSM 终结的结束项目（即文件尾）结束，以这三大部分构成整个图形元文件。项目是 GKSM 的基本信息单位，每个项目由项目首和项目记录组成。其中项目首包括项目类型、指定编号和项目数据记录 3 部分。介于两个项目之间的信息会作为对话获取并被记录下来，记录的信息包括：图元项目、属性项目、图段项目、用户项目、工作站控制项目和消息项目。

GKS 提供了一个元文件的接口，并且规定如何写入或读出元文件。元文件的写或读分别对应 GKS 元文件输出工作站和 GKS 元文件输入工作站。建立一个 GKS 元文件要通过输出工作站来完成，而将一个 GKS 元文件读入 GKS 就需要输入工作站来完成，如图 2-5 所示，是 GKSM 的读写过程，图 2-5a 为 GKSM 的写过程，图 2-5b 为 GKSM 的读过程。

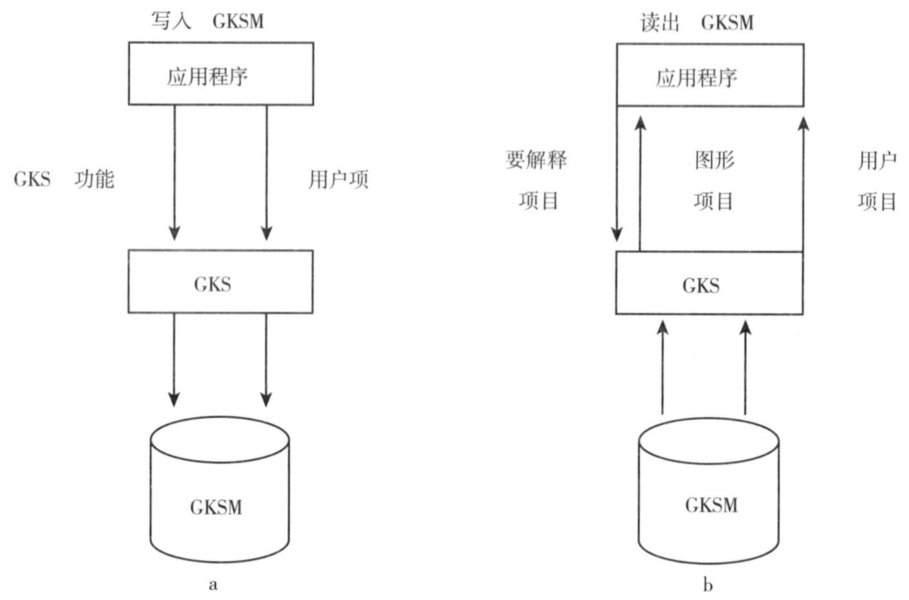

图 2-5 GKSM 的读写过程

生成一个 GKSM 是在 GKS 的运行过程中，通过一个 GKS 文件输出工作站执行“打开”“启用”“停用”和“关闭”之后形成的。一旦某个 GKSM 生成后，就不能作为元文件输出工作站再次被打开，只有通过对应的 GKS 元文件输入工作站才能读出。所有的图形信息在执行一系列的 GKS 功能后，自动地将具体信息写入指定的 GKS 输入工作站中。一个由元文件输出类工作站产生的 GKSM，可以通过对应类型的元文件输入类工作站输入到 GKS 应用程序中。GKSM 输入工作站完成“打开”和“关闭”的整个过程之后，一个 GKSM 的输入就完成了。

2.2.4 计算机图形元文件标准 CGM

CGM（Computer Graphic Metafile）是美国国家标准委员会（American National Standards Institute，简称为 ANSI）在 1986 年公布的标准，1987 年成为 ISO（International Standardization Organization）标准。它提供了一个在虚拟设备接口上存储与传输图形数据及控制信息的机制。它是为系统和系统开发而设计的，并且能广泛地运用于各种设计及应用程序系统。设计 CGM 的主要目的如下：①提供图形存档的数据格式；②为图形设备接口标准化创造条件；③提供假脱机绘图的图形协议；④提供了把不同图形系统所产生的图形集成到一起的手段；⑤便于检查图形中的错误，保证图形质量。

CGM 的作用类似于 GKSM，但 CGM 不仅仅局限于 GKS 生成的图形，它具有广泛的适用性，大部分二维图形信息都能够通过 CGM 进行存储和交换。生成 CGM 文件的方式可采用如图 2-6 所示的两种方式，图 2-6a 为方式 1；图 2-6b 为方式 2。

NOTE

CGM 是一个静态的图形生成元文件，即它不能够生成被定义图形的动态效果，比如说它不能够实现动态的几何变换。CGM 与 GKS 不同，GKS 是应用程序员的标准，而 CGM 是为系统和系统开发者设计的。通用性是 CGM 的关键属性，它能广泛地适用于各种设备，以及不同的应用系统。例如一个图形文件既可以在高分辨率的绘图仪上输出，也可以在低分辨率的单色图形终端上输出，再或者在高性能的光栅图形显示器上输出。

CGM 是由一套标准的、与设备无关的定义图形的语法和词法元素组成。它分为 4 个部分：第一部分是功能描述，包括元素标志符、语义说明及参数描述；其余三部分为 CGM 三种标准的编码形式，即字符编码、二进制数编码和正文编码。

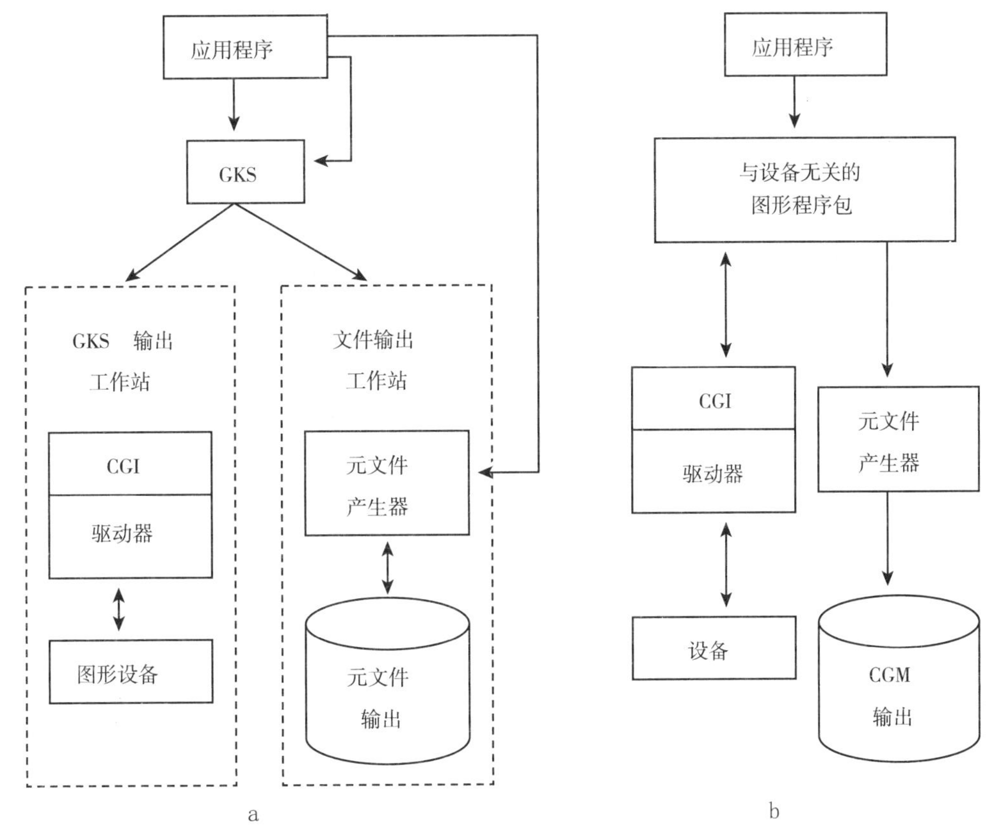

图 2-6 生成 CGM 的两种方式

一个图形元文件是由一个元文件描述体和若干个逻辑上独立的图形描述体组成。每一个图形描述体由一个图形描述和一个包含了实际图形定义的图形体组成，其结构如图 2-7 所示。

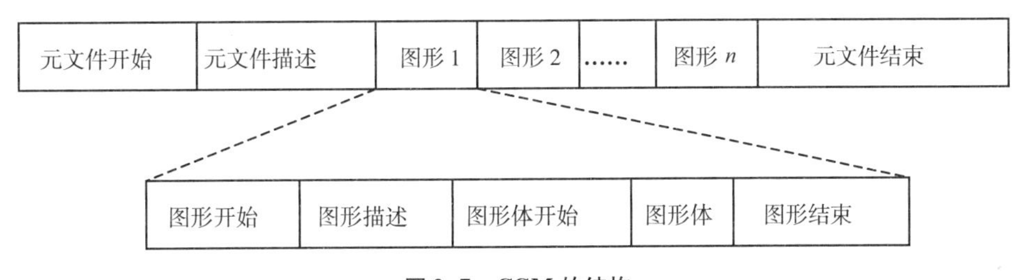

图 2-7 CGM 的结构

从图中可以看出，在一个图形描述之后，图形就被随机存取和解释，而不需要解释任何前驱的图形。它的原因就在于每个图形描述开始的时候，CGM 标准对元素指定了状态的缺省，

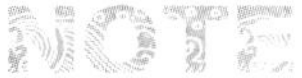

因此若改变相对位置之前图形的状态丝毫不会影响后面的图形状态。

在 CGM 标准中，总共有 8 类元素，这 8 类元素在元文件格式中的主要功能如下：

（1）分界：用于识别一个元文件及其图形的表示。包括元文件开始、元文件结束、图形开始、图形结束以及图形体开始。

（2）元文件描述：解释和描述指定元文件的能力。如元文件的版本、数的精度、颜色精度、最大颜色索引和索引精度、字体表、元文件提供的元素表和字符集表等。

（3）图形描述：阐述了与该图形有关的元素参数。如比例、边宽和线宽描述、颜色选择、记号大小描述方式以及背景色等。

（4）控制：用于图形的控制。包括浮点数精度、VDC 的整数精度、透明性、辅助颜色、剪取框以及剪取指示器等。

（5）图原：CGM 标准将图原分为 Marker，Line，Text，Filled Area，GDP 和 Cell Array 6 类。

（6）属性：CGM 标准图原属性可以单独或成束指定。图原类型及其属性如表 2-1 所示。

表 2-1 图原类型及其属性

图原类型	图原	属性
段	折线集	线段成组属性索引
	分离折线集	线型
	三点圆弧	线宽
	圆心半径圆弧	颜色
	椭圆弧	
符号	符号集	符号成组属性索引
		符号类型、大小、颜色
正文	正文	正文成组属性索引
	规定区域正文	正文字体索引
	附加正文	正文精度
		字符扩展因子
		字符间隔
		正文颜色
		字符高度
		字符方向
		正文路径
		字符集索引
		选择字符集索引
区域填充	多边形	填充成组属性索引，边宽、边颜色
	多边形集	内部样式，边的可见性
	矩形	填充颜色，填充参考点
	三点封闭圆弧	剖面线索引，图案表
	圆心封闭圆弧	图案索引，图案大小
	椭圆	边的成组属性索引
	封闭椭圆弧	边类型

NOTE

2.2.5 计算机图形设备接口标准 CGI

计算机图形接口标准 CGI（Computer Graphics Interface）是 ISO TC97 组提出的图形设备与图形软件之间的接口标准，标准号是 ISO DP 9636。CGI 是与设备无关的计算机图形软件，是一个与一个或多个设备相关的图形设备驱动程序之间进行数据交换和控制的标准。它既可以以子程序的形式提供给用户使用，又可以作为一种隐含的标准支持软件实现 GKS、PHIGS 等高层图形标准。CGI 提供的功能集包括控制功能集、独立于设备的图形对象输出功能集、输入和应答功能集、图段功能集以及产生、修改、检索和显示像素数据的光栅功能集。在二维图形设备中能够找到 CGI 支持的功能，但没有任何一个图形设备包含 CGI 定义的所有功能，从这个意义上讲，CGI 是用户程序和虚拟设备的接口。

我们把一个 CGI 的实现称为对象，对象既可以是一个程序也可以是硬件设备。CGI 用户就是与设备无关的、用 CGI 对象实现的应用程序。应用程序和对象间的接口由 CGI 引用模式来描述，基于 CGI 应用程序和 CGI 对象的配置情况，引用模式提供了一个概念上的框架来说明 CGI 在计算机图形环境中应该怎样被使用。CGI 包含 3 种引用模式：应用、对象、CGI 产生器同解释器的配置。同时，为了利用应用程序创建、保存、修改和显示图形，CGI 提供了管道机制。CGI 的管道分为 3 种：第一种是图形对象管道，它用来说明应用程序怎样使用 CGI 提供的功能来创建图形；第二种是光栅管道，它用来说明图形对象管道以及与它相关的图形输出功能同光栅虚拟设备以及光栅操作功能之间的关系；第三种是输入管道，它用来说明 CGI 虚拟设备是怎样支持交互式输入的。

CGI 的控制功能集包括 CGI 能涉及的虚拟设备和出错处理功能，从而实现对图形图像信息以及接口的非图形与图形部分的内部关系的管理。这些功能可大致分为如下 5 个方面：

（1）*虚拟设备管理*：提供了对虚拟设备的控制，包括启动和终止用户与 CGI 虚拟设备的对话期，管理虚拟设备上的画面等。

（2）*坐标空间*：在 CGI 中能接触到两个坐标系，一个是设备坐标系 DC，另一个是虚拟设备坐标系 VDC。从 VDC 到 DC 的映射是通过 VDC 的一个范围子集和在 DC 中定义的一个设备接口来确定的。

（3）*视点*：控制怎样使定义在虚拟设备坐标空间中的图形图像显示在绘画面上。

（4）*出错处理*：CGI 规定了错误发生后所执行的动作，它们是出错检测、出错报告和出错处理，并且通过在 CGI 虚拟设备中设置的出错队列来保存这些出错的信息。此出错队列是一个栈，用户可以从 CGI 虚拟设备的栈中检索出出错信息。

（5）*数值精度要求*：CGI 数值精度要求的说明。用户通过这种功能能够建立对 CGI 数据流接口上精度影响的各种类型的数据。

CGI 的输出功能集创建包含用户画面的图形对象并控制它们的显示，确定图形对象的显示特性和几何特性。用户能够借助输出功能，使用标准图元或广义图元来生成标准图形对象或非图形对象，并且它能完成有关的控制和询问。CGI 输出功能集包括以下 5 类：①图元功能：创建包含用户画面的图形对象；②属性功能：定义图形对象的属性；③属性控制功能：用户可控制图形对象的属性；④检索功能：返回与对象有关的信息；⑤输出询问功能：返回输出属性状态表和属性描述表有关的信息。

NOTE

CGI 的输入和应答功能集是指在 CGI 中，按返回数据的类型可以将逻辑输入设备分为 8 类，即定位、笔画、取值、选择、拾取、字符串、光栅和其他输入设备。光栅类的输入设备用来输入像素阵列，相应的物理设备是摄像机、扫描仪等。其他逻辑输入设备用来输入指定格式的数据记录，比如声音输入设备等。每种逻辑设备有 4 种输入方式：请求、采样、事件和应答。在应答请求方式下，允许将该逻辑输入设备的当前值反馈到相应的 CGI 虚拟设备上。

CGI 的图段功能集定义了图形对象组合到图段中，并用唯一的图段标志符标识的一种方法，而且还提供了产生、修改和操纵图段的功能。这些功能包括图段操作、图段属性和图段查询。

CGI 的光栅功能集提供了产生、检索、修改和显示像素数据的功能。大部分的图形设备是光栅设备或向量设备，两者都可以用来绘制直线或圆等图形对象。但是，这两种设备绘制出的图形对象是不同的。光栅设备用点阵列来显示图形，这些点总是位于设备坐标上。向量设备上显示的图形对象是连续的，但不一定和设备坐标相交，它独立于图形设备的分辨率。相比较而言，光栅设备所显示的图形不如向量设备所显示的图形光滑，并且显示的效果要根据分辨率而有所差异。但光栅设备支持向量设备所不支持的一些功能，我们把这些功能称为光栅操作功能集。第一个支持光栅操作的计算机图形标准就是我们所说的 CGI。要支持光栅虚拟设备除了需要图形对象管道外，还需要光栅管道。一个画面中的许多像素所占据的内存区域称为位图，图形和图像的表示就是通过从位图中读像素并在光栅虚拟设备上显示出来的。CGI 的光栅功能集包括以下 3 种：①光栅控制：在 CGI 中把位图分为可显示位图和不可显示位图，不可显示位图又分为全深度位图和映像位图。全深度位图是和显示器上每个像素用多少位来表示相匹配的，而映像位图的每个像素只有一位。位图操作可以把虚拟设备空间 VDC 中特定区域内的图像映射到当前的设备空间 DC 中来。从 VDC 到 DC 的一系列变换过程中并不会改变已有位图中像素的数量，只会影响位图在 VDC 中表示的区域。②光栅操作：包括像素阵列数据的检索和显示，各种形式的位图运算以及位图区域的移动、联合和复制等。③光栅属性：用来设置源位图和目的位图之间进行像素操作的绘图方式和填充位图区域功能。CGI 中定义的位图绘制方式包含加运算型、布尔运算型（与、或、非）和比较运算型。此外，CGI 还提供了对光栅描述表、光栅状态表和位图状态表的询问功能。

2.2.6 应用程序接口标准

随着 CAD/CAM 技术在工业界被广泛应用，越来越多的用户需要把它们的数据在不同的 CAD/CAM 系统之间交换。由于 CAD/CAM 系统的不同，产品模型在计算机内部的表达方式也不相同，直接影响到设计、制造部门同企业间的产品信息的交换和流动。过去常采用的方法是把一个系统产生的数据文件翻译成另一个 CAD/CAM 系统能识别的数据文件，对多个 CAD/CAM 系统就需要多个翻译器。这就导致了产品数据交换标准的制定。1980 年，由美国国家标准局 NBS 主持成立了有波音公司和通用电气公司参加的技术委员会，制定了基本图形交换规范 IGES（Initial Graphics Exchange Specification），IGES 就是为了解决数据在不同的 CAD/CAM 系统间进行传送的问题，它定义了一套表示 CAD/CAM 系统中常用的几何和非几何数据格式以及相应的文件结构。IGES 于 1982 年成为 ANSI 标准，1988 年发布 IGES4.0，目前已有 IGES5.3 以及更高的版本在应用。它虽然不是 ISO 标准，实际上已经成为工业标准。

IGES 的作用是在不同的 CAD/CAM 系统之间进行数据交换，其结构如图 2-8 所示。如果数据要从系统 M 传送到系统 N，则必须由系统 M 中的 IGES 前处理器把这些传送的数据格式转

NOTE

换成 IGES 格式，而实体数据还得由系统 N 中的 IGES 后处理器把其从 IGES 格式转换成该系统内部的数据格式。把系统 N 的数据传送给系统 M 也需要相同的过程。

IGES 中的基本单元是实体，可将它分为以下 3 类：①几何实体：如点、直线段、圆弧、B 样条曲线和曲面等；②描述实体：如绘图说明和尺寸标注等；③结构实体：如组合项、特性和图组等。

IGES 不可能也没有必要包含所有 CAD/CAM 系统中采用的图形和非图形实体。从目前国内外常用的 CAD/CAM 系统中的 IGES 来看，其中的实体基本上是 IGES 定义实体的子集。

IGES 的文件格式的定义遵循以下两条规则：①IGES 的定义可以改变复杂结构及其关系；②IGES 文件格式便于各种 CAD/CAM 系统的处理。

IGES 文件格式是记录长度为 80 个 ASCII 码字符的顺序文件，并且分为 5 个字节：实体信息存放在目录节和参数节中；数据的原始信息和文件本身的信息存放在整体节和结束节中；用户可阅读的定义信息存放在开始节中。在目录节和参数节中还存放实体的有关指针及相互关系。如图 2-9 所示 IGES 的文件格式。

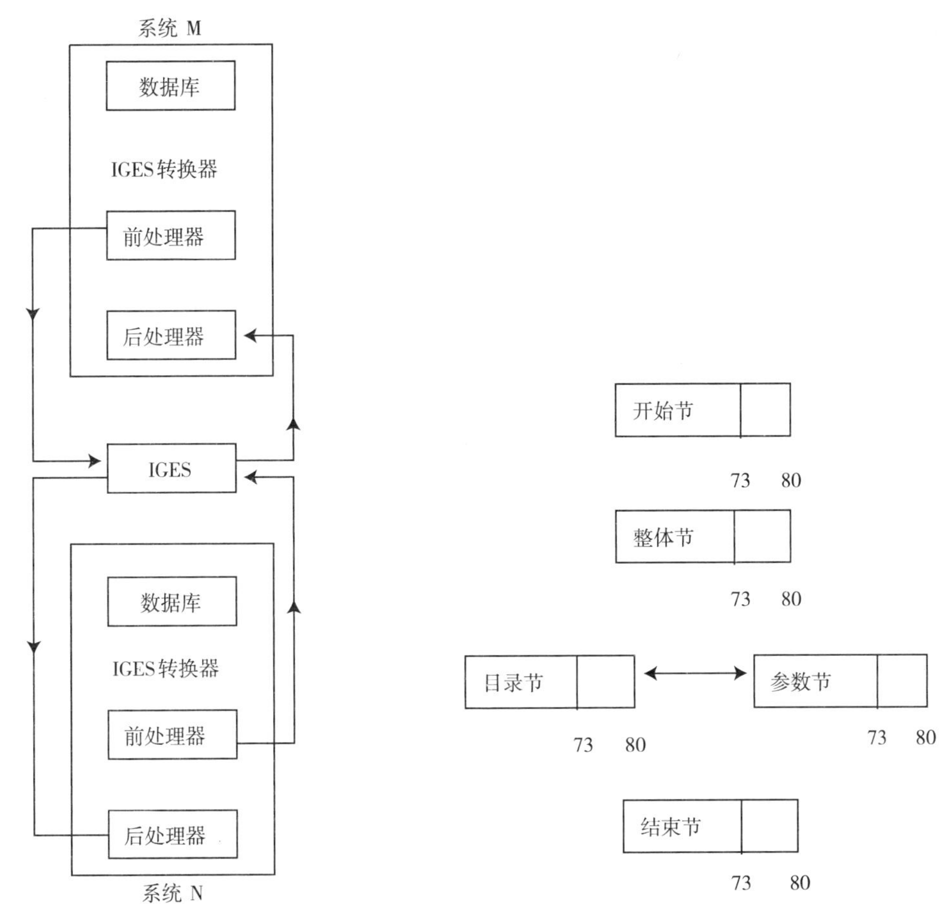

图 2-8 不同系统通过 IGES 交换数据　　**图 2-9 IGES 的文件格式**

在 IGES 中出错处理也是相当重要的，因为在不同系统之间转换数据时很可能产生错误，如错字符、重复字、开发的转换器会对 IGES 文件产生不正确的解释等。这些错误可能发生在 IGES 文件的产生或 IGES 文件的读入过程中。这就要求 IGES 转换器能报告并校正相关的错误。一般 IGES 出错处理的过程如图 2-10 所示。

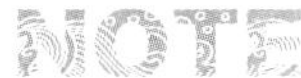

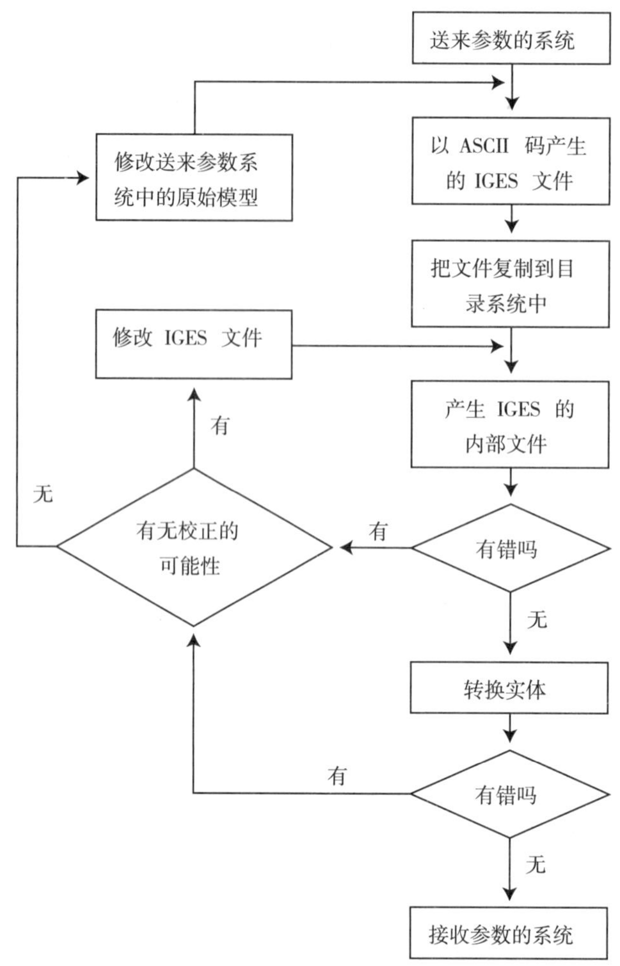

图 2-10 IGES 转换器对出错的处理过程

IGES 虽然没有成为 ISO 标准，但在国际范围内，尤其是在工业界得到了成功的应用。比如在传递几何数据的基础上产生加工图纸方面；在应用传递的几何数据实现运动模拟和动态试验方面；在把已有的零部件数据整理成图形文件方面；在实现 CAD 与有限元分析系统的连接方面等。

IGES 作为数据交换的国际标准发表以后，成为应用最广泛的数据交换标准。但在应用过程中，IGES 的缺点逐渐地暴露出来，比如它不能满足复杂的工业流程中数据交换的要求。法国航空航天业发现，由于 IGES 文件过于冗长，有些数据又不能表达，也就无法传送。因此，各国家也相继开发了一些规范。

1984 年，IGES 组织设立了一个研究计划，称为 PDES（Product Data Exchange Specification）。PDES 计划的长期目标是，为产品数据交换规范的建立开发一种方法论，并运用这套方法论研制一个新的产品数据交换标准。产品模型数据交换标准 STEP（Standard for the Exchange of Product model data）的制定主要基于 PDES 计划，欧洲国家也做了许多重要的工作。STEP 是由 ISO/IEC JTC1 的一个分支技术委员会（SC4）开发的，它的 ISO 代号为 ISO10303，是一个关于产品数据的计算机可理解式表示和交换的国际标准。

STEP 的产品模型数据是覆盖产品在整个生命周期内的应用而全面定义的产品所有数据元。产品模型数据包括进行设计、分析、制造、测试、检验零部件或机构所需要的几何、拓扑、公

NOTE

差、关系、属务和性能等数据，另外还包括一些和处理有关的数据，但不包括热处理等方面的数据。产品模型为生产制造、直接质量控制测试和支持产品的新功能开发提供了全面的信息。STEP 中产品模型数据的作用如图 2-11 所示。

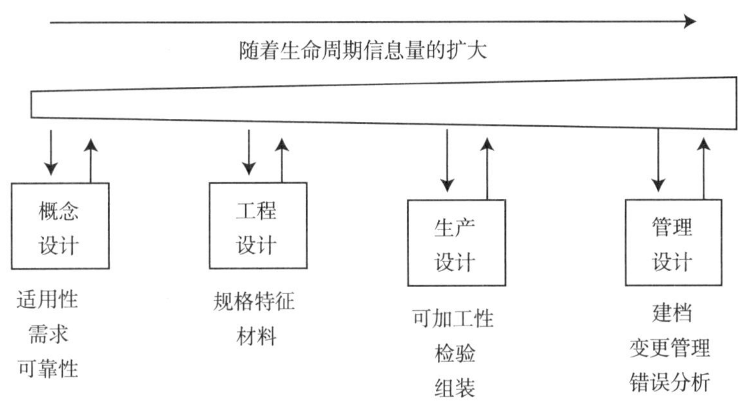

图 2-11　产品模型数据在产品生命周期中的作用

在 STEP 中采用了形状特征信息模型（FFIM），它可以进行各种产品模型定义数据的转换，且强调建立能存入数据库中的一个产品模型的完整表示，而不只是它的图形或可视的表示。STEP 中产品模型信息分为 3 层结构：应用层、逻辑层和物理层，它们之间的关系如图 2-12 所示。

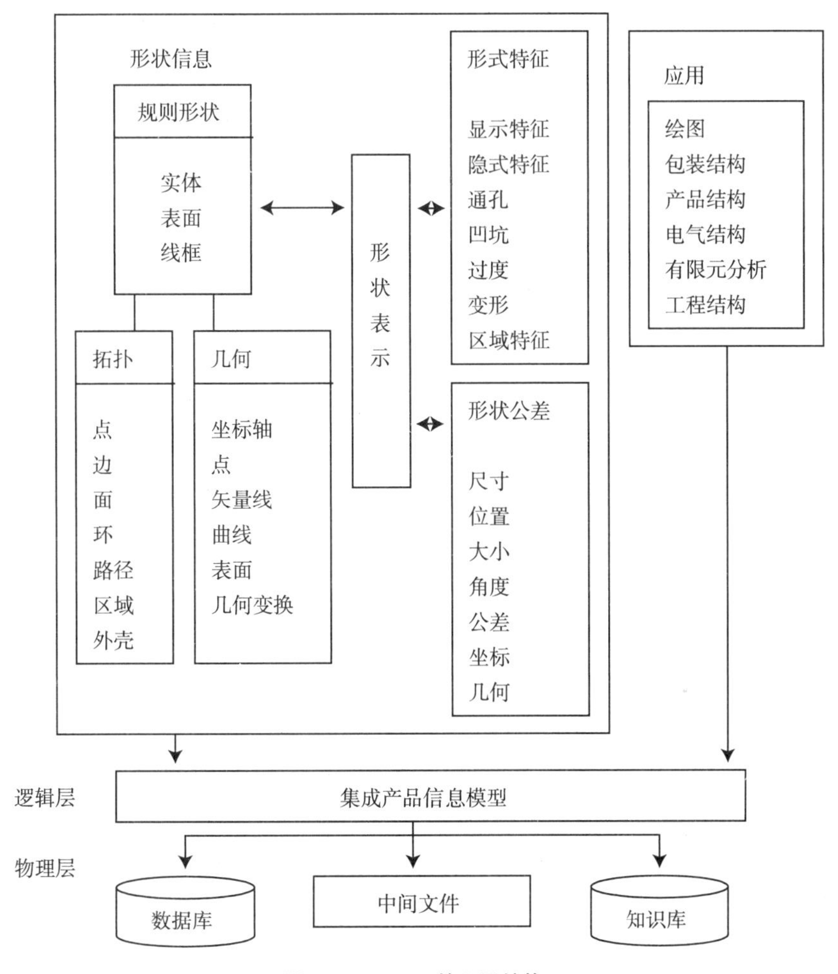

图 2-12　STEP 的 3 层结构

STEP的概念模式包括形状模型、显示和绘图、形状特征和公差4个部分。形状模型包括实体模型、表面模型以及线框模型。在应用层根据不同的应用可采用各自的数据表示模型，但各种模型最终都要重新组织并集成为一个冗余最少、又无二义性的集成产品信息模型（IPIM），也把它称为逻辑层。IPIM可用信息描述语言Express形式化地描述，它类似于在计算机编程语言中定义一个结构或记录。在物理层主要是自由格式的顺序文件，物理文件用形式化的词法定义，一般由开始节和数据节两部分组成。开始节中包含有确定执行各层有关模型的信息和通信系统等；数据节含有IPIM的全部信息，这些信息用实体表示。实体可以是独立描述的，也可以被其他实体所引用。某些机械领域中的应用需要采用形状变量容差模型（SVTM）、规则形状信息模型（NSIM）以及FFIM。NSiM用来表示某个部件的规则形状，它是由多种方法定义的形体几何、拓扑及实体信息的集合。其中的几何信息含有对点、矢量、坐标系的位置、几何变换矩阵以及各种曲线、曲面的定义。而拓扑实体含有点、边、路径、环、子面、面、区域和外壳信息。SVTM提供了定义形体位置和大小的全部尺寸及容差（包括坐标容差和几何容差）。FFIM用于处理形体表面的形状特征，但它并不支持形体的非形状信息，比如装配、连接、弹性等内容，FFIM同时支持显式和隐式的形状特征。

STEP中显示特征的几何形状信息必须明显地表示出来，如形体上有一个穿透的孔，此时必须给出该洞的底平面和圆柱面。显示特征只需要已有的数据而不需要增加新的信息。隐式形状特征是参数化的信息而不是几何信息，如一个圆洞可以定义一个以轴为对称的一条直线段相对一个特定轴的扫描变换。一个特征可以有显式表示也可以有隐式表示，也可以同时有多种隐式表示。在FFIM中，隐式特征分为以下5类：①凹坑：从已有的形体中削减一部分，只和形体的一个边界相交；②凸台：加到形体一个边界上的一个体；③通孔：从已有形体减去一个体，和已有形体的两个边界相交；④变形：对已有形体的相交部分光滑地过渡；⑤区域特征：对已有形体指定二维特征，以便进一步做扫描变换。

应用这些隐式特征可以方便形体的定义以及计算机辅助制造系统的集成。

STEP是为CAD/CAM系统提供中性产品数据的公共资源和应用模型，它涉及土建工程、机械、电气、电子工程、结构以及船舶机构等领域。STEP的标准体系如图2-13所示。

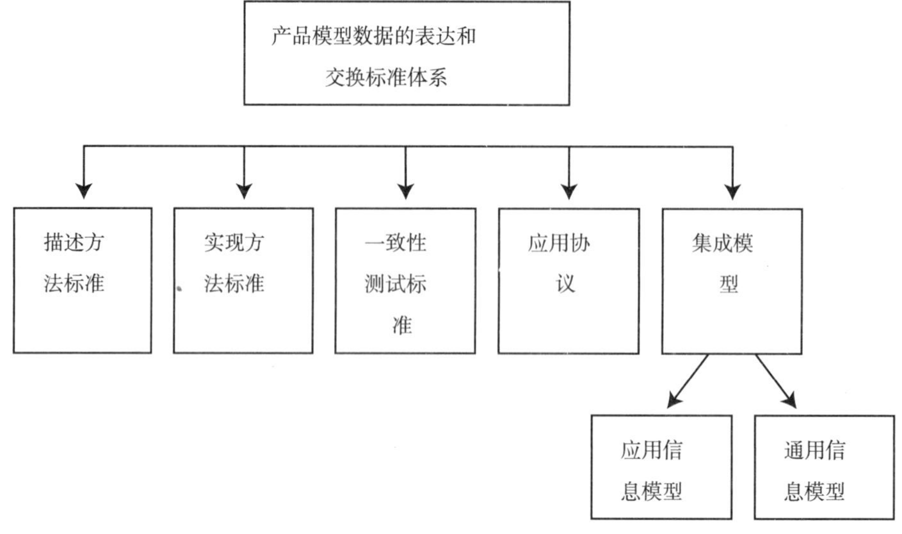

图2-13 STEP的标准体系框图

具体的组成如下所述：描述方法标准包括产品模型框架和 Express 描述语言；实现文件标准包括物理文件、存取接口、工作方式、数据库以及知识库；一致性测试方法与工具标准包括一致性工作框架和测试库及评估需求分析；信息模型标准包括通用信息模型和应用信息模型；应用协议包括工程图、三维几何信息、产品结构、边界表示和雕塑表面。

STEP 标准内容相对比较丰富，是定义应用产品全局模型的工具。

2.3 图形文件数据格式

2.3.1 图形文件及格式

图形是能在人的视觉系统中产生视觉印象的客观对象，包括自然景物、拍摄到的图片、用数学方法描述的图形等。

计算机图形主要分为两大类：位图图像和矢量图形，这是由于在计算机中表示图形的方法不同，即点阵表示和参数表示。点阵表示是枚举出图形中所有的点（强调图形由具有灰度或色彩的点构成），简称位图。参数表示是由图形的形状参数（方程或分析表达式的系数，线段的端点坐标等）+属性参数（颜色、线型等）来表示图形，简称矢量图。

图像文件（Image File）是任何存储画面的表示。在光栅图形系统中，彩色屏幕显示表现为一组 RGB 像素值。其中的矩形区域中的内容称为像素图（Pixmap）。二值图像可以用位图（Bitmap，每个像素占一个比特位）存储，但绝大部分光栅图像用像素图存储。一般情况下，任何图画的光栅表示都可以称为光栅文件（Raster File）。现已存在的多种文件格式，可以用各种各样的方式来组织图像文件中的信息。原因是全色彩的光栅文件很大，大多数的文件格式采用了压缩方法来减小传输和存储的文件尺寸。

光栅图像中的像素颜色值通常用非负整数存储。每个像素可用的比特位数决定了颜色的取值范围。对于全彩色（每个像素 24 位）RGB 图像，每个颜色分量的值用一个字节存储，R、G 和 B 的取值范围是 0 ~ 255。使用 RGB 颜色表示未压缩的光栅图像称为原始光栅文件（Raw Faster File）或原始数据（Raw Data）。压缩图像文件格式使用其他的包括 HSV、HSB 和 YCrCb 颜色模型，文件的格式决定了每个像素可用的比特位数。文件格式通常包括一个文件头，它用来说明文件结构的信息。压缩文件的文件头还包含表，这个表用于解码和显示压缩图像。文件头包含的信息有：文件尺寸（水平扫描线的数量和每条扫描线上的像素数）；每个像素所占的比特数或像素数；压缩方法（用于减小文件尺寸的）；像素值的颜色取值范围和图像的背景色。

光栅图像文件的另一个特征是文件中的字节排序。计算机中的 CPU 大多数按最重要字节在前的顺序存储多字节整数，即所说的“高位在前（Big Endian）”。但也有些按最不重要字节在前的顺序存储，即所说的“低位在前（Little Endian）”。

某些文件格式采用几何表示（Geometric Representation），它是通过一列坐标位置和描述直线段、圆弧、填充区域、样条曲线和其他图形元素的信息来存储图画。几何表示也包含观察参数和属性信息。这种图像表示常称为向量格式（Vector Format），但并不是所有几何结构都用直线段来表示。“向量”文件这个术语原是用来描述一组在向量系统（也称随机扫描系统）上

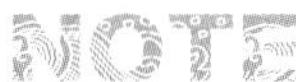

显示的直线段。虽然光栅系统已经取代了向量系统，并且向量文件中也加入了非线性对象，但对于使用图的几何表示的文件仍然沿用“向量格式”这个名称。既支持几何表示又支持光栅表示的文件格式称为混合格式（Hybrid Format）或元文件（Metafile）。

科学可视化应用通常使用由一组数据形成的图像文件，数据通过计算机数值模拟或仪器测量而得到。特定数据的可视化可以采用伪彩色显示、等值面表示或体绘制等多种方法。

图像是由排成矩形点阵的像素组成的。因此把一幅图像记录进文件时，必须同时记录下各像素在点阵中的位置及像素的灰度值。但实际上我们可以利用各像素在文件中的记录位置来暗示其在图像点阵中的位置，这样就可以省去记录像素位置坐标的数据量，而各像素的数据只用来记录其灰度值。但文件中的数据只能按照一维的方式来记录，而图像点阵是二维的。为了能用一维形式记录二维图像，常采用将各行像素数据首尾相连的办法。例如：在一个存储一幅 $A \times B$ 图像的数据文件中，它的 $A \times B$ 个像素数据是这样排列的：最初的 A 个数据分别对应图像第一行从左到右 A 个像素；第 $A+1$ 个 ~ $2A$ 个数据分别对应图像第二行从左到右 A 个像素等。依此类推，最后的 A 个数据分别对应图像第 B 行从左到右 A 个像素。但这样就必须在文件中某处注明该图像的尺寸（长度与宽度），以便在读取数据时能根据尺寸重新把一维数据流排列成原来的二维点阵。因此，图像数据文件是文件头加数据流。

所谓图形文件格式是指文件最终保存在计算机中的形式，即文件以何种形式保存在文件中再编辑。比较常见的图形文件格式：

（1）EPS 格式：EPS 格式是专门为存储矢量图设计的特殊的文件格式，输出的质量很高，能够描述 32 位色深，分为 Photoshop EPS 和标准 EPS 格式两种，主要是用于将图形导入到文档中。这种格式与分辨率没有关系，几乎所有的图像、排版软件都支持 EPS 格式。

（2）WMF 格式：WMF 格式是微软公司设计的一种矢量图形文件格式，广泛应用于 Windows 平台，几乎每个 Windows 下的应用软件都支持这种格式，是 Windows 下与设备无关的最好格式之一。

（3）EMF 格式：EMF 格式文件是 WMF 格式的增强版，是微软公司为弥补 WMF 格式的不足而推出的一种矢量文件格式。

（4）CMX 格式：CMX 格式是 Corel 公司经常使用的一种矢量文件格式，Corel 公司附带的矢量素材就采用这种格式。它的稳定性要比 WMF 格式和 EMF 格式都要好，能更多地保存设计时的信息。

（5）SVG 格式：SVG 格式是一种开放标准的矢量图形语言，可设计出激动人心的、高分辨率的 Web 图形页面。该软件提供了制作复杂元素的工具，如嵌入字体、透明效果、动画和滤镜效果等，并可以使用平常的字体命令插入到 HTML 编码中。SVG 被开发的目的是为 Web 提供非光栅的图像标准。

（6）AI 格式：AI 格式是一种矢量图形文件，适用于 ADOBE 公司的 ILLUSTRATOR 软件输出格式，与 PSD 格式文件相同，AI 文件也是一种分层文件，每个对象都是独立的，它们具有各自的属性，如：大小、形状、轮廓、颜色、位置等。这种格式保存的文件便于修改，这种格式文件可在任何尺寸大小下按最高分辨率输出。

常见的图像文件格式包含如下 4 种：

NOTE

（1）PCX 文件：目前 PCX（PC Paintbrush）图像文件格式已经成为一种通用的图像文件

格式，它可以处理单色、16 色和 256 色图像数据。文件由文件头、图像数据及可选扩展调色板数据组成。文件头由 128 个字节组成，其结构如表 2-2 所示。图像数据以压缩形式存放，采用扫描线行程压缩编码，对每根扫描线按其位面数据分成若干个扫描段，而后在这些扫描段上进行压缩。扩展的调色板数据对应 256 色图像。每种颜色占用 3 个字节，共 768 个字节。

表 2-2 PCX 文件的文件头结构

名称	类型	长度	说明
PCX 标识	字符型	1	总是 0x0a
文件格式版本号	字符型	1	0：2.5 版；2：2.8 版
压缩方式	字符型	1	通常为 1
像素位数	字符型	1	
图像原点	整型	4	Xmin ，Ymin
图像尺寸	整型	4	Xmax ，Ymax
分辨率	整型	4	
16 色调色板	字符型	48	
位平面	字符型	1	
每行字节数	整型	2	
调色板类型	整型	2	1：显示灰阶；2：显示彩色
保留字节	字符型	58	

（2）TIFF 文件：TIFF（Tag Image-File Format）格式是目前流行的图像文件交换标准之一。它由文件头、参数指针表与参数域、参数数据表及图像数据组成。文件头结构如表 2-3 所示。参数指针表是由一个 2 字节的整数和 12 字节的参数域构成，最后以一个长整型数结束。如果最后的长整数是 0，表示文件的参数指针表到此为止，如果不是则该长整数位指向下一个参数指针表的偏移。当参数域中参数长度大于 4B 时，存放的是实际的参数值。

表 2-3 TIFF 文件的文件头结构

字节数	作用
0-1	说明字节顺序。0X4949 表示由低到高的字节顺序；0X4D4D 表示由高到低的字节顺序
2-3	TIFF 版本号，总为 0XZA
4-7	指向第一个参数指针表的指针

（3）BitMap 文件：BitMap 文件格式是在 MS-Windows3.0 以上版本的窗口系统环境下使用的与设备无关的点阵位图文件格式，它允许窗口系统在任何设备上显示该点阵位图。每个 BitMap 文件包含一个文件头，一个位图信息数据块和图像数据。文件头结构如表 2-4 所示。位图信息数据由一个位图信息头和一个颜色表组成，位图信息头是一个数据结构 BITMAPINFOHEADER，内部含有设备无关点阵位图的尺寸和颜色格式。位图数据的长度由图像尺寸、像素的位数和压缩方式等共同决定。实际尺寸可由文件头中的第二项“文件大小”减去第五项“数据偏移”值得到。

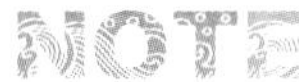

表 2-4 BitMap 文件的文件头结构

名称	类型	说明
文件类型	字	规定文件类型必须是 BM
文件大小	双字	文件大小由字节数给出
保留字段 1	字	必须置 0
保留字段 2	字	必须置 0
数据偏移	双字	点阵位图数据区的偏移字节数

（4）TGA 标准文件：TGA（Truevision Graphics-Adapter Format，Truevision 图形适配器格式的缩写）现为通用的图像格式之一。它由 5 个固定长度的字段和 3 个可变长度的字段组成。前 6 个字段为文件头，后 2 个字段用来记录实际图像数据。TGA 像素格式也称为 Targa 格式（Targa format）。这种格式在视频编辑的应用中很流行。TGA 格式按照“低位在前”的顺序存储像素值。像素颜色用 RGB 颜色分量或两种颜色表指定。可以用一个单独的 RGB 颜色表，也可以用 3 个分开的表分别表示 R、G、B 分量。TGA 格式通常不采用压缩方式存储，但对于比较大的文件也可以使用行程编码算法。

2.3.2 图形文件的压缩及数据存储

数据图像是通过什么样的机制在计算机屏幕上显示出来的呢？在计算机中设置了专门用于存储图形（图像）信息的帧缓存存储器，如果这个存储器内填充了图像数据，那么这些数据就会自动地由光栅扫描方式映射到屏幕上，从而形成图像。帧缓存存储器中的每一位对应屏幕上的一个点，当该位上的数据是 1 时，屏幕上对应的位置就会出现一个亮点；当该位上的数据是 0 时，屏幕上对应的位置就是一个暗点。当计算机启动时，帧缓存中的所有位都被置为 0，只有在输入了图形或图像数据之后，帧缓存中的某些位置才被置换为 1。例如，在显示器的分辨率为 640×480 的计算机中，要显示一幅二值图像（每个像素占 1 bit）需要占用 640×480 位的帧缓存容量，我们把这个容量称为一个位平面。要显示一幅灰度级为 256 的图像就要配置 8 个位平面，即需要 640×480 字节的帧缓存。随着显示器分辨率的增大所需要的帧缓存容量也要求相应增大。这是针对单色图像来说的。如果要显示 R、G、B 均为 256 个灰度级的彩色图像，那么帧缓存的容量要扩大到上述容量的 3 倍才可以。当我们自由地选用显示器的分辨率时，我们必须要考虑计算机内现存的帧缓存容量的容许范围。例如，当现存的帧缓存为 512kB（1kB＝1024 字节）时，若要显示灰度级为 256 的单色图像，我们最大限度地只能使用 800×600 的分辨率。假如选用了 1024×768 分辨率时，图像的灰度就会降到 16 个等级（4bits）。当然，我们不是没有办法的，我们可以通过增加帧缓存的容量来获取更大的分辨率，但我们必须注意显示器自身的能力范围。当显示器不具备显示较高分辨率的能力时，也仍然不能得到想要的较高分辨率。

知道帧缓存的作用之后，我们就能够通过直接向帧缓存内填写图形（图像）数据来显示图像了。最简单的例子是显示一幅二值图像，只需要填充一个位平面。在应用 MS-DOS 操作系统的许多计算机中，有一个被称为 VRAM 的缓存区，该缓存区的地址是随着机型的不同而不同的。例如在 NEC-9801 系列微机中，VRAM 位于标准内存的 A8000-BFFFF 和 E0000-EFFFF 的

NOTE

地址上，总共占用了 128kB。由于 NEC-9801 微机采用的是 640×400 的分辨率，所以它的一幅帧缓存的容量是 32kB。128kB 的 VRAM 刚好容纳 4 幅帧缓存，也即在它的 VRAM 中可以同时容纳 4 幅不同的二值图像。若有一幅 640×400 的二值图像的数据，我们从 A8000 首地址开始向后按顺序填写，该图就会立刻在显示器中显示出来。

需要注意的是，虽然每一个像素上的数据，在帧缓存上都是以位（bit）为单位来描述的，但计算机中输入的数据，输出都是以字节（byte）为单位的。因此图像数据中的每一个字节对应画面上横排的 8 个像素。

由此可看出，记录图像所需的数据量是十分庞大的，这对于图像的存储、传送和处理来说都是极不方便的。为了减少数据存储量，减少传送和处理的时间，就必须对图形（图像）数据进行压缩处理。有多种压缩技术可以减少图像文件的字节数，但是某种特定压缩方法的效果取决于图像的类型。在图像文件中寻找模式的简单方法最适用于包含大范围单色区域的设计方案，而更为复杂的压缩方案在处理真实感计算机图像和数字照片的效果会更好。一般可采用减少占据字节的编码来代替颜色值的方法减小图形文件的尺寸。除此之外，压缩文件中还包含用于指明图像扫描线末尾或图像文件末尾的代码。有些使用浮点运算的压缩方法可能会产生取整误差，使用拟合的方法也会改变图像的颜色。不改变图像文件值的压缩方法称为无损压缩，而产生颜色变化的方法称为有损压缩。在很多情况下，有损压缩法可以达到更高的压缩比（原始文件的字节数与压缩文件的字节数的比值）。3 种压缩方法如下：

（1）LZW 编码：由 Lempel、Ziv 和 Welch 开发的 LZW 算法是早期的模式识别算法 LZ、LZ77 和 LZ78 的改进，LZW 算法用一个代码来替换图像文件中的重复模式。例如，在序列{125，90，20，300，11，125，90，49，212，20，300，11，…}中模式{125，90}和{20，300，11}出现了两次，如果用代码 a1 和 a2 分别代替这两个模式，并用代码 a3 代替剩下的模式{49，212}，就可以将原来 12 个字节的输入编码缩为 5 个字节的序列{a1，a2，a1，a3，a2，…}。或者不重复的模式，如{49，212}，可以不用代码来代替而直接存储在压缩文件中。

LZW 算法搜索重复序列，并且构造一张与该序列对应代码的表，根据此代码表解码压缩文件。因此，该编码方法称为替代算法（Substitutional Algorithm）和基于字典的算法（Dictionary-Based Algorithm）。

（2）行程编码：该方法是在图像文件中搜索连续、重复的值，然后将一串重复的值存储为重复的次数和该值，从而减小文件尺寸。例如，如果 100 在一条扫描线上连续重复 7 次，在压缩文件中存储两个值：7 和 100。这将原先需要 7 个字节存储减少为仅仅需要 2 个字节存储。对于包含大范围单色区域的图像，这种编码十分有效。但如果是在数字照片等具有频繁颜色变换、很少连续重复值的图像中，很多颜色值的重复次数只有 1。

有很多种对基本行程编码方法的改进方法可以提高编码效率。例如，可以用负数来指出一串不重复的值，而不用为它存储重复次数 1。因此，对于队列{10，10，10，10，66，87，23，30，30，30，30，30，30，30，…}编码为：{4，10，-3，66，87，23，7，30，…}。编码后的队列表示 10 出现 4 次，然后是 3 个不重复的值 66、87 和 23，接着是 30 出现了 7 次。因此，原来的 14 个字节的输入被压缩为 8 个字节。

（3）算术编码：该方法是根据文件中的频率计数产生值序列的数值代码。首先计算每个值在文件中所占的比例，这在从 0.0～1.0 的单位区间内划分出了一组子区间。然后，反复映

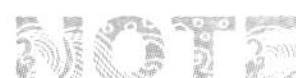

射每个文件片段到这些子区间上，从而建立不同文件值组合的数值区间。子区间的数值边界就用来编码这些值的组合。例如，假若有一个具有100个序列但只有3个不同的值的文件。表2-5给出了这3个值对应的频率计数和在文件中的比例。

表2-5　值的频率计数和出现比例

文件值	频率计数	出现比例	单位区间上的范围
F_1	20	0.20	0.00～0.20
F_2	30	0.30	0.20～0.50
F_3	50	0.50	0.50～1.00
总计	100	1.00	

值 F_1 对应于从0.00到0.20的子区间，值 F_2 对应于从0.20到0.50的子区间，值 F_3 对应于从0.50到1.00的子区间，即20%的单位区间与 F_1 关联，30%的单位区间与 F_2 关联，50%的单位区间与 F_3 关联。如果把 F_1 映射到 F_3 子区间，将占单位区间上半段的20%。这个从0.50到0.60的子区间代表了 F_3F_1。类似可得将 F_2 和 F_3 映射到 F_3 的结果，如表2-6所示。如此继续将两个值的序列的区间映射到其他区间上，可得到更长的值序列。子区间的边界值用于编、解码值序列。

表2-6　以 F_3 开始的所有的两个值的序列在单位区间上的范围

比特代码长度	单位区间上的范围
F_3F_1	0.50～0.60
F_3F_2	0.60～0.75
F_3F_3	0.75～1.00

有很多方法可以终止单位区间的细分，并且为值的组合分配代码。算数编码方法通常用二进制数实现，而不是用单位区间内的浮点值。因此，压缩文件是一个二进制数的序列。

2.4　几何图形的变换

2.4.1　图形变换概述

图形变换（Graphic Transformation）一般是指将图形的几何信息经过几何变换后产生的新图形。图形变换既可以看作是图形不动而坐标系变动，变动后的图形在新的坐标系下具有新的坐标值；也可以看作是坐标系不动而图形变动，变动后的图形在坐标系中的坐标值发生了变化。对于线框图形的变换，通常是以点变换为基础的，把图形的一系列顶点作几何变换后，连接新的顶点序列即可产生新的变换后的图形。对于用参数方程描述的图形，可以通过参数方程作几何变换来实现对图形的变换。

图形变换包括几何变换和非几何变换。几何变换是指按照一定规则来改变图形的几何参数；非几何变换也称为图像变换，它是按照规则来改变图形属性参数的变换。我们后续所提到

NOTE

的图形变换都是图形几何变换。在图形系统中，图形变换的作用可以归纳为如下几种：①图形变换可以使图形对象适用于各种输出环境，使得图形对象能在不同的图形设备、图像系统和功能模块中得到应用。②图形变换可以提供更多的图形对象形式，有些形式是其他方法不能替代的。利用对图形对象不同位置进行不同的变换处理可以方便地实现各种图形几何变换功能，若不用图形变换方法，图形几何变换（如物体扭曲或弯曲）就不容易被清楚地描述，计算机也不容易进行相应的图形变换处理。③图形变换可以使图形对象有多种输出形式，并为复合图形提供多种引用方法。由于图形对象在引用和输出时，可以先进行图形变换操作，如使图形的方位、大小、位置及对称性得到改变，使得图形对象具有多样性或多态性。图形对象的这种特性更能有效地利用图形系统资源，大大减少需要的图形对象数量，使得图形对象的管理和利用都很方便。④图形变换可以实现三维图形在二维坐标系中输出。立体图形在平面坐标系中显示，需要进行用户坐标系向视平面坐标系的转换及图形投影变换操作，这些处理方法都属于图形变换，处理的方法与其他图形变换的方法一致。⑤图形变换具有传递性和继承性。图形变换的传递性是指图形对象要把从上级继承的图形变换操作原样传递给同级链表中的图形对象，该图形对象将接收到的图形变换与自己的图形变换结合后执行，并将接收的图形变换原样地传递给它的后继，直到链尾为止。图形变换的继承性表现在图形对象继承它所有上层对象的变换操作，它把从最先处继承得到的图形变换与自己需要的变换合并成将要执行的图形变换操作，并把最后所执行的图形变换操作继续向下一级图形对象传递。

2.4.2 二维平面图形变换

二维平面图形的周边，不论是由直线段组成的还是由曲线段组成的，都可以用周边上顺序排列的平面点来描述，同样的点如果连接顺序不同，那么可能生成的二维图形也不同。如图2-14所示，如按 $A \to B \to C \to D \to E \to A$ 连接，则可得到如图 2-14a 所示；如按 $A \to B \to D \to C \to E \to A$ 连接，则可得到如图2-14b所示的二维图形。

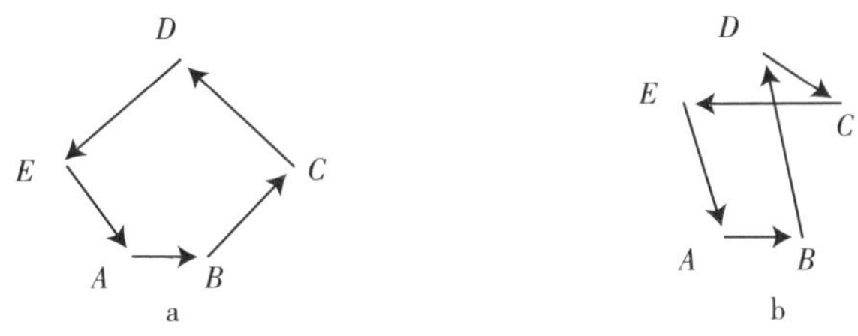

图 2-14 同一点集、不同的连线顺序所形成的二维图形

二维平面图形的几何变换就是在不改变图形连线顺序的情况下，对一个平面点集进行线性变换，这些变换包括位置改变（如平移、旋转）和变形（如缩放比例、错切、反射等）。

1. 平移 平移是将图形对象从位置（x，y）移到另一个位置（x'，y'）的变换，如图 2-15 所示。即通过将位移量加到点集中每个点的坐标上，生成一个新的坐标位置，这样我们称为实现了一次平移。实际上，我们将该点从原始位置沿一直线路径移动到了新位置。类似地，对于一个用多个坐标位置定义的对象（如四边形），可以通过对所有坐标位置适用相同的位移量沿平行路径重新定位来实现平移，然后在新位置显示完整的对象。

NOTE

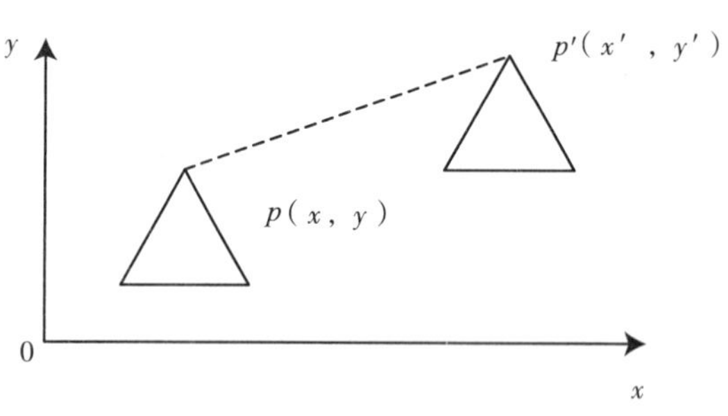

图 2-15 平移前后

式（2-1）为平移变换公式

$$\begin{cases} x' = x + t_x \\ y' = y + t_y \end{cases} \tag{2-1}$$

式（2-1）中 $t_x = x' - x$，为横向平移距离；$t_y = y' - y$，为纵向平移距离，一对平移距离（t_x，t_y）称为平移向量或位移向量。

平移矩阵运算公式用式（2-2）表示

$$[x' \quad y' \quad 1] = [x \quad y \quad 1]\begin{bmatrix} 1 & 0 & 0 \\ 0 & 1 & 0 \\ t_x & t_y & 1 \end{bmatrix} \tag{2-2}$$

2. 旋转 旋转是以某个参考点为圆心，将图形对象上的各个点 p（x，y）围绕圆心转动一个逆时针角度记为 θ，变为新的坐标 p'（x'，y'）的变换，如图 2-16 所示。

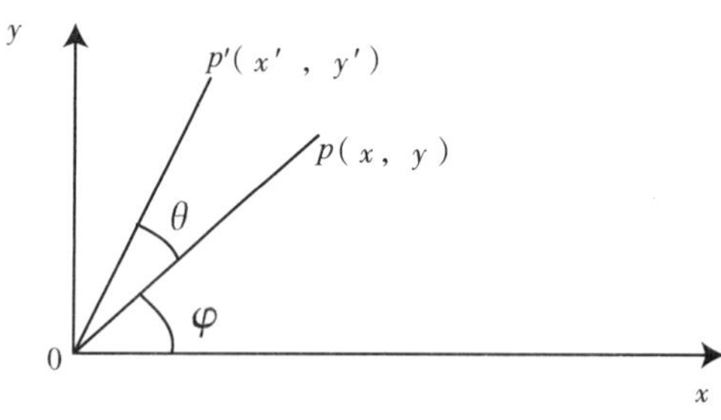

图 2-16 旋转

（1）当参考点为（0，0）时，旋转公式用式（2-3）表示。

$$\begin{cases} x' = r\cos(\varphi + \theta) = r\cos\varphi\cos\theta - r\sin\varphi\sin\theta \\ y' = r\sin(\varphi + \theta) = r\sin\varphi\cos\theta + r\cos\varphi\sin\theta \end{cases} \tag{2-3}$$

由于 $x = r\cos\varphi$，$y = r\sin\varphi$，所以旋转公式 2-3 可化为式（2-4）

$$\begin{cases} x' = x\cos\theta - y\sin\theta \\ y' = y\cos\theta + x\sin\theta \end{cases} \tag{2-4}$$

（2）当参考点不是（0，0），而是任意一点 $p(x_t, y_t)$ 时，如果绕 $p(x_t, y_t)$ 点的旋转应由以下 3 个步骤来完成：①将对象平移，$t_x = x_t$，$t_y = -y_t$；②按式（2-4）作旋转变换；③平移，$t_x = x_t$，$t_y = y_t$。组合这 3 个步骤，当参考点为 $p(x_t, y_t)$ 时，其旋转公式用 2-5 表示

$$\begin{cases} x' = x_t + (x - x_t)\cos\theta - (y - y_t)\sin\theta \\ y' = y_t + (y - y_t)\cos\theta + (x - x_t)\sin\theta \end{cases} \tag{2-5}$$

NOTE

式 2-6 为旋转的矩阵运算表示式

$$[x' \quad y' \quad 1] = [x \quad y \quad 1]\begin{bmatrix}\cos\theta & \sin\theta & 0 \\ -\sin\theta & \cos\theta & 0 \\ 0 & 0 & 1\end{bmatrix} \tag{2-6}$$

3. 比例变换 比例变换是使对象按比例因子 S_x、S_y 放大或缩小的变换，如图 2-17 所示。

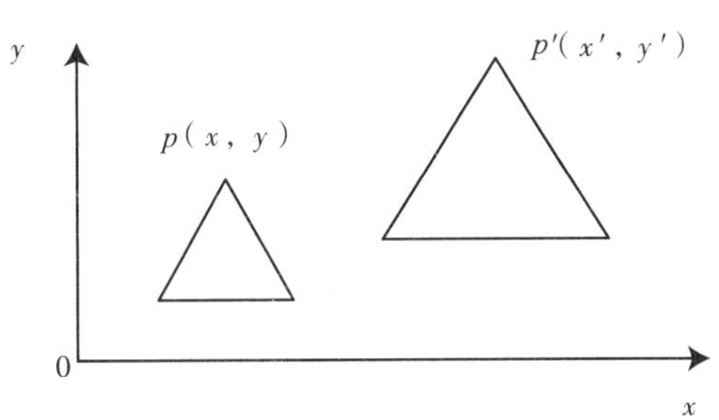

图 2-17 比例变换

式（2-7）为比例变换公式

$$\begin{cases}x' = x \cdot S_x \\ y' = y \cdot S_y\end{cases} \tag{2-7}$$

通过图 2-18 可以看出，当按照式 2-7 作比例变换时，不仅图形对象的大小发生了变化，而且对象离原点的距离也发生了变化。如果只想变换图形对象的大小，而不改变图形对象离原点的距离，则可以用固定点变比。以 m 为固定点进行变比的方法是：①作平移 $t_x = -x_m$，$t_y = -y_m$；②按式 2-7 作比例变换；③作（1）的逆变换，即作平移 $t_x = x_m$，$t_y = y_m$。

当比例因子 S_x 或 S_y 小于 0 时，图形对象不仅改变大小，而且同时按 x 轴或 y 轴被反射。反射情况如下 3 种：

（1）当 $S_x = 1$，$S_y = -1$ 时的变化如图 2-18 所示，此时按 x 轴反射。

（2）当 $S_x = -1$，$S_y = 1$ 时的变化如图 2-19 所示，此时按 y 轴反射。

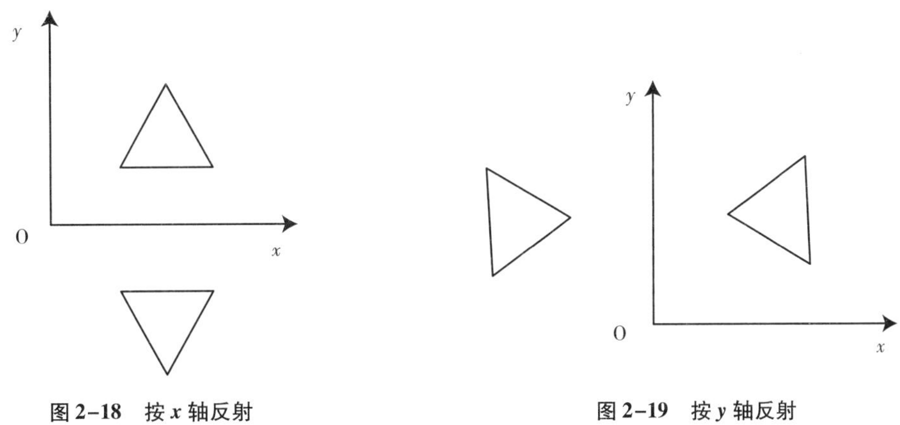

图 2-18 按 x 轴反射 **图 2-19 按 y 轴反射**

（3）当 $S_x = -1$，$S_y = -1$ 时的变化如图 2-20 所示，此时按原点（0，0）反射。

NOTE

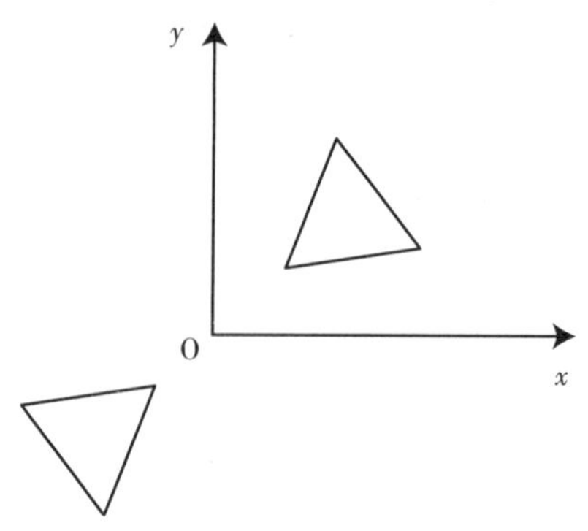

图 2-20　按原点反射

式（2-8）为比例变换的矩阵运算表示。

$$[x' \quad y' \quad 1] = [x \quad y \quad 1]\begin{bmatrix} S_x & 0 & 0 \\ 0 & S_y & 0 \\ 0 & 0 & 1 \end{bmatrix} \tag{2-8}$$

4. 错切　前面提到的各种图形变换，只改变原图的大小、安放角度和位置，并不改变图形的形状。图形的错切变换不同。错切是一种使图形对象的形状发生变化的变换，它要根据线性规律使图形变形，来达到像书本被打开或房子倒塌的图形效果。图形对象的错切变换包括图形在 y 轴方向的切变和在 x 轴方向的切变两种，它们的变换效果如图 2-21 所示，图 2-21a 为原图，图 2-21b 为图形 y 方向切变，图 2-21c 为图形 x 方向切变（$\tan\alpha \approx \alpha$）。

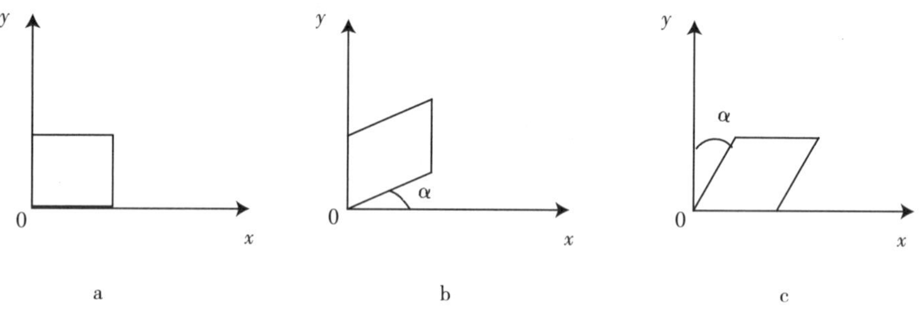

图 2-21　平面图形的错切变换

（1）平面图形在 y 方向上的切变：图形在 y 方向上的错切变换要求变换后的图形 x 坐标值不变，y 坐标值与原图的 x 坐标值呈线性关系。式（2-9）为 y 方向切变的变换数学表达式

$$\begin{cases} x_2 = x_1 \\ y_2 = \alpha x_1 + y_1 \end{cases} \tag{2-9}$$

（2）平面图形在 x 方向上的切变：图形在 x 方向上的错切变换要求变换后的图形 y 坐标值不变，x 坐标与原图的 y 坐标值呈线性关系。式（2-10）为 x 方向切变的变换数学表达式

$$\begin{cases} x_2 = x_1 + \alpha y_1 \\ y_2 = y_1 \end{cases} \tag{2-10}$$

式（2-11）为一般错切变换的公式

$$\begin{cases} x_2 = x_1 + \alpha_1 y_1 \\ y_2 = \alpha_2 x_1 + y_1 \end{cases} \tag{2-11}$$

NOTE

式（2-12）为其矩阵形式

$$(x_2 \quad y_2) = (x_1 \quad y_1)\begin{bmatrix} 1 & \alpha_2 \\ \alpha_1 & 1 \end{bmatrix} \tag{2-12}$$

2.4.3 三维立体图形变换

三维立体图形的变换方法是在二维方法的基础上考虑了 z 坐标而得到的。可以通过指定一个表示对象在三个坐标方向移动距离的三维变换向量来对对象进行平移变换。类似地，也可以利用三个坐标上的缩放因子来缩放对象。当我们讨论 xy 平面上的二维旋转时，只需要考虑沿着垂直于 xy 平面的坐标轴进行旋转；而在三维空间中，可以选择空间的任意方向作为旋转轴方向。大多数图形软件将三维旋转作为绕三个坐标轴的二维旋转的复合而进行处理的。另一种方法是用户根据给定轴的方向和旋转角度建立一个总的旋转矩阵。在此主要介绍三维图形的旋转和变比。

1. 旋转 旋转分为 3 种基本旋转，即绕 x 轴旋转、绕 y 轴旋转和绕 z 轴旋转。在下述旋转变换公式中，假设旋转的参考点在所绕的轴上，绕轴转 β 角，方向是从轴所指处往原点看的逆时针方向。如图 2-22 所示，图 2-22a 为绕 x 轴旋转，图 2-22b 为绕 y 轴旋转，图2-22c 为绕 z 轴旋转。

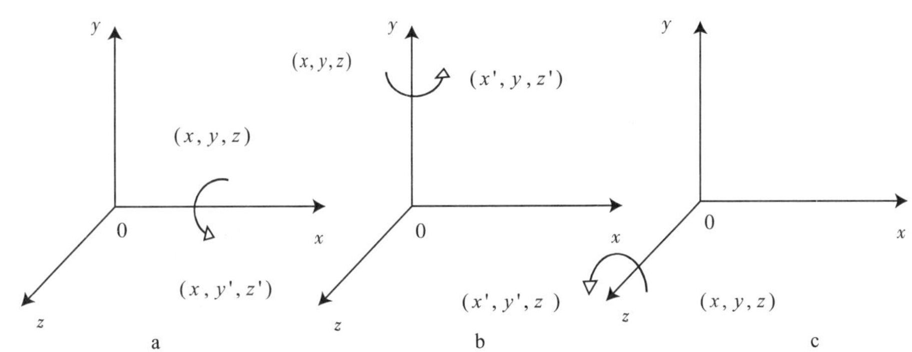

图 2-22 三维空间内的旋转变换

（1）式（2-13）为绕 x 轴旋转表达式

$$\begin{cases} x' = x \\ y' = y\cos\beta - z\sin\beta \\ z' = y\sin\beta + z\cos\beta \end{cases} \tag{2-13}$$

矩阵的运算表达式为式（2-14）

$$[x' \quad y' \quad z' \quad 1] = [x \quad y \quad z \quad 1]\begin{bmatrix} 1 & 0 & 0 & 0 \\ 0 & \cos\beta & \sin\beta & 0 \\ 0 & -\sin\beta & \cos\beta & 0 \\ 0 & 0 & 0 & 1 \end{bmatrix} \tag{2-14}$$

（2）式（2-15）为绕 y 轴旋转表达式

$$\begin{cases} x' = z\sin\beta + x\cos\beta \\ y' = y \\ z' = z\cos\beta - x\sin\beta \end{cases} \tag{2-15}$$

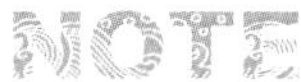

矩阵的运算表达式为式（2-16）

$$[x' \quad y' \quad z' \quad 1] = [x \quad y \quad z \quad 1]\begin{bmatrix} \cos\beta & 0 & -\sin\beta & 0 \\ 0 & 1 & 0 & 0 \\ \sin\beta & 0 & \cos\beta & 0 \\ 0 & 0 & 0 & 1 \end{bmatrix} \tag{2-16}$$

（3）式（2-17）为绕 z 轴旋转公式

$$\begin{cases} x' = x\cos\beta - y\sin\beta \\ y' = x\sin\beta + y\cos\beta \\ z' = z \end{cases} \tag{2-17}$$

矩阵的运算表达式为式（2-18）

$$[x' \quad y' \quad z' \quad 1] = [x \quad y \quad z \quad 1]\begin{bmatrix} \cos\beta & \sin\beta & 0 & 0 \\ -\sin\beta & \cos\beta & 0 & 0 \\ 0 & 0 & 1 & 0 \\ 0 & 0 & 0 & 1 \end{bmatrix} \tag{2-18}$$

2. 变比　设 S_x、S_y、S_z 是物体在 3 个坐标轴方向的比例因子，则三维空间的变比公式为式（2-19）

$$\begin{cases} x' = x \cdot S_x \\ y' = y \cdot S_y \\ z' = z \cdot S_z \end{cases} \tag{2-19}$$

矩阵的运算表达式为式（2-20）

$$[x' \quad y' \quad z' \quad 1] = [x \quad y \quad z \quad 1]\begin{bmatrix} S_x & 0 & 0 & 0 \\ 0 & S_y & 0 & 0 \\ 0 & 0 & S_z & 0 \\ 0 & 0 & 0 & 1 \end{bmatrix} \tag{2-20}$$

与二维变换类似，相对于参考点 m（x_m，y_m，z_m）作变比变换，旋转变换的过程可以分为以下 3 步：

（1）把坐标系原点平移到参考点 m。

（2）在新的坐标系下相对原点作变比、旋转变换。

（3）将坐标系再平移回原点。

相对于 m 点作变比变换的过程，如图 2-23 所示。

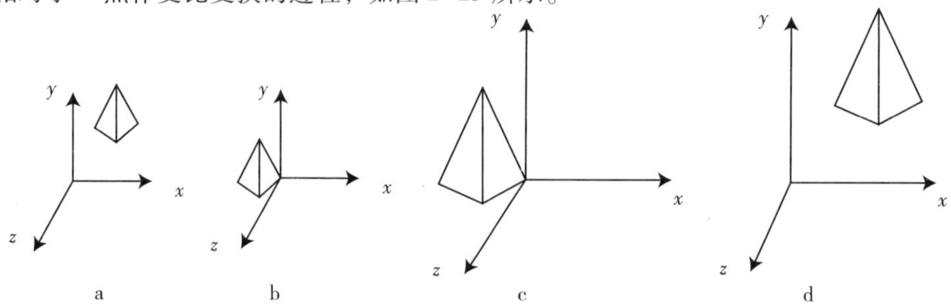

图 2-23　相对 m 点作变比变换的过程

2.4.4 图形变换的处理及实现

图形变换具有3个方面的特征：图形变换是图形对象的图形操作，可以按照操作方法来处理；图形变换是图形对象的约束条件，可以看作是图形对象的一个属性，图形变换可以按照图形属性方法来处理；图形变换具有类别、参数和方法，完全可以按对象的方法来处理。

图形变换操作可以采用两种基本策略来处理：第一种策略是执行图形变换运算，用变换后的新数据来代替原图形数据；第二种策略是不马上执行变换操作，将要执行的图形变换操作记录下来为以后的变换做补充。

1. 对于基本图形变换的处理策略 对于面向图形对象的图形变换操作，如果图形对象是基本图形，那么应该采用第一种处理策略进行图形变换。由于基本图形对象是采用数据描述图形的，图形的几何变换操作就要改变图形的几何数据。但对于一级图形对象和二级图形对象，它们的变换处理方法有一定的区别，其区别如下：

（1）一级图形对象的图形变换是临时性变换：图形变换的处理方法是用变换后的新数据绘制图形，变换结果的数据不保存。一级图形对象变换后，图形对象的本体并不发生变化。

（2）二级图形对象的图形变换是永久性变换：图形变换的处理方法是用变换后的新数据来代替图形库中原图形数据。二级图形对象变换后，图形对象本体发生了变化。

2. 面向环境条件的图形变换的处理策略 面向环境的图形变换是环境条件约束，要求对每个输出的图形对象进行相应的变换处理，其处理策略可采用第二种方法。在实现面向环境的图形变换操作时，先将变换要求记录下来，再和其他变换一起对将要输出的图形执行改变图形数据的操作。

3. 图形变换的操作步骤 虽然图形对象的变换种类很多，但它们的处理过程却十分相似。实现图形变换操作的步骤如下：

（1）确定图形变换的类型和参数：图形变换的类型和参数依赖于图形变换的直观效果，其参数含义和个数与具体的图形变换类型有关。

（2）构造齐次图形变换矩阵：根据图形变换的参数值和数学定义，得出齐次图形变换矩阵，如果是多级变换，还需通过矩阵乘法求出最终变换矩阵。

（3）求出图形变换后的新坐标：图形变换的新坐标是原来的坐标乘以总图形变换矩阵的结果。

4. 图形变换操作的处理算法

（1）构造初始变换矩阵：当系统开始运行时构造初始齐次变换矩阵，该初始齐次变换矩阵为单位矩阵 F。

（2）构造当前变换矩阵：需要图形变换时，根据变换对象的编码从变换对象库中读出变换数据，形成本级图形变换矩阵 TR，将原来图形变换矩阵 T 乘以 TR 就得到了新图形变换矩阵。

（3）计算图形数据：将原图形数据乘以图形变换矩阵，得出变换后的新图形数据。如图2-24为图形变换的操作流程。

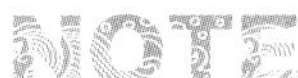

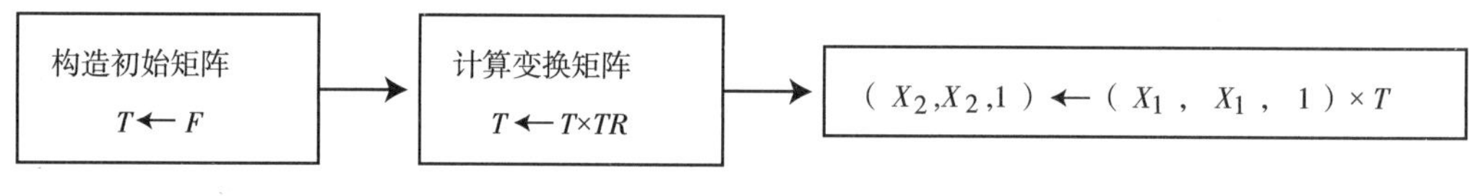

图 2-24 图形变换操作流程图

小结 2

1. 计算机图形学的主要应用领域。包括计算机辅助设计与制造、计算机艺术和动画等。计算机辅助设计与制造是计算机图形学在工业界最广泛、最活跃的应用领域。

2. 计算机图形标准。包括图形核心系统标准 GKS、面向图形设备的接口标准 CGM、计算机图形接口标准 CGI、面向图形应用软件的标准 GKS-3D、程序员层次交互式图形系统标准 PHIGS、面向图形应用系统中工程和产品数据模型及其文件格式的标准 IGES、产品数据交换标准 STEP 等。

3. 图像文件是任何存储画面的表示。比较常见的图像文件格式包括：PCX 文件、TIFF 文件、BitMap 文件、TGA 标准文件等。降色方法也称为量化。常用的降色方法有：基于出现频率的降色法、中值切割降色法、均匀降色法等。为了减少数据存储量，减少传送和处理的时间，就必须对图形（图像）数据进行压缩处理。常用的压缩方法有：LZW 编码、行程编码、算术编码。

4. 图形变换一般是指将图形的几何信息经过几何变换后产生的新图形。图形变换包括几何变换和非几何变换。几何变换是指按照一定规则来改变图形的几何参数；非几何变换也称为图像变换，它是按照规则来改变图形属性参数的变换。二维平面图形的几何变换包括位置改变（如平移、旋转）和变形（如缩放比例、错切、反射等）。在三维空间中，可以选择空间的任意方向作为旋转轴方向。

5. 图形变换操作可以采用两种基本策略来处理。第一种策略是执行图形变换运算，用变换后的新数据来代替原图形数据；第二种策略是不马上执行变换操作，先将要执行的图形变换操作记录下来，为以后的变换作补充。

习题 2

2-1 计算机图形图像处理技术的应用有哪些？

2-2 为什么要制定并采用计算机图形标准？什么是计算机图形学标准？

2-3 为什么要对图形文件进行压缩存储？

2-4 三维立体图形变换与二维平面图形变换的联系与区别。

2-5 图形变换可以采用的基本策略有哪几种？

NOTE

3 医学图像处理基础

3.1 医学数字图像的数学表示

3.1.1 图像的函数表示

图像定义有很多种，通常把能为人的视觉系统所感受的信息形式或设备所接收的二维几何空间的信息形式称为图像，该信息的内容是视觉系统或设备对客观世界反射或透射的某种物质能量在空间分布的记录。从本质上说，图像是客观世界反射或透射物质能量的分布图。这种物质可能是可见光、X 射线、红外线、超声波等。因此，图像所记录的内容与辐射源的照度、波长以及景物（客观世界）反射或透射能力有关。一般来说，对于不同的辐射源，物体反射或透射的能力是不同的。对于某一确定的辐射源，由同一物质构成的物体，其各处反射或透射能力取决于它的表面形状、性质或内部结构；由不同物质构成的物体所组成的物体群，其各部分反射或透射能力显然也是不同的。所以物体反射或透射的物质能量在空间上的分布能提供许多信息，如景物中有什么物体、物体的表面形状、物体性质及物体内部组织结构等信息。

物体反射或透射的物质能量在空间上的分布，在数学上可以表示为一能量场

$$E(x, y, z, \lambda, t) \tag{3-1}$$

式（3-1）中，x、y、z 表示几何空间中点的坐标，λ 为辐射波长，t 为时间。适当选取坐标系，使所取图的平面垂直于 z 轴，设截距为 z_0，这样，图像可看作是记录平面 $z=z_0$ 上的能量分布或在平面 $z=z_0$ 上的能量积累，则可以表示为

$$f=g[E(x, y, z_0, \lambda, t)] \tag{3-2}$$

式（3-2）中，$g[\cdot]$ 表示由物质能量到记录数值的映射。如果辐射是单一波长或某一已知波段的范围，则参量 λ 可以略去，考虑到 z_0 是一已知参量，则式（3-2）可以简化为

$$f=g[E(x, y, z, t)] \tag{3-3}$$

式（3-2）是图像最基本的数学表示式，式（3-3）通常称为时变图像。所以，图像的基本数学模型是一个二元函数 $f(x, y)$，在以后讨论中简称为图像 $f(x, y)$。

对于一幅黑白照片，照片上各点的黑白程度用不同的数值来表示。彩色图像是由 3 幅分别代表红、绿、蓝三基色的图像 $f_R(x, y)$、$f_G(x, y)$、$f_B(x, y)$ 合成，在图像序列分析中，通常使用式（3-3）模型。图像 $f(x, y)$ 在某点处的函数值称为图像在该点的灰度（Gray）或亮度（Brightness）。就原始图像来讲，这些值是能量的记录，故其是非负有界的实数，即

$$0 \leqslant f(x, y) < \infty$$

一幅实际图像的尺寸是有限的，一般定义（x，y）在某一矩形域中。由于实际的图像可以表示为一个数学函数模型，因此，关于实际图像处理的研究就可以运用数学手段了。

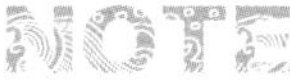

3.1.2　反射形成图像模型的数学结构

如果图像$f(x, y)$是景物反射某种物质能量的记录，那么$f(x, y)$的值主要由两个物理特性决定：投射到景物上的射线照度和景物反射能力，若它们分别表示为$i(x, y)$和$r(x, y)$，若将一般性比例因数取为1，$f(x, y)$可以表示为如下关系

$$f(x, y)=i(x, y)r(x, y) \tag{3-4}$$

$$0 \leqslant i(x, y)<\infty \;;\; 0 \leqslant r(x, y)<1$$

式（3-4）中，$i(x, y)$主要由辐射决定，$r(x, y)$由景物表面形状及性质决定，当$r(x, y)=0$时，表示全吸收，当$r(x, y)=1$时表示全反射。如果

$$L_{min}=\Delta i_{min} \cdot r_{min} \;;\; L_{max}=\Delta i_{max} \cdot r_{max}$$

$$L_{min} \leqslant f(x, y) \leqslant L_{max} \tag{3-5}$$

式（3-5）中，L_{min}在实际应用时常取为零，若L_{min}定义为黑色，L_{max}定义为白色，中间值的视觉则为灰色，这也是前面所讲的“灰度”的来历。[L_{min}，L_{max}] 称为图像的灰度范围。

3.1.3　医学数字图像的统计表示

在图像中的某一点（x_0，y_0）处的灰度f是一个随机变量，图像上所有的点（x，y），即其全部随机变量$\{f(x, y)\}$构成一个二维随机过程。现实生活中，我们可以将要拍摄的图像看成是一个二维随机过程，在这里二维及以上的随机过程称之为随机场，而数字图像就是一个随机场的实现。

图像的统计特性是对图像信号（包含亮度和色度）进行某种方式的处理后得到的输出值的统计特性。图像的统计特性包含的内容很多，如自相关函数、差值信号、熵等，它们从不同方面呈现了图像的统计特性。

自相关函数可以直接反映数字图像上任意两点之间的相关性，即通过统计平均值计算两个点之间的相似程度。

差值信号可以反映图像上相邻两点的差值，这两点可以是水平方向也可以是垂直方向的两个点，即$f(x, y)$ $f(x, y+1)$或$f(x, y)$ $f(x+1, y)$。同一行的差值：$d_H(x, y)=f(x, y)-f(x, y+1)$。同一列的差值：$d_V(x, y)=f(x, y)-f(x+1, y)$。对图像研究其差值信号的统计特性具有非常重要的意义，研究表明，差值信号绝对值的近90%是在256层量化级别中的16～18灰度级别内，这一统计结果是图像压缩的重要理论依据。

图像熵表示所有像素各个灰度级比特数的统计平均值。当计算出来的熵越大，表明图像含有的信息量越丰富，不同灰度级出现等概率的可能性就越大。

3.1.4　数字图像的表示形式

由于计算机只接受和处理数字量，因此需要将一幅模拟图像$f(x, y)$的坐标x、y及幅值f离散化。取坐标离散点的函数值的过程称为图像采样，离散点的函数值称为样本，对样本值离散化称为灰度量化，采样和量化的过程称为数字化，被数字化后的图像称为数字图像。

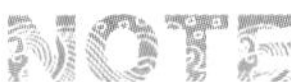

对图像$f(x, y)$采样，设取$M \times N$个样本，将这些数据按采样点的相对位置关系排成一个数阵，然后对每个“阵元”进行量化，从而得到一个数字矩阵，我们用这个矩阵代替函数

$f(x, y)$，即是说数字图像可以用一个矩阵表示。矩阵的元素称为数字图像的像素或像元（Pixel）。上述过程可以表示如下：

$$\underset{(x,y)\in D}{f(x, y)} \xrightarrow{\text{取样}} \begin{bmatrix} f(x_0, y_0) & \cdots & f(x_0, y_{N-1}) \\ f(x_1, y_0) & \cdots & f(x_1, y_{N-1}) \\ \cdots\cdots & \cdots\cdots & \cdots\cdots \\ f(x_{M-1}, y_0) & \cdots & f(x_{M-1}, y_{N-1}) \end{bmatrix} \xrightarrow{\text{量化}} [f_1(i, j)]_{M\times N}$$

若采样点数为 $M \times N$ 个，量化等级数为 $G=2^g$，则存储一幅数字图像所需的位数为

$$B = M \times N \times g$$

数字图像中的每个像素都对应于矩阵中相应的元素。把数字图像表示成矩阵的优点在于，能使用矩阵理论对图像进行分析处理。但在表示数字图像的能量、相关等特性时，采用图像的矢量（向量）表示比用矩阵表示方便。

如果按照行的顺序排列像素，使该图像后一行第一个像素紧接前一行最后一个像素，则可以将该幅图像表示成 $1 \times MN$ 的列向量 F，即

$$F = (f_0, f_1, \cdots, f_{m-1})^T \tag{3-6}$$

式（3-6）中，$F_i = [f(i, 0), f(i, 1), \cdots, f(i, n-1)]^T$，$i = 0, 1, \cdots, m-1$。这种表示方法的优点是在对图像处理时，可以直接运用向量分析的有关理论和方法。构成向量时，既可以按行的顺序构成向量，也可以按列的顺序构成向量。但是一旦选定某种顺序后，整个处理要前后保持一致的顺序。

灰度图像是指每一个像素是由一个量化灰度来描述的图像，没有彩色信号。最简单图像的像素灰度只有两级，通常取 0 表示黑色，取 1 表示白色，这样的图像称为二值图像，如图3-1所示。对于取值介于 0 和 1 之间的像素灰度，则图像的黑白程度也介于其间。

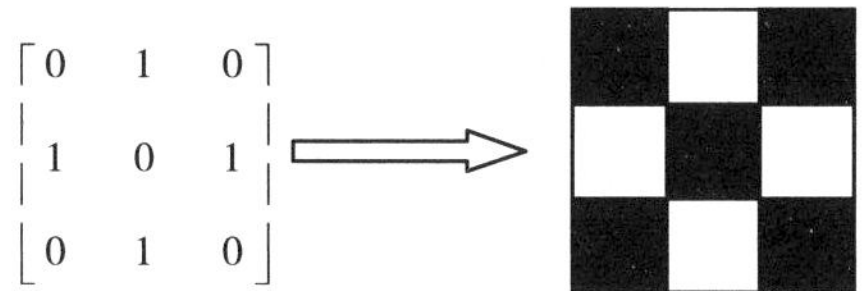

图 3-1 二值图像

由三基色原理可知，彩色图像的每一个像素是由红（R）、绿（G）、蓝（B）3 个基色的分量构成，其中红（R）、绿（G）、蓝（B）是由不同的灰度级描述。表 3-1 给出了各类图像的表示形式。

表 3-1 不同类别图像的表示形式

类别	表示形式	说明
二值图像	$f(x, y) = 0, 1$	用于文字、线图形、指纹等
灰度图像	$0 \leqslant f(x, y) \leqslant 2^n - 1$	用于普通照片，$n = 6 \sim 8$
彩色图像	$\{f_i(x, y)\}$，$i = R$、G、B	用三基色表示彩色
多光谱图像	$\{f_i(x, y)\}$，$i = 1, 2, \cdots, m$	用于遥感
立体图像	f_L，f_R	用于摄影测量、计算机视觉
运动图像	$f_t(x, y)$，$t = t_1, t_2 \cdots, t_n$	动态分析、视频影像制作

3.2 医学图像信息的采集

3.2.1 采样定理

自然景物在人脑中反映为图像，显然，人眼感知的景物是连续的，所以称为模拟图像。模拟图像的连续，一方面是空间位置的连续，另一方面是每个位置上的亮度也是连续的。因此，必须将图像连续性的模拟信号转化为离散的数字信号，这一过程称为图像信号的数字化，也称为图像数字化。

在图像数字化时，对函数$f(x, y)$采样导出的矩阵［f_{ij}］是否能够做到不失真地代表原函数$f(x, y)$，即是否可以运用内插方法由这个矩阵精确重建原函数，这是人们重点关注的问题。采样定理不仅做出了肯定的回答，而且给出了由样本重建原函数的充分条件。

设对$f(x, y)$按直网格进行均匀采样，x、y方向上的采样间隔分别为Δx、Δy，则采样点位置为

$$x = m\Delta x,\ y = n\Delta y,\ m, n = 0, \pm 1, \pm 2, \cdots$$

则定义采样函数为

$$s(x, y) = \sum_{m=-\infty}^{+\infty}\sum_{n=-\infty}^{+\infty}\delta(x - m\Delta x, y - n\Delta y) \tag{3-7}$$

式（3-7）中，δ函数为冲激函数，如图3-2所示。采样后的图像$f(x, y)$等于原模拟图像$f(x, y)$与采样函数的乘积。即

$$f_s(x, y) = f(x, y)s(x, y) \tag{3-8}$$

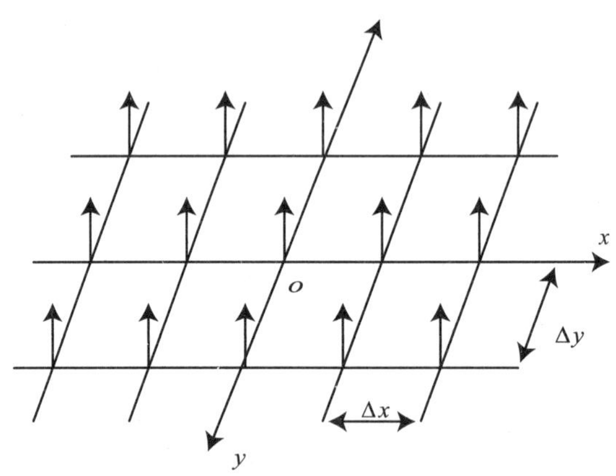

图3-2　δ采样函数

对上式两边作傅里叶变换，令

$$f(x, y) \Leftrightarrow F(u, v),\ s(x, y) \Leftrightarrow S(u, v),\ f_s(x, y) \Leftrightarrow F_S(u, v)$$

根据卷积定理可得

$$F_s(u, v) = F(u, v)S(u, v) \tag{3-9}$$

写出卷积运算的具体形式，即

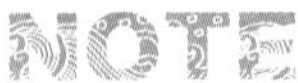

$$F_s(u,\ v)=\frac{1}{\Delta x\Delta y}\int_{-\infty}^{+\infty}\int F(\alpha,\ \beta)\sum_{m=-\infty}^{+\infty}\sum_{n=-\infty}^{+\infty}\delta(u-\alpha-m\Delta u,\ v-\beta-n\Delta v)\,\mathrm{d}\alpha\mathrm{d}\beta \tag{3-10}$$

经交换积分与求和运算次序，同时得用 δ 函数的卷积性质，以及 $\Delta u=\frac{1}{\Delta x}$，$\Delta v=\frac{1}{\Delta y}$，则有

$$F_s(u,\ v)=\frac{1}{\Delta x\Delta y}\sum_{m=-\infty}^{+\infty}\sum_{n=-\infty}^{+\infty}F\left(u-\frac{m}{\Delta x},\ v-\frac{n}{\Delta y}\right) \tag{3-11}$$

由式（3-11）的结果可以看出，采样图像的频谱是由原连续图像频谱及无限多个它的周期平移频谱组成的，只是幅值上相差一个因子 $\frac{1}{\Delta x\Delta y}$，重复周期在 u 和 v 轴方向上分别为 $\frac{1}{\Delta x}$ 和 $\frac{1}{\Delta y}$。

若 $f(x,\ y)$ 的频谱是有限带宽的，u_c 和 v_c 为其频谱的宽度，即当 $|u|>u_c$ 或 $|v|>u_c$ 时，$F(u,\ v)=0$，这时只要采样间隔满足条件 $\frac{1}{\Delta x}>2u_c$ 和 $\frac{1}{\Delta y}>2v_c$，$f_s(x,\ y)$ 的频谱中的 $\frac{1}{\Delta x\Delta y}F(u,\ v)$ 就和它的相邻平移频谱不重叠。

在这种情况下，可用低通滤波器

$$R(u,\ v)=\begin{cases}\Delta x\Delta v, & |u|\leqslant u_c \text{ 且 } |v|\leqslant v_c\\ 0, & \text{其他}\end{cases}$$

滤除其他部分，只保留 $\frac{1}{\Delta x\Delta y}F(u,\ v)$，最后通过傅里叶反变换便可求得 $f(x,\ y)$。

通过上面的讨论，于是可将采样定理归纳如下：

若函数 $f(x,\ y)$ 的傅里叶变换 $F(u,\ v)$ 在频域中的一个有限区域外处处为零，设 u_c 和 v_c 为其频谱宽度，只要采样间隔满足条件 $\Delta x\leqslant\frac{1}{2u_c}$ 和 $\Delta y\leqslant\frac{1}{2v_c}$，就能由 $f(x,\ y)$ 的采样值 $f_s(x,\ y)$ 精确地、无失真地重建 $f(x,\ y)$。通常将 $\Delta x\leqslant\frac{1}{2u_c}$ 和 $\Delta y\leqslant\frac{1}{2v_c}$ 称为奈奎斯特采样条件或称为奈奎斯特采样频率。采样定理反映了图像的频谱与采样间隔（频率）之间的关系。

对于一个连续图像经过采样以后，变成离散形式的图像，这时的采样点称为像素。各像素排列成为 $M\times N$ 的阵列。对于同一图像而言，x、y 方向上的采样间隔 Δx、Δy 越小，M、N 的取值就越大，由采样图像 $f_s(x,\ y)$ 重建图像 $f(x,\ y)$ 的失真就越小，采样图像的分辨率就越高。通常把映射到图像平面上的单个像素的景物元素的尺寸称为图像的空间分辨率，简称为图像的分辨率，单位为像素/英寸或像素/厘米。日常生活中，有时也用测量和再现一定尺寸的图像所必需像素的个数表示图像的分辨率，即像素像素来表示，如 1 024 像素 800 像素。分辨率越高，图像的质量就越好，但所占的存储容量也就较大。由于人眼的视觉效应，分辨率高到一定程度时，图像就已经足够好了，再进一步提高分辨率，对人眼来说也不会有明显的效果，加上图像所占的存储空间却随 M 或 N 的平方增加，所以，分辨率达到要求即可，不必无限制地追求高分辨率。

3.2.2 原函数重建技术

满足奈奎斯特采样条件下，各频谱区域互不交叉重叠，为了从二维取样中恢复原图像，需

要用一个中心位于原点的理想低通滤波器将频谱中高次谐波滤除，利用保留下的基波进行原始图像恢复。

理想低通滤波器：

$$R(u, v)=\begin{cases}1 & |u| \leqslant U_m \text{ 和 } |v| \leqslant V_m \\ 0 & \text{其他}\end{cases}$$

恢复图像的频谱 $F(u, v)$ 等于取样图像的频谱 $F_s(u, v)$ 和低通滤波器 $R(u, v)$ 的乘积。

$$F(u, v)=F_s(u, v) \cdot R(u, v) \tag{3-12}$$

最终得到的恢复图像表示为：

$$\begin{aligned} f(x, y) &= f_s(x, y) r(x, y) \\ &= \sum_{i=-\infty}^{\infty} \sum_{j=-\infty}^{\infty} f_i(i\Delta x, j\Delta y) \cdot \operatorname{sinc}\left[\frac{\pi}{\Delta x}(x-i\Delta x)\right] \cdot \operatorname{sinc}\left[\frac{\pi}{\Delta y}(y-j\Delta y)\right] \end{aligned} \tag{3-13}$$

原来连续图像信号可以通过以其取样为权值的 sinc 函数的线性组合而恢复。

3.2.3 混叠

当采样的间隔过大，不满足奈奎斯特条件时，致使在采样图像的频谱中，原始连续图像的频谱与它的平移复制品重叠，$F(u, v)$ 高频分量射入到它的中频或低频部分中，中频分量射入到高频分量中，这种现象称为混叠。在这种情况下，由函数的采样值重建函数时将会产生失真。这将带来两个问题：

（1）图像信号损失一部分高频分量，致使图像变得模糊。

（2）和原图像频谱相比，增加了一些低中频分量和高频分量，这将使图像变得模糊或产生波纹（莫尔波纹）。

通常减弱混叠的办法是，先让图像通过一个适当的低通滤波器，滤除一部分高频分量，然后再进行采样，这样可以避免一部分高频分量的射入。

3.2.4 采样的实际问题

在实际的图像采样系统中，采样脉冲不是理想的 δ 函数，总是有一定的宽度或面积，另外，采样区域的面积及样点的个数也总是有限的。将上述的实际情况用如下的数学模型表示，采样脉冲 $p(x, y)$ 的面积满足

$$\iint_{-\infty}^{+\infty} p(x, y)\,\mathrm{d}x\mathrm{d}y = 1$$

采样函数 $s(x, y)$ 可表示为

$$s(x, y)=\sum_{m=-M}^{M} \sum_{n=-N}^{N} p(x-m\Delta x, y-n\Delta y) \tag{3-14}$$

可以证明在这种情况下，采样过程等效于将图像 $f(x, y)$ 输入到一个冲激响应为 $p(x, y)$ 的系统后，再经该系统的输出进行 δ 函数采样。由于原图像 $f(x, y)$ 经过了一个低通，从而使图像变得模糊一些。

另一个实际情况是图像 $f(x, y)$ 的尺寸总是有限，而它的频谱并不是有限带宽，解决这个实际问题的办法是，在对 $f(x, y)$ 进行有限采样条件下，周期延拓这个有限样本阵列，再由延

NOTE

拓后的样本阵列重建函数，取其一个周期作为$f(x, y)$。

3.3 医学图像的量化技术

3.3.1 量化

把采样上对应的亮度连续变化区间转换为单个特定数码或离散化的过程，称为量化。也就是将$f(x, y)$的值域，即采样值的灰度范围划分成若干个子区间，在同一子区间内的不同灰度值都用这个子区间内的某一确定值代替，为处理方便，还要将这些确定值量化编码成所在的子区间的序号数，于是就将$f(x, y)$连续分布的值域变为一个有限可列数值序列。子区间的个数称为量化等级数，通常等级是预先取定的。那些将$f(x, y)$值域划分成若干个子区间的各分点坐标称为判决灰度或分层灰度。

采样后的图像只是在空间上被离散化，成为样本的阵列，但是由于原图像$f(x, y)$是连续图像，因此，每个像素还是可能取值为无穷多个值。为了进行计算机处理，必须把无穷多个离散值约简为有限个数的离散值，也就是量化，这样才能便于赋予每一个离散值互异的编码输入计算机处理。这个过程是把每一个离散样本的连续灰度值只分成有限多的层次，称为层量化。最简单的量化方式是将灰度值域划分成若干个等长的子区间（等间隔），而各子区间的重建灰度为子区间的中点对应的灰度。这种量化方式称为均匀量化。对于均匀量化，在使用中一般要取128级、256级或512级。同样，当把原灰度层次从最暗至最亮进行不均匀（非等间隔）地分成有限个数的层次时，称为非均匀量化。

用有限个数离散灰度值表示无穷多个连续灰度的量，必然会引起误差，这种误差称为量化误差，或称为量化噪声。对于一个像素来说，量化误差等于实际输入值与离散输出值之差。量化所分的层次越多，则量化误差越小；分层的数量不足，则有可能在图像中产生“虚假轮廓”或“虚假图像”。但分层的数目越多，编码进入计算机所需的位数也越多，相应的计算机运算速度及处理过程也减慢。但必须指出，量化分层的约束来自图像源的噪声，即最小的量化分层应该远大于噪声，否则太细的分层将被噪声所淹没，而无法体现分层数多的效果。换句话说，噪声大的图像，分层数过多也没有意义。反之，要求分层很细的图像，就要强调极小的噪声。如在医学图像处理设备中，就把降低噪声作为主要的技术指标，这是因为医学图像分层数要求在2 000层以上才能进行临床诊断，而一般电视图像分层有200多层就能满足观看要求。

3.3.2 最佳量化

上述均匀量化将会引入较大的误差，但是我们总希望量化误差尽量地小，一个直观的想法是对于出现概率较大的灰度，它们所在的子区间划分得小一些，这样可以减小总体误差，由此可引出在量化等级数给定的情况下，根据图像的灰度分布概率密度函数确定分层灰度和等级灰度。下面讨论一种最佳量化方法，其最佳准则是使量化后的图像和原图像的“均方误差”为最小，该量化器称为Max量化器。

Max量化器原理是：当$f(x, y)$的灰度概率密度不为常数时，在概率密度较大的区间，量化灰度间距要取得较小，而概率密度较小的区间，量化灰度间距要大些，显然这样的量化方式引入的误差要小。如果灰度概率密度是均匀分布的，均匀量化就是最佳量化。最佳量化技术实现起来复杂，实际上一般采用均匀量化。

3.3.3 有约束条件的量化

图像信号在传输和处理过程中，由于会受到传输信道容量或计算机容量的限制，此时的量化应该在其容量的约束下进行。为了使量化后的信息量与设备实际处理能力相等，可以通过调整参数，反复计算对比最后达到二者的匹配。

3.3.4 自适应量化

通常在图像中，由于小灰度信号的概率密度较小，使相应的量化层的层距离较大，在采用最佳量化方案时，较低灰度部分的量化误差较大，致使低灰度部分的“信噪比”较小。为了提高“信噪比”，应采用自适应量化方案，或使量化层的层距离与各灰度段的信号方差（能量、幅度）相匹配，或在均匀量化前放置一个力图使输入（相对量化器而言）方差保持恒定的可变增益。按控制信号来分，自适应方案可分为两类，一类是方差由信号本身来提供，这种方案称为前馈自适应量化器。如果没有信号方差的先验知识，可由信号本身来估计，或取与待估计信号相同或相近分布的信号。例如，在图像中可取同一类型区域内的某一个子域进行方差估算。另一类，其量化层的层距或可变增益是根据量化器输出自适应调整，这类方案称为反馈自适应量化器。反馈自适应量化的优点是：可变量化层的层距或时变增益不需要保存或传递，因为它们可从量化输出序列中得到。这种系列的缺点是：对量化输出的误码比较敏感。

3.3.5 图像降色

数字图像在计算机上是以位图的形式存在的。位图是一个矩形点阵，其上的每一个点称之为像素。像素是数字图像中的基本单位。一幅 $m \times n$ 大小的图像是由 $m \times n$ 个明暗不同的像素组成的。在数字图像中各个像素所具有的明暗程度是由一个称为灰度值（Gray Level）的数字来标识的。例如，我们可以将 255 定义为白色的灰度值，将 0 定义为黑色的灰度值，这样由黑到白之间的明暗度均匀地划分成了 256 个级别，每个级别对应一个灰度值，为此我们就定义了一个 256 个等级的灰度表。任何一幅用该灰度表记录的图像，它的每个像素的灰度值都是由 0～255 之间的某个数字标定的。由于 $256=2^8$，所以描述一个像素就需要用 8 位（bits）数据。对于一幅单色图来说，256 等级的灰度变化就足以描述它的每个细部。如果采用少于 256 等级的灰度表，例如 128 等级（7 bits）或 64 等级（6 bits），我们会发现原本清楚的部分会变得模糊起来。很明显，这是由于描述图像的信息不够而引起的。相反地，如果采用多于 256 等级的灰度表，由于信息量的增加，从理论上来说图像的表面会变得更加细致。但实际中的观察者却感觉不到明显的变化，这是因为人的肉眼很难分辨 256 等级以上的灰度变化。这样一来，采用多于 256 等级的灰度表只会无意义地增加数据量。因此，采用 256 等级的灰度表是较理想的。

在彩色图像中，每个像素需用三个字节的数据来记述。原因是任何彩色图像都可以分解成红（R）、绿（G）、蓝（B）三个单色图像，任何一种其他的颜色都可以由这三种颜色混合而成。例如，黄色就是由红色和绿色混合而成的，增加或减少红色或绿色的灰度就能得到不同色

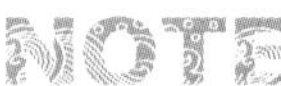

调的黄色。根据上面所述，每个单色图像中的像素都分别由一个字节记录，所以，记录一幅红绿蓝各256种灰度的彩色图像，每一个像素需占用三个字节。在图像处理中，彩色图像的处理通常是通过对其三个单色图像分别进行处理来实现的。

要生成具有高度真实感的图形，就必须考虑被显示物体的颜色。对颜色的研究工作非常复杂，这将涉及物理学、心理学、美学等诸多领域。描述颜色最简单的方法是使用颜色名次，给每种颜色一个固定的名称，并冠以适当的形容词，如大红、深红、橘黄、浅黄等。于是，人们可以用颜色名词来交流色知觉信息。但这种方式不能够定量地表示色知觉值。在计算机图像学中，需要对颜色进行定量的讨论。

物体的颜色与物体本身、光源、周围环境的颜色以及观察者的视觉系统都有密切关系。有些物体（如纸张）只反射光线，另外一些物体（如玻璃）既反射光又透射光，而且不同物体反射和透射光的程度也有所不同。一个只反射纯红色的物体用纯绿色照明时，呈现出黑色。按照格拉斯曼（Grassmann H.）定律，从视觉的角度看，颜色包含三个要素，即色调（Hue）、饱和度（Saturation）和亮度（Brightness）。色调也称为色彩，就是人们通常所说的红、黄、蓝等，是使一种颜色区别于另一种颜色的要素。饱和度是颜色的纯度，在某种颜色中添加白色相当于减少该颜色的饱和度。例如，鲜红色的饱和度高，而粉红色的饱和度低。亮度也称为明度，就是光的强度。

这三个要素在光学中也有相应的术语，即主波长（Dominant Wavelength）、纯度（Purity）和辉度（Luminance）。主波长是被观察光线为肉眼所见颜色光的波长，对应于视觉所感知的色调。光的纯度对应于颜色的饱和度。辉度就是颜色的亮度。一种颜色的纯度反映了定义该颜色光（主波长）的纯色光与白色光的比例。每种纯色光都是百分之百饱和的，因而不包含白色光。

从物理学知识可以知道，光在本质上是电磁波，波长为400～700nm。这些电磁波被人的视觉系统感知为紫、青、蓝、绿、黄、橙、红等颜色。事实上，许多具有不同光谱分布特征的光产生的视觉效果（颜色）是相同的，也即，光谱与颜色的对应是“多对一”的。光谱的分布特征不同而看上去相同的两种颜色称为条件等色。可以用主波长、纯度和辉度三元组来简明地描述任何光谱分布的视觉效果。

彩色图形显示器上每个像素是由红、绿、蓝3种荧光点组成，这是以人眼的生理特性为基础来设计的。有许多方法可以减少显示图像时所使用的颜色数量。最常用的方法是产生能够较好地近似原始颜色的颜色采样。

通常，降色方法也称为量化。量化是数学和物理领域常使用的术语，例如在采样理论和量子力学中，用来描述从一个连续的分布中产生一组离散的值的过程。然而，光栅图像文件包含一组有限、离散的颜色值，而不是一个连续分布。因而，降色方法只是用一组更少的离散颜色来替代原先的一组离散颜色。而且，常用的降色方法产生的颜色并不是某个选定颜色值的倍数，也就是说，降色并不产生量化了的颜色。常用的降色方法有如下三种：

（1）均匀降色法：减少光栅文件中颜色数量的简单方法是分别将R、G和B分量除以一个整数然后取整。例如除以2，就可以将全彩色表示的R、G和B分量减少到128级。如图3-3所示，均匀降色方法用一个颜色级来取代原来的一组相邻的颜色级。

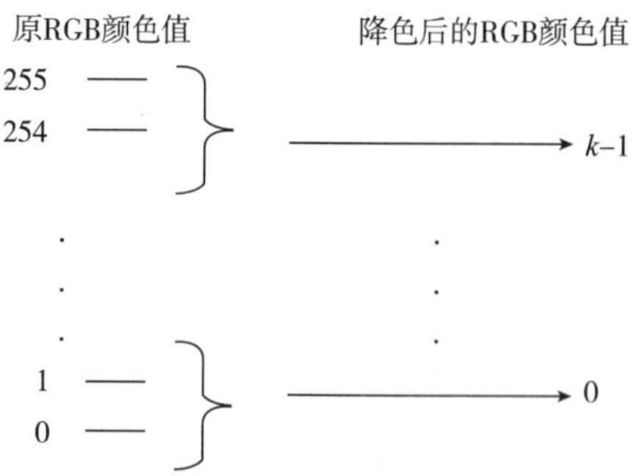

图 3-3　将全彩色图像中的 RGB 值均匀降色到 k 级

另一种方法是用一组像素值的中值代替这组像素值，或者用一组颜色值中的平均值来代替这组像素值。通常在一个图像文件中，RGB 各分量的所有 256 个值不会全部出现。因此，我们可以对文件中出现的颜色值中的最大、最小值直接进行均匀量化。也可以对不同的 RGB 分量使用不同的降色规则。例如，把一幅全色彩图像降色时，可以用 8 级（3bits）来表示红色和绿色分量，而用 4 级（2bits）来表示蓝色分量。

（2）中值切割降色法：这种方法将图像中的颜色空间分为 k 个子区域，然后计算每个子区域的平均值。生成子区域的算法是：先确定图像中 RGB 颜色分量的最大值和最小值，并记为 R_{min}、R_{max}、G_{min}、G_{max}、B_{min} 和 B_{max}。这 6 个值确定了在 RGB 颜色立方体中该图像使用的颜色块的边界。对于三个颜色分量中间隔最大的一个，将位于此间隔中的颜色值按递增或递减排序，然后根据位于序列中间位置的颜色值将当前颜色块分为两个较小的颜色块。如图 3-4 所示，红色分量的范围最大，计算红色范围的中值（R_{median}）使一半像素的红色分量大于它，另一半小于它。之后在 R_{median} 处将图像的颜色块切割成两个子块。每个子块再按照同样的方法进行处理，直到将原来图像的颜色块分为 k 个子块，每一步处理最大的子块，按要求的精度计算每个子块的平均颜色，最后用子块的平均颜色替换所有位于子块内的像素颜色。

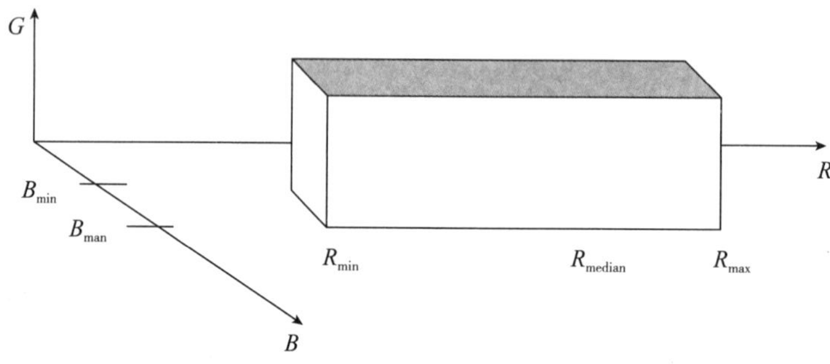

图 3-4　在红色分量的中值处对图像颜色块进行切割

（3）基于出现频率的降色法：这种降色法只保留在图像中出现频率最高的那些颜色值。首先，减少图像中表示 RGB 颜色分量的比特位数，然后扫描更改后的颜色集合，产生每个 RGB 颜色分量值的出现频率的计数。如果要产生包含 k 种颜色的彩色文件，我们就应该选择在图像中出现频率最高的 k 种颜色。

3.4 Photoshop 简介

Photoshop 是由美国 Adobe 公司开发的、功能强大的图像处理软件。下面以 Photoshop CS4 简体中文版（以下简称 Photoshop ）为例作一介绍。在 Windows 操作系统下安装 Photoshop CS4 需要有如下系统要求：1.8GHz 或更快处理，1GB 可用硬盘空间，1GB 内存，16 位显卡。从功能上讲，Photoshop 软件可以进行图像合成、图像编辑、调色校色，以及特殊效果制作等。改进后的新版本，用户可以进行更加直观的图像处理体验，具有更大的编辑自由度，此外，还增加了一些特殊功能，例如支持 3D 和视频流、对图像进行深度分析等。

3.4.1 Photoshop 概述

Photoshop 简体中文版启动后主界面如图 3-5 所示。左边是“工具箱”，右边是“面板区”（可选择的各种面板，未显示的面板可以通过“窗口”菜单打开），顶部是“标题栏”，之下是“菜单栏”，“菜单栏”下方是“工具选项栏”（用于显示工具参数，根据所选工具不同而变化），“工具栏”下方是“图像编辑区域”。

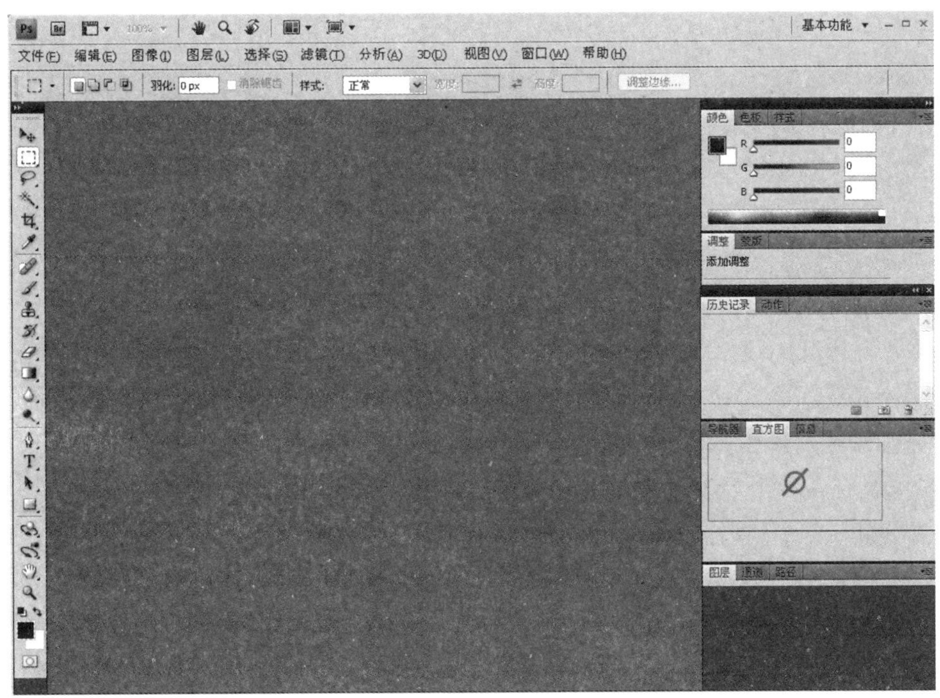

图 3-5 Photoshop 运行界面

3.4.2 Photoshop 的文件（File）菜单

文件（File）菜单包括了新建（New）、打开（Open）、存储（Save）、输入（Import）、输出（Export）以及打印（Print）等文件操作的基本功能，几乎是最常用的菜单之一。

1. 新建（New） 用于在内存中新建画布文件以用于创作和编辑。

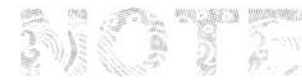

（1）名称（Name）：新建文件名，Untitled-1 是 Photoshop 默认的名称，可以自己修改。

（2）图像大小（Image Size）：确定画布的宽（Width）、高（Height）、分辨率（Resolution）和模式（Mode）等。

（3）内容（Contents）：确定新建文件的背景颜色，有白色（White）、背景色（Background Color）和透明色（Transparent）3 种选择。

2. 打开（Open） 打开（Open）命令用于打开某种格式的文件。一般情况下“文件类型”默认为所有格式（All Formats），也可以选择某种特殊文件格式，以在大量的文件中进行筛选。

3. 关闭（Close） 关闭正在处理的文件。如果文件在最近的一次修改后没有保存，则将提示是否保存。

4. 存储（Save） 存储正在处理的文件，并以原有格式替换原有文件。对于新建文件，点击“存储”命令，则功能如同“存储为”命令。

5. 存储为（Save As） 对于新建文件或已经保存过的文件，可以使用此命令将文件另外保存为某种特定格式或另外一个文件拷贝。

存储选项（Save Options）：可以对文件存储时的各项设置进行编辑和修改，如是否作为副本（As a Copy），是否保存通道（Alpha Channels），是否保存图层（Layers），以及文件中的注释（Annotations）、专色（Spot Colors）等参数。

6. 存储为 web 所用格式（Save for Web） Photoshop 7.0 为存储为 web 所用格式（Save for Web）命令提供了较多功能，使得其网络编辑功能更加强大，使用这一功能可以轻松为网络优化图片，甚至可以设计网页。有原始图、优化图、原始图与优化图、原始图和三种优化图等 4 种视图方式。

7. 恢复（Revert） 将文件恢复到最后一次保存过的状态。

8. 退出（Exit） 退出 Photoshop 程序。

3.4.3 Photoshop 的编辑（Edit）菜单

编辑菜单主要是对图像做一些基本的修改或整理操作，用好编辑（Edit）菜单是每一个 Photoshop 使用者或者说图像工作者最基本的技能。

1. 还原（Undo） 用来退回到上次操作的效果。点击一次后将变成重做（Redo）命令，所以反复选择这个命令，可以在一个命令或是工具操作前后之间的效果相互切换。

2. 剪切（Cut）、拷贝（Copy）和粘贴（Paste） 执行编辑（Edit）中的剪切（Cut）或拷贝（Copy）命令，可以将操作层上的选区剪下来或者复制下来。此时 Photoshop 会自动将操作层上的选区内容拷贝到计算机内存中的名为剪切板的区域中。剪切板是剪切或拷贝的临时存储区域。每次将选区拷贝到剪贴板上，该选区内容就会覆盖剪贴板上已有的内容，也就是说剪贴板每次只能保存一项选区内容。此时再执行粘贴（Paste）命令则将剪贴板上的内容拷贝到当前工作文件中，并放到一个新的层上。剪切（Cut）、拷贝（Copy）和粘贴（Paste）命令可以说是在图像编辑中最基础也用得最多的命令，它们的快捷键与 Windows 操作系统中的快捷键一样，分别是 Ctrl+X 、Ctrl+C、Ctrl+V。

3. 填充（Fill） 执行填充（Fill）命令，可以将选区或当前操作层填充上前景色（Foreground Color）、背景色（Background Color）、黑色（Black）、白色（White）、50% 灰色

NOTE

(50% Gray)、定制的图案（Pattern）和历史（History）记录图样。还可设定颜色混合模式（Mode）和不透明度（Opacity）。

4. 描边（Stroke） 为选区周围加上边界和轮廓，可以设定混合模式（Mode）和不透明度（Opacity）。

（1）宽度（Width）：选区边缘的宽度。

（2）颜色（Color）：描画所用的颜色。

（3）位置（Location）：有居内（Inside）、居中（Center）和居外（Outside）可选。

5. 自由变换（Free Transform） 可以对选区或除背景层以外的图层进行自由变形，即放大、缩小和旋转等操作。如果选取的是路径，自由变换（Free Transform）也能对其产生作用。

6. 定义画笔（Define Brush） 定义画笔（Define Brush）命令，是将可见的图像层或文本层定制为画笔。如果图像层和文本层同时存在，只要“可见”均能被同时定制为一个画笔。利用定义画笔（Define Brush）命令的优点，是可以人为定制千奇百怪的笔刷。

7. 定义图案（Define Pattern） 定义图案（Define Pattern）与定义画笔（Define Brush）很相似，能将可见的图像层或文本层定制为图案。如果它们存在于不同层中，只要可见均能被定制到一个图案中。所不同的只是图案是用来填充的，而画笔可以用来随意画画。

8. 颜色设置（Color Settings） 图像处理必须首先考虑做出的图像最终是做何用，需要经过哪些过程的处理。而最让用户痛心的莫过于最后因为考虑失误，导致图像的颜色失真。所以制作任何东西时，第一步就应该在颜色设置（Color Settings）命令中，做相应的设置以满足最后图像的需要，然后就可以放心大胆地进行工作。

（1）工作空间（Working Spaces）：为每一种颜色模式指定了它们各自的工作颜色层面（工作颜色层面负责定制每一种颜色的数值）与它们可视化外观相吻合。它具体为每一种颜色模式又确定了一个更小的颜色范围，如选择 RGB 中的色彩模式（ColorMatch RGB），就能使在显示器上看到的颜色与打印出来所看到的颜色一模一样。也可以试一试对同一幅图用不同的色彩模式，看看会有什么不同的效果。

（2）色彩管理方案（Color Management Policies）：指定了每一种颜色在一种特殊的颜色模式中怎样被管理，负责为特殊的颜色模式读取和插入颜色，处理在工作颜色层面和工作空间之间，以及在不同文件中拷贝图像时的颜色失真。

（3）转换选项（Conversion Option）：定制具体的颜色工作空间。

（4）高级控制（Advanced Controls）：控制打印时油墨以多大扩展比例被压缩，一般在 Desaturate Monitor Colors By 中设定为 20%。

3.4.4 Photoshop 的图像（Image）菜单

图像菜单的主要功能是对图像作色阶、旋转、修整等处理，如图 3-6 所示。

1. 模式（Mode） 在 Photoshop 中，将图像中各种不同的颜色组织起来的一种方法就称为色彩模式。想要制作出具有一定档次的图像，如用于打印或是挂在网上，选用正确的色彩模式是非常重要的。

图像是由若干像素构成的，像素是位图图像的最小单位。将一幅图放大很多倍就会看到，图像其实是由很多小方块（这些小方块也称之为栅格）组成的。每一小方块就是一个像素，

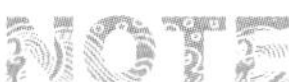

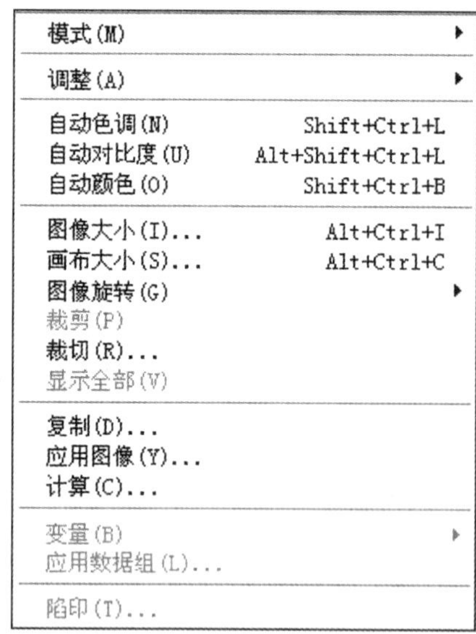

图3-6 图像菜单

它分配着一种颜色，相邻像素颜色彼此相近。像素所能分配的最大颜色数称为颜色容量，单位是“位”。如一个像素最多只能分配8种不同级次的颜色，这时颜色容量就称为8位。各种色彩模式的一个显著差别，就是在相应的颜色组织方式下，像素分配的最大颜色数或者分配的颜色种类不同。下面介绍几种常见的色彩模式：

（1）位图（Bitmap）：每个“像素”只具有一位的最大颜色容量。也就是说每一个像素只能在两种颜色中选择，不是黑就是白，这类图像是由无数的黑点和白点组成的。必须指出，只有灰度图像才能转化为位图，所以一般的RGB图像必须先转化到灰度模式然后才能转化为位图。

（2）灰度（Grayscale）：每个像素具有8位的最大颜色容量，可选择从黑到白共有28种不同的颜色深度，就是说图像从黑到白有256种灰度级别。

（3）索引颜色（Indexed Color）：每个像素也具有8位的最大颜色容量，就是说索引颜色图像最多也能有2^8共256种颜色。但是，这与灰度模式不同，它的图像可以是彩色的。

（4）RGB颜色（RGB Color）：RGB模式属于颜色通道模式。它具有3个颜色通道，分别是Red通道、Green通道和Blue通道，每个通道的颜色具有8位，即256种亮度级别（从0到255）。3个通道合在一起就能产生256^3共1 670多万种颜色。每个像素也就有24位的颜色容量，又因为红、绿、蓝是自然光的三原色，所以这3种颜色叠加就能产生自然界中存在的任何颜色，所以RGB图像可以说是一种真彩色图像。

（5）CMYK颜色（CMYK Color）：为一种颜色通道模式，但它具有4个颜色通道，分别是Cyan通道、Magenta通道、Yellow通道和Black通道。每个通道的颜色也有8位，即256种亮度级别（0到100%）。4个通道合在一起理论上能产生256^4颜色。每个像素有32位的颜色容量，但实际上CMYK是一种基于印刷油墨的颜色模式，显然用油墨打印出来的图像不可能比自然色彩还逼真，所以实际上CMYK图像的颜色数比RGB图像的颜色数还少。

（6）8位/通道（8 Bits/Channel）：最多能显示8位即256种颜色的通道，称为8位通道。常见的RGB图像或CMYK图像，它们的每个颜色通道都是8位通道。

（7）16位/通道（16 Bits/Channel）：最多能显示16位即2^{16}种颜色的通道，叫16位通道。选择（16位/通道）命令就能处理每个通道16位的RGB或CMYK图像，但这时处理速度可能会慢些，因为16位通道图像比8位通道图像大得多。

2. 调整（Adjustments） 调整（Adjustments）命令提供了一系列命令来帮助调整图像色调和颜色平衡。如果要对图像做快速简单的颜色调整，可以选用里面的半自动调整命令。如果要做精确灵活的调整，也可以手动来完成整个调整过程。

（1）色阶（Levels）：色阶调整命令允许你通过修改图像的阴影区中间色调区和高光区的亮度水平，来调整图像的色调范围和颜色平衡。

（2）自动色阶（Auto Levels）：对于比较明显的缺乏对比度的图像，可以用Auto Levels调整命令。不过这样完成的调整毕竟不如前面所讲的调整方法精确，而且有时会导致调整后的图像色调的不平衡。

(3) 自动对比度（Auto Contrast）：可以自动对整幅图像的对比度进行调整，它将图像中最亮和最暗的像素分别转换为白色和黑色，使得高光区显得更亮，阴影区显得更暗，从而增大图像的对比度。

(4) 曲线（Curves）：此命令可以调整图像的整个色调范围，但与 Levels 命令不同的是，Curves 命令并不是用 3 个变量（高光、阴影和中间色调）来进行调节。它将图像的色调范围分成了 4 部分，并且可以微调到 0～255 色调值之间的任何一种亮度级别，比起 Levels 命令调节更为精确。

(5) 色彩平衡（Color Balance）：此命令可以简单快捷地调整图像阴影区、中间色调区和高光区的各色彩成分，并混合各色彩达到平衡。不过它只能做粗略的调整，若要精确调整图像中各色彩的成分，还是需要用 Curves 命令或 Levels 命令调节。

(6) 亮度/对比度（Brightness/Contrast）：此命令能一次性对整个图像做亮度和对比度的调整。它不考虑原图像中不同色调区的亮度/对比度差异的相对悬殊，对图像的任何色调区的像素都一视同仁，所以它的调节虽然简单却并不准确。

(7) 色相/饱和度（Hue/ Saturation）：此命令能让你单独调整图像中一种颜色成分的色相、饱和度和亮度。所谓色相，简单地说就是颜色，即红、橙、黄、绿、青、蓝、紫。所谓饱和度，简单地说就是一种颜色的鲜艳程度，颜色越浓，饱和度越大，颜色越淡，饱和度越小。所谓亮度，就是明暗程度。

(8) 通道混合器（Channel Mixer）：此命令靠混合当前颜色通道来改变一个颜色通道的颜色。

(9) 渐变映射（Gradient Map）：以将一幅图像的最暗色调映射为一组渐变色的最暗色调，将图像最亮色调映射为渐变色的最亮色调，从而将图像的色阶映射为这组渐变色的色阶。

(10) 阈值（Threshold）：此命令可以将一张灰度图像或彩色图像转变为高对比度的黑白图像，可以指定亮度值作为阈值，图像中所有亮度值比它小的像素都将变成黑色，所有亮度值比它大的像素都将变成白色。

(11) 色调分离（Posterize）：此命令可以为图像的每个颜色通道定制亮度级别，然后将像素亮度级别，映射为定制的与它最接近的亮度级别。

(12) 变化（Variations）：此命令可以让用户在调整图像或选区的色彩平衡对比度和饱和度的同时，看到图像或选区调整前和调整后的缩略图，使调节更为简单清楚。

3. 复制（Duplicate） 可以用复制（Duplicate）命令将整幅图像，包括所有图层、图层蒙板和通道复制到计算机的内存中，而不需要保存到硬盘里，从而制作出该图像的复制品。在 Image Ready 中还可以在复制的同时优化图像。

4. 应用图像（Apply Image） 应用图像（Apply Image）命令可以说是 Adjustments 命令组的完美补充。Adjustments 命令组虽然功能强大，但毕竟每次只能作用于一幅图像，并不能同时将多幅图像联系起来。应用图像（Apply Image）命令正好弥补了这一不足，它可以将一幅图像（称为源图像的图层或通道）混合到另一幅图像（称为目标图像的图层或通道）中，从而产生许多 Adjustments 命令组无法制作出的特殊效果。应用这一命令时必须保证源图像与目标

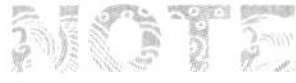

图像有相同的像素大小，因为 Apply Image 命令的工作原理就是基于两幅图像的图层或通道重叠后相应位置的像素，在不同的混合方式或者说不同的计算方法下发生相互作用，从而产生不同的效果，所以必须要求两幅图像的像素大小一定要相同。

5. 计算（Calculations）　计算（Calculations）命令可以让用户将一幅或多幅源图像中的两个通道，以各种方式进行混合，并能将混合的结果应用到一个新的图像或当前工作图像的通道和选区中。但必须注意，Calculations 命令不能混合复合通道。

6. 图像大小（Image Size）　图像大小（Image Size）命令可以查看图像的尺寸信息，并可以重新定义图像的像素尺寸、打印尺寸和分辨率。但必须注意，如果更改了图像的尺寸，像素尺寸必然会发生变化，结果会导致图像的品质受到影响。

7. 画布大小（Canvas Size）　画布大小（Canvas Size）命令可以让用户修改当前图像周围的工作空间，即画布尺寸大小，也可以通过减小画布尺寸，来裁剪图像。增加的画布将显示与背景色相同的颜色和透明度。

8. 直方图（Histogram）　通过图解各个亮度级别的像素数目，展示图像中所有的像素分布。它可以显示图像的阴影区（柱状图的左方区域）、中间色调区（柱状图的中间区域）和高光区（柱状图的右方区域）是否包括足够的细节，从而更好地校正图像。

9. 抽出（Trim）　抽出（Trim）命令提供了一种非常了不起的方法，用它可以轻松地将一个前景对象从它的背景中分离出来。不管要分离的对象其边缘是多么纤细复杂，都可以利用抽出（Trim）命令，并且只需最少的手工操作，将它完美地分离出来。但必须注意，只在同一个“图层”上工作时才用抽出（Trim）命令，要提取出一个对象可以用抽出（Trim）对话框提供的工具，先使对象的边界高亮显示，然后再确定图像的内部区域并预览分离效果。可以多次提取，并配合预览直到效果满意，最后确定提取效果后 Photoshop 会将其余部分的像素变成透明。

10. 液化（Trap）　可以利用液化（Trap）命令使预览图中的像素看起来像流体一样，能产生流动的效果。利用它提供的工具，可以很轻松地制作出扭曲、旋转、膨胀、萎缩、移位和镜像变形效果，利用它的网格，你能更清楚地看到变形前后的效果对比。

3.4.5 Photoshop 的图层（Layer）菜单

所谓“图层”，简单地说就是有图像的各个层面，这些图层叠加的综合效果就是一幅完整的图像。对图层的编辑，可以说是所有 Photoshop 使用者用得最多，且最为频繁的操作。通过建立多个图层，并在每个图层中分别编辑图像的每个部分，不同层的图像之间各不相关。也就是说，可以在同一个图层中拖动、编辑、粘贴或重新配置图层元素，却不会影响到其他的图层。在合并图层或压平图像之前，每个图层都是彼此独立的。这种分层的方法给图像处理带来了极大的便利，最后将所有图层组合在一起，从而产生丰富多彩变幻莫测的效果。在对一幅图像进行操作的时候，很少是对整幅图像都进行操作的，对图像感兴趣的地方进行操作是最重要的。挑出需要部分的操作称为“选取”，选择的部分称为“选区”，可利用 Photoshop 中的“图层”来选取“选区”。Photoshop 的图层（Layer）菜单界面如图 3-7 所示。

1. 新建（New）　New（新建）命令有 6 个子菜单，通过不同的方式和途径，可以创建各种各样的新图层。可以创建一般的图层，也可以创建背景图层，还可以通过拷贝剪切的内容来

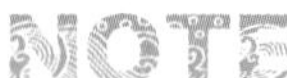

建立图层，以及图层组来自链接等。

2. 复制图层（Duplicate layer） 复制图层（Duplicate layer）命令可以通过当前的图层复制图层，可以为复制的图层输入名字，还可以指定复制图层的目标文件，当把一个图层复制到另一个文件时，这一功能就显得非常重要。

3. 新填充图层（New Fill Layer）和新调整图层（New Adjustment Layer） 建立各种填充图层和调整图层，在新填充图层（New Fill Layer）和新调整图层（New Adjustment Layer）命令中有丰富的选项，这些功能大部分也可以在 Layer 面板的环境菜单中实现。

4. 删除图层（Delete） 删除图层（Delete）命令可以从当前文件中把选择的图层删除，可直接把图层拖动到图层调板右下角的垃圾箱图标。

5. 文字（Type） 文字（Type）命令可以对图像中的文字进行编辑。"文字"图层是把文字单独地存放到文字图层之中，对文字修改和操作更加方便。"文字"命令对应 3 个"文字"图层的操作，"转换图层"是把"文字"图层转换为一般的图层，从而使对"文字"图层的一些限制操作取消。"水平"和"垂直"选项可以改变文字的方向。

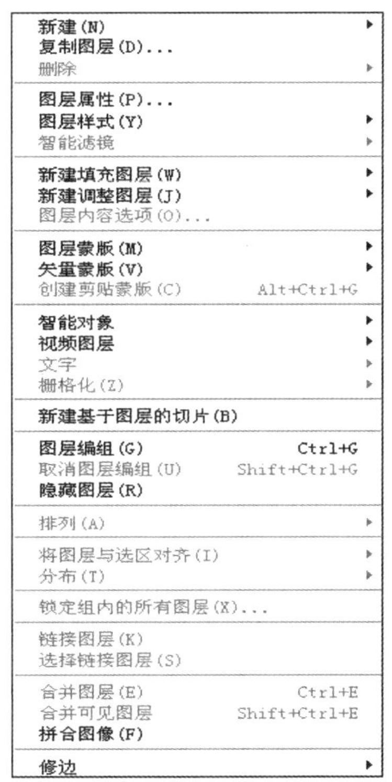

图 3-7 图层菜单

6. 栅格化（Rasterize） 栅格化（Rasterize）命令可以将文本、矢量、图形、图层、剪切路径、矢量蒙板等进行栅格化，即将它们转化为由一个个栅格组成的位图图像。

7. 添加图层蒙版（Add Layer Mask） 添加图层蒙版（Add Layer Mask）可以为一个图层添加一块蒙板，从而通过对蒙板的编辑获得选区或制作图层效果。"添加图层蒙版"和"启用图层蒙版"在 Photoshop 中文版中，可以通过创建图层蒙版来控制图层中的不同区域，将大量特殊效果应用到图层，而且不会影响该图层上的实际像素。

8. 与前一图层编组（Group with Previous） 与前一图层编组（Group with Previous）命令，可以使当前图层和它下方的图层编组，使两个图层中间的直线变成虚线，表示两个图层已经编为一组。

9. 取消编组（Ungroup） 取消编组（Ungroup）命令，可以取消图层之间的编组。

10. 排列（Arrange） 排列（Arrange）命令可以改变图层在图像中的位置，可以往上或者往下移动图层，也可以把图层直接放置到背景或者最上面。

11. 对齐链接图层（Align Linked）和分布链接图层（Distribute Linked） 对齐链接图层（Align Linked）和分布链接图层（Distribute Linked）这两个命令，都有不少的可选项，通过选择合适的选项，可以改变链接图层的位置。

12. 拼合图层（Merge Layers） 拼合图层（Merge Layers）命令可以把图像中的所有图层进行全部合并，作为一个统一的背景图层。

13. 修边（Matting） 当移动或者粘贴消除锯齿的选区时，包围选区边界的一些像素会被包括在选区中，这样就会在被粘贴选区的边缘造成须边或晕环。这时就可以通过修边

NOTE

(Matting) 命令编辑边界不想要的像素，以此来达到消除须边和晕环的目的。它有 3 个 “修边” 命令，可以编辑不想要的边缘像素。即 “去边” 命令，用包含纯色（不含背景的颜色）的邻近像素颜色替换边缘像素的颜色；“移去黑色杂边” 和 “移去白色杂边” 命令，当需要黑白背景下消除锯齿选区粘贴到不同的背景上时可以应用。

3.4.6 Photoshop 的选择（Select）菜单

全部(A)	Ctrl+A
取消选择(D)	Ctrl+D
重新选择(E)	Shift+Ctrl+D
反向(I)	Shift+Ctrl+I
所有图层(L)	Alt+Ctrl+A
取消选择图层(S)	
相似图层(Y)	
色彩范围(C)...	
调整边缘(F)...	Alt+Ctrl+R
修改(M)	▸
扩大选取(G)	
选取相似(R)	
变换选区(T)	
在快速蒙版模式下编辑(Q)	
载入选区(O)...	
存储选区(V)...	

图 3-8 选择菜单

在图像处理中，创建合适的选区，对选区中的图像应用各种效果或进行各种变化，而不改变选区外的图像，这是用 Photoshop 进行图像处理的基本方法。选择（Select）菜单中提供了各种控制和变换选区的命令，通过对选择（Select）菜单的学习可以更好更迅速地创建和变换选区。Photoshop 的选择（Select）菜单界面如图 3-8 所示。

1. 全选（All）命令 将某一个图层全部选中。

2. 取消选择（Deselect）命令 当图层的一部分被选择时选择该项将撤销所有选择区域。

3. 反转选区（Inverse）命令 将现有的选区反转，将原选区外的区域选定。

4. 色彩范围（Color Range）命令 按照图片中颜色的分布特点自动生成选择区域。

5. 羽化（Feather）命令 在选择区域边界和其周围的像素之间进行模糊处理达到柔和边界的效果。

6. 修改（Modify）命令 在这里提供了 4 种功能，分别是扩展边界（Border）、平滑选区（Smooth）、扩大选区（Expand）和减小选区（Contract）。

7. 变换选区（Transform Selection） Free Transform 变换的只不过是图像，而 Transform Selection 所作的变换是作用于选区。

3.4.7 Photoshop 的滤镜（Filter）菜单

在 Photoshop 中，滤镜可以编辑当前可见图层或图像所选区域内的特效，可谓是图像处理的 “灵魂” 所在。滤镜在数学方面的运算非常复杂，它是对图像中的像素进行分析，不同的滤镜使用不同的数学算法进行像素的色彩、亮度等参数的调节，以完成对整幅图像全部像素的属性参数调整，达到提升图像某种特殊效果或实现变形。

1. 像素化（Piexlate） 像素化（Piexlate）命令，通过相似颜色值的像素结块成单元清晰地定义选区。像素化（Piexlate）有：①彩块化；②彩色半调；③晶格化；④点状化；⑤碎片；⑥铜版雕刻；⑦ 马赛克等。

2. 扭曲（Distort） 扭曲（Distort）命令对图像进行几何变形，创建三维或其他变形的效果，这在计算机绘图中有广泛的用途，很多不可能的效果都可以从中产生。与此相对应的是 “扭曲” 滤镜会消耗很多的计算机内存，而且要求计算机最好有较强的浮点运算能力，也就是说该滤镜可能要执行较长的时间。“扭曲” 滤镜有：①切变；②扩散亮光；③挤压；④旋转扭曲；

⑤极坐标；⑥水波、波浪、波纹；⑦海洋波纹；⑧玻璃；⑨球面化；⑩置换等。

3. 杂色（Norse） 杂色（Norse）命令添加或去掉杂色，杂色是指随机分布色阶的像素。它有助于将周围像素混合进一个选区。“杂色”滤镜可以创建不同寻常的纹理或去掉图像中有缺陷的区域，例如去掉蒙尘或划痕。包括：①中间值；②去斑；③添加杂色；④蒙尘与划痕等。

4. 模糊（Blur） 模糊（Blur）命令使选区或者图像柔和，而且对修饰图像非常有用。它通过将图像中所定义线条和阴影区域的硬边的邻近像素平均而产生平滑的过渡效果。模糊滤镜有：①动感模糊；②径向模糊；③模糊；④特殊模糊；⑤进一步模糊；⑥高斯模糊等。

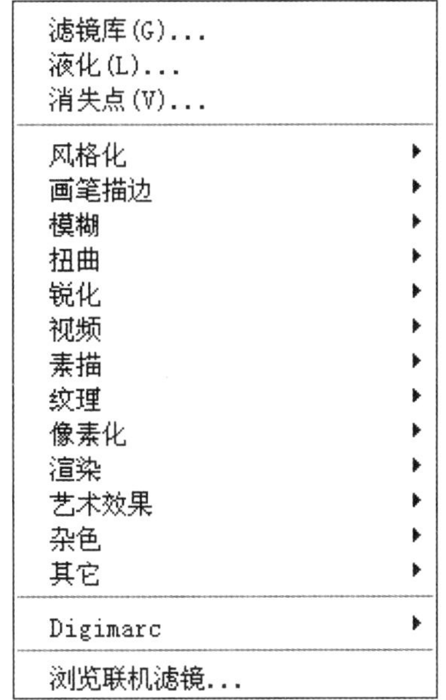

图 3-9 滤镜菜单

5. 渲染（Render） 渲染（Render）命令在图像中创建三维形状、云彩图案、折射图案和模拟光线反射。还可以在三维空间中操纵对象、创建三维对象（立方体、球体和圆柱）以及从灰度文件创建纹理填充以制作类似三维的光照效果。在很多情况下“渲染”滤镜可以做出几乎是翻天覆地的变化。“渲染”滤镜有：①3D 变换；②云彩；③光照效果；④分层云彩；⑤镜头光晕等。

6. 画笔描边（Brush Strokes） 画笔描边（Brush Strokes）命令使用不同的画笔和油墨笔触效果产生绘画式和精美艺术的外观。为图像增加了颗粒、绘画、杂色、边缘细节或纹理，以得到点法效果。“画笔描边”滤镜有：①喷溅；②喷色描边；③强化的边缘；④成角的线条；⑤油墨概况；⑥深色线条；⑦烟灰墨；⑧阴影线等。

7. 素描（Sketch） 素描（Sketch）命令可以给图像增加纹理，经常用于三维效果。这些滤镜对创建精美艺术或手绘图像也非常有用。许多“素描”滤镜在重绘图像时，需要使用到前景和背景色。“素描”滤镜可以使许多图像平添一份艺术的效果，是一个很好用的滤镜。“素描”滤镜有：①Conte 蜡笔、炭笔、粉笔和炭笔、绘图笔；②便条纸；③半调图案；④图章；⑤基底凸现；⑥塑料效果；⑦影印；⑧撕边；⑨水彩画纸；⑩网状、铬黄等。

8. 纹理（Texture） 纹理（Texture）命令可以给图像造成一处深度感或材质感，或增加组织结构的外观。“纹理”滤镜有：①拼缀图；②染色玻璃；③纹理化；④颗粒；⑤马赛克拼贴；⑥龟裂缝等。

9. 艺术效果（Artistic） 从艺术效果（Artistic）中选择一个滤镜，几乎都可以得到用于精美艺术品或商业项目的人工绘画式或特殊效果。如：当拼贴画或文字处理时，可以使用“木刻”滤镜操作，这些滤镜能模仿天然或传统的媒体效果。“艺术效果”滤镜有：①塑料包装；②壁画；③干画笔、彩色铅笔、粗糙蜡笔、涂抹棒；④木刻、水彩；⑤海报边缘；⑥海绵；⑦绘画涂抹；⑧胶片颗粒；⑨调色刀；⑩霓虹灯光等。

10. 视频（Video） 视频（Video）命令将色域限制为电视画面重现可接收的颜色范围。“视频”滤镜有：①NTSC 颜色。该滤镜限制色域为电视重现可接收的颜色，以防止过饱和颜色渗过电视扫描行；②逐行。该滤镜通过去掉视频图像中的奇数或偶数交错行，以平滑在视频上捕捉的运动图像，可选取复制或插值来替换被去掉的行。

11. 锐化（Sharpen）　锐化（Sharpen）命令的作用是通过增加相邻像素的对比度来聚焦模糊的图像，对于改善一些图像的质量是十分有用的。“锐化”滤镜有：①USM 锐化；②进一步锐化；③锐化；④锐化边缘等。

12. 风格化（Stylize）　风格化（Stylize）是通过置换像素，并且查找和增加图像中的对比度，在选区上产生一种绘画式或印象派艺术的效果。使用“查找边缘”和“等高线”之类突出边缘的滤镜，可以应用“反相”命令，用彩色线条勾画出彩色图像边缘的轮廓，或用白色线条勾画出灰度图像边缘的轮廓。“风格化”滤镜有：①凸出；②扩散；③拼贴；④曝光过度；⑤查找边缘；⑥浮雕效果；⑦照亮边缘；⑧等高线；⑨风吹等。

3.4.8 Photoshop 的分析功能

Photoshop 的分析功能可以让用户借助标尺，利用选择工具（魔棒、套索等）任意定义所选不规则区域，计算其宽、高、面积以及周长。当用户对图像选区选择完毕后，单击“分析”菜单中的“测量记录”打开面板，再单击面板中的“记录测量”按钮即可计算出不规则选区的面积、周长、最大灰度、最小灰度等参数，这一功能对分析医学影像图片，计算感兴趣区域的面积大小非常有帮助。“测量记录调色板”界面如图 3-10 所示，具体方法可以参见 3.4.14 中特定区域面积计算。

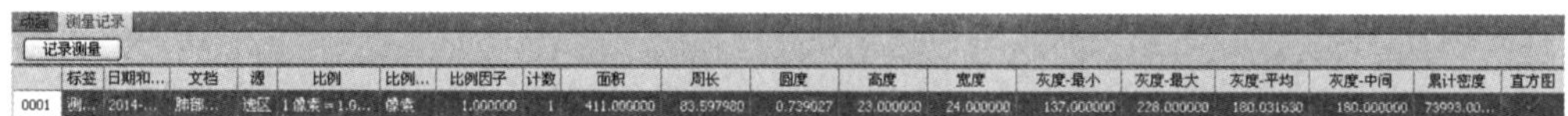

图 3-10　测量记录调色板

3.4.9 Photoshop 的 3D 功能

Photoshop 支持多种 3D 文件格式，使用者可以根据需要处理、合并现有 3D 对象，也可以创建新的 3D 对象、3D 纹理等，如图 3-11 所示。

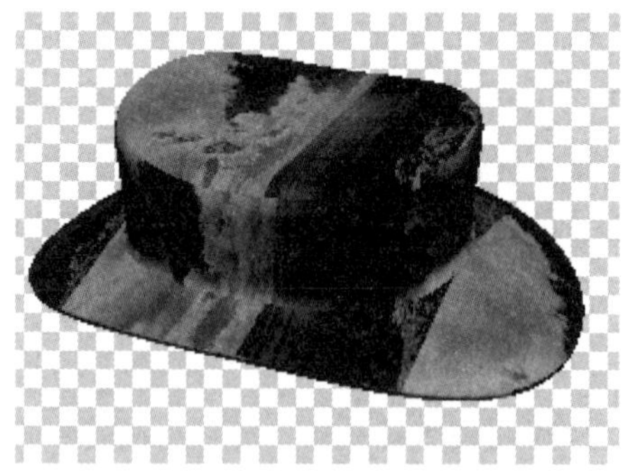

图 3-11　3D 帽形贴图效果

3.4.10 Photoshop 的视图（View）菜单

用于对 Photoshop 在编辑图像时的工作环境进行编辑和修改，本身只对视图造成影响，并不对图像进行操作处理。通过视图（View）菜单中的命令调换不同的视图，可以对使用者更好

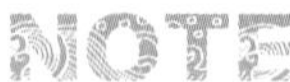

地编辑图像提供很大的帮助。

3.4.11 Photoshop 的窗口（Window）菜单

Photoshop 将工作区域中正在编辑的文件以及各个面板、状态栏等都看作是窗口，Window 菜单可以控制这些窗口的显示或者隐藏以及它们的排列方式等。在文档（Document）中的 4 个命令是主要的操作命令，其余的命令的功能则是分别将各个面板以及状态栏置为“显示”或者“隐藏”，这里就不再一一介绍了。文档（Document）用于处理对工作区中打开的各图像文档的排列方式，其主要 4 种操作如下。

1. 层叠（Cascade） 将所有打开的图像文件从上至下进行叠放显示。

2. 拼贴（Tile） 将所有打开的图像文件并列显示在工作区域内。

3. 排列图标（Arrange Icons） 将打开并且最小化的图像文件图标排列整齐。

4. 全部关闭（Close All） 将所有打开的图像文件全部关闭。

3.4.12 Photoshop 的帮助（Help）菜单

任何一个商业软件必备的保留菜单就是 Help 菜单，从中可以调出本软件的大量信息。Help 菜单中的很多命令是提供软件以及增效工具的注册信息，这些信息和运用 Photoshop 的关系不大，这里就不一一介绍，其中第一个 Photoshop 帮助（Photoshop Help）命令，能打开 Photoshop 附带的帮助文件。

3.4.13 Photoshop 的图像处理功能

Photoshop 的图像处理功能可以归纳为几方面：图像调整、图像合成、图像编辑和图像特效制作。图像的调整是指对所处理的图片进行校色和调色，例如对图像的颜色做明暗和色偏的校正。图像的合成是指将多幅图像通过工具应用、图层操作合成新的、传达另一番意义的图像；另外，Photoshop 中还提供各种绘图工具让外来图像和自我创意完美结合。图像编辑功能是 Photoshop 中进行图像处理的基础，通常是对所编辑的图片进行各种变换，如缩放、旋转、镜像、倾斜、透视、修补、除斑等。图像特效制作是指利用 Photoshop 中的滤镜功能，对图像或文字完成各种特效创意，如浮雕画、素描、镜头光晕、锐化等。

1. 图像调整 对所编辑的图片进行亮度、对比度、色阶、色彩平衡的调整是图像处理非常重要的内容。如图 3-12 所示对肺部病变图进行亮度和对比度调整，以达到图像较好的可读性。从调整后的直方图中可以看出，直方图较调整前均衡并有所拉宽，因此调整后的图像视觉效果改善很多。

2. 图像合成 在 Photoshop 中，点击“窗口”菜单，打开“图层”面板，可以看到在进行图像处理过程中被复制后粘贴过来的内容或文字会单独放在不同的图层中。一幅图像通常是由多个图层按照一定的组合方式自下而上排列在一起，他们的顺序和混合方式会直接决定图像的显示效果。通常为上面的图层会遮挡下面的图层，但是为了达到能够显示下面被遮挡图层内容的效果需要采取多种办法，如去除背景、抠像、蒙版、通道、半透明或透明等。如图 3-13 所示，为多图层叠加效果。

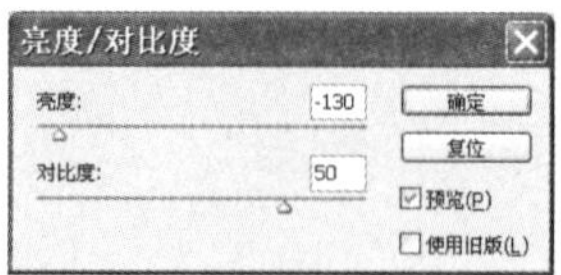

（a）亮度对比度参数调整

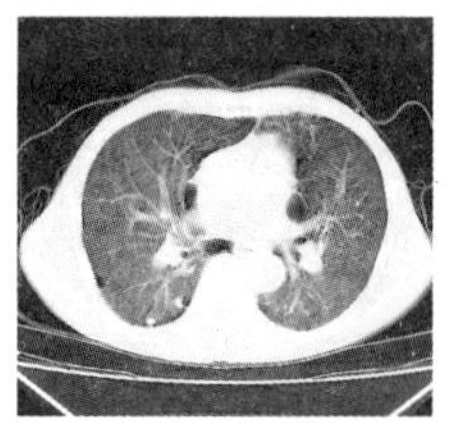

（b）调整前

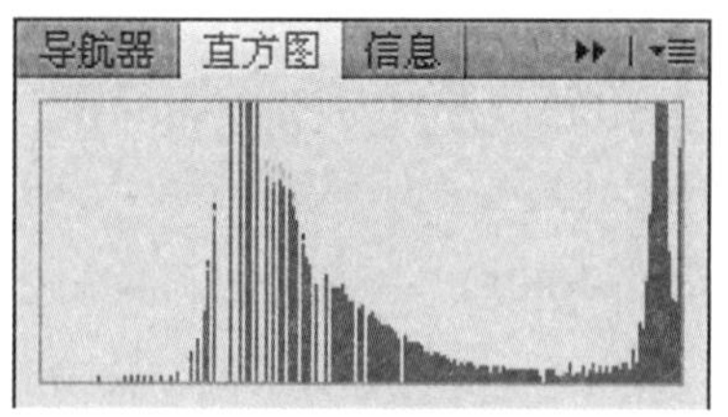

未经调整的直方图

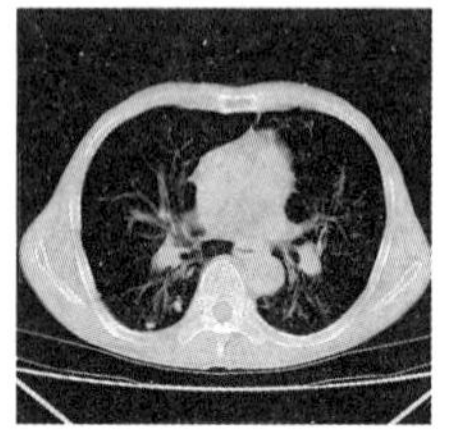

（c）调整后

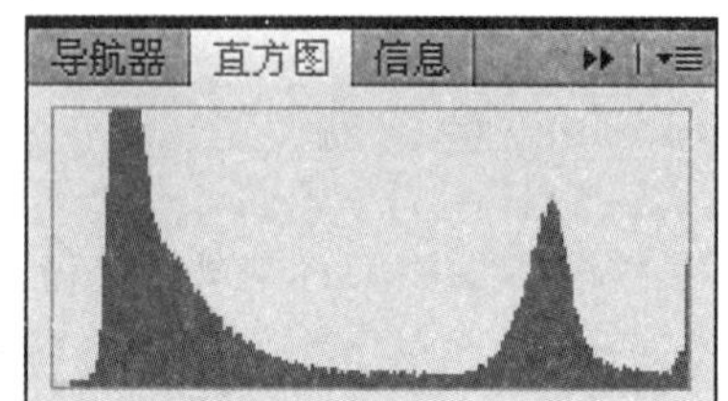

修正后直方图

图 3-12　图像调整参数及调整前后对比

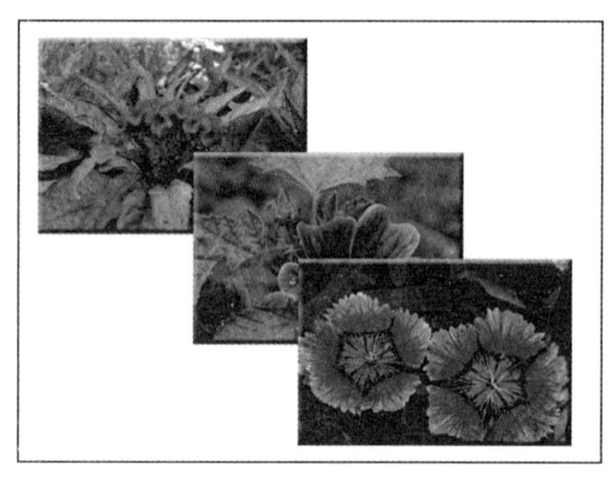

图 3-13　多图层叠加

在进行图像合成时要考虑多种因素，如多个图层之间的亮度、色彩、光线、画面质感是否匹配。另外，由于合成后会有生硬、剪贴感，还要考虑采用恰当的技法，如局部淡化法、背景模糊法、色彩导引法等，使得合成后的图像自然流畅。

3. 图像编辑　图像编辑功能是对图片进行各种变换，如缩放、旋转、镜像、倾斜、透视、修补、除斑等。在编辑过程中，根据需要可以将图片的显示比例放大或缩小，但注意显示比例放大或缩小并不是真正将图片放大或缩小，因为图片的像素数目没有改变，仅仅是扩大或缩小显示。如果想将图片像素减少，存储为较小尺寸，可以选择“图像”菜单中的“图像大小”进行设置，图片一经缩小后将无法恢复原有的图像质量，因此做这一项操作后通常选择“文件”菜单“存储为”命令，将缩小后的图片另存，而原有高质量的图片仍然保留。

图像的修复是对受到损坏的图像进行重建或除去图像中的多余部分。在数学上主要通过偏微分方程法、高斯卷积核对法、整体变分法等实现。Photoshop 提供的多种图像修复的工具，其基本原理都是采用上述数学方法。常用的修图工具有：仿制图章、修补工具、污点修复工具、红眼工具、模糊工具、减淡工具等，在修补时还会根据需要配合套索、魔棒、选区工具一起使用。

4. 图像特效　利用 Photoshop 的滤镜制作各种图片特效是它的魅力所在。滤镜在数学方面的运算虽然很复杂，但滤镜的功能在使用起来却很方便快捷。需要指出的是，滤镜只能用在当前可视图层，一次只能用在一个图层上。如图 3-14 所示，为图像使用滤镜库中的马赛克拼贴特效。

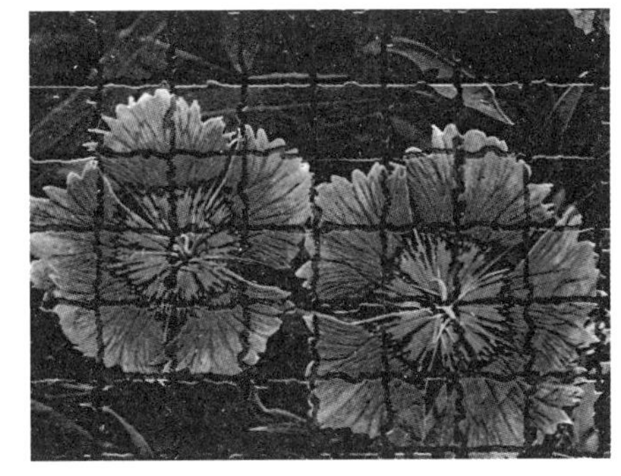

图 3-14 马赛克拼贴特效

3.4.14 Photoshop 在医学图像处理中的应用

医学图像处理在医学诊断、生物医学研究、临床医学等方面起着重要的作用。医学图像质量的高低直接影响医生的判读能力。在影像学的教学中，由于条件所限，无法在课堂上实时演示专业影像设备自带的图像处理软件。为了既保证教学质量又让学生"眼见为实"，"去伪存真"是教学中急需解决的实际问题。图像处理的专业软件 Photoshop 可以让医生和学生方便快捷地掌握医学影像的处理方法，提高对疾病的认知和诊断能力。下面是使用 Photoshop 对医学图片进行处理的几个应用。

1. 锐化图像 图像经采集、存储、转换或传输等处理后，质量会下降，变得模糊。对图像进行恰当的锐化处理，可以增强图像轮廓，降低模糊程度，使图像变得清晰可读。对医学图片处理较为常见的锐化方式有 USM 锐化、查找边缘锐化、照亮边缘锐化。

（1）USM 锐化：按指定的阈值查找不同于周围像素的像素，同时按指定的数量增加像素的对比度。由此，根据指定的数量，较浅的像素变得更亮，较暗的像素变得更暗。

例 3-1 对图像进行 USM 锐化，选择"滤镜"菜单中的"锐化/USM 锐化"命令，打开 USM 锐化对话框，设置数量为 310%，半径为 40，阈值为 34。对比处理后的图片与原始图片，如图 3-15 所示。

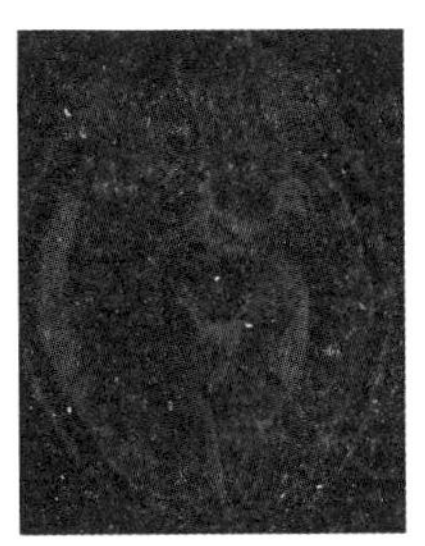

（a）锐化前

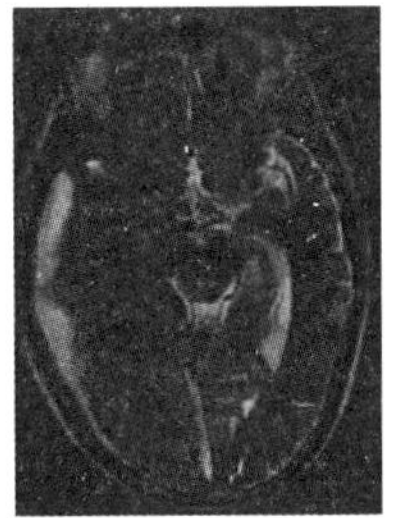

（b）USM锐化后

图 3-15 USM 锐化

（2）查找边缘：可以转换所标识图像的区域，并突出边缘，它用白色做背景，黑色线条勾勒图像的边缘，生成图像边界。

例 3-2 对图像进行查找边缘处理，选择"滤镜"菜单中的"风格化/查找边缘"命令，对比经过处理后的图片与原始图片，如图 3-16 所示。

（3）照亮边缘：对图像边缘进行处理时，使用照亮边缘的方法。照亮边缘可以标识出颜色的边缘，对于彩色模式图片还可添加霓虹灯的光亮。

例 3-3 对图像进行照亮边缘处理，选择"滤镜"菜单中的"风格化/照亮边缘"命令，设置边缘宽度为 2，边缘亮度为 12，平滑度为 5。对比处理后的图片与原始图片，如图 3-17 所示。

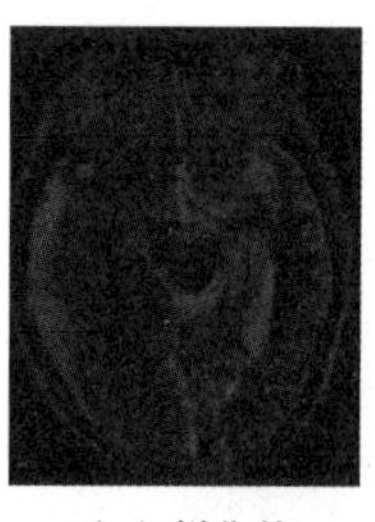
（a）锐化前

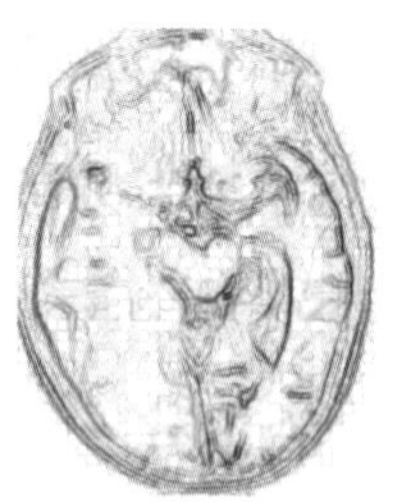
（b） 查找边缘锐化

图 3-16　查找边缘

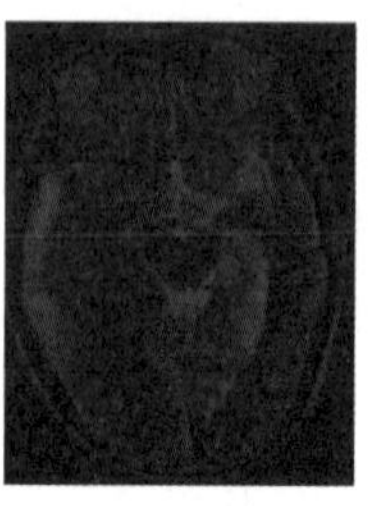
（a）锐化前

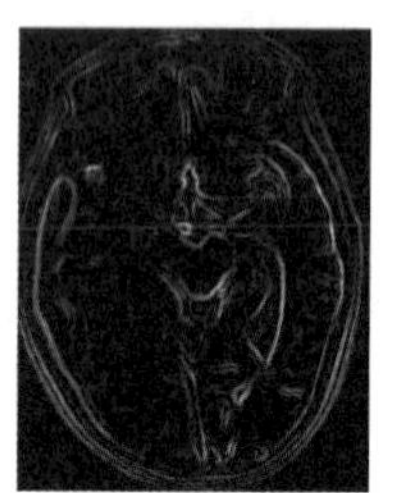
（b）照亮边缘后

图 3-17　照亮边缘

2. 平滑图像　由于图像在采集、传输过程中受到各种因素的干扰，会造成图像毛糙，此时应对图像进行平滑处理。在 Photoshop 中，可采用中间值方法对图像进行平滑处理。

中间值指通过混合所选区域中像素的亮度来减少图像的杂色。中间值方法会搜索像素设定的半径范围以查找亮度相近的像素，去掉与相邻像素差异过大的点，用搜索到的像素的中间亮度值代替中心像素。

例 3-4　如图 3-18 所示，左图为 CT 设备中常见的椒盐噪声，选择“滤镜”菜单中的“杂色/中间值”菜单，打开中间值对话框，设置半径为 1，右图为经过处理后的图片。

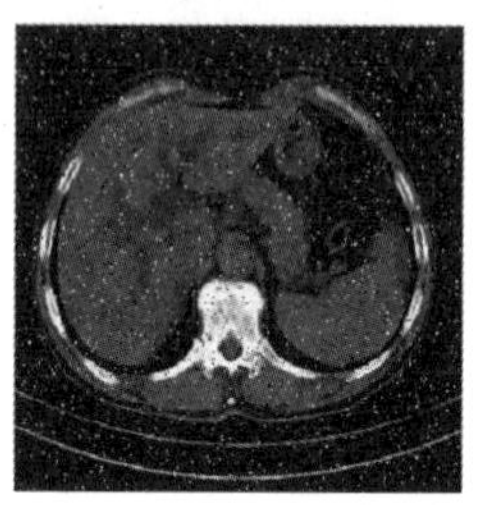
（a）原图

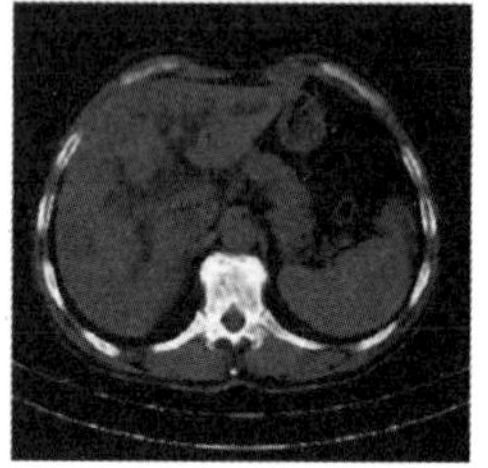
（b）处理后

图 3-18　中值滤波

3. 伪彩色　大量的医学图像如 CT、MRI、B 超图像都是灰度图片，人眼对灰度图像的辨识能力远远低于彩色图像，因此将灰度图像处理成彩色图像将有助于医生对病灶区域的大小和位置进行诊断。伪彩色处理即是将灰度图像的灰度值映射成相应的彩色，以适应人眼对颜色的灵敏度，提高鉴别能力。例如在处理过程中，人眼对绿色亮度响应最灵敏，可把细小物体映射成绿色，而对蓝光的强弱对比灵敏度最大，可以将具有丰富细节的物体映射成亮度与深浅不一的蓝色。

例 3-5　首先将灰度图片模式改为 RGB 彩色模式，选取魔棒工具，设置容差为 10，利用魔棒选择图片中感兴趣区域，设置前景色为红色，按 ALT+DEL 快捷键进行填充；同样方法选择图片中另外两个感兴趣区域，分别使用绿色与蓝色进行填充，选择区域结果可参考图 3-19。

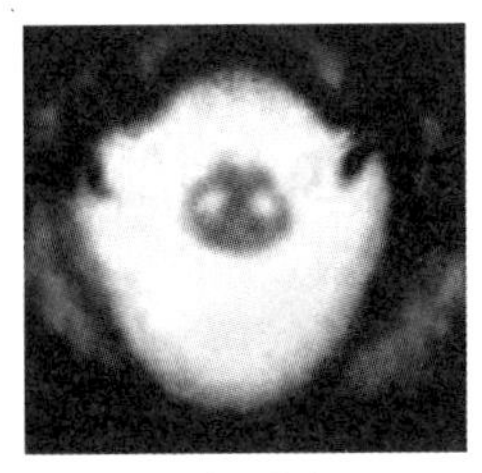
（a）原图

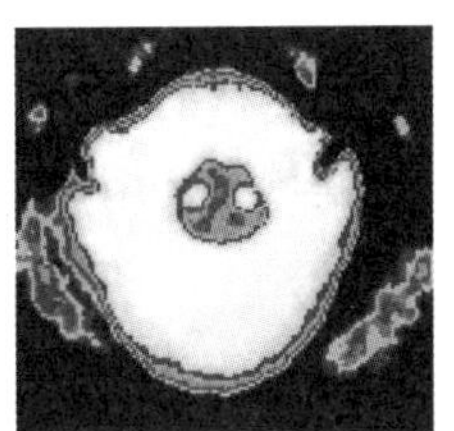
（b）处理后

图 3-19　伪彩色处理

4. 特定区域面积计算　在医学图像处理中，为了计算图像中某区域的面积，通常使用专门的工具来进行测量，而 Photoshop 图像处理软件不仅可以对特定区域的面积进行计算，而且与其他工具相比有更准确、快速的优点。具体步骤为：第一，使用套索工具将不规则区域选出来，启动“分析”菜单中的“测量记录”调色板，单击“记录测量”按钮，记录下当前选区的像素数，记为 $N_{图}$；第二，使用矩形选框工具在图像中画出包含整幅图像的矩形区域，同理按照步骤一中的方法记录下当前选区的像素总数，记为 $N_{矩}$；第三，用坐标纸上的刻度标识算出所选的矩形区域面积，记为 $S_{矩}$；第四，利用公式，感兴趣区域的面积 $=S_{矩}\times（N_{图}\div N_{矩}）$，将不规则图像的面积计算出来。

3.5 MATLAB 简介

MATLAB 是矩阵实验室（Matrix Laboratory）的英文缩写，它是由美国 MathWorks 公司 LINPACK（Linear System Package）和 EISPACK（Eigen System Package）项目开发，最初用于矩阵处理，是集数值计算、符号计算和图形可视化三大基本功能于一体，功能强大、操作简单的语言。今天的 MATLAB 已集成了 LAPACK 和 BLAS 库，成为矩阵计算的首选软件，也是国际公认的优秀数学应用软件之一。MATLAB 的基本数据单位是矩阵，它是当今很流行的科学计算软件。信息技术、计算机技术发展到今天，科学计算在各个领域得到了广泛的应用，在诸如控制论、时间序列分析、系统仿真、图像信号处理等方面产生了大量的矩阵及其他计算问题，如果自己编写大量的繁琐、复杂的程序，不仅会消耗大量的时间和精力，减缓工作进程，而且往往存在质量等方面的问题。也正是如此，MATLAB 软件的适时推出，为人们提供了一个方便的数值计算平台。

MATLAB 的优势体现在具有友好的编程环境，语言简单易用，具备强大的数据处理能力和出色的图形图像处理能力，以及非常实用的程序接口和发布平台。MATLAB 软件包由主包、Simulink 和工具箱等主要的 3 个部分组成。

3.5.1 MATLAB 主包

1. MATLAB 语言　MATLAB 语言是一种基于矩阵/数组的高级语言，它具有流程控制语

NOTE

句、函数、数据结构、输入输出以及面向对象的程序设计特性，用 MATLAB 语言可以迅速地建立临时性的小程序，也可以建立复杂的大型应用程序。

2. MATLAB 工作环境　MATLAB 工作环境集成了许多工具和程序，用户使用工作环境中提供的功能完成自己所要做的工作。MATLAB 工作环境给用户提供了管理工作空间内的变量和输入、输出数据的功能，并给用户提供了不同的工具用以开发、管理、调试 M 文件和 MATLAB 应用程序。

3. MATLAB 图形系统　MATLAB 的图形系统包括一系列高级命令，用于实现二维和三维数据可视化、图像处理、动画等功能；还有一些低级命令，用来定制图形的显示，以及建立 MATLAB 应用程序的图形用户界面。如具有用于小波分析、图像处理、信号处理、虚拟现实、神经网络等工具包。

4. MATLAB 数学函数库　MATLAB 数学函数库是数学运算的一个巨大集合，该函数库既包含了诸如求和、正弦、余弦、复数运算之类的简单函数，也包括了矩阵转置、特征值、贝塞尔函数、快速傅里叶变换等复杂函数。

5. MATLAB 应用程序接口（API）　MATLAB 应用程序接口是一个 MATLAB 语言向 C 和 Fortran 等其他高级语言进行交互的库，包括 MATLAB 数据文件（MAT 文件）。

3.5.2 Simulink

Simulink 是用于动态系统仿真的交互式系统。Simulink 允许用户在屏幕上绘制框图模拟一个系统，并能够动态地控制该系统。Simulink 采用鼠标驱动方式，能够处理线性、非线性、连续、离散、多变量以及多级系统。此外，Simulink 还为用户提供了 Simulink Extensions（扩展）和 Blocksets 3（模块集）2 个附加项。

Simulink Extensions 是一项可选择的工具，支持在 Simulink 环境中开发的系统的具体实现，包括：

· Simulink Accelerator

· Real-Time Workshop

· Real-Time Windows Target

· Stateflow

Blocksets 是为特殊应用领域中设计的 Simulink 模块集合，包括 4 个领域的模块集：

· DSP（数字信号处理）

· Fixed-Point（定点）

· Nonlinear Control Design（非线性控制设计）

· Communications（通信）

3.5.3 MATLAB 工具箱

MATLAB 工具箱是 MATLAB 用来解决各个领域特定问题的函数库，它是开放式的，可以应用，也可以根据需要进行扩展。

MATLAB 提供的工具箱为用户提供了丰富而实用的资源，工具箱的内容非常广泛，涵盖了科学研究的很多门类。目前，已有涉及数字、控制、通信、信号处理、图像处理、经济、地理

NOTE

等多种学科的20多种MATLAB工具箱投入应用。这些工具箱的作者都是相关领域的顶级专家，从而确定了MATLAB的权威性。应用MATLAB的各种工具箱可以在很大程度上减少用户编程时的复杂度。而Mathworks公司也是一直致力于追踪各学科的最新进展，并及时推出相应功能的工具箱。毫无疑问，MATLAB能在数学应用软件中成为主流，离不开各种功能中大的工具箱的应用。

3.5.4 MATLAB常用的基本命令

1. 常用矩阵的生成

（1）全0矩阵

A=zeros（n）：生成$n×n$的全0矩阵。

A=zeros（m，n）：生成$m×n$的全0矩阵。

A=zeros（$a1$，$a2$，$a3$…）：生成$a1×a2×a3×$…的全0矩阵。

A=zeros（size（B））：生成与矩阵B大小相同的全0矩阵。

（2）全1矩阵

A=ones（n）：生成$n×n$的全1矩阵。

A=ones（m，n）：生成$m×n$的全1矩阵。

A=ones（$a1$，$a2$，$a3$…）：生成$a1×a2×a3×$…的全1矩阵。

A=ones（size（B））：生成与矩阵B大小相同的全1矩阵。

（3）单位矩阵

A=eye（n）：生成$n×n$的单位矩阵。

A=eye（m，n）：生成$m×n$的单位矩阵。

A=eye([m，n])：生成$m×n$的单位矩阵。

A=eye（size（B））：生成与矩阵B大小相同的单位矩阵。

（4）均匀分布的随机矩阵

A=rand（n）：生成$n×n$的随机矩阵。

A=rand（m，n）：生成$m×n$的随机矩阵。

A=rand([m，n])：生成$m×n$的全1矩阵。

A=rand（$a1$，$a2$，$a3$…）：生成$a1×a2×a3×$…的随机矩阵。

A=rand（size（B））：生成与矩阵B大小相同的随机矩阵。

说明：rand函数产生0、1之间均匀分布的随机数。

（5）正态分布的随机矩阵

A=randn（n）：生成$n×n$的随机矩阵。

A=randn（m，n）：生成$m×n$的随机矩阵。

A=randn([m，n])：生成$m×n$的全1矩阵。

A=randn（$a1$，$a2$，$a3$…）：生成$a1×a2×a3×$…的随机矩阵。

A=randn（size（B））：生成与矩阵B大小相同的随机矩阵。

说明：randn函数产生-1、1之间均匀分布的随机数。

2. 简单矩阵的生成　在MATLAB中，还可以采用多种不同的方式生成矩阵。

NOTE

（1）直接输入矩阵元素：对于较小的简单矩阵，从键盘上直接输入矩阵是最常用的，也是最方便和最好的数值矩阵创建方法。但要遵循以下基本原则：①矩阵每行的元素必须用空格或逗号分开；②在矩阵中，采用分号或回车表明每行的结束；③整个输入矩阵必须包含在方括号中。

例 3-6　生成一个 3×3 的矩阵只要从键盘输入

$$A=[1,5,7;2,8,4;5,6,2]$$

输出结果如下

```
A =
  1    5    7
  2    8    4
  5    6    2
```

或者从键盘输入

```
A=[1    5    7
   2    8    4
   5    6    2]
```

输出结果和上面相同。

（2）从外部数据文件调入矩阵元素：用 MATLAB 生成的矩阵存储成二进制文件或包含数值数据的文本文件也可以生成矩阵。文本文件中，数据必须排成一个数据表，数据之间用空格分隔，文件的每行包含矩阵的一行，并且每行的元素个数必须相等。

例 3-7　名为 abc. dat 的文件，包含数据如下

```
5    2    9    8
4    3    7    9
7    8    3    1
3    9    2    7
```

用 MATLAB 将此文件的数据调入工作空间，并生成变量 abc。语句为

```
load abc. dat          % 将 abc. dat 中的内容调入工作空间
abc                    % 显示变量
```

输出结果如下

```
abc =
    5    2    9    8
    4    3    7    9
    7    8    3    1
    3    9    2    7
```

采用本方法可以创建和保存矩阵的大小没有限制，还可以将其他程度生成的矩阵直接调入 MATLAB 中进行处理。

（3）利用用户文件创建的 M 文件矩阵：用户可以使用 M 文件生成自己的矩阵。M 文件是一种包含 MATLAB 代码的文本文件，这种文件的扩展名为 . m，所包含的内容就是把在 MATLAB 的命令行上输入的矩阵生成命令存入一个文件。下面举例说明 M 文件的创建过程。

NOTE

例 3-8　创建 cda. m 文件输入矩阵。

①使用编辑器输入 cda. m 文件所需内容，或在 MATLAB 的命令行中输入如下的语句 edit cda. m；②启动 MATLAB 编辑器窗口，并新建文件 cda. m；③在编辑器窗口输入矩阵 A，并将文件保存为 cda. m；④运行文件 cda. m，即在命令窗口输入 cda 生成一个变量 A，包含上面生成的矩阵；⑤利用小矩阵生成大矩阵。

例 3-9 用 4×4 的矩阵 A 生成 8×8 的大矩阵 B

$$A=\begin{bmatrix} 5 & 5 & 2 & 9 \\ 5 & 9 & 3 & 7 \\ 4 & 3 & 6 & 8 \\ 6 & 9 & 5 & 2 \end{bmatrix}$$

$$B=[A, A+12; A+8, A+6]$$

输出结果如下

$B=$

5	5	2	9	17	17	14	21
5	9	3	7	17	21	15	19
4	3	6	8	16	15	18	20
6	9	5	2	18	21	17	14
13	13	10	17	11	11	8	15
13	17	11	15	11	15	9	13
12	11	14	16	10	9	12	14
14	17	13	10	12	15	11	8

由 4 个 4×4 的子矩阵组合成一个 8×8 的矩阵 B。

3. 向量的生成 MATLAB 可以采用多种不同的方式生成向量。

(1) 利用冒号“:”生成向量：冒号“:”是 MATLAB 中常用的算子之一，不仅可以作数组下标、对数组元素进行引用、增加和删除，而且还可以用来生成向量。

冒号“:”使用下列格式生成均匀等分向量：

$x=j:k$

如果 $j<k$，则生成向量 $x=[j, j+1, j+2, \cdots, k]$。

如果 $j>k$，则生成空向量 $x=[\ ]$。

$x=j:i:k$

如果 $i>0$ 且 $j<k$ 或 $i<0$ 且 $j>k$，则生成向量 $x=[j, j+1, j+2i, \cdots, k]$。

如果 $i>0$ 且 $j>k$ 或 $i<0$ 且 $j<k$，则生成空向量 $x=[\ ]$。

例 3-10 输入语句

$x1=1:7$

$x2=1:0.5:4$

$x3=8:-1:1$

输出结果如下

$x1=$

1 2 3 4 5 6 7

x2 =

1.0000 1.5000 2.0000 2.5000 3.0000 3.5000 4.0000

x3 =

8 7 6 5 4 3 2 1

（2）利用 linspace 函数生成向量：linspace 函数生成线性等分向量，它的功能类似“冒号”算子，但它直接给出元素的个数，从而给出各种元素的值。其格式如下

$$x = \text{linspace}(a, b, n)$$

生成有 100 个元素的行向量 x，它的元素在 $a \sim b$ 之间线性分布。

$$x = \text{linspace}(a, b)$$

生成有 n 个元素的行向量 x，它的元素在 $a \sim b$ 之间线性分布。

（3）利用 logspace 函数生成向量：logspace 函数生成对数等分向量，直接给出元素的个数，从而给出各个元素的值。其格式如下

$$x = \text{logspace}(a, b, n)$$

生成有 50 个元素的对数等分向量 x，它的元素在 $10^a \sim 10^b$ 之间。

$$x = \text{logspace}(a, b)$$

生成有 n 个元素的对数等分向量 x，它的元素在 $10^a \sim 10^b$ 之间。

$$x = \text{logspace}(a, pi)$$

生成有 n 个元素的对数等分向量 x，它的元素在 $10^a \sim 10^{pi}$之间。

例 3-11 利用 linspace 和 logspace 生成向量。语句为

```
x1 = linspace (1, 2, 5);
x2 = logspace (1, 2, 4);
```

输出结果如下

```
x1 =
    1.0000    1.2500    1.5000    1.7500    2.0000
x2 =
    10.0000    21.5443    46.4159    100.0000
```

3.5.5 MATLAB 图像处理工具箱简介

MATLAB 是一种基于向量（数组）而不是标量的高级程序语言，因而 MATLAB 从本质上就提供了对图像的支持。从图像的数字化过程可以知道，数字图像实际上就是一组有序离散的数据，使用 MATLAB 可以对这些离散数据形成的矩阵进行一次性的处理。与其他标量语言比较，MATLAB 非常有优势。

1. 图像采集与导出 图像采集工具箱提供了大量的函数，用于采集图像和视频信号。该工具箱支持的硬件设备包括工业标准的 PC 图像采集卡和相应的设备。包括 Matrox 和 Data Translation 公司提供的视频采集设备，同时在 Windows 平台下，还支持 USB 或者 IEEE.1394 技术的视频摄像头等设备。

MATLAB 的 Image Processing Toolbox 支持多种图像数据格式，包括医药卫生、遥感遥测和天文领域应用的特殊图像文件格式，这些图像文件格式主要有 JPEG、TIFF、HDF 和 DICOM

等。同时 MATLAB 中还可以导入/导出 AVI 格式的数据文件。此外，MATLAB 本身还支持其他工业标准的数据文件格式，例如 Microsoft 公司的 Excel 电子表格文件，还能够读写具有特殊格式的 ASCII 文本文件。对于一般的二进制文件，也提供了低级输入/输出（I/O）函数。正是这样，MATLAB 可以读取功能更丰富的数据文件。

在工作中，往往需要将产生的图形输出到 Word 文档中。通常可采用下述方法：首先，在 MATLAB 图形窗口中选择“File”菜单中的“Export”选项，打开图形输出对话框，在该对话框中可以把图形以 *.bmp 和 *.jpg 等格式保存。然后，再打开相应的文档，并在该文档中选择“插入”菜单“图片”中的“来自文件”选项，即可插入相应的图片。

也可使用函数 imread 将图像读入 MATLAB 环境中，imread 命令格式为

imread（‘filename’）

其中 filename 是一个图像文件的全名（包括任何可调用的图像文件扩展名），如将当前目录下的 jz. jpg 图像文件读入图像数组 f，则命令格式为

>>x = imread（‘jz. jpg’）

若将 D 盘上的 jx 子目录中的 jz. jpg 图像文件读入图像数组 f，则命令格式为

>>f = imread（‘D：\jx\jz. jpg’）

保存图像可使用函数 imwrite 将图像存入磁盘中，imwrite 命令格式为

imwrite（f,‘filename’）

其中 filename 是一个图像文件的全名（包括 MATLAB 中可使用的图像文件扩展名），如将当前图像 f 用 jz. tif 文件名存入磁盘中，则命令格式为

>>imwrite（f,‘jz’，‘tif’）

或者用如下格式

>>imwrite（f,‘jz. tif’）

若将当前图像 f 用 jz. tif 文件名存入 D 盘上的 jx 子目录中，则命令格式为

>>imwrite（f,‘D：\jx\jz. tif’）

2. 图像分析与增强 MATLAB 的 Image Processing Toolbox 提供了大量的用于图像处理的函数，利用这些函数，可以分析图像数据，获取图像细节信息，并且设计相应的滤波算子，滤除图像数据所包含的噪声。当然，滤波器的设计是通过 MATLAB 产品提供的交互式工具完成的，这些工具还能够完成选取图像区域、测量图像误差和获取、统计像素信息等功能。

图像处理工具箱还提供了 Radon 变换，该变换常用于 X 射线断层拍摄领域来重构图像，而离散余弦变换（JPEG 图像压缩核心算法）可以作为实现新的压缩算法的核心。工具箱还包含了边缘检测算法，用于表示图像中具体物体的边缘，如 Canny、Sobel 和 Roberts 方法等。

在图像处理工具箱中还包含了众多数学形态学函数，这些函数可以用于处理灰度图像或者二值图像，可以快速实现边缘检测、图像去噪、骨架提取和粒度测定等算法。此外，还包含一些专用的数学形态学函数，例如填充处理、峰值检测、分水岭分割等，且所有的数学形态学函数都可以处理多维图像数据。

3. 图像处理 图像处理工具箱提供了很多高层次的图像处理函数，这些函数包括排列、变换和锐化等操作。同样，利用这些函数能够完成裁减图像和尺寸变换等操作。如：图像显示、图像文件输入与输出、几何操作、像素值和统计、图像分析和增强、图像滤波、线性二维

滤波器设计、图像变换、领域和块操作、二值图像操作、颜色映射和颜色空间转换、图像类型和类型转换、工具包参数获取和设置等。

4. 数据可视化 MATLAB 本身就是功能强大的数据可视化工具，可以通过各种形式显示、分析数据，例如灰度直方图、等高线、蒙太奇混合、像素分析和图层变换等。利用可视化的图形，不仅能够评估图形图像的特性，还能够分析图像中的色彩分布等情况。

5. 算法开发与发布 MATLAB 允许用户自己开发算法，并且将其封装起来，不断扩展到工具箱函数中。其中包括内置的图形用户界面开发工具、可视化调试器以及算法性能调试器等。可以在支持 MATLAB 的平台上共享用户所开发的算法，并将算法与已有的 C 代码结合在一起，完成算法的发布工作。除此之外，MATLAB 还可以将用户开发的 GUI、图像处理算法等应用程序发布为 C 或者 C++源代码，进而编译生产 COM 组件或者 Java 接口，将 MATLAB 开发的算法同其他开发工具结合起来。

图像处理相关工具箱主要包括：

· Image Acquisition Toolbox

· Image Processing Toolbox

· Signal Processing Toolbox

· Wavelet Toolbox

· Statistics Toolbox

· Bioinformatics Toolbox

· MATLAB Compiler

· MATLAB COM Builder

图像处理工具箱是由一系列支持图像处理操作的函数组成。这些操作主要有几何操作、区域操作和块操作、线性滤波和滤波器的设计、变换（DCT 变换）、图像分格的增强、二值图像操作等。

图像处理工具箱函数，按具体功能可以分为以下几类：

· 图像显示（Displaying and Printing Images）

· 几何操作（Spatial Transformations）

· 图像注册（Image Registration）

· 领域和块操作（Neighborhood and Block Operations）

· 线性滤波和滤波器的设计（Linear Filtering and Filter Design）

· 图像变换（Transforms）

· 形态学分析（Morphological Operations）

· 图像分析与增强（Image Analysis and Enhancement）

· 区域操作（Region Based Processing）

· 图像恢复（Image Deblurring）

· 颜色映射和颜色空间转换（Color）

图像处理工具箱和其他工具箱一样，还可以根据需要编写自己的函数以满足特定的需要，也可以将这个工具箱和信号处理工具箱、小波工具箱等其他工具箱结合起来使用。

6. 三维图形 限于篇幅，这里只对常用的带网格曲面、空间曲线和等高线的命令，通过例子作简单介绍。

NOTE

例 3-12 作带网格曲面 $z = f(x, y)$ 的图形。

$$z = \frac{\sin\sqrt{x^2 + y^2}}{\sqrt{x^2 + y^2}}, (-6.5 \leqslant x \leqslant 6.5, \quad -6.5 \leqslant y \leqslant 6.5)$$

用以下程序实现：

>> x =-6.5：0.5；6.5；

>> y = x；

>>[X，Y]= meshgrid（x，y）；（3 维图形的 X，Y 数组）

>> R = sqrt（X.^2+Y.^2）+eps；（加 esp 是防止出现 0/0）

>> Z = sin（R）/R；

>>mesh（X，Y，Z）（3 维网格表面）

画出的图形如图 3-20 所示。

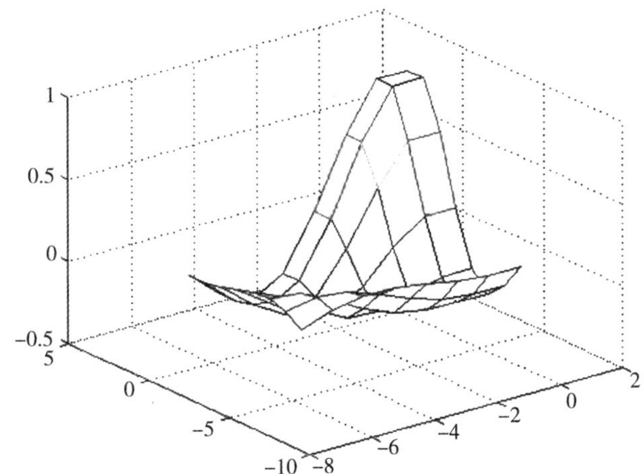

图 3-20 使用函数 mesh 得到的图形

例 3-13 作空间曲线——螺旋线。

设 $x = \sin t$，$y = \cos t$，$z = t$

用以下程序实现：

>> t =0：pi/30：10 * pi；

>>plot3（sin(t)，cos(t)，t）（空间曲线作图函数，用法类似于 plot）

画出的图形如图 3-21 所示。

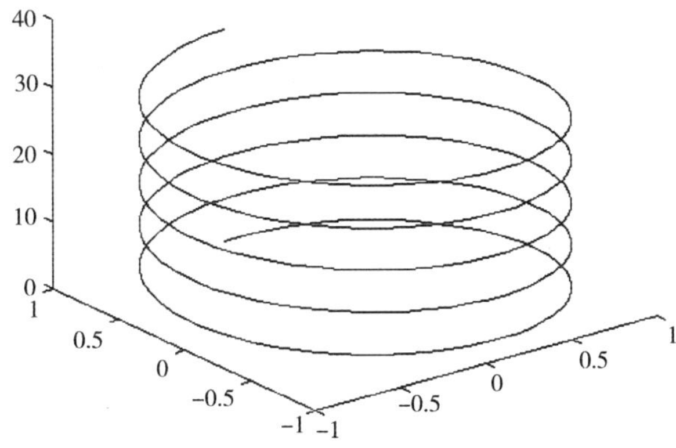

图 3-21 空间曲线图形

NOTE

3.5.6 MATLAB 在医学图像处理中的应用

MATLAB 在医学中的应用主要体现在显微图像的处理、病灶区域的识别、组织切片的分析、心脏活动动态分析、微循环的分析、红白细胞计数分析等。从图像处理的角度讲，MATLAB 着重应用在医学图像的增强技术、分割技术和重构技术等方面，下面通过举例示意。

1. 图像增强 图像增强技术是将模糊的图片变得清晰，主要包含灰度变换增强、空间域滤波增强、线性滤波增强及频域滤波增强。

例 3-14 灰度变换，直方图均衡化。

```
I=imread（‘BCT.tif’）;
J=histeq（I）; %直方图均衡化
figure;
subplot（121），imshow（I）; subplot（122），imshow（J）
figure;
subplot（121），imhist（I，64）; subplot（122），imhist（J，64）
```

灰度变换增强是增加图像的对比度，使图片可读性增强。通过直方图均衡化使图像中像素值尽可能均匀分布，以提高图像的对比度。在 MATLAB 中，使用 histeq（）直方图均衡化函数，增强对比度，视觉效果得到改善，见图 3-22。

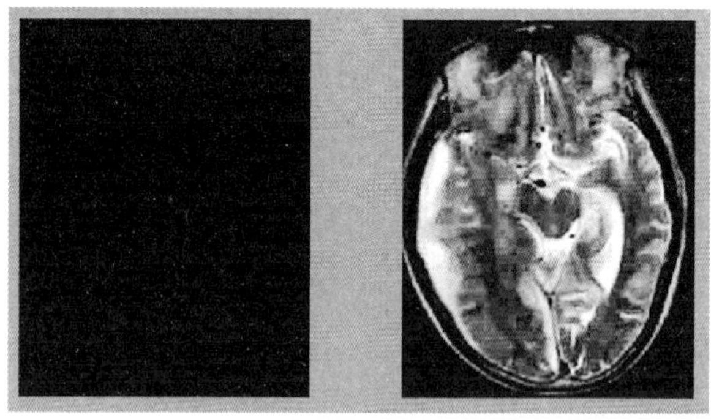

（a）原图像和直方图均衡化后的图像

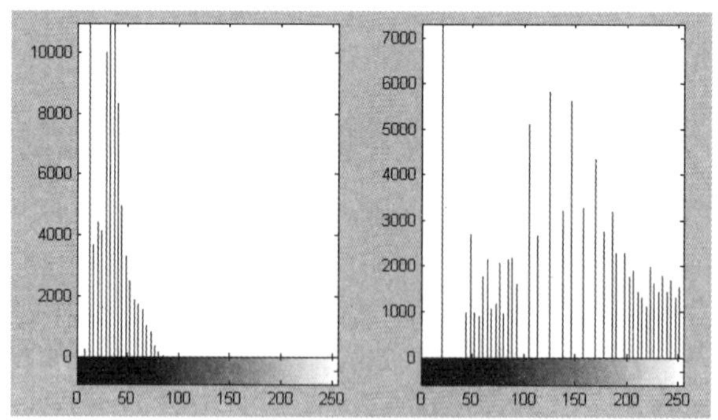

（b）变换前后的直方图

图 3-22 直方图均衡化前后图像对比

从图 3-22（b）变换前后的直方图对比可以分析出，直方图均衡化后图像的可辨别性大大增强。

图像的滤波技术是强调图像的某些特征而去除另外一些特征，通过滤波可以实现检测图像边缘、实现图像的光滑和锐化。

NOTE

例 3-15　均值滤波。

```
I=imread（‘lvboa. tif’）
h=ones（5，5）/25；%5 维滤波器
I2=imfilter（I，h）% 滤波
subplot（121），imshow（I），title（‘原图’）
subplot（122），imshow（I2），title（‘滤波后图像’）
```

如图 3-23 所示，是对带有颗粒噪声的原图进行均值滤波，以此得到平滑图像，与原图对比，噪声被减弱。但同时原图也变得模糊，这是因为滤波后的图像是原图像中大小为 n 的区域像素的均值，本例中 n 值为 5，这类滤波器称之为均值滤波器。在 MATLAB 中，使用 imfilter（）线性滤波函数进行滤波。

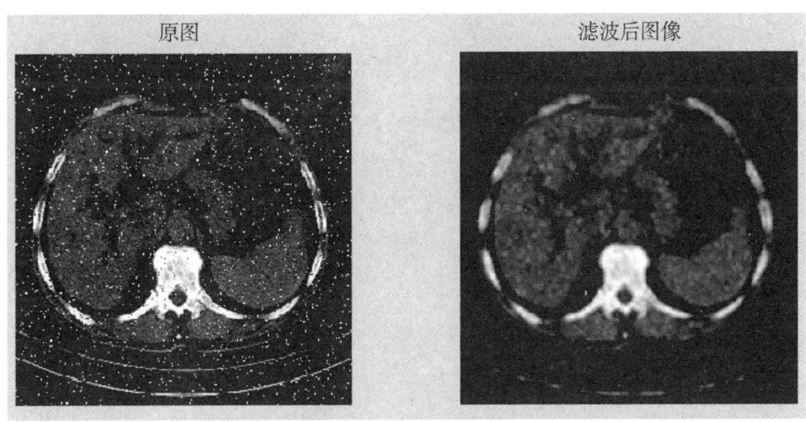

图 3-23　均值滤波前后图像对比

例 3-16　中值滤波。

```
I=imread（‘lvboa. tif’）
J=medfilt2（I，[3 3]）% 中值滤波
subplot（121），imshow（I），title（‘原图’）
subplot（122），imshow（J），title（‘中值滤波后图像’）
```

如图 3-24 所示，与均值滤波器不同，中值滤波器对异常值不敏感，所以可以在滤波的同时保证图像的对比度。在 MATLAB 中，使用 medfilt2（）函数实现。

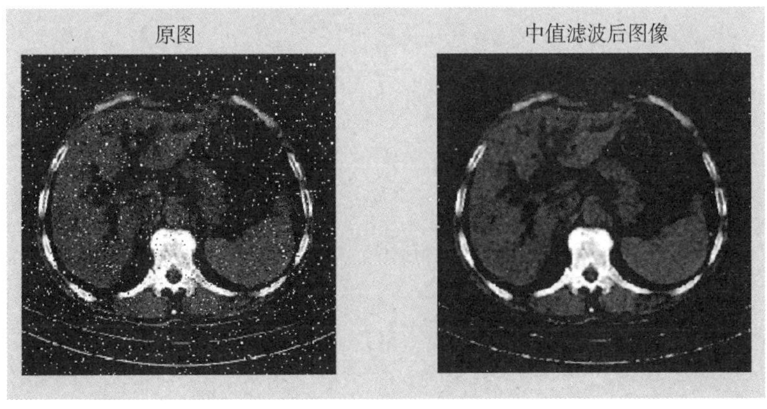

图 3-24　中值滤波前后对比

2. 图像分割　对医学图像进行分割、边缘检测和分析，是医学影像处理的常用手段。常用的图像分割技术有区域分割法、边缘分割法、边界跟踪等。在 MATLAB 中，使用 edge（）函数来检测边缘，该函数能寻找像素值陡变的像素点。Edge（）函数求边界的方法有 canny，sobel，prewitt，roberts，log 等。如图 3-25 是利用 Canny 方法进行的边缘分割。

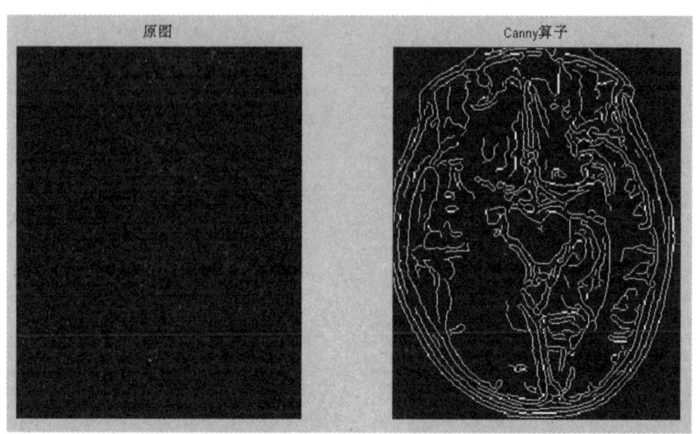

图 3-25　利用 Canny 算子进行边缘检测

例 3-17　Canny 算子检测图像边缘。

```
I=imread（'BCT2. tif'）；
BW=edge（I，'canny'）；%使用 canny 算子
subplot（121），imshow（I），title（'原图'）；
subplot（122），imshow（BW），title（'Canny 算子'）
```

3. 图像重构　图像重构的方法是指通过计算图像的投影进行图像重构。在医学图像处理中，投影可以通过医学成像设备收集，然后通过投影重构身体标本的实际图像。X 射线断层摄影技术是图像重构的实际应用，它通过从不同角度测量扫描身体标本射线的衰减而形成投影。

例 3-18　平行光束投影重构图像。

```
p=phantom（256）;%生成头仿真图
imshow（p）
theta=0：2：175;%步长为 2 的投影角度
[r，xp] =radon（p，theta）;
figure，
imagesc（theta，xp，r）;%显示图像
colormap（hot）；colorbar
output_ s=max（size（p））;%确定变换后图像大小
dtheta=theta（2）-theta（1）;%步长
i=iradon（r，dtheta，output_ s）;%radon 逆变换
figure，
imshow（i）%显示图像
```

NOTE

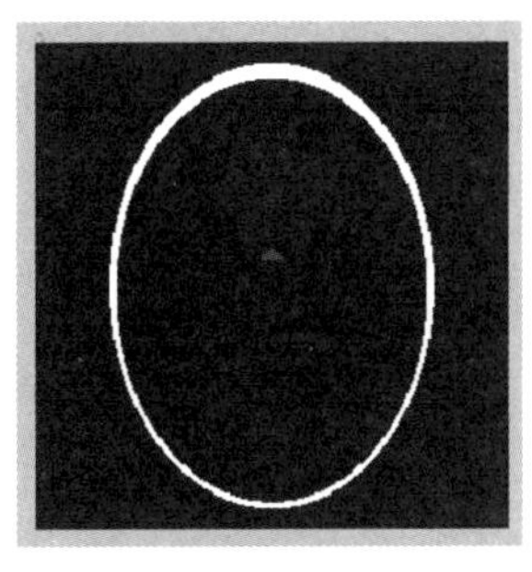
（a）头部仿真图

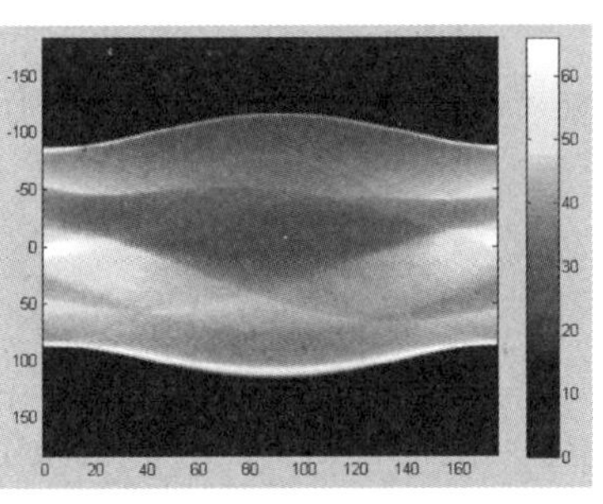

（b）经radon变换后的投影数据

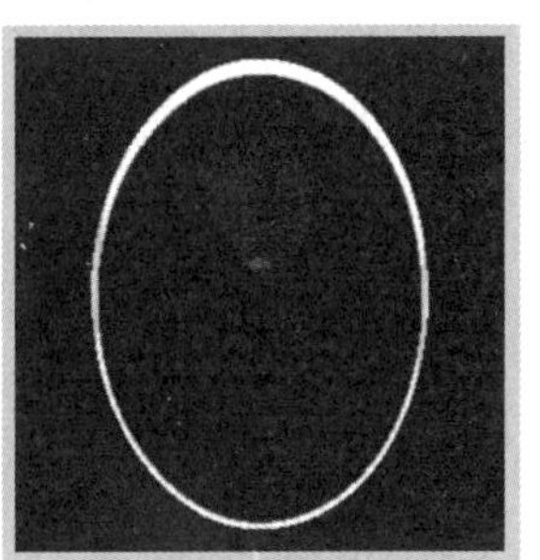
（c）重构图像

图 3-26 平行光束投影重构图像

常用的图像重构方法有平行光束投影重构和扇形光束投影重构，分别使用 iradon 和 ifanbeam 函数。在 MATLAB 中进行图像的重构步骤为：第一，创建图像，本例题使用 phantom（）函数生成头部仿真图；第二，计算投影，本例使用 radon（）函数计算得到平行光束投影；第三，重构图像，本例使用 iradon（）函数进行图像重构。

小结 3

1. 图像的函数表示

$$f=g[E(x,\ y,\ z_0,\ \lambda,\ t)]$$

式中，g［·］表示由物质能量到记录数值的映射。

2. 数字图像的表示形式。对图像采样 $f(x,\ y)$，设取 $M\times N$ 个样本，将这些数据按采样点的相对位置关系排成一个数阵，然后对每个阵元量化，从而得到一个数字矩阵，我们用这个矩阵代替函数 $f(x,\ y)$，就是说数字图像可以用一个矩阵表示。

3. 采样定理。若函数 $f(x,\ y)$ 的傅里叶变换 $F(u,\ v)$ 在频域中的一个有限区域外处处为零，设 u_c 和 v_c 为其频谱宽度，只要采样间隔满足条件 $\Delta x\leqslant\frac{1}{2u_c}$ 和 $\Delta y\leqslant\frac{1}{2v_c}$，就能由 $f(x,\ y)$ 的采样值 $f_s(x,\ y)$ 精确地、无失真地重建 $f(x,\ y)$。通常将 $\Delta x\leqslant\frac{1}{2u_c}$ 和 $\Delta y\leqslant\frac{1}{2v_c}$ 称为奈奎斯特采样条件或称为奈奎斯特采样频率。采样定理反映了图像的频谱与采样间隔（频率）之间的关系。

4. 量化技术。所谓量化就是把采样上对应的亮度连续变化区间转换为单个特定数码或离散化的过程。也就是将 $f(x,\ y)$ 的值域，即采样值的灰度范围划分成若干个子区间，在同一子区间内的不同灰度值都用这个子区间内的某一确定值代替，为处理方便，还要将这些确定值量化编码成所在的子区间的序号数，于是就将 $f(x,\ y)$ 连续分布的值域变为一个有限可列数值序列。子区间的个数称为量化等级数，通常等级是预先取定的。那些将 $f(x,\ y)$ 值域划分成若干个子区间的各分点坐标称为判决灰度或分层灰度。

5. Photoshop 简介。Photoshop 是由美国 Adobe 公司开发，功能强大的图像处理系统，可以制作出非常精彩的画面，也是平面广告设计领域应用最广的软件。它具有编辑、图像、图层、

NOTE

选择、滤镜和视图等菜单，各菜单中都有很强的图像处理功能。

6. MATLAB 简介。MATLAB 是矩阵实验室（Matrix Laboratory）的英文缩写，由美国 MathWorks 公司开发，集数值计算、符号计算和图形可视化三大基本功能于一体，由主包、simulink 和工具箱等 3 个主要部分组成。

习题 3

3-1 名词解释

（1）图像采样

（2）图像数字化

（3）图像的分辨率

（4）奈奎斯特采样频率

（5）二值图像

（6）自适应量化

3-2 简述采样定理和量化过程。

3-3 什么是均匀量化？什么是非均匀量化？

3-4 自适应量化分为哪两类？各有什么特点？

3-5 简述 Photoshop“图像”菜单中“调整”命令的主要功能。

3-6 MATLAB 软件主要由哪三部分组成？

4 医学成像技术

4.1 CT 成像

计算机体层摄影（computed tomography，CT）是计算机技术与 X 线检查技术相结合的产物。早在 1917 年奥地利数学家 J. Radon 利用数学理论证明利用 X 射线投影值可以重建物体的二维或三维图像。1971 年英国 EMI 公司工程师 Hounsfield 成功研制了世界上第一台头部 CT 扫描机，以后又出现了全身 CT、螺旋 CT 和超高速 CT 等。X-CT 是运用物理技术，测定 X 线在人体内的衰减系数，通过数学方法，经电子计算机处理，求解出衰减系数值在人体某剖面上的二维分布矩阵，再应用电子技术把此二维分布矩阵转变为图像画面上的灰度分布，从而实现断层重建的现代医学影像技术。

4.1.1 体素及 CT 值

1. 像素（pixel）和体素（voxel） 将一幅图像分成若干个按规则排列的基本单元，每个基本单元所携带的生物信息不同，像素就是指构成图像的基本单元。对于二维图像来说，像素就是构成图像平面的面积元。一幅图像划分得像素越多，像素就越小，像素越小越能分辨图像的细节，图像的分辨率就越高。CT 图像实际上是人体某一部位有一定厚度（1～10mm）的体层图像，即在待成像的层面上按一定的大小和一定的坐标人为划分的小体积元。体素是一个三维的概念，像素是一个二维概念，如图 4-1 所示。像素实际上是体素在成像时的表现，利用体素和像素可以实现空间位置编码。

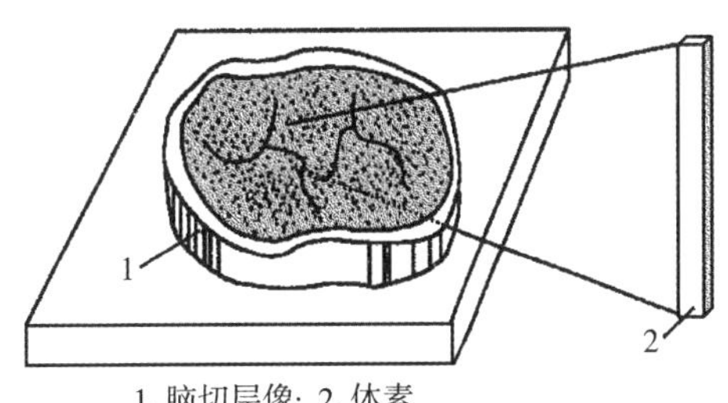

1. 脑切层像；2. 体素

图 4-1 脑切层体素像

2. CT 值和灰度值 当 X 射线束进入人体后，人体不同的组织器官对 X 射线的吸收系数不同（也称为衰减系数 μ），将衰减系数 μ 值换成 CT 值，可得各种组织密度的统一单位。CT 值表示的是一种相对密度，它将每种物质的衰减系数与一种参考物质的衰减系数联系起来。国标对 CT 值的定义为：CT 影像中每个像素所对应的物质的 X 射线线性平均衰减量大小的表示。实际中均以水的衰减系数 μ_w 作为基数，设某物质的衰减系数为 μ，则物质的 CT 值为

$$CT = \frac{\mu - \mu_w}{\mu_w} \times 1\,000 \tag{4-1}$$

CT 值的单位为“亨，Hu 或 H”，μ_w 为能量为 73 keV 的 X 射线在水中的线性衰减系数，1 000 为分度因数。

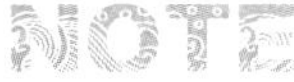

例如：水、骨、空气的吸收系数分别为：1.0，2.0，0。

水的 CT 值为：$CT_{水} = \frac{\mu_w - \mu_w}{\mu_w} \times 1\,000 = \frac{1-1}{1} \times 1\,000 = 0$（Hu）

骨的 CT 值为：$CT_{骨} = \frac{\mu - \mu_w}{\mu_w} \times 1\,000 = \frac{2-1}{1} \times 1\,000 = 1\,000$（Hu）

空气的 CT 值为：$CT_{空气} = \frac{\mu - \mu_w}{\mu_w} \times 1\,000 = \frac{0-1}{1} \times 1\,000 = -1\,000$（Hu）

按 CT 值的定义，人体组织（含空气）的 *CT* 值界限可分为大致 2 000 个等级，上限为骨头的 *CT* 值（1 000 Hu），下限为空气的 *CT* 值（-1 000 Hu）。这样的分布包括了最高密度（骨皮质）到最低密度（含气组织）的 *CT* 值。如果划分的体素内含有各种不同的组织成分，则该体素的 *CT* 值为各种成分的加权平均值，此时会产生部分容积现象。

所谓灰度是指黑白或明暗的程度，它是表示图像像素黑白或明暗程度的量，从全黑到全白有无数个不同的灰度。为了获得 *CT* 图像，必须将图像各像素的 *CT* 值转化为灰度值，得到图像画面的灰度分布，此灰度分布就是 X-CT 像。可见一个 *CT* 值对应一个灰度。如果 CT 机的 *CT* 值按 2 000 个（-1 000 ~ +1 000 Hu）计算，则对应的灰度也为 2 000 个等级，即从全黑（0）到全白（255）。

4.1.2 CT 成像的数理基础

1. X-CT 成像的数据采集 假设在 X 射线扫描通过人体的路径上，介质是不均匀的，且将路径均匀分成若干个小体素，厚度很小为 Δx，每个小体素内的吸收系数可以认为是均匀的，吸收过程如图 4-2 所示。

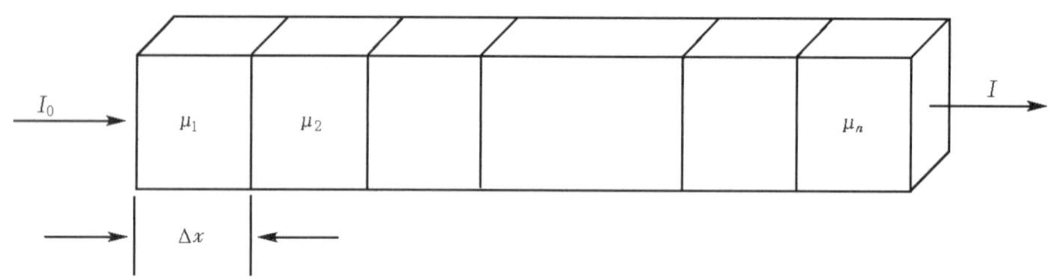

图 4-2 X 射线通过非均匀介质时的吸收

根据朗伯吸收规律，可得第一个体素的出射强度为

$$I_1 = I_0 e^{-\mu_1 \Delta x}$$

对第二个体素有

$$I_2 = I_1 e^{-\mu_2 \Delta x} = I_0 e^{-\mu_1 \Delta x} e^{-\mu_2 \Delta x} = I_0 e^{-(\mu_1 + \mu_2)\Delta x}$$

对第 n 个体素有

$$I_n = I = I_0 e^{-(\mu_1 + \mu_2 + \cdots + \mu_n)\Delta x} \tag{4-2}$$

整理可得

$$\mu_1 + \mu_2 + \cdots + \mu_n = \frac{1}{\Delta x} \ln \frac{I_0}{I} = p \tag{4-3}$$

式（4-3）中，μ_1、μ_2、…、μ_n 代表各个体元的吸收系数，Δx 为每个体素的厚度，I_0 为入射 X 射线的强度，I 为出射 X 射线的强度，p 通常代表投影值。若衰减系数连续变化，则投影值用积分形式表示

$$p = \int_{-\infty}^{\infty} \mu(x)\,\mathrm{d}x \tag{4-4}$$

X-CT成像的数据采集就是利用X射线管和检测器等的同步扫描，获得X射线束穿过物体时的投影值来实现的。

2. X-CT图像重建 令X射线沿不同的路径对受检体进行投照，即对受检体进行扫描，就会得到一系列的投影值，而获得若干个线性方程。只要独立方程的个数等于所有体素的衰减系数的个数，就可以求得各体素的衰减系数μ，由此可得μ的二维分布矩阵，利用这些值就可以重建图像。常用的图像重建方法有迭代法、反投影法、滤波反投影法（也称为卷积反投影法）、傅里叶变换法。

4.1.3 X-CT扫描方式

扫描是X-CT成像系统为图像重建而进行数据采集所采用的物理技术。扫描装置主要包括X射线管、扫描床、检测器、扫描架等，X射线管和检测器固定在扫描架上组成扫描机构，它们围绕着扫描床上的被测人体进行同步扫描运动。这种同步运动形式称为扫描方式。X射线扫描方式主要有平移-旋转扫描方式、旋转-旋转扫描（R/R）方式、静止-旋转（S/R）扫描方式和高速扫描方式等。

1. 单束平移-旋转（T/R）方式 平移-旋转又分为单束平移-旋转（T/R）方式和窄扇形束扫描平移-旋转方式。单束扫描又称为第一代CT扫描，扫描装置是由一个X射线管和一个检测器组成，X射线束被准直后成为笔直单射线束形式，X射线管和检测器围绕受检体作同步平移-旋转扫描运动。也就是X射线管产生的射线束和相对的检测器环绕人体的中心做同步平行移动，然后通过该中心旋转1°，并作第二次扫描，完成全部数据的采集共需旋转180°，如图4-3所示。

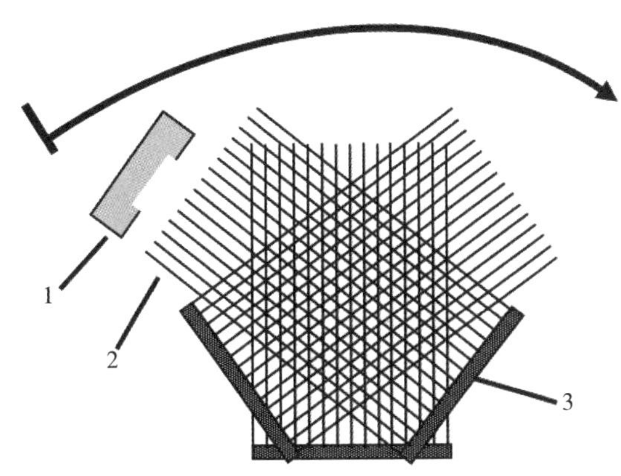

1. X射线管；2. X射线束；3. 检测器

图4-3 单束平移-旋转扫

2. 窄扇形束平移-旋转方式 窄扇形束扫描又称为第二代CT扫描。扫描装置采用多个检测器（6～30）并列于同一扫描平面，组成同步扫描系统。此种扫描进行时，X射线管发出一张角为3°～5°的扇形射线束，6～30个检测器同时采样，并仍采用平移-旋转扫描方式。这样一次扫描能同时获取多个扫描数据，使采样的速度加快，这就可以增大平移扫描的步长和增大扫描系统每次旋转的角度，从而使重建图像的速度加快。窄扇形束扫描扫完一个断层的时间可

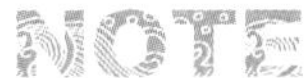

降为10秒左右，这能实现对人体除心脏器官以外的各器官的扫描成像。这种扫描的主要缺点是：会因扫描的运动而出现运动伪影，影响CT像的质量。

3. 旋转-旋转（R/R）方式 这种扫描称为第三代CT扫描，如图4-4所示。扫描装置由一个X射线管和由250～700个检测器排成一个彼此无空隙的可在扫描架内滑动的紧密圆弧形排列组成。X射线管发出张角为30°～40°能覆盖整个受检体的宽扇形射线束。扫描一次可采集到一个方向上的全部数据，所以只需X射线管和检测器做同步旋转运动即可。这种同步旋转可进行360°的扫描，用此种扫描进行全身CT中某体层的扫描时间已降为1秒左右。宽束扫描使得X射线的利用率提高，缺点是要对每个相邻的检测器的灵敏度差异进行校正，否则会由于同步旋转扫描运动产生环形伪像。

4. 静止-旋转扫描（S/R）方式 这种扫描称为第四代CT扫描，如图4-5所示，扫描装置由一个X射线管和600～2 000个检测器所组成。这些检测器在扫描架内排列成固定静止的检测器环，X射线管发出50°～90°宽扇形射线束进行旋转扫描。静止-旋转扫描方式的优点是：由于每一个检测器相继完成多个方向上投影的检测或者说在一个检测器上获得多个方向的投影数据，故能较好地克服宽扇形束在旋转-旋转扫描方式中，由于检测器之间差异所带来的环形伪影，其扫描速度同宽扇束相比也有所提高。

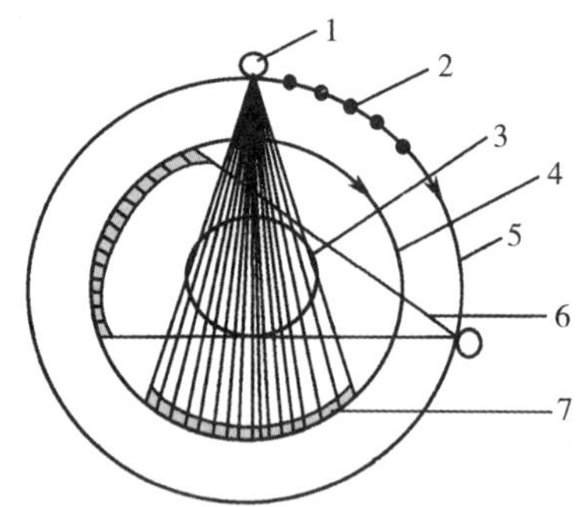

1. X射线管；2. 旋转采样点；3. 摄影领域；
4. 检测器轨道；5. X射线管轨道；6. 扇形X射线束

图4-4 旋转-旋转扫

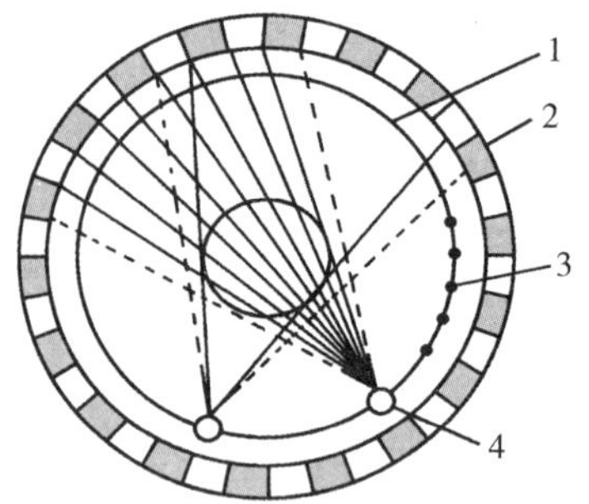

1. X射线管轨迹；2. 检测器；3. 旋转数据采集；4. X射线管

图4-5 静止-旋转扫

上面几种扫描方式的共同特点是都用一个X射线管和一个或多个检测器组成扫描装置。扫描时，X射线管作机械运动（有的方式中检测器也作机械运动），扫描时间最短可达1秒左右。这4种扫描方式通常被称为传统扫描方式，传统扫描方式的X射线管不能进行连续的扫描。无论是平移扫描还是旋转扫描，每一单次扫描结束后都要停止扫描，并用一定的时间（扫描暂停的时间）回到扫描的起始位置，在此过程中受检体随扫描床移动一小距离后静止，以便进行对下一个断层的单次扫描。这样的扫描过程不仅大大延缓了完成全部扫描工作的时间，而且存在接受扫描的断层间的间隔（称为层隔）等缺点。这是传统CT扫描技术的缺憾。

5. 高速扫描 为了实现对人体动态器官如心、肺的CT扫描，需要进一步提高扫描的速度，于是在静止-旋转扫描模式基础上出现了动态空间扫描和电子束扫描两种扫描方式。

（1）*动态空间扫描*：动态空间扫描又称为第五代CT扫描装置，由28个X射线管和28个荧光屏-影像增强器组成的28个检测器以及可转动的滑环组成。28个X射线管和28个检测器分别排成一个半圆形固定在滑环上，且相互对应。工作时电子开关控制28个X射线管依次工作发出脉冲X射线束，射线束透过受检体体层后，由28个荧光屏-影像增强器依次接收透射的

X 射线，并检测其透射强度，则可在 160°的范围内，由检测器采集来自 28 个方向的投影数据来重建图像。

（2）电子束扫描：电子束扫描又称为第六代 CT，扫描系统是在一个特殊制造的 X 射线管中使旋转电子束撞击到圆环形靶上，依次可在一个圆周内产生 X 射线束，由静止排列的检测器环来检测，电子束扫描的示意图，如图 4-6 所示。这种机构的扫描时间可缩短到 10 毫秒左右，可用于心、肺等动态器官的 CT 检查，是最有前途的一种 X-CT 装置。

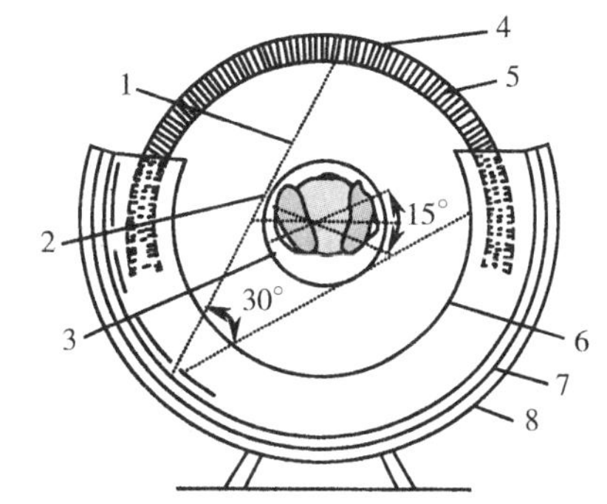

1. X射线束; 2. 患者断面; 3. 摄影区; 4. 闪烁晶体 5. 检测器; 6. 主准直; 7. 靶环; 8. 真空容器

图 4-6 电子束扫描

4.1.4 X-CT 后处理技术

经扫描而获取的像素 *CT* 值数字矩阵直接转换成的图像，往往不能直接被临床利用，还需对数字矩阵做再处理，才能转变为可利用的图像。CT 图像的后处理技术，是根据一定的数学模型应用计算机技术，对已获取的像素 *CT* 值数字矩阵进行再加工处理，使图像能被方便识别辨认，以便快速地获取准确诊断信息的技术。图像后处理技术的种类很多，其实质都是对检测出的 *CT* 值进行相应的数学变换和计算，下面重点介绍窗口技术。

1. 窗口技术 CT 像是灰度像，一个 *CT* 值应对应图像平面上某一级灰度。人体组织 *CT* 值范围有 2 000 个分度，在荧光屏上用 2 000 个不同灰阶来表示，但灰度差别小，人眼分辨不出，而且就显示器件来说也不能显示这么多的灰度。一般人眼从完全黑到完全白范围内，当两个像素的灰度对应的 *CT* 值相差 60 Hu 时，才能分辨出它们具有不同的黑白程度，这相当于人眼在全灰度范围内把从全黑到全白只能分成大约 33 个不同的黑白等级。由于人眼对黑白程度的低分辨能力，许多生物信息将不能被识别出。为了提高组织结构细节的显示，弥补人眼的低灵敏度，CT 机通常采用窗口技术。

窗口（Window）技术也称为灰度放大技术，是指 CT 机放大或增强某段范围内灰度的技术，先把人体中欲观测组织的 CT 范围确定为放大或增强的灰度范围，把确定灰度范围的上限以上增强为完全白，把确定灰度范围的下限以下压缩为完全黑，这样就放大或增强了确定灰度范围内不同灰度之间黑白对比的程度，而这个被确定为放大或增强的灰度范围称为窗口，放大的灰度范围上下限之差称为窗宽（Window Width，WW），放大灰度范围的中心灰度值称为窗位（Window Level，WL）。如果用 *CT* 值表示灰度，则放大灰度范围的上限 CT_{max} 和下限 CT_{min} 之差为窗宽

$$窗宽=CT_{max}-CT_{min} \tag{4-5}$$

上下限的算术平均值（中心 *CT* 值）为窗位

$$窗位=\frac{CT_{max}+CT_{min}}{2} \tag{4-6}$$

图 4-7 显示了窗口技术中窗位、窗宽和显示灰阶之间的关系。

2. 图像的再加工处理 实际中为了能更好地读片需要对图像进行加工处理。图像的再加

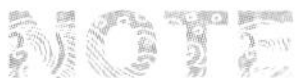

工处理包括图像的加、减、过滤、局部放大或缩小、直方图处理等多种。对图像进行再加工处理的本质，是根据需要采用一定的数学模型对图像进行变换。下面介绍几种图像再加工处理的基本原理。

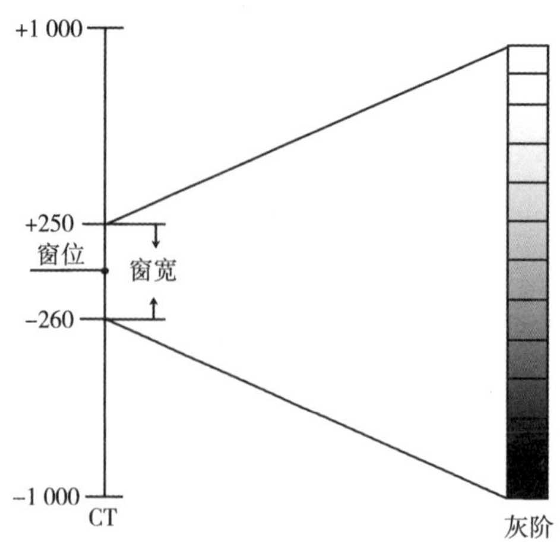

图 4–7　窗口技术

（1）图像的滤波处理：图像的滤波处理是在获取了图像的数字矩阵以后，根据实际需要，采用不同的数学模型对图像进行加工处理的方法。图像滤波的基本原理是在处理图像矩阵中的每一像素值时，都要考虑该像素和临近像素间的关系，并通过不同的数学计算获得该像素的新数值。例如对一 3×3 图像矩阵像素值的平滑处理等。设 μ_{22} 为某点处要处理的像素值，μ'_{22} 为经处理后的像素值，如图 4–8 所示。选用不同的滤波公式可完成不同的相应滤波计算：

平滑滤波

$$\mu'_{22}=(\mu_{11}+2\mu_{12}+\mu_{13}+2\mu_{21}+4\mu_{22}+2\mu_{23}+\mu_{31}+2\mu_{32}+\mu_{33})/16$$

平均平滑滤波

$$\mu'_{22}=(\mu_{11}+\mu_{12}+\mu_{13}+\mu_{21}+\mu_{22}+\mu_{23}+\mu_{31}+\mu_{32}+\mu_{33})/8$$

轮廓滤波

$$\mu'_{22}=\sqrt[2]{[(\mu_{11}+\mu_{12}+\mu_{13})-(\mu_{31}+\mu_{32}+\mu_{33})]^2+[(\mu_{11}+\mu_{21}+\mu_{31})-(\mu_{13}+\mu_{23}+\mu_{33})]^2}$$

边缘增强滤波

$$\mu'_{22}=(-2\mu_{11}+\mu_{12}-2\mu_{13}+\mu_{21}+6\mu_{22}+\mu_{23}-2\mu_{31}+\mu_{32}-2\mu_{33})/2$$

阴影滤波

$$\mu'_{22}=-\mu_{11}-\mu_{12}-\mu_{13}+\mu_{21}+3\mu_{22}-\mu_{23}+\mu_{31}+\mu_{32}+\mu_{33}$$

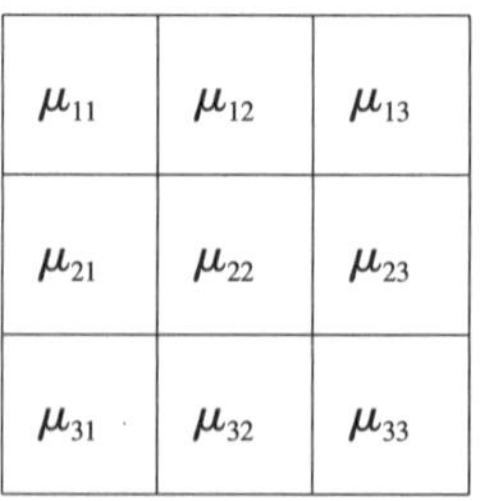

μ_{11}	μ_{12}	μ_{13}
μ_{21}	μ_{22}	μ_{23}
μ_{31}	μ_{32}	μ_{33}

图 4–8　3×3 图像矩阵滤波处理

按上述不同的滤波公式计算图像矩阵中每一点的像素值，可以达到图像过滤的效果。

（2）图像的放大和缩小：图像放大和缩小主要是为了扩展或缩小显示视野。图像的放大和缩小可采用数学算法进行。如果将图像数字矩阵设为与显示图像矩阵一一对应时，图像显示既没有被放大也没有被缩小；如果从图像矩阵选出一部分图像数据，并扩展到与原来的显示图像矩阵一一对应时，就达到了放大显示图像的目的。

将小的图像数据矩阵扩展成大的显示图像矩阵时，由于缺少一些数据，会产生数据的间断，图像画面粗糙。为克服上述缺点，实际采用图像插值技术，这样会使图像变得平滑、细腻。图 4-9 是采用不同插值法对同一幅图像中 9 个相邻灰度点的灰度值（103，207，205；209，243，213；235，246，211）进行插值后的三维效果图。

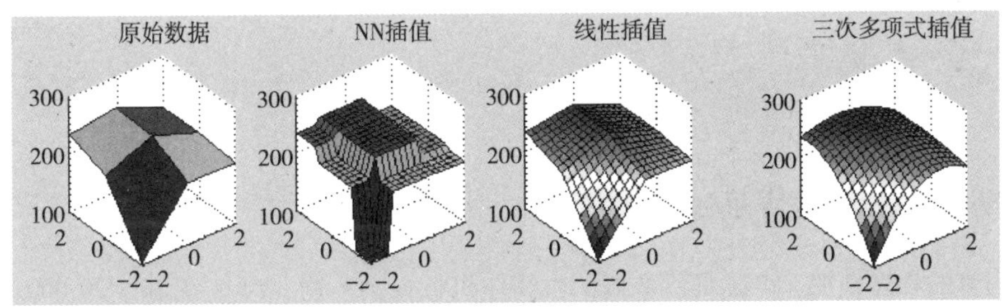

图 4-9 插值技术对比图

4.1.5 CT 新技术

螺旋 CT（Spiral CT，SCT）是计算机断层成像技术的新发展，这种扫描方式是在患者以匀速通过旋转的 X 线球管的扫描野中进行的，是滑环扫描技术基础上引出的一种新的扫描技术。分为单层螺旋 CT 和多层螺旋 CT（Multislice Spiral CT，MCT）。

1. 滑环技术 它是使球管在扫描过程中始终向一个方向旋转来代替球管往复运动的扫描方式。所谓滑环就是由成对的电刷和圆环构成，安装在 CT 机架内，它可分为高压滑环和低压滑环两种。高压滑环在机架外装有高压发生器，产生的高压通过电缆送至滑环再送给 X 射线球管，检测器采集的数据也通过滑环送至数据采集系统。低压滑环则是接收由机架外传输来的低压电，由滑环传输给安装在机架内的高频高压发生器。在扫描过程中高频高压发生器与 X 射线球管同步旋转，检测器采集的数据也是通过滑环送到数据采集系统。如果滑环技术应用在第四代 CT 机中，由于检测器是沿机架固定排列，所以检测器采集到的数据可以不通过滑环而直接输送给数据采集系统。

2. 螺旋 CT 螺旋 CT 使用的是散热性能好的大容量 X 射线管和高效率的检测器，供电采用的是电刷和滑环平行接触式连接。螺旋 CT 扫描时，受检者在扫描床上以匀速运动进入扫描机架，同时 X 线球管连续旋转式曝光，这样采集的数据分布在一个连续的螺旋形空间内，所以螺旋 CT 扫描亦称为容积 CT 扫描。螺旋 CT 与传统的扫描方式不同，螺旋 CT 采集数据的扫描方式是 X 射线管，由以往的往复旋转运动改为向一个方向连续旋转扫描，受检体（检查床）同时向一个方向移动，因此，X 射线管相对于受检体的运动是划过柱面螺旋线形的轨迹。此种扫描方式属于第三代基础上的改进，没有扫描间隔的暂停时间（死时间），可进行连续的动态扫描，故解决了传统扫描时的层隔等问题。

3. 螺旋 CT 的优点

（1）*扫描速度快*：一般部位的扫描可在 10～20 秒内完成，或在患者一次屏气状态完成数据采集，借此可方便危重患者和婴幼儿的检查，增强检查时可在对比剂达到峰值时成像，节省

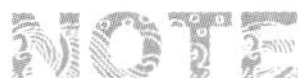

对比剂的用量。

（2）提高病灶检出率和*CT*值测量的准确性：由于螺旋CT采集的是容积数据，可消除呼吸运动伪影；避免遗漏小病灶，并可以采取任何位置或任何方向的图像重建，而且还可以提供较好的三维图像重建的容积数据，以确保以病灶为中心，避免部分容积效应。

（3）多功能显示病灶：螺旋CT可重建出高质量的三维图像和血管造影图像，在某些部位还可获得仿真内镜图像，具有CT透视功能，指导介入手术等。

4.2 超声成像

4.2.1 超声成像的物理基础

1. 超声的物理特性 声波是机械波，由物体机械振动产生，频率在20～20 000Hz之间，当频率大于20 000Hz时，称为超声波，它具有波长、频率和传播速度等物理量。用于医学上的超声频率为2.5～10MHz，常用的是2.5～5MHz。超声在介质中传播的速度因介质不同而异，在固体中最快，液体中次之，气体中最慢。在人体软组织中约为1 500m/s。介质有一定的声阻抗，声阻抗等于该介质密度与超声速度的乘积。

（1）超声在介质中以直线传播有良好的指向性，这是可以用超声对人体器官进行探测的基础。当超声传经两种声阻抗不同相邻介质的界面时其声阻抗差大于0.1%，而界面又明显大于波长，即大界面时，则发生反射，一部分声能在界面后方的相邻介质中产生折射，超声继续传播，遇到另一个界面再产生反射，直至声能耗竭。反射回来的超声为回声。声阻抗差越大，则反射越强，如果界面比波长小，即小界面时，则发生散射。

（2）超声在介质中传播还发生衰减，即振幅与强度减小。衰减与介质的衰减系数成正比，与距离平方成反比，还与介质的吸收及散射有关。$I=I_0e^{-\alpha x}$式中，I_0为$x=0$处入射波声强，α为介质的衰减系数，x为传播距离。

（3）超声还有多普勒效应（Doppler Effect），活动的界面对声源作相对运动可改变反射回声的频率。这种效应使超声能探查心脏活动和胎儿活动以及血流状态。

当声源与接收者相对于媒质发生相对运动时，接收者收到的声波频率与声源发出的声波频率出现不相同的现象，称为多普勒效应。多普勒效应频率公式：

$$v=\frac{c\ \pm v\cos\beta}{c\ \mp u\cos\alpha}v_0 \tag{4-7}$$

其中v为接收者收到的声波频率，v_0为声源发出声波的频率，c为声速，u为声源运动速度，v为接收者运动速度，α为声源运动方向与接收者和声源连线方向间的夹角，β为接收者运动方向与接收者和声源连线方向间的夹角，分子中的加号和分母中的减号适用于接收者和声源相对运动的情况，而分子中的减号和分母中的加号适用于二者背离运动的情况。

2. 超声波的产生与传播 产生超声波的方法较多，最常用的是压电式的超声波发生器。如图4-10所示，它由高频脉冲发生器和压电晶体两部分组成。如果在压电晶体（如石英、酒石酸钾钠等）两端有拉力作用，晶体两端能分别出现正、负电荷，产生出电压来，这种现象称

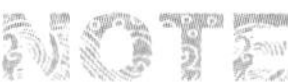

为压电效应（Piezoelectric Effect）。反过来，压电晶体在电场的作用下，能按电场变化的规律伸长或缩短，这种现象称为电致伸缩效应，也称为逆压电效应。

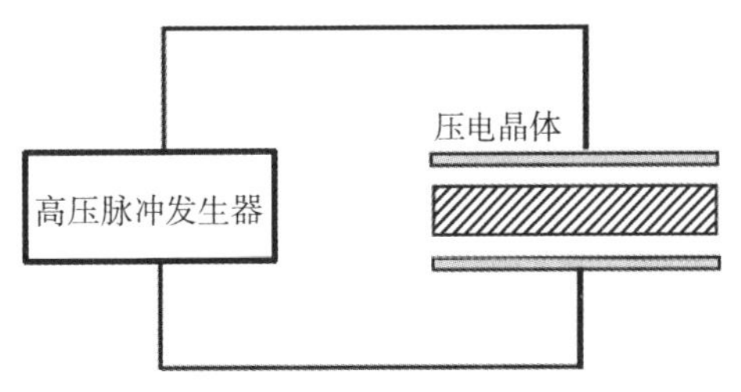

图4-10 超声波的产生

利用逆压电效应，将高频脉冲发生器产生的周期性变化的电场加到压电晶体的两端，在电场作用下，压电晶体就能在媒质中产生超声波。利用压电效应可以接收超声波，当超声波作用于晶体上时，周期性地在晶体上施加变化的作用力，压电晶体产生与之同频率的电压，电压的大小与超声波的声压大小成正比，利用示波器就可以把晶体上产生的电压测量并显示出来。总之压电晶体既可以用来产生超声波，又可以用来接收超声波，它是超声技术中的主要器件。超声探头又称为超声换能器，由压电晶体构成，有单晶片、多晶片、旋转探头和多普勒探头。

3. 回声强度 超声经过不同正常器官或病变的内部，其内部回声可以是无回声、低回声或不同程度的强回声。

（1）*无回声*：是超声经过的区域没有反射，成为无回声的暗区（黑影），可能由下述情况造成：①液性暗区，由均质的液体构成，声阻抗无差别或相差很小，不构成反射界面，形成液性暗区。在暗区下方常见回声增强，出现亮的光带（白影）；②衰减暗区，由于肿瘤对超声的吸收，造成明显衰减，而没有回声，出现衰减暗区；③实质暗区，是均质的实质，声阻抗差别小，可出现无回声暗区。肾实质、脾等正常组织和肾癌及透明性变等病变组织可表现为实质暗区。

（2）*低回声*：实质器官如肝，内部回声为分布均匀的点状回声，在发生急性炎症，出现渗出时，其声阻抗比正常组织小，透声增高，而出现低回声区（灰影）。

（3）*强回声*：可以是较强回声、强回声和极强回声。①较强回声，实质器官内组织致密或血管增多的肿瘤，声阻抗差别大，反射界面增多，使局部回声增强，呈密集的光点或光团（灰白影），如癌、血管瘤等；②强回声，介质内部结构致密，与邻近的软组织或液体有明显的声阻抗差，引起强反射；③极强回声，含气器官如肺、充气的胃肠，因与邻近软组织之声阻抗差别极大，声能几乎全部被反射回来，不能透射，而出现极强的光带。

4. 时间增益补偿 在不同深度上的回波脉冲幅度由于其声程不同，造成的吸收程度也不同，这使回波脉冲幅度的差异很大，而回波幅度又决定了像点的亮度（灰度），同样声学性质的介质，在不同深度上，由于吸收衰减使回波亮度有很大差异，给成像造成困难，因此必须对不同深度上的回波进行增益补偿，使从深度部位声界面反射的回波信号的放大倍数较大，而距离换能器较近的反射信号，也就是时间上较早达到的回波信号的放大倍数较小。由此进行的幅度补偿称为时间增益补偿（Time Gain Compensation，TGC），也称为深度增益补偿（DGC）或灵敏度时间补偿（STC）。

4.2.2 几种超声诊断仪的成像特点

1. A 型超声诊断仪 A 型超声诊断仪原理图，如图 4-11 所示。将探头产生的回波电压信号放大处理后加于示波管的垂直偏转板上，在水平偏转板上加随时间线性变化的锯齿波扫描，

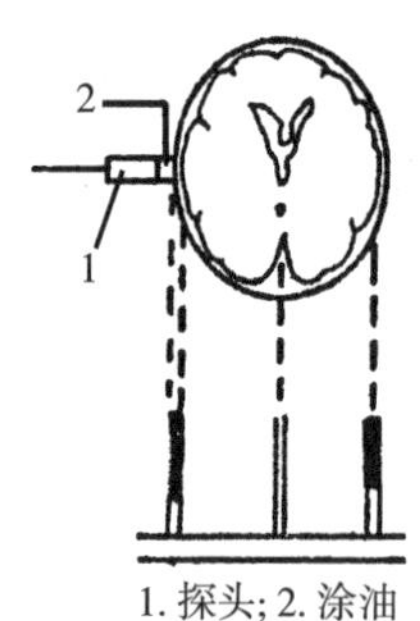

1. 探头; 2. 涂油

图 4-11　A 型超声诊断原理图

就可以把探头发出的始波和接收到的各界面的回波信号以脉冲的形式按时间先后在荧光屏上显示出来，称为幅度调制型（Amplitude Mode）。回波幅度大小提供了介质的种类信息，可以区别组织器官等，各回波脉冲与始波的时间间隔提供了各反射界面的深度信息。A 超显示的是一维图像，不能显示整个器官的形状。

2. M 型超声诊断仪　在 A 超基础上发展起来，适用于观察心脏的运动情况，探头、发射和接收通道与 A 超完全相同，只是显示方式不同，改幅度显示为亮度显示。探头固定在某一探测点不动，信号经放大检波后不是加到显示器垂直偏转板 Y 上而是加在能决定电子枪发出电子束强度大小的阴极或控制栅极上（水平偏转板），荧光屏上的光点可以自左向右缓慢扫描，光点在垂直方向上的距离代表着不同被探测界面的深度，同一辉度的光点沿水平方向描绘出一水平曲线，由回波幅度大小控制光点的亮度，实现灰度调制。其原理图，如图 4-12 所示。

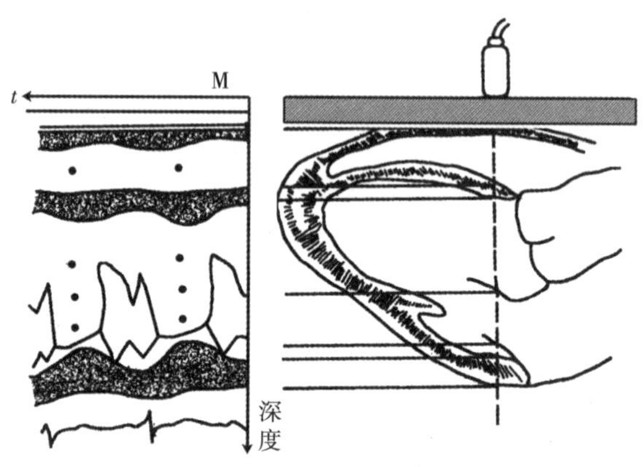

图 4-12　M 型超声诊断原理图

3. B 型超声诊断仪（B 超）　B 型超声诊断仪原理图，如图 4-13 所示，能得到人体组织器官和病变的二维断层图像，并且能对运动器官进行实时动态观察。

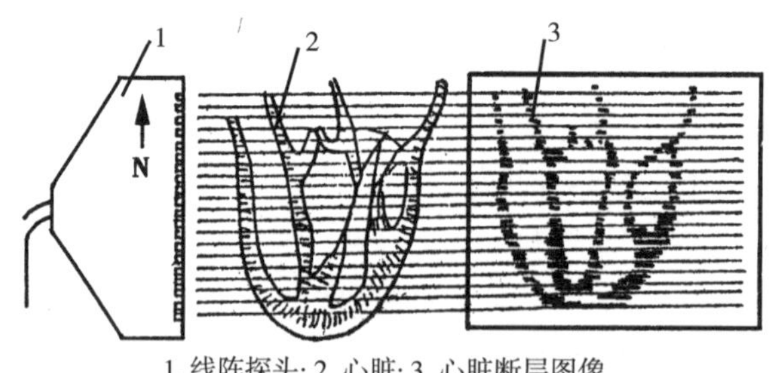

1. 线阵探头; 2. 心脏; 3. 心脏断层图像

图 4-13　B 超图像

（1）采用灰度调制型（Brightness Mode）：脉冲回声信号经放大处理后加于示波管的控制栅极，利用脉冲回波信号改变阴极与栅极之间的电位差，控制回波光点的亮度，在荧屏上显示灰度的图像，强回声光点明亮，弱回声光点黑暗。将深度扫描的时基电压加于垂直偏转板上，故回

NOTE

声信号变成明暗不同的光点自上而下按时间先后显示在荧光屏上。

（2）显示断层图像：为保证探头平移时电子束与光点也能平移，在 x 轴偏转板加扫描电压，当探头沿被探查表面直线运动的时候，使深度扫描线与探头同步移动。

（3）B 超中的扫描和扇扫

①机械扫描（Mechanical Scan）：有单个或多个换能器晶片进行高速机械转动或摆动实现快速扫描。

②电子线性扫描（Electronic Linear Scan）：以线阵式探头为基础，以电子开关或全数字化系统控制阵元组顺序发射来实现的。即每次发射和接收声波时，将若干个阵元编为一组，由一组阵元产生一束扫描声束，并接收信号，然后由下一组阵元发射下一束，并接收。扫描声束发射按阵元顺序，相当于一个声束线性平移。荧屏图像 y 轴表示回波深度，x 轴对应声束扫描的位置。

③相控阵扇形扫描：又称为电子扇形扫描。利用线阵式换能器阵元发射时有一定的位相延迟，使合成声束的轴线与线阵平面中心线有一夹角，随夹角的变化可实现扇形扫描。在扫描中各阵元之间如果同时被激励，各子波的包迹组成平面波垂直于换能器表面，若相邻各阵元被激励时依次有一个时间差，所发射声束将偏离原垂直方向，依次激励的各阵元组之间有一个顺序变化的相位差，合成声束也会有一个角度的变化，如果声束与阵列的法线成 θ 角，对不同阵元组，延迟时间变化时，θ 角也变。如果颠倒阵元激励顺序，合成声束将偏转到阵列法线另一侧。延迟时间和偏转角 θ 之间满足如下关系式。

$$\tau = \frac{1}{c} d \sin \theta \tag{4-8}$$

式（4-8）中，c 为人体的声速，d 为阵元中心间距离。

④动态频率扫描器（Dynamic Frequency Scanner）：根据探测深度不同自动转换工作频率，它采用一只探头，对浅表组织的探测用高频段，随逐步进入深部组织检测频率也逐渐下降，从而实现了一个探头既有高分辨力又有宽频带的灵敏度。

4.2.3 超声设备新技术

1. 彩色多普勒血流显像仪原理（彩超） 属于实时二维血流成像技术。利用多道选通技术可在同一时间内获得多个采样容积上的回波信号，结合相控阵扫描对此断层上采样容积的回波信号进行频谱或自相关处理，获得速度大小、方向及方差信息；同时滤去迟缓部位的低频信号，再将提取的信号转变为红色、蓝色、绿色的色彩显示。尤其是利用先进的实时二维彩色超声多普勒系统，使血流图像和 B 超图像同时显示，即 B 型超声图像显示血管的位置，多普勒测量血流，这种 B 型和多普勒系统的结合能更精确地定位任一特定的血管。

2. 彩超特点

（1）彩色血流图像是显示在 B 型图像上的，所以二维多普勒血流取样必须与 B 型图像的信息重合。

（2）二维彩色多普勒中，要在一条声束的多个水平线上取样，即作多次取样，而且相邻两个取样信号所包括的血流信息都不相同。因此必须采用自相关技术。

（3）血流图像是叠加在 B 型图像上的，脏器的 B 型图像是以黑白显示的。血流必须以彩色显示才能与脏器组织区分开。

3. 自相关技术 一种快速频谱分析方法，主要通过检测两个信号间的位相差，而求得探测位置的血流速度。位相差的正负指示了血流方向。

4. 血流方向 彩色多普勒血流显像采用国际照明委员会规定的彩色图，有红、绿、蓝3种基本颜色，其他颜色都是这3种基本颜色混合而成的。用红色表示正向流，即朝向探头的流动；用蓝色表示反向流，即背向探头的流动；并用红色和蓝色的亮度分别表示正向流速和反向流速的大小；用绿色及其亮度表示方差（血流速度分布或湍流情况）。

5. 彩超的局限 彩色多普勒血流图是在二维影像的每条线上采用脉冲多普勒进行多门选通，收集大量血流信息，再经过处理将其以彩色表示的血流速度叠加在二维图像上，是一种二维多普勒技术。其优点是可以显示血流的部位、形状和分布。以颜色代表流动方向，以亮度代表血流平均速度大小，但由于其本质是脉冲多普勒技术，因此速度测量会由于频谱的变化或流速切面的不对称等原因造成平均速度测量的不准确。另外，由于采用自相关技术，可以快速计算出血流速度、血流方向和速度方差。但自相关技术是将取样部位每个瞬间的信号取平均求出平均速度，并不提供该部位流速的瞬时分布，所以彩色多普勒血流图不能定量分析峰值流速。且采样频率极限常低于脉冲多普勒的极限，容易出现彩色逆转。

4.3 核医学成像

4.3.1 放射性核素显像技术

放射性核素成像（Radio Nuclide Imaging，RNI），是一种利用放射性核素示踪方法显示人体内部结构的医学影像技术。放射性核素显像主要是功能性显像，可以进行功能性的量化测量。由于体内不同组织和器官对某些化合物具有选择吸收的特点，故选用不同的放射性核素制成的标记化合物注入体内后，可以使体内各部位按吸收程度进行放射性核素的分布，再根据核素衰变放射出射线的特性，在体外用探测器进行跟踪，就可以间接获得被研究物质在生物体内的动态变化图像。

放射性核素在其衰变过程中会发出在体外可以检测到的射线，通过对射线的检测就可以做到对超微量定量及较精确的定位。在同一类同位素中的不同核素，其核外电子结构一致，故具有相类似的化学性质，当被研究的物质被放射性同位素标记时，被研究物质的分子的结构及化学性质均不会改变，他们会与未被标记的物质一起参与机体的生理、生化过程。这样通过对示踪物质的检测就可以间接了解被研究物质在生物体内的动态变化，获取定性、定量和定位的结果。

4.3.2 核放射性及射线

1. 放射性核衰变 根据原子核的稳定性，可以把核素分为放射性核素和稳定性核素。自然界中天然存在的核素有300多种，其中270多种是稳定核素（Stable Nuclide），60多种是不稳定的放射性核素（Radioactive Nuclide），它们会自发地放出某种射线变成另一种核素。这种现象称为放射性衰变（Fadioactive Decay），简称为核衰变（Decay）。除天然存在的核素外，通过人工方法又制造了1 600多种放射性核素。

NOTE

放射性是1896年贝可勒尔（H. Becquerel）发现的，他当时观察到铀（U）盐发射出的射线能透过不透明的纸使照相底片感光。随后1898年居里夫妇（Pierre Curie and Marie Sklodowska Curie）发现了放射性更强的钋（Po）和镭（Ra）。之后卢瑟福和他的合作者把已发现的射线分成α（氦核）、β（电子流）和γ（光子流）3种。

根据衰变时放出射线的种类不同，放射性核衰变主要分为3种类型，即α衰变、β衰变和γ衰变。在衰变过程中遵守质量守恒、电荷守恒、动量守恒和能量守恒定律。

（1）α衰变：原子核自发地放射出α粒子而衰变成另外一种核素的过程称为α衰变。α粒子就是高速运动的氦核$_2^4He$。α衰变的一般表示式为

$$_Z^AX \rightarrow _{Z-2}^{A-4}Y + _2^4He + Q \tag{4-9}$$

通常把衰变前的原子核称为母核，用$_Z^AX$表示，衰变后的原子核称为子核，用$_{Z-2}^{A-4}Y$表示。衰变过程中所释放出的能量称为衰变能，用Q表示，它在数值上等于α粒子和子核的反冲动能之和，不同核素Q值不同。α衰变使母核失去2个与电子电荷量相等的正电荷，形成的子核较母核原子序数减少2，子核在元素周期表中的位置将向前移2位，而质量数较母核减少4。例如$_{88}^{226}Ra$（镭）的α衰变表示式为

$$_{88}^{226}Ra \rightarrow _{86}^{222}Rn + _2^4He + Q$$

实验表明，大部分核素放出的α粒子能量并不是单一的，而是有几组不同的分立值。说明原子核内也存在能级，且能量亦是量子化的。处于基态的母核发生α衰变时可以直接衰变到子核的基态，也可以先衰变到子核的激发态，放出能量较低的α粒子，处于激发态的子核再向基态跃迁，放出γ射线。

（2）β衰变：β衰变是放射性原子核放出β粒子而衰变成另外一种核的过程，是核电荷改变而核子数不变的核衰变。它主要包括β^-、β^+和电子俘获。

① β^-衰变：母核自发地放出一个β^-粒子和一个反中微子$\bar{v}$，而衰变成原子序数加1而质量数不变的子核。β^-粒子即是普通电子$_{-1}^{0}e$，反中微子$\bar{v}$是中微子v的反粒子，不带电，静止质量几乎为零。β^-衰变方程式如下

$$_Z^AX \rightarrow _{Z+1}^{A}Y + _{-1}^{0}e + \bar{v} + Q \tag{4-10}$$

式（4-10）中，$_Z^AX$代表母核，$_{Z+1}^{A}Y$是子核，$_{-1}^{0}e$是β^-粒子，Q是衰变能。

原子核中并不存在电子，衰变后却放出电子流，这是因为核内的中子转变为质子（留在核内）同时放出一个电子和一个反中微子而形成。

② β^+衰变：母核自发地放出一个β^+粒子和一个中微子v，衰变成原子序数减1而质量数不变的子核。β^+粒子即是正电子$_{+1}^{0}e$，v是中微子，不带电，静止质量几乎为零。β^+衰变方程式如下

$$_Z^AX \rightarrow _{Z-1}^{A}Y + _{+1}^{0}e + v + Q \tag{4-11}$$

式（4-11）中，$_Z^AX$代表母核，$_{Z-1}^{A}Y$是子核，$_{+1}^{0}e$是β^+粒子，Q是衰变能。

原子核中并不存在正电子，衰变后却放出正电子，这是因为核内的质子转变为中子（留在核内）同时放出一个正电子和一个中微子而形成。

③电子俘获：原子核俘获了与它最接近的内层电子，使核内的一个质子转变为一个中子，同时放出一个中微子。电子俘获一般表示式为

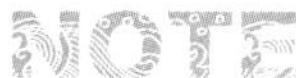

$$ {}_{Z}^{A}X + {}_{-1}^{0}e \rightarrow {}_{Z-1}^{A}Y + v + Q \tag{4-12} $$

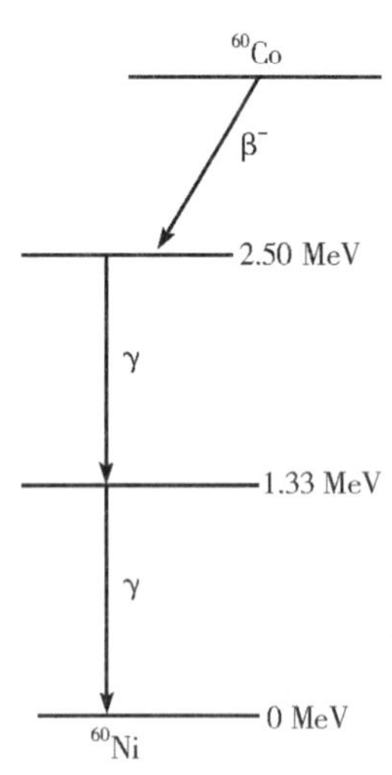

图 4-14　^{60}Co 的 γ 衰变图

如果母核俘获电子是 K 层电子就称为 K 俘获，俘获的电子是 L 层的称为 L 俘获。由于 K 层电子最靠近原子核，所以 K 俘获最容易发生。当 K 层电子被俘获后，就留下一个空位，外层高能级电子很容易来填充这个空位，产生能级跃迁，能量以标志 X 射线形式释放出来，也可能把能量直接传递给同一能级的电子，使它脱离原子核的束缚，成为自由电子，这种现象称为俄歇效应，这些被放出来的电子称为俄歇电子。放射性核素在发生 β 衰变后，子核可以处于基态或激发态，于是有 γ 射线产生。

（3）γ 衰变：当原子核发生 α、β 衰变时，通常衰变到子核的激发态，处于激发态的子核是极不稳定的，它要向低激发态或基态跃迁，同时放出 γ 光子。医学上常用放射源^{60}Co 治疗肿瘤，它发生的便是 β^-衰变和 γ 衰变。如图 4-14 所示。

γ 衰变过程表示式为

$$ {}_{Z}^{A}X^{m} \rightarrow {}_{Z}^{A}X + \gamma + Q \tag{4-13} $$

${}_{Z}^{A}X^{m}$ 为处于激发态原子核，${}_{Z}^{A}X$ 为处于基态原子核，γ 为光子，Q 为衰变能。

γ 射线是由光子（波长 $10^{-12} \sim 10^{-13}$ cm）组成的。就目前科学技术水平而言，尚不可预料单个原子的衰变情况，但大量原子核衰变所遵循的统计规律却是可以预测的。核医学中就是用半衰期来表示放射性衰变时间的快慢。

2. 半衰期

（1）物理半衰期：半衰期被定义为放射性核的数目衰变了一半（或衰变到剩余一半）所经历的时间，称为半衰期（Half Life），用 T 表示，也被称为物理半衰期。

$$ N = \frac{N_0}{2} = N_0 \mathrm{e}^{-\lambda T} $$

$$ T = \frac{\ln 2}{\lambda} = \frac{0.693}{\lambda} \tag{4-14} $$

其中 N_0 为 $t = 0$ 时刻放射性原子核的数目，λ 定义为衰变常数。T 和 λ 是放射性核素的特征常量，表征原子核衰变的快慢，它与外界因素无关，只决定于放射性核素自身的性质。

（2）生物半衰期（Biological Half-Life）T_b：是指单纯通过生物体的代谢而排出体外，使放射性核素减少一半所需的时间。

$$ T_b = \frac{\ln 2}{\lambda_b} = \frac{0.693}{\lambda_b} \tag{4-15} $$

（3）有效半衰期 T_e：是同时考虑物理半衰期和生物半衰期，使放射性核素在体内减少一半所需的时间。

$$ T_e = \frac{0.693}{\lambda_e} = \frac{TT_b}{T + T_b} \tag{4-16} $$

3. 核探测仪器　核探测仪器的功能是将 γ 射线辐射的能量转变为电脉冲。其测量原理是射线在晶体内产生荧光，利用光导和反射器组成的光收集器将光子投射到光电倍增管的光阴极

NOTE

上，使光电子被击出，光电子在光电倍增管内被倍增、加速，在阳极上形成电流脉冲，电流脉冲的高度与射线的能量成正比，电流脉冲的个数与辐射源入射晶体的光子数目成正比，即与辐射源的活度成正比。核探测仪器主要由准直器、闪烁体、倍增管组成。

（1）准直器：是排除对成像起干扰作用的器件。准直器主体是一个铅合金材料制造的蜂窝体。探头对着被探测的部位，被测物发出的γ射线，经准直器射在探头内的晶体上。准直器用能吸收射线的高密度物质制成，通常采用铅。由于铅能吸收射线，因此只有平行于蜂窝孔的γ射线才能达到闪烁体上，这就保证了探头收到的只是由被测物发出的信息，其他信息不能进入探头。

（2）闪烁体：闪烁体的材料有很多种，核医学设备中最常用的闪烁体是碘化钠晶体。闪烁体的作用是将入射的γ射线能量变换为闪烁光，即微弱的光脉冲信号。

（3）光电倍增管：光电倍增管是一个真空光电器件，由光阴极、多个倍增极和阳极组成。在工作时阴极和阳极间接有1.5 kV左右的高稳压直流电压，各倍增极之间也接有高稳压直流电压。当闪烁光透过光学玻璃照到光阴极时便生成光电子，光电子在光电倍增管内被倍增、加速，在阳极上形成电流脉冲输出，电流脉冲的高度与射线的能量成正比，电流脉冲的个数与辐射源入射晶体的光子数目成正比，即与辐射源的活度成正比。这些电脉冲信号经放大后，送往计数器。计数器接收信号并在一定时间内自动统计信号的数目，然后输出给显示电路。

4. γ照相机　γ照相机是将人体内放射性核素分布快速、一次性显像的设备，γ照相机的探头固定不动，在整个视野上对体内发出的γ射线都是敏感的，所以是一次性成像。它主要由探头、准直器、闪烁体和光电倍增管以及电阻矩阵组成。

4.3.3 单光子发射断层成像

20世纪80年代初，一批基于安格型相机的同位素断层扫描装置问世，称为发射型计算机断层（Emission Computed Tomography，ECT）。ECT是通过计算机图像重建来显示已进入体内的放射性核素在断层上的分布。ECT分为单光子发射型计算机断层（Single Photon Emission Computed Tomography，SPECT）和正电子发射型计算机断层（Positron Emission Computed Tomography，PET）。X线-CT对透过患者身体的X线成像，得到人体组织衰减系数的三维图像，即解剖结构；ECT所提供的放射性药物分布的三维图像则反映了患者代谢和生理学状况，是功能性显像。

1. 单光子发射型计算机断层（SPECT）原理　ECT的本质是在体外测量发自体内的γ射线来确定在体内的放射性核素的活度。SPECT的放射性制剂都是发生γ衰变的同位素，体外进行的是单个光子数量的探测，采用滤波反投影法，即由探测器获得断层的投影函数，再用适当的滤波函数进行卷积处理，将卷积处理后的投影函数进行反投影，重建二维的活度分布。

2. 单光子发射型计算机断层（SPECT）的突出优缺点　可提供任意方位角的断层图像及三维立体图的成像数据，提供功能性测量的量化信息，较γ照相机大大提高了肿瘤及脏器的功能性诊断效率。缺点是测量灵敏度低，量化精度较差，图像空间分辨率低，引入的放射性制剂的量较大。

4.3.4 正电子发射断层成像

1. 正电子发射型计算机断层（PET）成像原理　PET主要由探测系统（包括晶体、电子准直、电子线路和扫描时间技术）和计算机数据处理系统等组成。探头是PET的最重要组成部分。

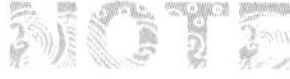

PET 显像使用的放射性核素是发射正电子的核素，PET 将能发生 β^+衰变，而产生正电子发射的同位素药物注入人体之后，β^+（正电子）在体内被电子俘获产生湮灭反应时辐射两个方向相反、能量均为 0.511 MeV 的 γ 光子，同时入射至互成环绕人体的多个探测器而被接收，把这些 γ 光子对按不同的角度进行分组，就可得到放射性核素分布在各个角度的投影值。将投影值置换成空间位置和能量信号，经计算机处理就可重建出这些标记化合物在体内的断层影像。一次断层采集可以获得几个甚至几十个断层面图像，可以高精度地显示活体内代谢及生化活动，且能提供功能代谢影像和各种定量生理参数，灵敏度较高，可以用于精确的定量分析。PET 探测的特点是位于扫描断层两侧的一对探头同时工作，只有当两个探头都分别接收到湮没光子时，才有信号发生，如图4-15所示。

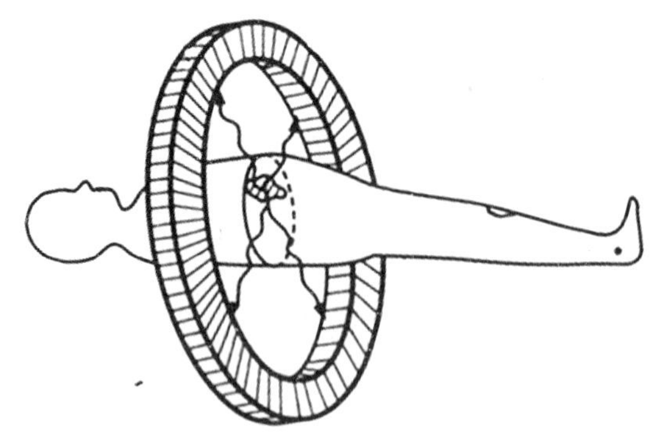

图 4-15　PET 成像原理

PET 与 SPECT 在原理上有很多相似之处，但 PET 在灵敏度、分辨率、衰减校正、探测效率等方面均有其优越性，故图像质量也比 SPECT 高得多。但由于价格昂贵，目前数量还较少。PET 所使用的放射性核素是正电子发射型，常用的有^{11}C、^{13}N、^{15}O 和^{18}O 等。由于这些核素可以用来标记一大批具有生物活性的化合物，例如代谢产物、药物受体结合物和神经递质等，这些标记的生物活性物质可直接参与生物化学和生理活动过程，但不干扰和改变它的化学和代谢过程的性质，故能定量测定人体各部位的生物化学和代谢过程，为人体生理活动的研究及临床疾病的诊断提供更多的信息。近两年来，PET 与 CT 结合，称为 PET/CT。它以 PET 特性应用为主，同时将 PET 影像叠加在 CT 图像上，使得 PET 影像更加直观，解剖定位更准确。

2. 正电子发射型计算机断层（PET）的突出优缺点　PET 用符合计数法测湮灭光子，可以省去机械准直器，因而对成像有用的光子数明显增加。定量地说，由于被探测到的光子对是符合事件，从人体内感兴趣区发射出的湮灭光子约有 50% 可被探测到。该数字表明，正电子湮灭准直法的探测效率可提高到相当于单光子机械准直器的 10 倍。另外，在所探测的断层内，正电子湮灭所产生的两个湮灭光子在其路径上的衰减是均匀的，所以对于衰减的校正比单个 γ 光子容易得多。

由于贫中子的、短寿命的 C、N、O、F 同位素的作用，PET 可以显示人体内很多重要的生理、生化过程，被称为活体的分子断层。由于测量灵敏度高，图像对比度、空间分辨率较 SPECT 有大幅度提高；由于计数可以较精确校正，故量化精度高；由于没有准直器，引入人体内的放射性制剂的数量大为减少，安全性更好。

4.4 磁共振成像

核磁共振（nuclear magnetic resonance，NMR）是由美国加利福尼亚州斯坦福大学的布洛赫 Felix Bloch 和美国马萨诸塞州坎伯利基哈佛大学的珀塞尔（Edward Purcell）于 1946 年在两地分别同时发现的，因此两人获得了1952年诺贝尔物理学奖。

1945年12月，珀塞尔和他的小组在石蜡样品中观察到质子的核磁共振吸收信号，1946年1月，布洛赫和他的小组在水样品中也观察到质子的核感应信号。他们两人用的方法稍有不同，几乎同时在凝聚态物质中发现了核磁共振。他们发展了斯特恩开创的分子束方法和拉比的分子束磁共振方法，精确地测定了核磁矩。20世纪80年代初NMR成像用于临床，为了与放射性核素检查相区别，改称为磁共振成像（Magnetic Resonance Imaging，MRI）。

4.4.1 核磁共振现象

1. 原子核的磁矩 物质的磁性来源于带电粒子的运动。对微观粒子而言，其磁性可能来自两个方面，即带电粒子的轨道运动和自旋运动。原子核中的质子带正电荷，它绕自身轴旋转的运动称为自旋运动，质子自旋运动所产生的效果类似电流通过环行线圈的情况，根据法拉第电磁原理，将产生一定值的微小磁场，它的能量是一个有方向性的矢量，称为角动量，是磁性角度的反应，角动量大就是磁性强。如果原子核内的质子和中子是相等成对的，质子的自旋运动在质量平衡的条件下做任何空间方向的快速均匀分布，总的角动量保持为零。许多原子中的质子和中子是不成对的，在不成对的条件下，质子自旋运动产生的角动量将不能保持零状态，因而原子核具有自旋磁矩，通常用μ_I表示。

$$\mu_I = \gamma L_I = g_I \sqrt{I(I+1)} \cdot \mu_N \tag{4-17}$$

$\mu_N = \frac{e}{2m_p}\hbar = 5.05095 \times 10^{-27}\ \mathrm{JT^{-1}}$核磁子（Nuclear Magneton），用作核磁矩的单位，g_I为核的朗德因子，$\gamma = \frac{\mu_I}{L_I} = g_I \frac{e}{2m_p}$为原子核的旋磁比，$L_I$为自旋角动量，$I$为原子核的自旋量子数。

人体中的氢、碳、钠、磷原子都存在质子、中子不成对的情况，它们都存在磁性，都可用来做磁共振成像。自然状态下人体是没有磁性的，例如氢、碳等元素的某一单个原子是有磁性的，但是人体含有数以亿计的氢、碳原子，角动量的方向随机，相互抵消，总的角动量为零，故自然状态下，无磁性。但若将人体置于强大的人工磁场内，人体内的氢、碳、磷等元素就会有磁性产生，原子核在自旋运动的同时围绕磁场做运动，如图4-16所示。像铁板磁化一样，在离开磁场后很快就会恢复原状，人体磁化后磁性很小，自身难以察觉，一般仪器也难以测量到。但是，在磁共振成像过程中人体磁性的变化，通过计算机可以检测到。

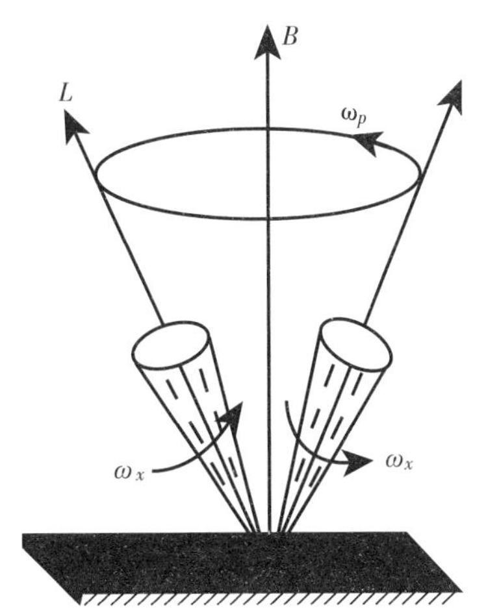

图4-16 在磁场中自旋核的运动

人体内的碳、钠、磷等原子都存在角动量，但通常主要是氢原子被用作磁共振成像的对象。这是由于氢原子的原子量最小，结构最简单，磁敏感性最强，高于碳原子66倍之多，且氢原子在人体含量最丰富，占人体原子总数的2/3。人体氢原子成像实际上是脂肪和水为主的软组织成像。

2. 磁共振现象 自旋不为零的原子核在一个均匀的静磁场$\vec{B}$中，原子核与外磁场相互作用的结果出现了两方面的变化，一是产生了核绕的旋进，在磁场的作用下，原子核的自旋轴将会

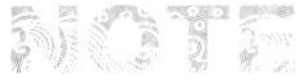

被强制定向为顺磁场和逆磁场两个方向，将类似旋转的陀螺般发生运动；二是产生了核的附加能量，造成了原子核能级的劈裂。若在垂直于外磁场方向施加一射频电磁场 RF，当射频电磁波的能量刚好等于原子核劈裂能级的间隔时（或射频电磁波的频率刚好等于核旋进的频率），就会出现样品中的原子核强烈吸收电磁波的能量，从劈裂后的低能级向相邻高能级跃迁的现象，这就是磁共振现象中的共振吸收。去掉 RF，核磁矩又会把吸收能量中的一部分以 RF 的形式发射出来，称为共振发射。核磁矩吸收和发射能量都会在环绕核系统的接收线圈上产生感生电动势，这就是磁共振信号。

若核自旋量子数为 I，则劈裂后能级间隔为 $g_1 \cdot \mu_N \cdot B$，能级数目为 $2I+1$，相邻能级间可以产生共振跃迁，能级劈裂情况，如图 4-17 所示（以氢核为例）。

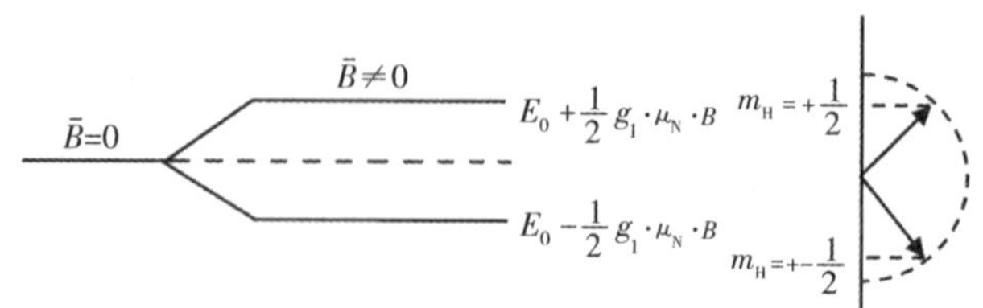

图 4-17 氢核的能级劈裂

由上可知，产生核磁共振的条件是当射频旋转磁场的角频率 ω 与核磁矩绕 $\vec{B}$ 的旋进角频率 ω_0 相等时，会产生共振吸收现象，即

$$\omega = \omega_0 = \gamma \cdot B \tag{4-18}$$

4.4.2 核磁共振的宏观描述

个别原子核的行为是观测不到的。我们只能观测到大量微观粒子的集体行为，即宏观现象。

1. 原子核的宏观磁化强度矢量 $\overrightarrow{M}$ 单位体积中所有自旋核磁矩的矢量和为样品的磁化强度矢量，用 $\overrightarrow{M}$ 表示，即

$$\vec{M} = \sum_{i=1}^{N} \vec{\mu}_i \tag{4-19}$$

$\overrightarrow{M}$ 具有磁矩的本质。

2. 磁化强度矢量受磁场影响 当样品不受外磁场作用时，由于热运动的作用，核系统中各个核磁矩的空间取向杂乱无章，从统计角度看，核磁矩的取向概率是各向均等的，因此整体上不显示磁效应，宏观总磁矩为零，$\overrightarrow{M} = \sum_{i=1}^{N} \vec{\mu}_i = 0$。当有外磁场作用时，样品对外显示磁性，即 $\overrightarrow{M}(\overrightarrow{B} \neq 0) = \sum_{i=1}^{N} \vec{\mu}_i \neq 0$。磁化强度矢量随时间的变化为：

$$\frac{d\overrightarrow{M}}{dt} = \frac{d}{dt}\left(\sum_{i=1}^{N}\vec{\mu}_i\right) = \gamma\left(\overrightarrow{M}\times\overrightarrow{B}\right) \tag{4-20}$$

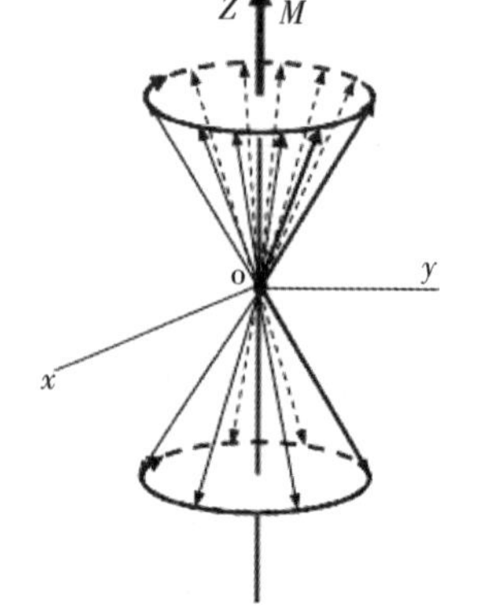

图 4-18 样品的磁化强度矢量

3. 氢核系统 在磁共振成像中，主磁场一般沿 z 轴方向放置，用符号 $\overrightarrow{B}_0$ 表示。对于氢核系统，其磁矩分别在上、下两

NOTE

个圆锥上旋进，如图4-18所示，所有处于低能级 $m_I = \frac{1}{2}$ 的核磁矩均匀分布在上方圆锥面上，其合矢量 $\vec{M}_+$ 与 z 轴同向，高能级 $m_I = -\frac{1}{2}$ 的核磁矩均匀分布在下方圆锥面上，其合矢量 $\vec{M}_-$ 与 z 轴反向，根据波尔兹曼分布定律，处于低能级的核数多于高能级的核数，所以 $\vec{M}_+ > \vec{M}_-$，故平衡状态时合矢量为 $\vec{M}_0$，等于其纵向分量 $\vec{M}_z$，方向同外磁场 $\vec{B}_0$。

4.4.3 射频脉冲

射频电磁波对样品起激励作用。MR 信号的检测是在 xy 平面内进行的，必须设法将磁场 $\vec{B}_0$ 中样品的 $\vec{M}_0$ 转到 xy 平面上。因此，沿 x 方向加入一磁场 $\vec{B}_r$，使 $\vec{M} \perp \vec{B}_r$，则 $\vec{M}$ 绕 $\vec{B}_r$ 旋进，旋进结果使 $\vec{M}$ 偏离了 $\vec{B}_0$ 的方向，与 $\vec{B}_0$ 的夹角不断增加，要使 $\vec{M}$ 绕 $\vec{B}_r$ 旋进能稳定进行，则要求 $\vec{M}$ 与 $\vec{B}_r$ 的相对位置关系不变。但偏离了 $\vec{B}_0$ 的 $\vec{M}$ 以角速度 $\vec{\omega}$ 绕 $\vec{B}_0$ 旋进，则加入的 $\vec{B}_r$ 必须是以同样的角速度 $\vec{\omega}$ 绕 $\vec{B}_0$ 方向旋转，这样，才能保证 $\vec{M}$ 在不断偏离 $\vec{B}_0$ 的方向、与 $\vec{B}_0$ 方向夹角逐渐增大的过程中与 $\vec{B}_r$ 的相对位置关系保持不变，从而才能使 $\vec{M}$ 在绕 $\vec{B}_0$ 旋进的同时又能稳定地绕 $\vec{B}_r$ 旋进，两个稳定旋进同时进行，所以要引入旋转磁场，实际采用射频电磁场 RF 代替 $\vec{B}_r$。

RF 电磁波对样品的激励作用的宏观表现为，磁化强度矢量以 $\vec{M} = \vec{M}_0$ 为初矢量，而后偏离外磁场方向 θ 角，θ 越大，则表示样品从 RF 电磁波中吸收的能量越多，通常把所加的 RF 射频电磁波都做成脉冲形式称为 θ 角脉冲。使磁化强度矢量 $\vec{M}$ 从热平衡态 $\vec{M}_0$ 偏离主磁场 $\vec{B}_0$ 90° 角的称为 90° 脉冲；使磁化强度矢量 $\vec{M}$ 从热平衡态偏离主磁场 $\vec{B}_0$ 180° 角的称为 180° 脉冲，如图4-19所示。

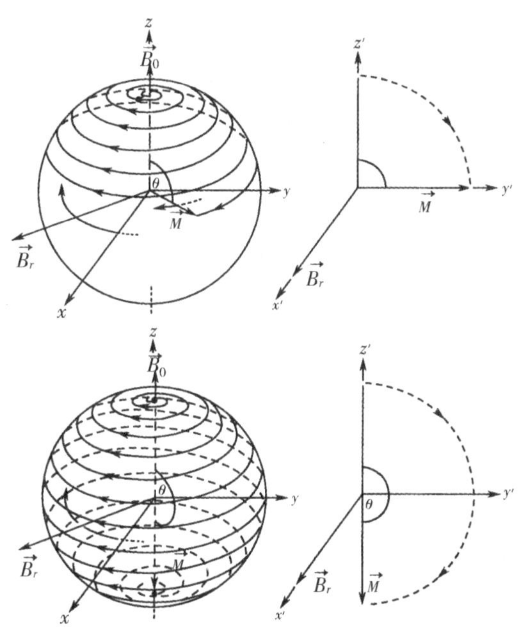

图4-19　90°和180°脉冲及其对 $\vec{M}$ 的作用

4.4.4 弛豫过程和自由感应衰减信号

1. 弛豫过程和弛豫时间　当 90° 射频脉冲停止作用后，$\vec{M}$ 自动由不平衡态恢复到平衡态，

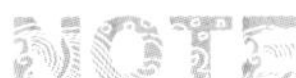

并将从射频磁场中吸收的能量释放出来，这一过程称为弛豫过程（Relaxation Process）。核系统吸收能量，偏离磁场方向做纵向恢复，其宏观磁矩的纵向分量 M_z 由小到大，最后达到未偏离磁场方向以前宏观磁矩的大小的过程称为纵向弛豫。停止 RF 脉冲照射后，$\vec{M}$ 在 z 轴方向恢复到 $\vec{M}_0$ 的 63% 时所需时间称为纵向弛豫时间 T_1。纵向弛豫本质是质子群通过释放已吸收的能量而恢复到原来的高、低能态平衡的过程。此过程中能量转移是从质子转移到周围环境，核与周围物质进行热交换，最后到达热平衡，故又称为自旋-晶格弛豫。能量转移快，则 T_1 短，反之亦然。

90° 射频脉冲停止作用后，其宏观磁化强度矢量达到最大值，核磁矩从不平衡态向平衡态恢复，此过程中各磁矩在水平方向的磁性互相抵消，其宏观磁矩的水平分量 M_{xy} 由大到小最后趋近于零的恢复过程称为横向弛豫。由于这个过程是同种核相互交换能量的过程，所以又称为自旋-自旋弛豫过程。停止 RF 照射后，宏观磁矩水平分量减小 63% 所需的时间，称为横向弛豫时间 T_2。表示 M_{xy} 以最大值衰减到零的变化快慢，其本质是自旋核的磁矩由相对有序状态向相对无序状态的过渡过程。恢复过程可以表示为：

$$M_z = M_0(1 - e^{-t/T_1}) \text{ 和 } M_{xy} = M_{xym}e^{-t/T_2} \tag{4-21}$$

2. 自由感应衰减信号　90° 脉冲停止作用后，质子的相干性逐渐消失，而质子磁矩在磁场的作用下开始重新排列。相干性和横向弛化向量 M_{xy} 的损失将导致辐射信号振幅的下降。在接收弛豫过程线圈中接收的感生电动势的幅值也逐渐衰减，这一信号由于是在自由旋进过程中感生的，故称为自由感应衰减信号，简称 FID（Free Induced Decay）。由于 FID 信号所包含的生物组织信息，比在射频场作用下检测得的 MR 信号中所含的信息为多，故 FID 信号通常就指 MR 信号。如图 4-20 所示。

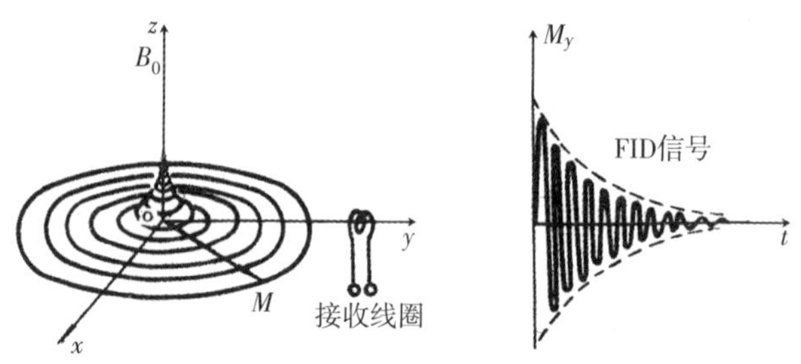

图 4-20　自由感应衰减信号

4.4.5　射频脉冲序列（Radio Frequency Pulse Sequences）

1. 自旋回波序列（Spin Echo，SE）　由 90°、180°脉冲组成的脉冲序列称为自旋回波序列。90°脉冲之后再发射一个 180°脉冲，180°脉冲过后，测得回波信号，此信号称为自旋回波信号（SE）。如图 4-21 所示。

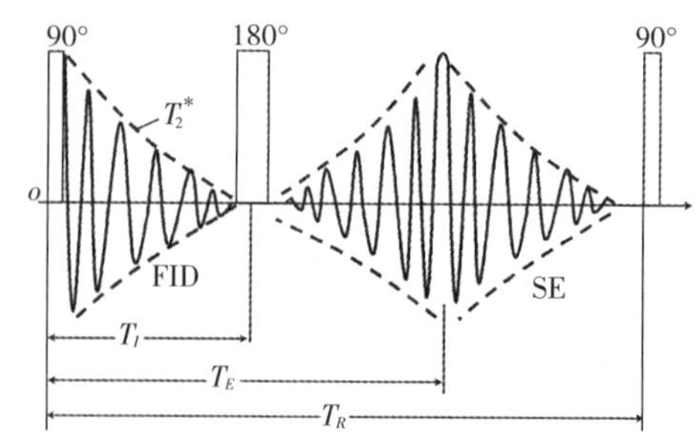

图 4-21　自旋回波序列

90° 脉冲对样品起激励作用，使样品产生 M_{xy}，使自旋核磁矩处于去位相状态。T_2^* 是存在磁场不均匀性因素的横向弛豫时间。

$$M_{xy}(t) = M_0 \cdot e^{\left[-\frac{t}{T_2}-\frac{(t-2T_I)^2}{2T_2^{*}}\right]} \tag{4-22}$$

180° 脉冲的作用使处于去位相状态的自旋质子重新变为在位相状态，使分散的核磁矩重新会聚起来，抵消磁场不均匀造成的不利影响，称为位相回归（Rephasing）。当 $t = 2T_I$ 时，T_2^* 失去影响，回波信号幅值最大，因此有 $T_E = 2T_I$。上式改写为：

$$M_{xy}(t) = M_0 \cdot e^{-\frac{t}{T_2}} \big|_{t=2T_I} \tag{4-23}$$

自旋回波信号幅值表示：

$$I = K \cdot B_0 \cdot \rho \cdot f(v) \cdot e^{-\frac{T_E}{T_2}}(1 - e^{-\frac{T_R}{T_1}})\text{（考虑自旋核的运动状态）} \tag{4-24}$$

式（4-24）中，K 是与主磁场、自旋核种类有关的常数；T_I 为 90° 和 180° 脉冲之间的时间间隔；T_R 为序列重复时间（Repletion Time，TR）；T_E 为回波时间（Echo Time，TE），T_1 为纵向弛豫时间；T_2 为横向弛豫时间；ρ 为自旋核密度；$f(v)$ 为自旋核的运动状态。

2. 加权图像 应用 SE 序列，通过调节 T_R 和 T_E 的长短，可以分别获得反应不同参数 T_1、T_2 和 ρ 的 MR 图像，断面图像主要由一个成像参数决定，这就是加权图像（Imaging Weight，IW）。

（1）ρ 加权（ρIW）：当 $T_R \gg T_1$ 时，选 $T_E \ll T_2$，则 $I = K \cdot B_0 \cdot \rho$，仅由 ρ 决定，称为 ρ 加权图像。实际选用比受检组织 T_1 显著长的 T_R（1 500～2 500 毫秒），选用比受检组织 T_2 显著短的 T_E（15～20 毫秒），则回波幅值与质子密度有关。

（2）T_1 加权（T_1IW）：当 $T_R \ll T_1$ 时，$T_E \ll T_2$，取 T_R 中等大小，则 $I = K \cdot B_0 \cdot \rho \cdot (1 - e^{-\frac{T_R}{T_1}})$，$I$ 仅由 ρ、T_1 决定，称为 T_1 加权图像。通常选用 T_R（500 毫秒），T_E（15～20 毫秒）。

（3）T_2 加权（T_2IW）：当 $T_R \gg T_1$，$T_E \gg T_2$，选取 T_E 适当的长，则 $I = K \cdot B_0 \cdot \rho \cdot e^{-\frac{T_E}{T_2}}$，$I$ 仅由 ρ、T_2 决定，称为 T_2 加权图像。通常选用比受检组织 T_1 显著长的 T_R（1500～2 500 毫秒），选用与受检组织 T_2 相似的时间为 T_E（90～120 毫秒），此时两个不同 T_2 组织的信号强度差别明显，T_E 越长，差别越显著。

3. 其他几种回波脉冲序列测量 T_1、T_2

（1）多回波脉冲序列（Carr-Purcell）：在 90° 脉冲之后连续施加 180° 脉冲，在每个脉冲之后都可以获得 SE 信号，延长了 T_E 时间，加强了 T_2 的加权作用。

（2）部分饱和序列（Partial Saturation，PS）：又称为饱和恢复序列，它由两个一定时间间隔的 90°脉冲组成。FID 信号 T_R 与 ρ 有关，当 T_R 较大于 T_1 时，信号对 ρ 的权重增加；当 T_R 较小于 T_1 时，信号对 T_1 的权重增加。

（3）反转恢复序列（Inversion-Recovery，IR）：180°脉冲为激励脉冲，相隔 50 毫秒后施加 90°脉冲。一种常用的测量 T_1 的序列，可以删除对 T_2 的相关性，进度高，测量范围大。

（4）梯度回波序列（Gradient Echo，GE）：缩短成像时间的脉冲序列，主要通过缩短 T_R 实现。采用小角度激励法，大大缩短了成像时间。

（5）EPI 序列（Echo Planar Imaging，EPI）：是目前最快速的 MR 成像法。它通常可以在 30 毫秒之内采集一幅完整的图像，EPI 在频率编码方向上采用一系列反向梯度，可在单个 T_R 间期内产生一系列的回波信号，并对每个回波信号进行相位编码，填充到相应的 K 空间，用于图像重建。可以在一次激发中以多条线的形式同时填满整个 K 空间，可以高速地获取 T_2 加权像。

（6）CPMG 法：将 Carr-Purcell 法中在 x' 轴方向所加的全部序列改为加到 y' 轴上，但脉冲仍然加到 x' 轴上。

4.4.6 空间位置编码

1. 梯度磁场与定位 要完成MR成像，必须获得人体特定层面内的MR信号。但在均匀的主磁场中，射频脉冲不可能只使一个层面内的质子产生共振，接收线圈所接收到的是成像区域内所有质子发出的MR信号，这些信号不能代表空间的信息，因此不可能用来重建图像。

实际采用的方法是在主磁场中加一个梯度磁场$\overrightarrow{G}=(G_x, G_y, G_z)=\left(\frac{\partial B_z}{\partial x}, \frac{\partial B_z}{\partial y}, \frac{\partial B_z}{\partial z}\right)$，则各部位被检测质子的运动频率就会因为梯度磁场强度的不同而区别开，这样就可以对被检体某一部位进行MR成像，因此梯度磁场主要是用来实现空间定位。梯度磁场强度为

$$\overrightarrow{B}_G=(B_{Gx}, B_{Gy}, B_{Gz})=\left(x\frac{\partial B_z}{\partial x}, y\frac{\partial B_z}{\partial y}, z\frac{\partial B_z}{\partial z}\right)$$

磁共振成像有3个基本轴，即z、x、y。z轴相当于人体从头到足，沿这个轴选择人体的横断面；x轴相当于人体从左到右，沿这个方向选择人体的矢状面；y轴相当于人体从前到后，沿这个方向选择人体的冠状面。

2. 层面的选择 在主磁场方向叠加的梯度场主要是为了达到选层的目的，此梯度也被称为选层梯度（Slice Selective Gradient，GS）。将成像物体置于均匀主磁场$\overrightarrow{B_0}$中，设磁场方向为z轴方向，在主磁场的基础上叠加一同方向的线性梯度场BG_z，磁场强度沿z轴方向由小到大均匀变化（$B=B_0+zG_z$），则垂直于z轴方向同一层面上的磁场强度相同，不同层面上的磁场强度不同，用不同频率的射频脉冲RF照射不同层面，会得到不同的共振频率$\omega_z=\omega_0+\Delta\omega_z$。不同的共振频率表示自旋核所在的层面位置。此过程称为层面的选择或选片。

3. 相位编码和频率编码 通过选层可以获得特定层面内质子的共振信号，但由于这些信号具有相同的频率，我们无法将同一层面内不同区域的MR信号区分开来，实现不了断层重建，因此需要借助与选层梯度垂直的另外两个梯度：相位编码（Phase Encoding Gradients，GP）和频率编码（Frequency Encoding Gradients，GF）。如图4-22所示。

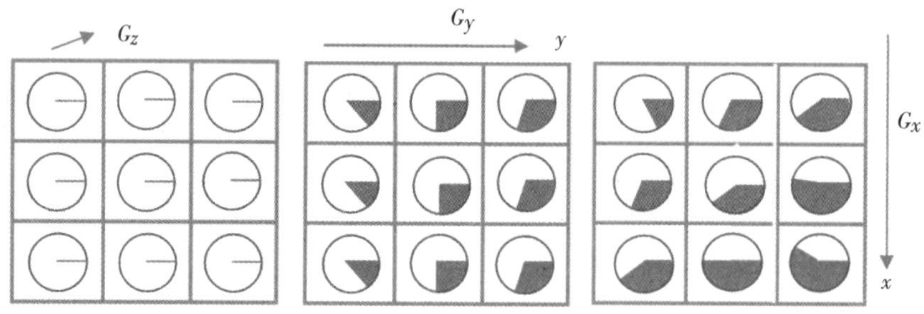

图4-22 9像素图像相位编码与频率编码

在垂直于z轴的y方向叠加一梯度G_y很小的线性梯度场BG_y，磁场沿y轴逐渐增大，则垂直于y轴方向的同一层面上的磁场均相同，不同层面磁场略有差异，磁矩的旋进速度也不一样，这样经过一定的时间t_y，y坐标不同的自旋核所旋转的角度也就不同，于是相位发生变化，$\varphi_y=\omega_y t_y=\omega_0 t_y+\gamma\cdot G_y\cdot y\cdot t_y=\varphi_0+\Delta\varphi$，用这种相位差作标记，可识别$y$轴方向的每一条直线各体素的MR信号，这一过程称为相位编码。相位编码和频率编码可以互换坐标轴，即G_y和G_x可以互换。

NOTE

在垂直于 z 轴的 x 方向叠加一梯度 G_x 很小的线性梯度场 BG_x，磁场沿 x 轴由小到大逐渐增大，则垂直于 x 轴方向的同一层面上的磁场均相同，不同层面磁场略有差异，磁矩的旋进频率也不一样，$\omega_x = \omega_0 + \gamma \cdot G_x \cdot x$，于是频率发生变化，用这种磁矩旋进频率的差异作标记，可识别沿 x 轴方向的每一条直线各体素的 MR 信号，这一过程称为频率编码。

4. 二维傅里叶变换图像重建 2D-FT 二维傅里叶变换重建法是磁共振系统中常用的断面成像法，基本思想是用 MR 信号的频率存储成像断面空间的一维信息，用 MR 信号的相位存储断面的另一维空间信息。对采集的 MR 信号进行二维傅里叶变换后，可得幅度、频率和相位信号，如图 4-23 所示。计算不同层获得的复氏函数 $F(\omega_x, \omega_y)$ 即代表该层重建的图像，此函数的实部为幅度频谱，虚部为相位频谱。根据与层面各体素编码的对应关系，把体素的信号大小用灰度等级显示在荧光屏上。

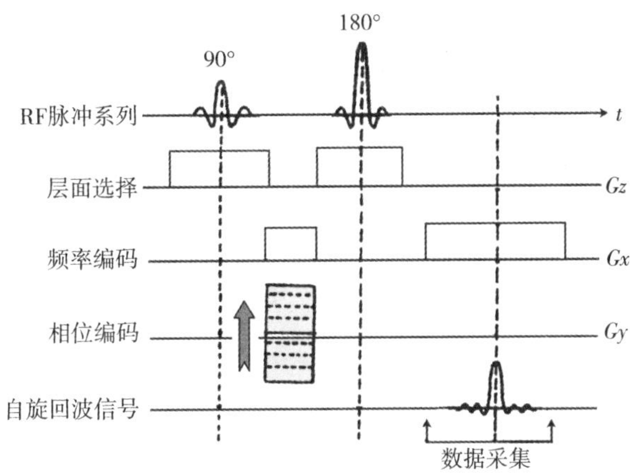

图 4-23 二维傅里叶变换成像法中空间编码、脉冲序列与回波信号的时序关系

4.5 医学显微成像

4.5.1 相衬显微镜

如果被观察标本与周围介质具有相同的吸收系数和颜色，只在折射率上有微小差别，则用一般的显微镜观测这些物体非常困难。为了克服这一困难，常将被检物染色，然后再用显微镜观测。但这种方法对有机体的生命力有害，甚至使有生命的被检物死亡。相衬显微镜对上述矛盾给出了解决的办法。

相衬显微镜是一种能把相位差转变为振幅差的特殊的显微镜，特别适用于观察具有很高透明度的对象，例如生物切片、油膜和位相光栅等。光波通过这些物体，往往只改变入射光波的位相而不改变入射光波的振幅，由于人眼及所有能量检测器只能辨别光波强度上的差别，即振幅上的差别，而不能辨别位相的变化，因此用普通显微镜难以观察到这些物体。

如图 4-24 所示，是相衬显微镜的结构原理图。相衬显微镜与普通显微镜的主要区别是相衬显微镜用狭缝很窄的环形光阑代替普通光阑，另外就是在物镜上面加了一块相位板。环形光阑在聚光器的第一焦平面上，出射光波为平行光，设波长为 λ，入射到标本上，若标本中的某处细节的线度和波长 λ 差不多，则那部分光波就会受到细节的干扰而发生衍射现象，即分为衍射波和直射波。衍射波用虚线表示，直射波用实线表示。图中衍射波经物镜后成像在它的像平面上，形成一个均匀照亮的背景。设标本细节处的折射率为 n，厚度为 L。根据光程的定义，直射光与衍射光之间产生一光程差 $\Delta = nL - L = (n-1)L$，一般约为 $\lambda/4$，即衍射光的相位约滞后 $\pi/2$，二者的振幅与相位关系，如图4-24b所示，它们在像平面上产生干涉。为了使干涉效果更明显，在物镜的焦平面上加一块相位板。直射光和衍射光通过相位板的不同区域，光程不同，使衍射光相位再滞后 $\pi/2$，即光程差由原来的 $\lambda/4$ 增加到 $\lambda/2$。同时在相位板的中心区镀上一层金属薄膜，使直射光通过后振幅要减弱一些。通过相位板后的直射波和衍射波在 O′处相遇时的振幅和相位关系，如图 4-24c 所示，它们干涉的结果，得到一暗像。在标本中的其他点，由于折射率不同，光程差不同，成像的明暗程度也就不一样，因此，实现了把相位差变成了振幅差。

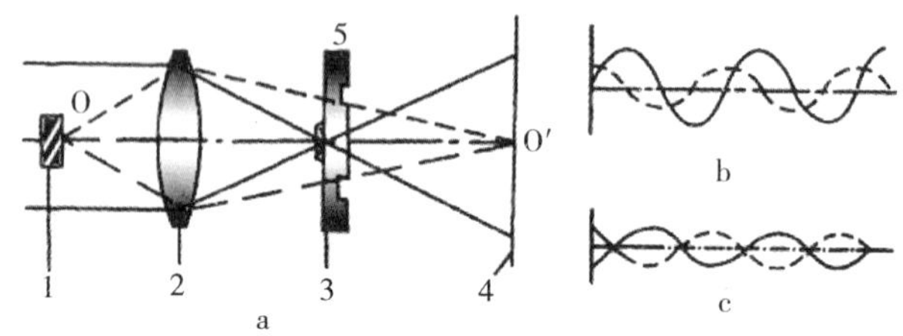

1.标本；2.物镜；3.焦平面；4.像平面；5.相位板

图 4-24　相衬显微镜原理

相衬显微镜主要用来观察不需染色或染不上颜色的标本。因为有些标本在染色过程中由于化学作用，可能引起内部结构变形，有些活体标本可能因着色而死亡。在使用相衬显微镜时，只要适当选择相位板，就能获得最明显的明暗对比效果。

4.5.2　激光扫描共聚焦显微镜

激光扫描共聚焦显微镜是在荧光显微镜成像的基础上加装了激光扫描装置，利用计算机进行图像处理，使用紫外光或激光激发荧光探针，从而得到细胞或组织内部微细结构的荧光图像，观察细胞的形态变化或生理功能的改变，能产生真正具有三维清晰度的图像，同时可在亚细胞水平上观察诸如 Ca^{2+}、pH 和膜电位等生理信号及细胞形态的实时动态变化，成为形态学、分子细胞生物学、神经科学、药理学和遗传学等领域中新的有力研究工具，在基因芯片、克隆技术中都有较好的应用。

激光扫描显微镜利用聚焦的激光束在样品表面扫描，同时利用光电检测器件接收样品反射光（或透射光），样品结构的变化使反射光（或透射光）强度改变，因而使光电检测器的输出电流改变，经信号处理，同步显示在计算机屏幕上。由于照射在样品上的是聚焦的激光束，具有很小的直径，因此没有来自邻近区域的散射光的影响，从而可以提高信噪比，即增强了对比度。

4.5.3　电子显微镜

一种是透射式电子显微镜，主要用来观察标本内部的结构，另一种是扫描式电子显微镜，主要用来显示标本的表面微观形貌。

透射式电子显微镜的结构与光学显微镜很相似，也有会聚透镜、接物镜和接目镜。电子显微镜中的光源是电子枪，电子在数万伏电压加速下，成为高速电子射线。透镜是利用电场和磁场改变电子行进方向的静电透镜和电磁透镜，不是一般的光学透镜。静电透镜是利用静电场对电荷的作用力使电子射线会聚或发散。磁透镜是利用磁场对运动电子的洛仑兹力使电子会聚或发散。电子透镜对电子射线的作用与光学透镜对光线的作用结果是相同的，在用电子显微镜观察标本时，标本对电子射线主要起散射作用，即标本使电子改变运动方向，标本中密度大或愈厚的部分，电子散射愈明显，被散射的电子不能透过光阑，在最后成像上相应部分就愈暗；反之，最后成像上这部分就强。因此对于不同密度、不同厚度的物质，在荧光屏上形成明暗程度不同的黑白影像。

电子显微镜对医学、生物学及现代科学技术的发展起着重要作用，使基础医学研究从细胞水平进入到分子水平。它可以研究光学显微镜下所不能分辨的微小细节，迅速确定生物分子及脱氧核糖核酸（DNA）的详细结构，也可以看到病毒和细菌的内部结构等，因此电子显微镜已成为医学基础研究中不可缺少的有力工具。

4.5.4 隧道扫描显微镜原理

1982 年，宾尼希（G. Bining）和罗雷尔（M. Rohrer）等人利用电子的隧道效应研制成功扫描隧道显微镜，可以实时观察样品表面单个原子的排列。

金属表面存在着势垒，阻止内部的电子向外逸出，但由于隧道效应，电子仍有一定的概率穿过势垒到达金属的外表面，并形成一层电子云。电子云的密度随着与表面距离的增大呈指数形式衰减，电子云的纵向和横向分布由样品表面的微观结构决定；将原子线度的扫描探针和被研究的样品作为两个电极，当样品与针尖非常接近时，它们的表面电子云就可能重叠；样品和探针间加微小电压，电子会穿过势垒，流向另一极，形成隧道电流。

$$I \propto U_b e^{-A\sqrt{\varphi s}}$$

I 为隧道电流，s 为针尖和样品表面之间的距离，U_b 为样品表面平均势垒高度，A 为常量。隧道电流对针尖与表面间的距离极其敏感，通过探针的横、纵扫描，可以反映样品表面的起伏情况。为了保证稳定性，探针与样品间距离要求小于 1nm，精确度小于 0.01nm。

4.5.5 医学图像成像技术展望

X-CT 成像有良好的穿透能力，空间分辨力可达 5～10μm，主要是衰减系数成像，但软组织的吸收差异很大，因此对软组织的成像能力较差；PET 是利用正电子湮灭产生的 γ 射线成像，但由于正电子发射自由程的限制，空间分辨率较低；MRI 对软组织有良好的空间分辨率，目前已达到毫米的数量级，若想再提高分辨率则必须提高磁场，但过高磁场对人体有害，因此限制了进一步的发展。目前出现的 X 射线相衬显微镜，具有空间分辨率高，成像清晰的特点，这也许是医学图像未来发展的新方向。

小结 4

1. 体层、像素、体素及 CT 值；CT 成像的本质；X-CT 几种扫描方式；多层螺旋 CT。

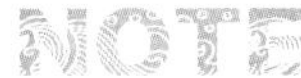

2. 超声成像的物理基础；A 超、M 超、B 超和彩超的成像特点。

3. 放射性核素显像技术；放射性核衰变及半衰期。

4. 单光子发射断层成像原理及特点；正电子发射断层成像原理及特点。

5. 核磁共振现象；核磁共振的宏观描述；射频脉冲；弛豫过程和自由感应衰减信号；射频脉冲序列；空间位置编码。

6. 显微成像技术；医学图像成像技术展望等。

习题 4

4-1 简述 CT 成像的基本原理。

4-2 国标对 CT 值的定义。

4-3 已知水（μ_{ω}）、骨（μ_B）、空气（μ_A）的吸收系数分别为 1.0、2.0、0，求各自的 CT 值。

4-4 何为体层？何为体素？何为像素？在重建 CT 像的过程中，体素与像素有什么关系？

4-5 CT 图像的本质是什么？

4-6 若窗宽为 500 H，窗口上限为 400 H，则窗位为多少？可观测的 CT 值范围是多少？

4-7 试比较 M 型超声与 A 型、B 型超声的相同之处。

4-8 什么是放射性核素成像？

4-9 简述核磁共振现象。

4-10 简述纵向弛豫时间常数 T_1 和横向弛豫时间常数 T_2 的物理意义。

NOTE

5 医学图像重建和可视化

通过计算机断层技术（Computed Tomography，CT）、磁共振成像（Magnetic Resonance Imaging，MRI）和超声（Ultrasonography，US）等影像技术获取的医学图像，需要经过进一步加工和处理。三维医学图像中包含有很多丰富的信息，通过对二维图像的三维重建，提取更为直观、更为准确的信息，以辅助医生对病变体及其他感兴趣区域定性直至准确地进行分析，从而可以大大提高医疗诊断的准确性和正确性。近年来，随着计算机图像处理技术的不断发展，医学图像三维重建和可视化技术一直是国内外专家学者研究的热点。

医学图像的三维可视化技术是指通过一系列的二维图像重新构建成三维图像并进行定性、定量分析的技术。而三维可视化技术的关键是图像的三维重建技术，即从二维切片数据到三维几何数据的处理过程。本章着重介绍医学图像处理技术中图像的三维重建技术及可视化研究技术。

5.1 医学图像处理技术

医学是关系到亿万人身心健康的一门重要学科，医学的发展水平是一个国家综合国力的重要标志。长久以来，医生通过“望、闻、问、切”进行病情诊断，但是，1895年德国物理学家伦琴发现X射线，并用它成功拍摄出第一张医学图像，如图5-1所示，医学的诊疗方式发生了巨大变化。随着计算机技术的不断发展，现代医学诊疗已经与医学图像处理技术结合得越来越紧密。

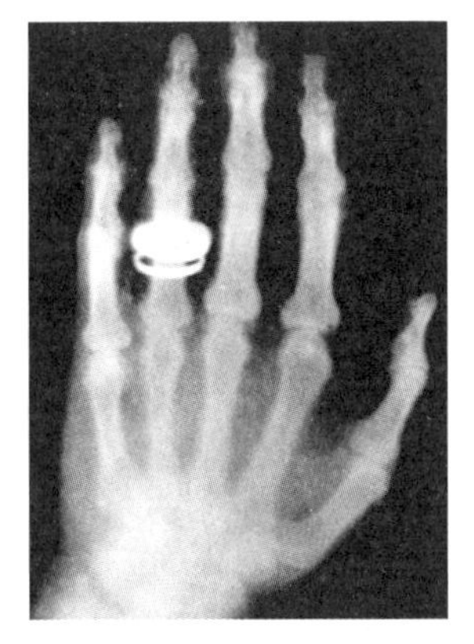

图5-1 人类拍摄的第一张X光片

5.1.1 医学图像处理技术的现状及发展方向

20世纪20年代，人们已经开始了图像处理技术的研究，然而直到20世纪60年代，随着第三代计算机产生之后，图像处理技术才得到了不断发展和普遍的应用。此后，该领域逐步成为计算机科学、生物科学、物理科学尤其是医学等众多学科的研究和应用对象，并取得蓬勃的发展和广泛的应用。

医学图像处理技术涉及的内容很多，主要包括：医学成像技术、医学图像重建与可视化技术、医学图像增强技术、医学图像分割技术、医学图像配准、图像的压缩与存储技术。在上述研究内容中除医学成像技术外，其余又被称为图像后处理技术，下面简要介绍这些内容。

1. 医学成像技术 医学成像技术又称医学图像获取技术，研究的内容主要包括：①图像传感器阵列研究；②新成像原理、新成像模式的研究；③高分辨、高性能显示器件研究；④图像感知、观察性能及评估等。在上一章中我们已经详细介绍了CT、超声波、磁共振、核医学等几种成像技术，这里不再赘述。

2. 医学图像重建与可视化技术 医生可以通过计算机断层技术（Computed Tomography，CT）、磁共振成像（Magnetic Resonance Imaging，MRI）和超声（Ultrasonography，US）等医学影像技术得到患者病变部位的一组二维断层图像，并且通过这些二维断层图像可以对病变部位进行分析，从而使得医学诊断和治疗技术取得了很大的发展。但是，这些医疗仪器提供的人体内部二维图像表达的只是某一界面的解剖信息，医生们只能凭经验由多幅二维图像去估计病灶的大小及形状，“构思”病灶与其周围组织的三维几何关系，这种方法很大程度上依赖于医生的主观想象和临床经验，缺乏直观性和准确性。通过二维断层图像构建人体器官、软组织和病变体等的三维模型并进行三维显示的三维可视化技术，能够给予医务人员以直观的感觉，从而提高医疗诊断和治疗规划的准确性与科学性。医学图像的三维重建与可视化技术最早可以追溯到20世纪70年代初，那时刚发明了医用CT扫描机，Greenleaf等人于1970年在IEEE的核科学分册上发表了从体素的角度研究医学图像三维重建问题的文章。在三维可视化方面研究最多的国家为日本，其次是美国和英国。我国的清华大学、浙江大学和中科院自动化研究所等单位从20世纪90年代开始长期致力于这方面的研究，并取得了丰硕的研究成果。

三维医学图像的重建与可视化通常是利用人类的视觉特性，通过计算机对二维数字断层图像序列形成的三维体数据进行处理，使其变换为具有直观立体效果的图像来展示人体组织的三维形态。三维医学图像可视化技术通常分为面绘制和体绘制两种方法。

3. 医学图像增强技术 图像是信息可视化的重要手段，医务工作者可以通过一幅医学图像直观地获取辅助诊断和治疗的信息。特别是有经验的放射专家和临床医生能从这些图像中得到很多有用的信息，但是，从CT等扫描设备获取的原始图像由于受到成像设备和获取条件等因素的影响，会出现图像质量的退化，即使是高品质的图像，也很难用肉眼直接得出可靠的诊断。不同的医生对同一幅图像常常会得出不同的诊断结果来。因此，对医学图像做后处理，很重要的一步就是对获取的图像进行增强信噪比的工作，包括对比度增强、去除噪声、边缘提取、伪彩色处理等处理内容。

4. 医学图像分割技术 所谓医学图像分割技术是指将医学图像中具有某种特定意义的不同部分区分开来所采用的各种技术，这些不同区域一般是不交叉的，每一个部分都满足特定区域的一致性。图像分割技术发展至今，已在灰度阈值分割法、边缘检测分割法、区域跟踪分割法的基础上结合特定的理论工具有了更进一步的发展，例如基于三维可视化系统结合Fast Marching算法以及Watershed变换的医学图像分割方法，能得到快速、准确的分割结果，但由于医学图像的多样性和复杂性，加上目前医学影像设备成像技术上的不同特点，使得获取的医学图像存在一定的不足，比如存在一定的图像噪声，图像中实体部分的边缘也有可能存在局部不清晰现象，这使得医学图像的分割比普通图像更加困难，因此，当前医学图像的分割还没有通用的理论和方法。

图像分割技术是图像处理与图像分析中的一个经典问题，同时又是进行图像三维重建的基础，分割的效果直接影响到三维重建后模型的精确性，分割可以帮助医生将感兴趣的病变组织等提取出来，并且对病变组织进行定性及定量的分析，从而提高医生诊断的准确性和科学性。

5. 医学图像配准技术 通过前面介绍我们知道，目前，人们可以通过多种途径获取医学图像，如CT、超声波、磁共振等，有时为对某一对象进行定量分析，需要对同一实体采用多种成像

NOTE

技术以获取不同的医学图像，然而，当我们对获取的图像进行比对分析时，首先需要解决的就是这几幅图像的对齐问题，这就是我们所说的图像配准问题。

更确切地说，医学图像配准是指对一幅医学图像寻找某种空间变换，使得其能与另外一幅医学图像上的对应点达到空间上的一致。这里所说的一致，是指解剖对象上的同一解剖点在两张匹配的图像上有相同的空间位置。配准的结果应使两幅图像上所有关键的解剖点，或至少有诊断意义的解剖点都达到匹配。

图像配准是公认难度较大的图像处理技术，近年来国内外学者在图像配准方面有很多研究成果，比如国外学者提出的几何矩的配准，利用图像的相关系数、样条插值等多项式变换对图像进行配准，以及国内研究人员提出的一致图像配准方法、金字塔式多层次图像配准方法等。在努力提高“配准精度”的同时，目前提出的多种方法都力求于整个过程的自动化，当然这样也会导致实现算法的过程复杂而耗费时间。

5.1.2 图像的代数处理技术

1. 图像代数处理的定义 图像的代数处理技术是指将两幅以上的图像中对应像素作加、减、乘、除运算后得到输出图像的方法。代数处理可用下列公式表示。

$$I_{out}(x, y) = I_{ina}(x, y) + I_{inb}(x, y) \tag{5-1}$$

$$I_{out}(x, y) = I_{ina}(x, y) - I_{inb}(x, y) \tag{5-2}$$

$$I_{out}(x, y) = I_{ina}(x, y) \times I_{inb}(x, y) \tag{5-3}$$

$$I_{out}(x, y) = I_{ina}(x, y) \div I_{inb}(x, y) \tag{5-4}$$

式（5-1）、式（5-2）、式（5-3）、式（5-4）中，$I_{ina}(x, y)$ 和 $I_{inb}(x, y)$ 代表参与运算的输入图像，$I_{out}(x, y)$ 代表参与运算的输出图像。另外，上式反映的只是两幅图像进行加、减、乘、除的运算，在作加法和乘法运算时可以有两幅以上的图像同时参与运算，因此，可以将上述运算通过适当的组合进行更为复杂的图像运算。

值得注意的是，在对图像进行加法或乘法运算时，可能会使运算结果图像的像素值超出图像处理系统所允许的最大范围，同时，在对图形进行减法运算时，又极可能造成运算结果图像的像素值成为负数。因此，在进行应用时，一定要考虑到这些情况，并采取适当措施避免类似情况产生。

2. 图像代数处理的应用 图像的代数处理技术有着广泛的实用性。

图像的加法运算主要有两大功能：其一，通过多幅图像相加可以有效消除或减弱图像中噪声的影响；其二，运用图像的加法运算可以将两幅图像进行叠加，从而起到类似二次曝光的效果。

图像的减法运算也主要有两个方面的应用：其一，通过图像相减可以检测研究对象的运动状态。对同一研究对象，在不同时间点上连续摄取几幅图像，如果研究对象处于静止状态，那么获取的几幅图像应该完全相同，其差为零；反之，如果研究对象处于运动状态，则获取的几幅图像一般不可能完全相同，其差不为零。因此，运用图像减法可以检测研究对象的运动状态。临床中可以用于检测精子的活动状况，分别取同一研究对象的精液在不同时间点上的两幅图像，将得到的两幅图像相减，如果结果为零，说明被检测者精子活动能力较低或精子处于死亡状态，如果得到的结果图像不为零，说明精子的活动能力较强。图像相减的另一个作用是可以消除原图像的背景或周期性的噪声，这种技术在临床中已经有了成功的应用，就是所谓的数字减法血管造影术（Digital Subtraction Angiography），简称为 DSA。

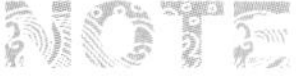

利用图像乘法能够屏蔽图像中的部分区域。下面我们举例进行说明，如图5-2所示，是一张头部CT图像，现需要将此图处理成只显示指定位置的一个矩形区域范围内的部分，其余部分均不显示，处理时我们可以先设计一幅掩模图像，如图5-3所示，在掩模图像中设置需要显示部分的矩形区域的像素灰度值为1，不需要显示部分的像素灰度值为0。将图5-2和图5-3相乘，得到的结果图像，如图5-4所示，即为满足设计要求的结果图像。图像除法常用于组合和处理不同模态的图像。

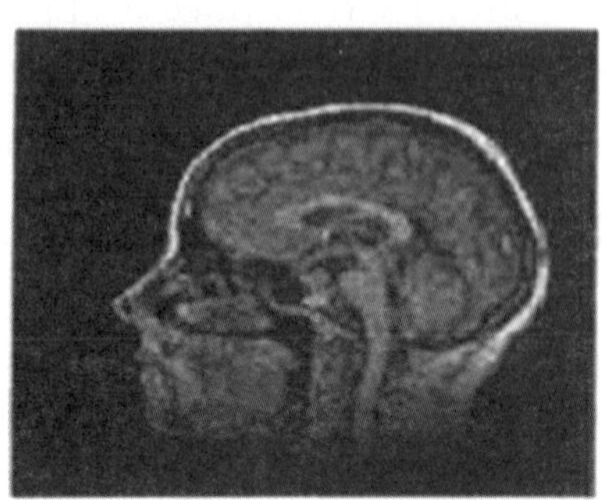

图5-2 头部CT图像

图5-3 掩模图像

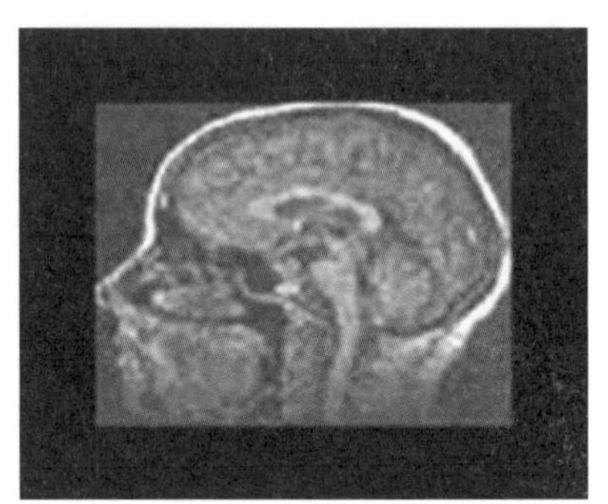

图5-4 图像相乘后结果示意图

5.1.3 图像的几何处理技术

1. 图像几何处理的定义 图像的几何处理是指对图像进行平移、旋转、缩放、变形等操作。几何处理一般包含空间坐标变换及灰度变换两种运算。空间坐标变换反映的是运算结果图像像素的坐标和原图像中对应像素坐标之间的关系，灰度变换反映的是运算结果图像中像素灰度与原图像中对应像素及相邻像素灰度之间的关系。

2. 常见的图像几何处理 图像的平移、旋转、缩放是简单的也是常见的图像几何处理技术。假设：几何运算结果图像像素坐标是（a，b），灰度为$k(a, b)$；原图像中对应像素坐标为（a_1，b_1），灰度为$h(a_1, b_1)$。则结果图像像素的坐标及灰度与原图像像素的坐标及灰度间存在着某种函数关系，根据函数关系，可以通过结果图像像素坐标及灰度推算出原图像像素的坐标及灰度，也可以通过原图像像素的坐标及灰度推算出结果图像像素坐标及灰度。

（1）图像的平移：图像的平移是最简单的图像几何处理技术。平移处理前后图像像素的坐标关系可表示为

$$a_1 = f(a, b) = a + \Delta a \tag{5-5}$$

$$b_1 = g(a, b) = b + \Delta b \tag{5-6}$$

NOTE

平移处理前后图像像素的灰度值不变，因此，像素的灰度可表示为

$$k(a, b) = h(a_1, b_1) \tag{5-7}$$

如图5-5和图5-6所示，为图像平移前后的效果示意图，其中图5-5原图像，左下顶点的坐标为（a_1，b_1）；图5-6为平移后的图像，左下顶点的坐标为（a，b）。

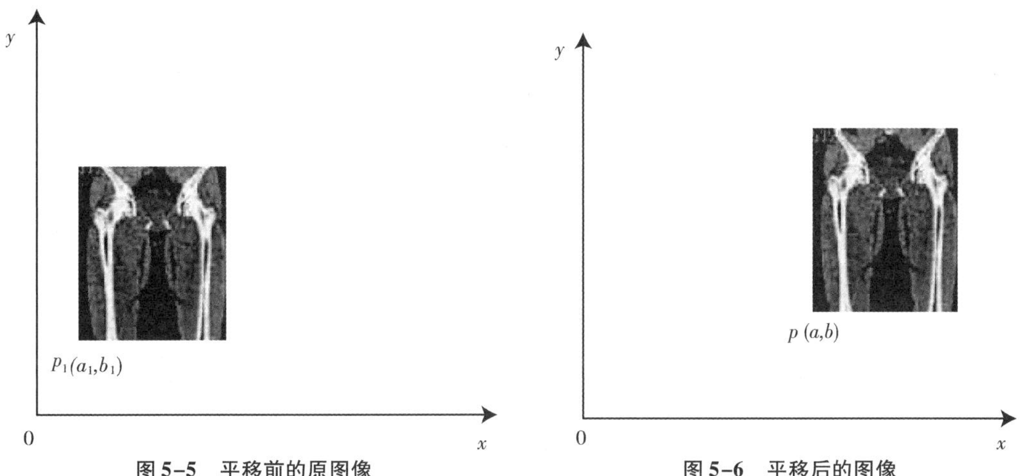

图5-5 平移前的原图像　　图5-6 平移后的图像

（2）图像的旋转和缩放：图像旋转变换前后图像像素的坐标关系可表示为

$$a_1 = f(a, b) = a\cos\alpha - b\sin\alpha \tag{5-8}$$

$$b_1 = g(a, b) = a\sin\alpha + b\cos\alpha \tag{5-9}$$

式（5-8）、式（5-9）中的 α 为图像绕原点顺时针旋转的度数。

图像缩放处理前后的坐标关系可表示为：

$$a_1 = f(a, b) = \frac{a}{m} \tag{5-10}$$

$$b_1 = g(a, b) = \frac{b}{n} \tag{5-11}$$

式（5-10）、式（5-11）中，m、n 分别表示原图像沿 x 轴和 y 轴方向的缩放倍数。如果 $m=n$，则对原图像进行的是等比缩放，等比缩放不会引起图像变形；如果 m、n 均大于1，则对原图像进行的是缩小操作；如果 m、n 均小于1，则对原图像进行的是放大操作。

图像经过旋转或缩放变换后，对图像像素的灰度值的确定相对较为复杂，一般采用零阶插值或一阶插值的算法

5.1.4 图像插值技术

1. 图像插值的概念 图像插值技术是指利用已知邻近像素点的灰度值来产生未知像素点的灰度值，以便由原始图像再生出具有更高分辨率的图像。其中插值核心函数的选取问题是构造插值算法的关键问题。目前，图像插值技术也已被广泛应用于数字图像处理，例如图像缩放、图像变形、图像恢复、图像重建、图像配准等。

如果待产生的数据点在已知的两个数据点之间需用内插法，反之，如果待产生的数据点在已知的两个数据点之外需用外延法。

2. 图像插值方法 图像插值的方法有多种，如 w 插值、双线性插值、三阶线性插值和自适应图像插值方法。其中前3种插值方法都是通过在离散输入采样点之间建立一个连续函数，

用这个函数来求出任意位置的函数值作为图像的值。如图 5-7 所示，图像 4 个顶点处灰度值已知，求与 4 个顶点不重合的点 $P(x_0, y_0)$ 的灰度值 $f(x_0, y_0)$。

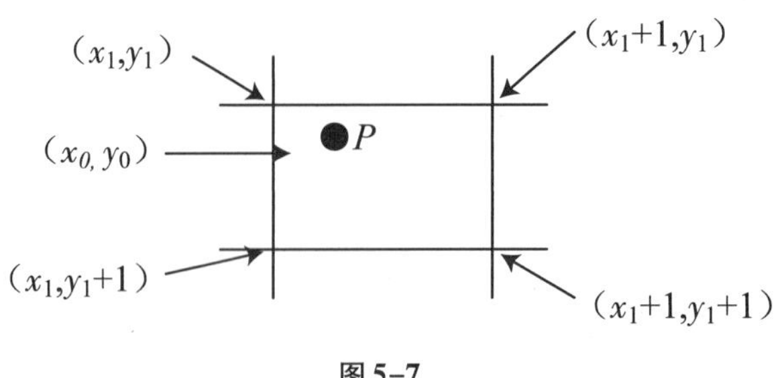

图 5-7

（1）最邻近插值法：使用最临近插值法求图 5-7 中的点 P 的灰度值 $f(x_0, y_0)$ 时，只要比对已知的 4 个点中，哪个距离 P 较近，则点 P 的灰度值近似等于该点的灰度值，如果 4 个点中 (x_1, y_1) 距离 P 最近，则点 P 的灰度值 $f(x_0, y_0) = f(x_1, y_1)$。与二维图像插值类似，使用最临近法求三维图像中某点的灰度值时，取立方体中 8 个相邻顶点中距离该点较近点的灰度值作为该点的灰度值。该插值方法简单、快捷，但当图像中像素间灰度值差别较大时，误差也会随之增大。

（2）双线性插值法：使用双线性插值法计算图 5-7 中点 P 的灰度值前，假设 $[x]$ 表示不超过 x 的最大整数，那么

$$x_1 = [x_0] \qquad y_1 = [y_0] \qquad a = x_0 - [x_0] \qquad b = y_0 - [y_0]$$

如图 5-7 所示，已知的 4 个临近点的灰度值，计算点 P 的灰度值 $f(x_0, y_0)$，需要在水平和垂直两个方向上分别计算插值。先看水平方向上插值的处理步骤：

首先，通过 $f(x_1, y_1)$ 和 $f(x_1+1, y_1)$，计算 $f(x_0, y_1)$

$$f(x_0, y_1) = f(x_1, y_1) + a[f(x_1+1, y_1) - f(x_1, y_1)] \tag{5-12}$$

其次，通过 $f(x_1, y_1+1)$ 和 $f(x_1+1, y_1+1)$，计算 $f(x_0, y_1+1)$

$$f(x_0, y_1+1) = f(x_1, y_1+1) + a[f(x_1+1, y_1+1) - f(x_1, y_1+1)] \tag{5-13}$$

最后，根据上述计算结果做垂直方向上的插值处理

$$f(x_0, y_0) = f(x_0, y_1) + b[f(x_0, y_1+1) - f(x_0, y_1)] \tag{5-14}$$

（3）三阶线性插值：当图像像素的灰度值变化较为复杂时，使用最临近法或双线性法进行插值计算时会带来很大的误差，这时可以通过在同一直线方向上取更多采样点的灰度对数据点做非线性插值，最常用的就是多项式插值。

在做多项式插值时需构造一个如下所示的插值多项式

$$Y = d_0 + d_1X + d_2X^2 + \cdots + d_nX^n \tag{5-15}$$

可以通过线性方程组求上式中的系数 $d_0, d_1, \cdots d_n$。因为 n 阶多项式需要采集 $n+1$ 个数据点来求得上式中的系数。考虑到阶数越多需要的计算量越大，一般取三阶多项式，基本上可以满足精度需求。对每一方向，三阶多项式插值需采集同一直线方向上 4 个数据点的数据做内插。对于二维图像采用三阶线性插值时，需要采集 16 个临点灰度值，做 5 次内插，而三维图像采用三阶线性插值需要考虑 64 个临点的影响，做 21 次三阶多项式内插，鉴于计算量过大，很少使用，这里不再赘述。

（4）自适应图像插值：最临近法、双线性法及三阶线性插值法均是对图像的不同部分进行相同处理，通常会导致插值后的图像边缘模糊或者出现阶梯状锯齿现象，不能很好地恢复图像细节。非线性插值算法对边缘像素和非边缘像素进行不同的处理，从而获得比线性插值更好

NOTE

的效果。在降低边缘失真方面效果更好的算法是自适应插值算法，该方法是基于估计和修改要插值像素之间的偏差距离的方法。具体说就是对图像像素进行加权，赋予不同的自适应的权值。偏差调整过程是通过向和自己相似度更高的像素方向移动插值像素来完成的。自适应图像插值示意图，如图 5-8 所示。其中对距离 s 进行如下定义

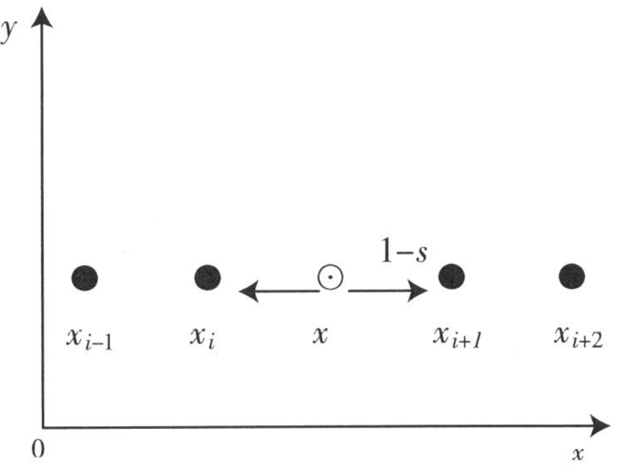

图 5-8　自适应图像插值

$$s = x - x_i \qquad 1 - s = x_{i+1} - x$$

修改距离 s，使用一个新的距离 s_1 来代替，找出相邻像素之间性质类似或是性质相反的像素点。这种方法用公式表示为

$$s_1 = s + \tau A_i s(s-1) \tag{5-16}$$

式（5-16）中，参数 τ 为控制距离偏差的强度，一般取值为 2 。用 A_i 来表示像素之间的不对称性，其表达式为（尺度因子 $L=256$）

$$A_i = (\,|f(x_i+1) - f(x_i-1)| - |f(x_i+2) - f(x_i)|\,) \div (L-1) \tag{5-17}$$

式（5-17）中，$f(x_i)$ 为像素灰度值。将自适应插值方法与传统的线性插值方法相结合，可以得到自适应双线性及自适应双三阶插值，用公式可分别表示为：

$$f(x) = (1-s)b_0 f(x_i) + sb_1 f(x_i+1)$$

$$\begin{aligned} f(x) = {} & b_{-1}f(x_i-1)[(-s^3+2s^2-s)\div 2] + b_0 f(x_i)[(3s^3-5s^2+2)]\div 2 \\ & + b_1 f(x_{i+1})[(-s^3+4s^2-s)\div 2] + b_2 f(x_{i+2})[(s^3-s^2)\div 2] \end{aligned} \tag{5-18}$$

式（5-18）中，$b_{-1}=b_0=1-\lambda A_i$；$b_1=b_2=1+\lambda A_i$；$f(x)$ 表示插值图像。这样，自适应双线性和自适应双三次插值方法，同时包含线性插值和非线性插值的优点。

5.2　二维图像的生成和显示

二维平面图像主要用于显示平面图像中人们感兴趣的区域，在医学图像中更是如此，比如，为了准确无误地检测肾脏功能，需要获取并测量左右两个肾脏内部的截面形状，然而鉴于当前使用的成像系统的结构及其他方面的限制，要想直接获取具有最好空间取向的二维图像是非常困难的。在目前的成像检查中，通常是获取人体某个部位的一系列冠状截面的影像，如果需要了解某个空间取向的截面图像，就需要生成三维体图像，所以如何生成三维体图像及显示一张观察效果最佳的二维图像，以更好地辅助诊断是我们的最终目标。

5.2.1　体数据的多平面重建

当由序列断层医学图像形成三维数据场后，体数据是各向同性的，即体数据在空间内三个方向上具有相同的像素灰度，就可以用平面方程 $ex+fy+gz+h=0$ 进行体数据切割，从而获得该截面内的体素分布图像。如指定截面方程为 $ex+h=0$，　$fy+d=0$，　$gz+d=0$，即可分别获取符合医生习惯的冠状面、矢状面和水平面的断层图像。结合计算机图像处理技术，可以交互

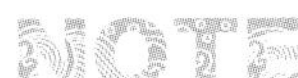

地实现多平面重建图像的生成和显示。通常以多窗口的方式来显示多平面图像，如果将同一个方向上的相邻多平面图像在屏幕的同一个窗口内进行显示，就能够提供各层次之间结构变化的可视化机制，增强了三维结构的视觉综合能力。另外，对于体数据正交截面还有其他的显示技术，例如通过一种从三维到二维的投影变换来显示，通过该种方式，显示效果像是从某个角度观看体图像的实际立方体，目前的计算机图像处理技术可以通过交互操作灵活地进行取向控制，还能够方便地在每个正交方向上显示任一幅断层图像。

5.2.2 斜截面

更复杂的多平面重建方法不是上节提到的在标准正交平面上进行取向，而是指定任意方向的截面显示，这就是所谓的斜截面。三维医学图像中含有很多复杂的结构，通过在标准正交方向上取向，有时很难达到最佳的观察效果，这就要求使用某些结构性标记对截面图像加以标识。斜截面上的图像如果不是各向同性的，计算就相当困难，正确的斜截面图像的生成就不能仅靠简单的体素重组方式，而需要通过其他很多计算机图像处理技术及可视化技术的协助。

通常使用标准正交体图像中的结构性标记对斜截面加以定义和标识，为使选择标记时不产生空间上的歧义，一般需要借助多幅多平面标准正交图像。对于斜截面的取向一般通过下面两种方式加以实现：其一，先选择三个标记点，进而确定一个平面，然后需要旋转该平面到一个合适的角度；其二，先选择两个标记点，确定一个轴线，再以轴线为法线生成斜截面，然而通过这种方式定义的斜截面一般不是唯一的，因为沿轴线的任意方向都可以形成截面。虽然使用第二种方式生成的斜截面不唯一，但在某些情况下往往需要生成关于某个结构的斜截面图像，就需要使用这种方法确定斜截面。

通过控制转动角度可以实现斜截面取向的交互操作，当存在交互操作时，确定斜截面的取向和放置的方法有如下两种：方法一是用一条线标示出斜面图像与标准正交图像之间的交线；方法二是通过显示出体图像的一个表面绘制与斜平面的相交，进而反馈出有关结构特征最直观的和习惯的三维视角。如图 5-9 所示为对于三扫描面原始数据进行体数据任意正交面、斜截面生成及显示的效果图。

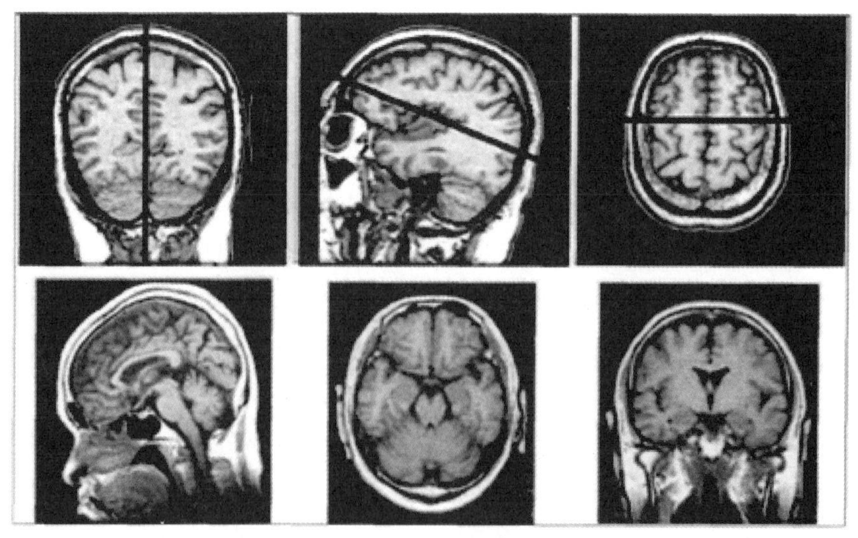

图 5-9 体数据任意正交面、斜截面生成显示效果

5.2.3 曲线截面

所谓曲线截面是指沿一曲线切割形成的截面，很多体图像中需要截取部分的轮廓常常呈现出曲线形态，使用多平面或斜截面的二维图像是不可能获取这种曲线形态的，而曲线截面技术可以解决这种问题。

如图 5-10 所示，在曲面重建（Curved Planar Reformation，CPR）截面图像 a、b、c、d 中，左上角为曲面重建截面图像，右上角为横轴位图像，左下角为矢状位图像，右下角为冠状位图像。曲面重建截面图像为红色曲线对应的截面图像。这四个窗口中的图像均经过尺度变换以适应窗口的大小。其中图 5-10a 和图 5-10b 的采样步长为 1 体素，图 5-10c 和图 5-10d 的采样步长为 0.5 体素。生成相同分辨率的 CPR 图像，采样步长为 1 体素的情况所需曲线长度为采样步长为 0.5 体素情况所需曲线长度的 2 倍，如图 5-10a 曲线长度为 5-10c 曲线长度的 2 倍，但两者生成的 CPR 图像分辨率相同。

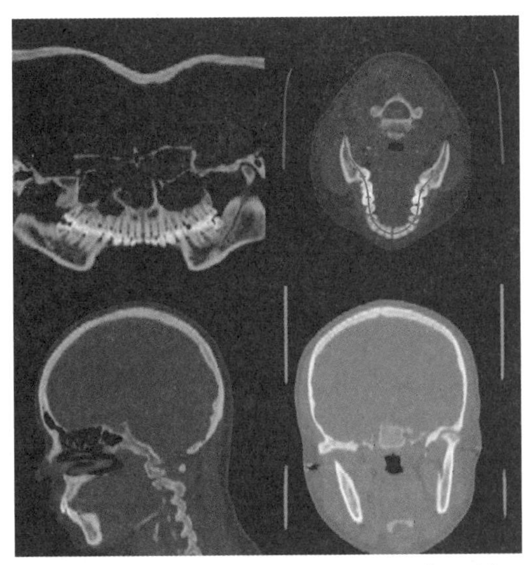

a.采样步长为 1 体素，横轴位牙齿的CPR截面图像

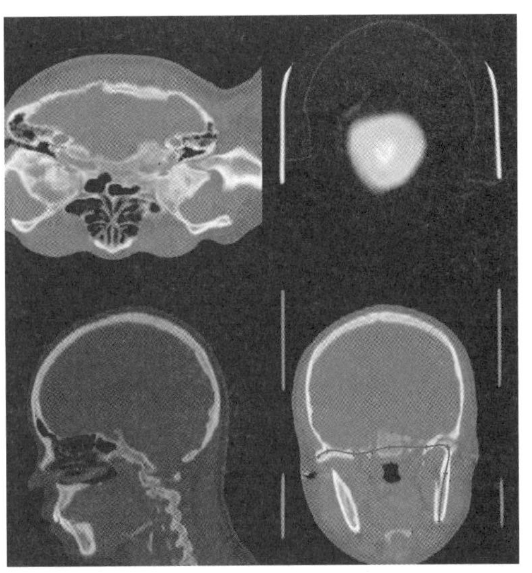

b.采样步长为 1 体素，冠状位颅骨的CPR截面图像

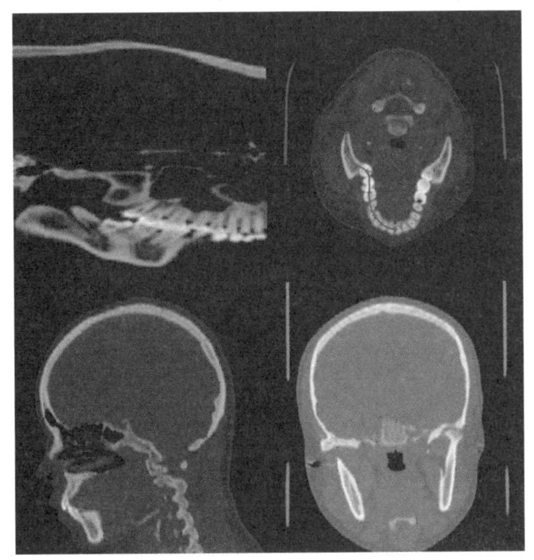

c.采样步长为 0.5 体素，横轴位牙齿的CPR截面图

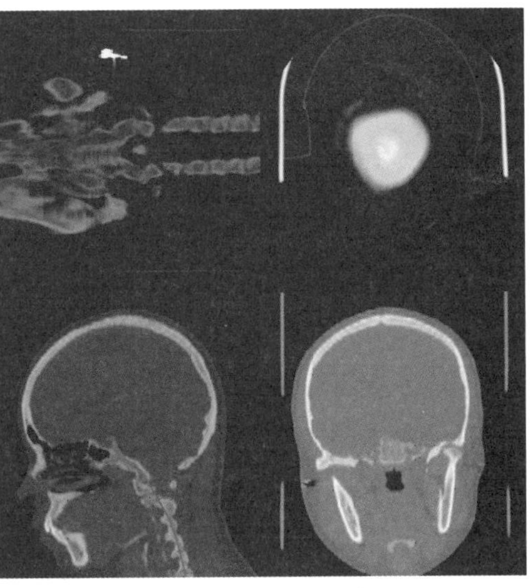

d.采样步长为 0.5 体素，矢状位颈椎骨的CPR截面图像

图 5-10 CPR 截面图像

NOTE

5.3 医学图像的三维重建与可视化技术

5.3.1 医学图像重建与可视化技术概述

通过研究对象的一组平行截面图重建物体的三维图像是计算机图形学和医务工作者的一个重要的研究方向。自从20世纪70年代CT技术发明以来，三维医学图像重建技术在现代临床医学中起着越来越重要的作用。所谓三维重建技术是指通过对一系列的二维图像进行边界识别等分割处理，重新还原出被检测物体的三维图像。传统上，医务工作者通过对获取的二维CT、MR等图像进行想象或加工还原出被检查对象的三维结构，这种方法很大程度上依赖于医生的主观想象和临床经验，缺乏直观性和准确性。而重建后的三维模型能够真实地再现组织或器官的表面轮廓，改善可视化的质量。对重建模型施以剖切，可以方便地观察到内部组织或病变体的形状、大小及位置，更好地进行诊断。

三维医学图像的可视化技术又被称为三维医学图像的生成与显示技术，可视化技术是通过对数据遍历、变换并作为图像进行显示，以获得对数据更深层次的理解。可视化技术处理的中心问题是数据，它不仅包含了计算机图形学、成像技术，还包含了软件设计、用户界面方法学等相关技术。医学图像可视化处理的过程如下：首先通过CT、MRI等方式获取原始数据，然后通过数字分析等多种方法对获取的原始数据进行变换，之后将变换后的数据映射到适合用户表达的形式，最后进行绘制并显示。

医学图像的三维可视化技术主要包括三维重建绘制的预处理技术及绘制技术。在对体数据进行绘制之前，要对图像数据进行改善图像画质、分割标注、匹配融合等预处理操作。本节我们主要讲述三维重建绘制技术。

5.3.2 图像三维重建绘制技术概述

医学体数据三维可视化方法通常根据绘制过程中数据描述方法的不同可分为两大类：一类是通过几何单元拼接拟合物体表面而忽略材料的内部信息来描述物体三维结构的，称为基于表面的三维面绘制方法（Surface Fitting），又称为间接绘制方法；另一类是直接将体素投影到显示平面的方法，称为基于体数据的体绘制方法（Direct Volume Rendering），又称为直接绘制方法。

面绘制方法的最大特点是采用曲面造型技术，生成数据根据体数据由很多平等切片组成的特点，先求出每张切片中物体的闭合轮廓，然后将相邻切片之间的轮廓连接生成物体表面。这种轮廓线表示方法简单且数据量小，但它在确定多分支等值线在相邻切片间的拓扑关系以及分支顶点的连接关系时比较困难，且显示画面质量粗糙。

近年来，基于体数据的体绘制方法已经成为三维医学图像可视化的首选绘制方法，与面绘制方法不同，体绘制技术不需要预先构造表面曲面，而是依据视觉成像原理，首先构造出理想化的物理模型，即将每个体素都看成是能够接收或者发出光线的粒子，然后依据光照模型及体素的介质属性分配一定的光强和不透明度，并沿着视线观察方向积分，最后在像平面上就形成了半透明的投影图像。在绘制过程中可以通过改变光线投影和表面识别条件动态地决定绘制的表面。由于三维医学体图像的数据量较大，所以采用体绘制技术的系统就要求有较强的计算能力，以保持绘制过程中结构的分辨率，使得结构的可视化具有较高的逼真度。

目前，医学图像三维重建的方法大致可分为3种：其一，通过断层间的轮廓线拟合表面；其二，直接从三维体数据生成等值面，所谓等值面，是指在一个网格空间中由在某点上的采样值等于某一给定值的所有点组成的集合；其三，不构造表面，对每个体素赋予颜色和阻光度，进行直接体绘制。前两种属于面绘制的重建方法，第三种属于体绘制的重建方法。

5.3.3 面绘制技术

医学图像三维表面重建的方法中，直接从三维数据生成等值面有多种不同的方法，最具代表性的是移动立方体（Marching Cubes）算法、剖分立方体（Diving Cubes）算法以及立方体（Cube）算法等，下面分别介绍这几种算法原理及各自特点。

1. 移动立方体（Marching Cubes）算法 1987年W·Lorensen首次提出了Marching Cubes算法，Marching Cubes算法本质上是从一个三维数据场中取出一个等值面，故又被称为“等值面提取”算法。其基本原理是在数据体中将位于两个相应切片上2×2×2共8个相邻的体素组成一个立方体（Cube），用密度值将每个体素区分为对象内和对象外两类，然后根据此分类对立方体进行编码。所有非同构的立方体（即8个体素不全在对象内或对象外）必然包含对象的表面，然后用插值的方法得到对象表面在立方体各边的切点，并按一定规则将这些切点连接成相邻的三角形以代表此立方体内对象的表面，通过计算密度的梯度求得表面的方向。

Marching Cubes算法的操作步骤如下：首先，要求每次提取两张切片，形成一个层，这样两张切片上下相对应的4个点就构成一个立方体，如图5-11所示。然后按从左到右、从前到后的顺序处理每一层中的立方体，并按从上到下的顺序处理每一层。

下面简单介绍Marching Cubes算法中一个立方体等值面的提取过程。

在对一个立方体进行等值面提取前，可以通过输入数据获取立方体8个顶点的像素灰度值，同时需要用户自定义一个域值，即希望提取的物质的密度值。如果一个顶点的像素灰度值大于域值，则将顶点标记为黑色，否则对顶点不做标记，如图5-12所示。在做了标记和未做标记顶点之间肯定存在等值点，而在一个立方体中等值面就是由不同的等值点连接所构成的，关键在于如何确定等值点的位置以及等值点的连接方式。考虑到一个立方体有8个顶点，每个顶点有标记和非标记两种状态，那么，等值面的分布就有2^8共256种，它们是图5-13所示的15种基本立方体的所有可能组合。

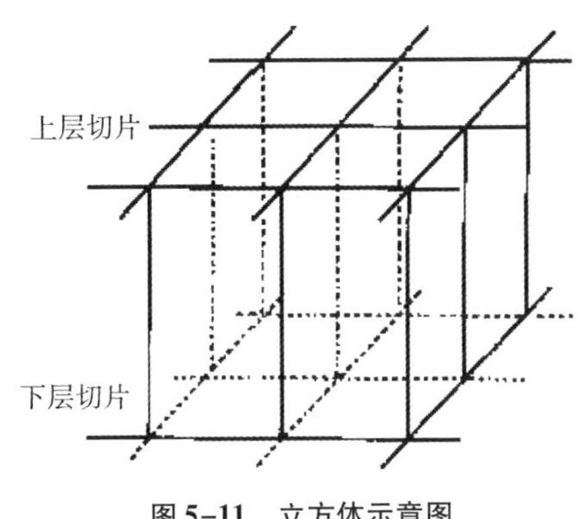

图5-11 立方体示意图

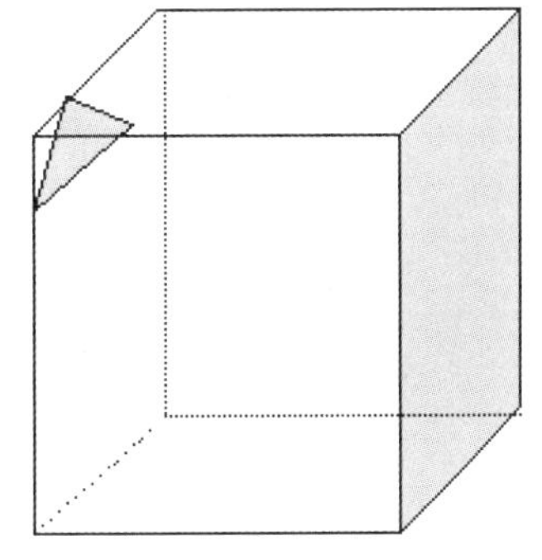
图5-12 顶点标记示意图

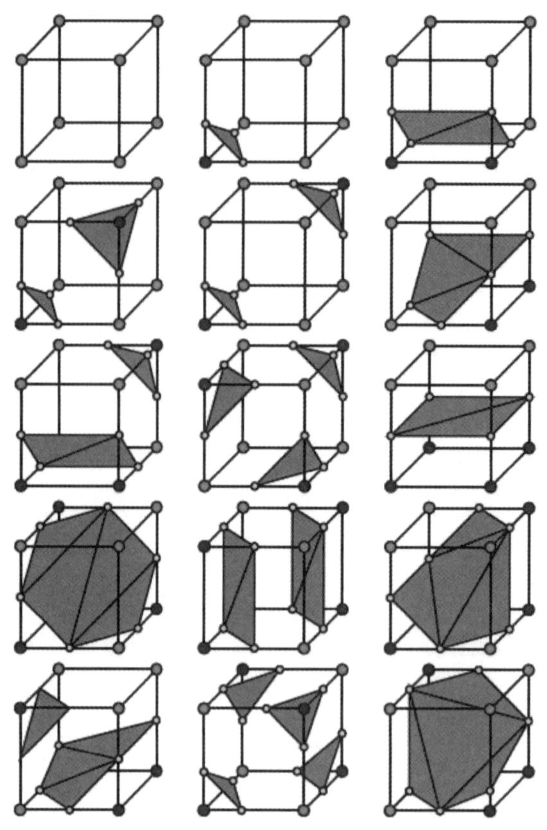

图 5-13　基本等值面分布示意图

如图 5-13 所示，图中 15 种基本立方体，可以构造一个长度为 256 的查找表，每条详细记录每种等值面的连接方式，以后在提取等值面时，只需要比较立方体的 8 个顶点与密度值之间的大小关系，然后直接到查找表中查找相同情况的记录，就能知道立方体中哪条边上有等值点以及等值点的连接方式等信息，将已知的等值点进行连接就能形成等值面。

鉴于 Marching Cubes 算法原理简单、容易实现，因此得到了广泛的应用，并且在美国已经申请专利，被公认为是至今为止最流行的面显示算法之一。但该算法同样存在很多缺点，主要表现在以下几个方面。

（1）构造等值面时存在二义性：当立方体一个面的一条对角线上的两个顶点都有标记，而另一条对角线上的两个顶点都未做标记时，会产生如图 5-14 所示的两种连接方式，这时形成的面就是二义性面。当出现二义性面时，在 15 种基本立方体连接方式的选择上也会存在二义性。

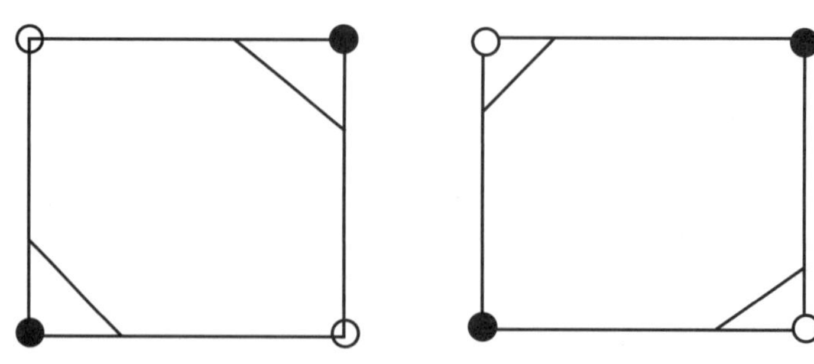

图 5-14　二义性面示意图

（2）*在立方体中寻找等值面*：在立方体中寻找等值面时，将会产生大量散乱的三角面片，这样将对计算机的处理速度要求很高。

（3）*占用大量的检测时间*：Marching Cubes 算法需要按顺序逐个检测每个立方体，以获取等值面。研究表明，等值面提取过程中 90% 以上的时间都用在了立方体的检测上。

上述这些缺点对三维模型重构、显示速度、再现效果和后继简化处理影响很大，所以针对这些不足，近年来提出了很多 Marching Cubes 的改进算法。

2. 剖分立方体（Diving Cubes）算法 Diving Cubes 算法是由 Cline 于 1988 年首次提出的，该算法主要适用于三维数据场具有很高密度时的情况。因为在这种情况下，用 Marching Cubes 算法在单元中产生的小三角面片与屏幕上的像素差不多大，甚至还要小，这样通过插值计算小三角面片是没有必要的。这时完全可以用通过该单元中心点的一个小面片来代替意向内的等值面，从而省去大量的计算空间。剖分立方体方法逐步扫描每个单元，当单元的八个顶点越过等值面值时，将该单元投影到显示图像上。若投影面积大于一个像素的大小，则该单元被分割成更小的子单元，直接使子单元在显示图像上的投影为一个像素大小。当然，其结果仅为等值面的近似表示，但对于数据场密度值很高的医学图像来说，其视觉效果是可以接受的，同时 Diving Cubes 算法还消除了 Marching Cubes 算法的二义性问题。但同样存在很多不足，比如，当剖分很细密时，会产生较大的运算量，同时会浪费较多的存储空间等。

3. 立方体（Cube）算法 立方体算法实际上把整个单元看作是由同一物质构成，这样，一个不透明单元可以用该单元的同一色彩的 6 个面来表示并进行绘制。该方法简单、快捷，但画面粗糙，显示图像给人一种“块状”感觉，不能很好地显示对象的细节。

5.3.4 体绘制技术

体绘制技术的中心思想是为每一个体素指定一个不透明度（Opacity），并考虑每一个体素对光线的透射、发射和反射作用。光线的透射取决于体素的不透明度；光线的发射则取决于体素的物质度（Objectness），物质度愈大，其发射光愈强；光线的反射则取决于体素所在的面与入射光的夹角关系。体绘制的步骤原则上可分为投射、消隐、渲染和合成 4 个步骤。体绘制按处理对象的不同，可分为对三维空间规则数据场的体绘制和对三维空间不规则数据场的体绘制。其中不规则数据场指的是结构化数据场中的不规则数据和非结构化数据，例如，有限元分析及计算流体力学所产生的数据一般都属于这一类，在这类数据场中，体素的形状不同，大小不一，因而导致各种算法的效率降低。迄今为止，研究和开发三维不规则体数据的可视化算法仍然是一个有待进一步解决的问题。而对于规则数据场的体绘制研究已经趋于成熟，它有 4 种常用的算法：射线投射算法（Ray casting）、抛雪球算法（Splatting）、错切-变形算法（Shear-Warp）和基于硬件的 3D 纹理映射算法（3D Texture-Mapping Hardware）。下面就这 4 种算法的基本思想和特点做逐一介绍。

1. 射线投射算法（Ray Casting） 射线投射算法是由 Whitted 于 1980 年提出的，其基础是 Whitted 模型，也是目前使用最为广泛的一种规则数据场的体绘制方法，在有关体绘制研究的文献中占有很大篇幅。其基本原理是根据视觉成像原理，构造出理想化的物理视觉模型，即将每个体素都看成为能够透射、发射和反射光线的粒子，然后根据光照模型或明暗模型，依据体素的介质特性得到它们的颜色（灰度图像为亮度）和不透明度，并沿着视线观察方向积分，

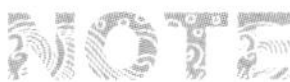

最后在像平面上形成具有半透明效果的图像。

2. 抛雪球算法（Splatting） 抛雪球算法又被称为溅射算法，最早是由 Westover 提出的一种体绘制技术。与射线投射算法不同，抛雪球算法是反复对体素进行运算。它用一个称为足迹（Footprint）的函数计算每一体素投影的影响范围，用高斯函数定义强度分布（中心强度大，周边强度小），从而计算出其对图像的总体贡献，并加以合成，形成最后的图像。由于这个方法模仿了雪球被抛到墙壁上所留下的一个扩散状痕迹的现象，因而得名“抛雪球法”。

因为抛雪球算法是“以物体空间为序”的体绘制算法，所以它的优点就是能按照体数据存储顺序来存取对象，同时只有与图像相关的体素才被投射和显示，这样可以大大减少体数据的存取数量，而且适合并行操作。

从理论上说，使用同样的重构函数权值，抛雪球算法能生成和光线投射算法相同质量的图像。但在实际应用中，由于其权值计算比较困难，所以经常使用近似算法，因而图像质量会有所下降。

3. 错切-变形算法（Shear-Warp） 错切-变形算法又被称为剪切-曲变算法，被认为是目前一种速度最快的体绘制算法。它采用一种关于体素和图像的编码方案，在遍历体素和图像的同时可以略去不透明的图像区域和透明的体素。在预处理时，体素经过不透明度初分类，再按行程长度编码（Run-Length Encoded，RLE），然后用类似于射线投射法的方法进行绘制。其绘制过程可简化为通过剪切出适当的编码体素使射线正交于所有的体素层，利用双线性插值在遍历的体素层内得到它们的采样值，再通过曲变将体素平行于基准平面的图像转换为屏幕图像。这种算法的最大特点是依据主要的视线方向选择投影数据和切片数据集，投影方向不一定随视线方向的变化而变化。

4. 基于硬件的 3D 纹理映射算法（3D Texture-Mapping Hardware） 基于硬件的 3D 纹理映射首先由 Cabral 应用于无明暗处理的体绘制。其方法是首先将体数据装载到纹理内存，再由硬件将平行于视平面的多边形层片转变为图像。这些层片是由后向前地进行融合，插值滤波器为三次或四次线性函数，而层片间的距离可以任意选择。目前，这种方法已被推广应用到具有明暗处理的体绘制中。

5.3.5 医学图像绘制技术性能评价

在医学图像重建与可视化技术中，图像绘制技术是核心内容。综合前面所述内容，可以看出面绘制要构造中间曲面进行表示，这必然要通过阈值或数值方法提取出中间曲面，即分割过程。而分割过程常会造成三维数据场中许多细节信息的丢失，从而降低结果的保真性。体绘制由于直接研究光线通过体数据场时与体素的相互关系，无须构造中间面。体素中的许多细节信息得以保留，结果的保真性大为提高。因而从结果值来讲，体绘制的图像质量通常优于面绘制。但在目前的硬件平台上，面绘制的交互性能和算法效率优于体绘制，这是因为面绘制采用的是传统图形学的绘制方法，现有的交互算法、图形硬件和图形设备能充分发挥作用。两种绘制技术中常用算法之间的性能比较情况，如表 5-1 所示。随着硬件体系结构的发展，这两种方法之间的差别会逐渐缩小。

NOTE

表 5-1 绘制算法性能比较表

绘制方法		图像质量	绘制速度	算法特点
面绘制技术	边界轮廓线表示算法	低	快	内存开销小
	移动立方体算法	高	慢	算法容易实现，内存占用大
	剖分立方体算法	中等	较快	针对三维数据场具有很高密度的情况下提出来的，内存开销较小
	立方体算法	低	快	算法简单快捷，内存占用小
体绘制技术	射线投射算法	最高	体素寻址困难，速度慢	内存占用大
	抛雪球算法	高	体素寻址快捷，加速技术多样，速度较快	可实现渐进显示，内存占用小
	错切-变形算法	中等	具有抛雪球法寻址加速的优势，并且速度更快	通过二维形变简化体数据旋转变换，内存占用小
	基于硬件的3D纹理映射算法	较低	利用硬件处理数据，绘制速度较快	算法中的重采样和颜色以及不透明度的值计算由硬件完成，因此，内存占用大

小结 5

1. 医学图像处理技术简介。医学图像处理技术的现状及发展方向、医学成像技术、医学图像重建与可视化技术、医学图像增强技术、医学图像分割技术、医学图像配准技术、图像的压缩与存储技术。

2. 图像的代数处理技术。图像代数处理的定义、图像代数处理的应用等。

3. 图像的几何处理技术。图像几何处理的定义、常见的图像几何处理（图像的平移、旋转、缩放等）。

4. 图像插值技术。图像插值的概念、图像插值方法。

5. 二维图像的生成和显示。体数据的多平面重建、斜截面、曲线截面等。

6. 医学图像的三维重建与可视化技术。医学图像重建与可视化技术概念、图像三维重建绘制技术概念、面绘制技术、体绘制技术等。

习题 5

5-1 常用的医学图像处理技术有哪些？

5-2 何谓图像代数处理技术？举例说明其在医学图像处理中的应用。

5-3 常见的图像几何处理有哪些？

5-4 二维图像的生成和显示主要有哪些方法？

5-5 根据绘制过程中数据描述方法的不同，医学体数据三维可视化方法分为哪两大类？

5-6 常用的图像面绘制技术算法和体绘制技术算法有哪几种？

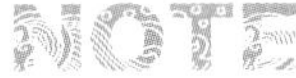

6 医学图像增强

图像增强（Image Enhancement）技术是图像处理领域中的一个重要分支。图像增强的主要目的是突出图像中感兴趣内容，使人更容易观察图像或机器更容易识别图像。由于人眼以及机器的分辨能力有限，在获取图像信息时，可能会遇到障碍。因此，采用图像增强的方法，通过对图像特征的放大，能够更容易从图像中获取有用信息。但是图像增强处理并不能增加图像原有的信息，实际上有时甚至会丢失一些不重要的信息。

医学图像增强是医学影像后处理中的一个重要环节。通过对图像的增强处理可以帮助医生更好地识别病变组织，更准确地诊断疾病。医学图像增强也是医学图像分析的基础。有效地对医学图像进行增强，会减少图像分割、图像配准等图像分析的难度，便于实施与之相应的手术导航、手术方案和放射剂量的计算机辅助确定，以及脑功能研究等医学前沿应用。

医学图像增强所涉及的内容主要有：医学图像的对比度调整、医学图像噪声的去除、医学图像边缘的锐化，以及医学图像的伪彩色处理等。从处理方法上来说，主要有空域法、频域法，以及兼空域法与频域法的伪彩色处理。所谓空域法就是直接对图像像素的灰度或亮度进行处理。而频域法是先将图像变换到频域，再进行处理。例如，先对图像进行傅里叶变换，然后在频域进行滤波处理，最后对图像进行反傅里叶变换返回空域。伪彩色处理则是把灰度图像通过一定的映射方式，转换为彩色图像。之所以要进行伪彩色处理，主要是因为人眼对颜色的识别优于对灰度的识别。从这种意义上来讲，伪彩色处理也可以认为是一种对比度增强。

本章主要根据应用类型分别介绍图像增强的内容，并以专题的方式分别介绍小波分析方法、数学形态学方法的基础知识及其在医学图像增强领域的应用。

6.1 医学图像对比度增强

大家都有过这样的经验，通过调节电视的对比度可以使我们看得更清楚。医学图像作为图像的一种，同样也会遇到类似的问题。由于医学图像在成像的过程中会受到各种因素干扰，所以会出现图像对比度不足的情况（通常所说的对比度是指图像亮度的最大值与最小值之比）。不仅如此，胶片扫描等医学图像数字化过程也会造成图像的对比度不足。例如，一幅用8位存储的灰度图像，本来应该具有256个亮度级，即0～255级。但实际可能图像像素仅使用了其中一部分灰度级。在这种情况下，灰度级之间的差就比较小。而人眼的生理特性是对于微小的灰度变化不敏感。有实验表明：一般情况下，人眼对于黑白层次的变化，若最暗与最亮之间分为256个层次，一般相邻二物体灰度层次相差十几级才能明确区分。因此当灰度级差达不到一定界限时，图像看起来就不够清晰，分不清图像中目标细节，当灰度级差很小时，甚至分不清

NOTE

目标和背景。在这种情况下，通过调节对比度，将灰度级差加大到人眼可识别范围，就可以达到比较满意的结果。但是，所处理对象的灰度级差一定要存在，否则是无法处理的。

实际上，在观察图像时，我们不仅关心整幅图像的对比度，更关心的是感兴趣目标的对比度。因此，在某些情况下，即使一幅图像从整体来看对比度很好，灰度在 0 ~ 255 级整个动态范围分布，但是所关心的目标特征不够明显，这时也要进行对比度调节，调节某一灰度范围内的对比度。例如，希望某种组织结构能够获得足够的对比度，以帮助我们识别病变组织或进行医学研究。

关于调整图像对比度的增强技术通常可分为两大类：全局处理和局部处理。全局处理是根据整幅图像的灰度分布调整灰度级，局部处理则是根据图像局部区域信息进行灰度调整。其中大部分图像增强技术为全局处理，如各种图像灰度变换方法、经典的直方图修正方法、近年来发展起来的模糊增强方法，以及基于遗传算法的自适应增强算法等。而局部对比度增强技术主要有：基于统计的局部增强方法、同态滤波方法、多尺度形态学方法等。

6.1.1 灰度变换

灰度变换（Gray Level Transformation）也称灰度或亮度映射（Intensity Mapping），是一种非常简单而又行之有效的方法。这类方法是让图像处理前后的灰度满足某种函数关系。如果原图像部分像素的灰度级是 r，经灰度变换后灰度级为 s，二者满足关系式：$s = T(r)$，$T(r)$ 则为灰度变换函数或称映射函数。灰度映射函数可以是线性的，也可以是非线性的，还可以是分段函数。对于同一幅图像，也可以根据不同的需要，构造不同的映射函数。如图 6-1 所示，为一种简单的线性映射函数。

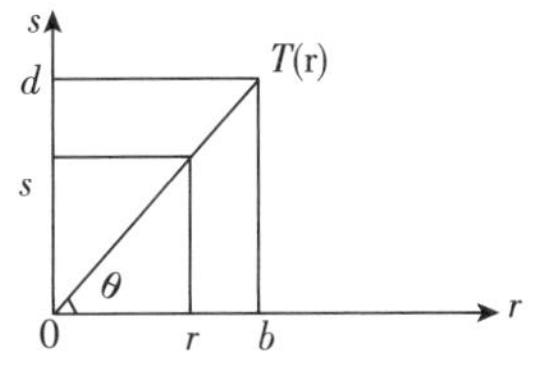

图 6-1 灰度映射函数

在图 6-1 中，s 与 r 的函数关系式为

$$s = \frac{d}{b}r \tag{6-1}$$

从图 6-1 可以看出，当 $\theta = 45°$ 时，$s = r$，图像处理前后灰度没有变化；当 $\theta > 45°$ 时，图像灰度的动态范围变大，变换后的图像灰度级间距离拉开，对比度得到扩展，图像变得清晰；当 $\theta < 45°$，变换后图像灰度级间距离变小，对比度被压缩，图像中内容变得不易区分。如图6-2所示，为图像灰度拉伸的应用实例。

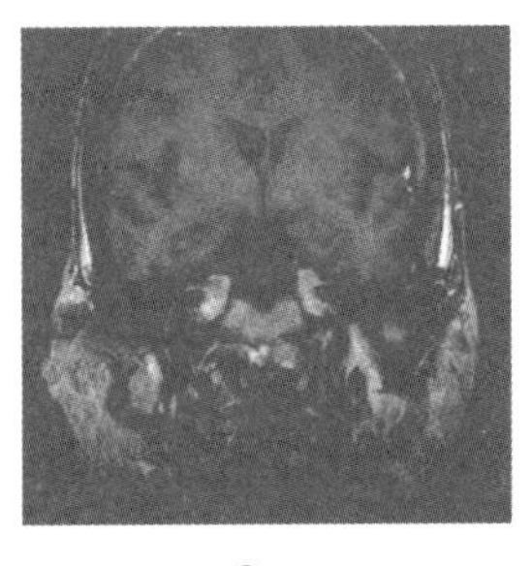

a

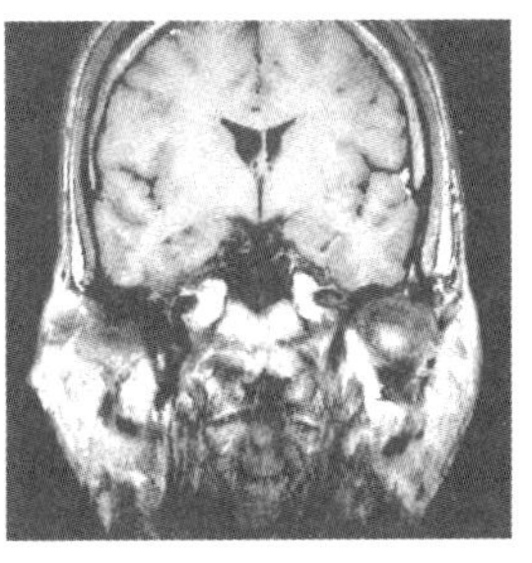

b

图 6-2 图像的对比度扩展应用实例

图 6-2a 为原始 MR 脑图像，图 6-2b 为采用图 6-1 函数（$\theta>45°$）进行灰度变换后的图像。在医学图像处理中，经常使用开窗技术，实际也是通过线性映射扩展对比度，如图6-3 所示。

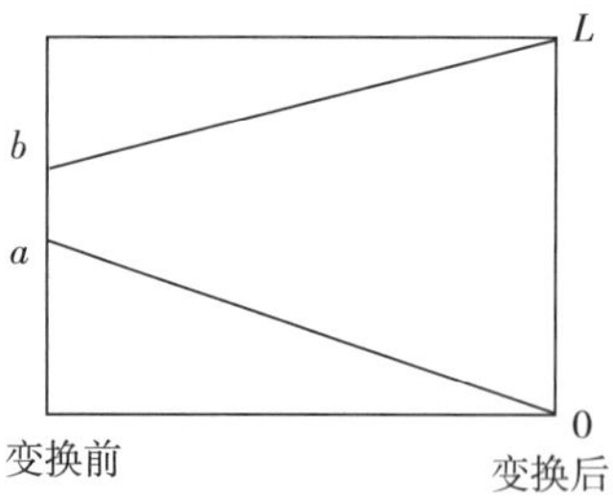

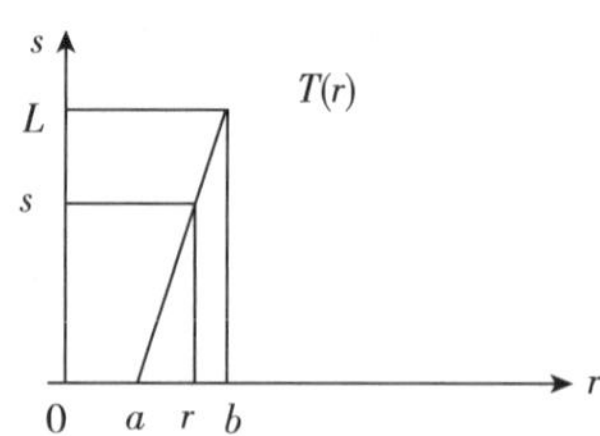

图 6-3　开窗技术及其灰度映射函数

灰度开窗方法以某一灰度级为中心（窗位），将图像中感兴趣的某段灰度范围（窗宽）内的灰度级映射到整个灰度级范围，以突出显示一些组织结构或病变组织。图 6-3 左图为开窗变换前后的灰度级分布示意图，右图为开窗变换的映射函数。其中窗宽 $w=b-a$，窗位为窗口的中间灰度值 $(b+a)/2$。在窗口内，灰度变换满足关系式

$$s=\frac{L}{w}(r-a) \tag{6-2}$$

如图 6-2 所示，变换后 a 与 b 之间的灰度级差明显拉大。通过调节窗宽和窗位，可实现微小病变组织的最佳显示，该处理方法在 CT 等医疗设备中得到广泛应用。

如图 6-4 所示，为两种特殊的灰度线性变换函数。图 6-4a 为二值灰度变换，处理后图像只有黑（0）和白（1）两种灰度级或称亮度级。原图像中小于 r_0 的灰度级变换后均为 0 级，大于等于 r_0 的灰度级则为 1 级。图6-4b为灰度反变换，或称之为负片。变换后灰度级倒置，原来亮的像素变为暗的，原来暗的像素则变为亮的。如果图像为 8 位（灰度级为 0～255），那么经灰度反变换后图像的灰度级为

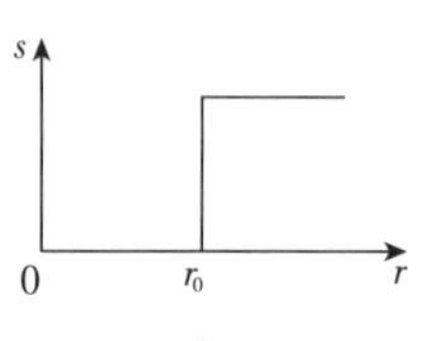

a

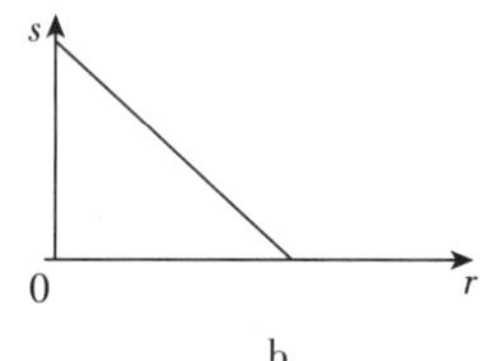

b

图 6-4　两种特殊的变换函数

$$s=255-r$$

如图 6-5 所示，为灰度反变换的应用实例。图 6-5a 为原始乳腺 X 光片，图 6-5b 为灰度反变换后图像。

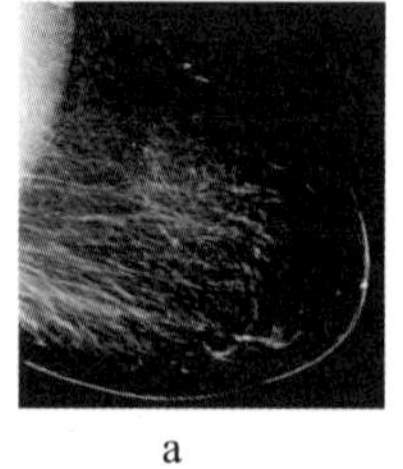

a

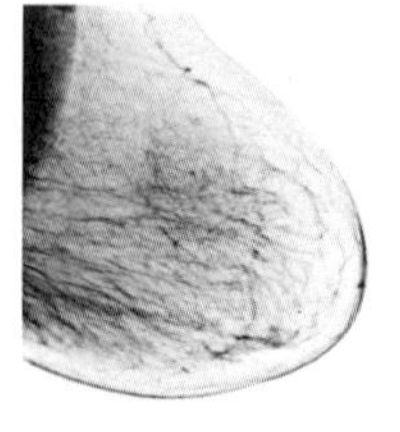

b

图 6-5　图像的反变换应用实例

NOTE

如图 6-6 所示，为另外两种典型的线性变换函数。图 6-6a 为锯齿形变换，这种变换可以把处于不同灰度范围的组织结构用相同的灰度范围显示，从而有效地扩展各灰度段的对比度，最大限度地利用图像亮度动态范围。如不同的组织细胞，用相同的亮度范围显示。图 6-6b 为灰度切割变换，该变换提高了图像中特定灰度范围（［a, b］区间）的亮度，并保持图像其他部分的灰度分布，以增强图像某些特征，如增强 X 射线图像中的组织特征。

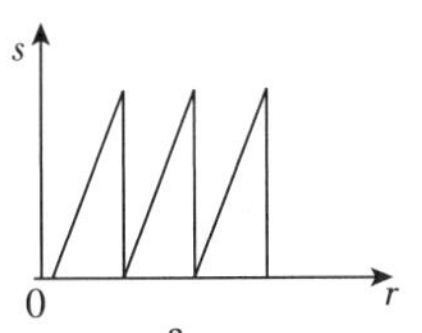

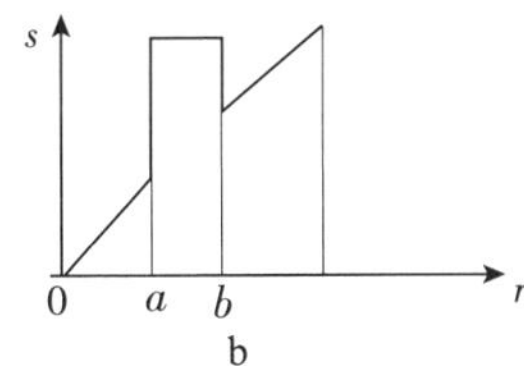

图 6-6　两种典型的变换函数

如图 6-7 所示，为分段线性变换与非线性变换函数。锯齿形灰度变换、灰度切割等变换也可以认为是分段线性变换，分段线性变换还常用来扩展感兴趣内容的对比度，压缩次要内容的对比度，如图 6-7a 为常见的分段线性变换函数，在 a 与 b 之间的灰度级得到扩展，而小于 a 和大于 b 的灰度级却被压缩，这样可以突出某些病变组织。图6-7b为非线性变换函数的示意图。

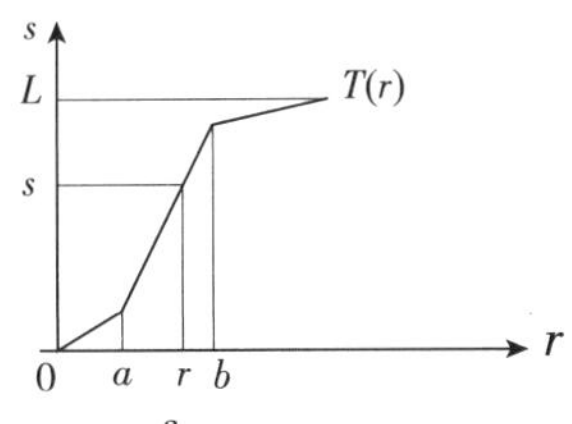

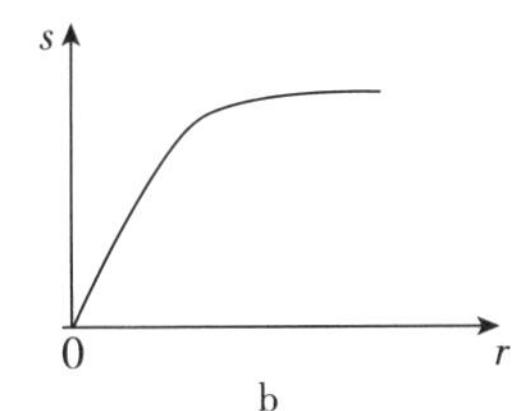

图 6-7　分段线性变换与非线性变换函数

线性变换简单易行，常常可以取得良好的效果。非线性变换则可以根据某种需要，如人眼识别特性，构造一种非线性映射函数，来改变全局图像的灰度级。在非线性变换中常用的有对数变换和幂变换。对数变换的变换函数为

$$s = c\log(1 + r) \tag{6-3}$$

式（6-3）中，c 为正的常数。这种变换可以用来扩展图像中暗区的对比度，压缩亮区的灰度级。幂变换的基本形式为

$$s = cr^{\beta} \tag{6-4}$$

式（6-4）中，c 和 β 均为正常数。

如图 6-8 所示，为幂变换应用实例。图 6-8a 为原磁共振颈椎图像，图 6-8b 为幂变换后图像。变换参数 $c=1$，$\beta=0.5$。值得注意的是，当 $c=\beta=1$ 时，$s=r$，图像处理前后无变化。实际上 $\beta=1$ 为分界线，当 $\beta<1$ 时，类似于对数变换，对暗区对比度有扩展效果，而当 $\beta>1$ 时，则对暗区对比度有压缩作用。由图 6-8b 处理后图像可看出，暗区对比度得到扩展，从而使图像变得清晰。

图像的灰度变换在 Photoshop 图像处理软件中可以通过图像（Image）菜单中的调整（Adjust）子菜单的色阶（Levels）来调整。如图 6-9 所示，为调整对话框，通过调整滑块，可以实现输入灰度级与输出灰度级之间的函数映射。

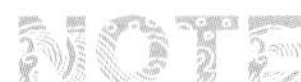

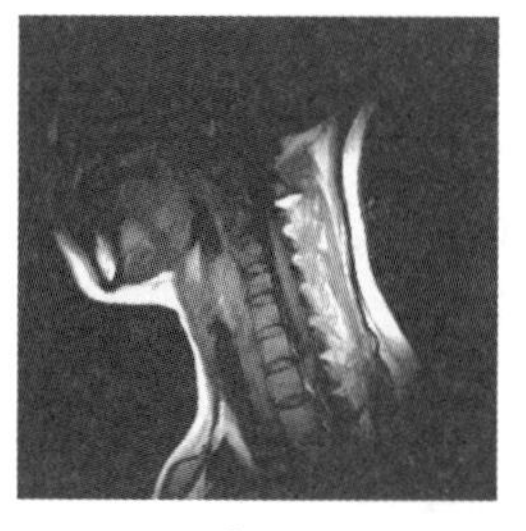

a

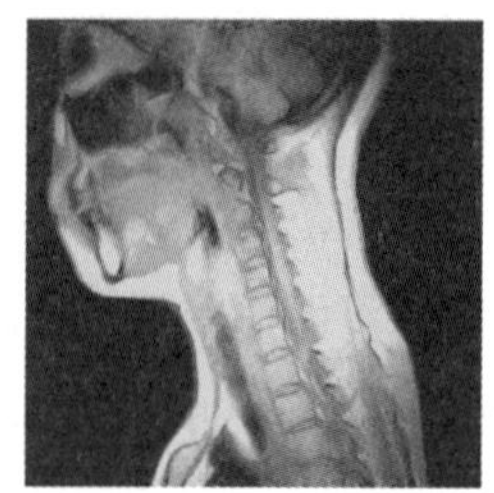

b

图 6-8　幂变换应用实例

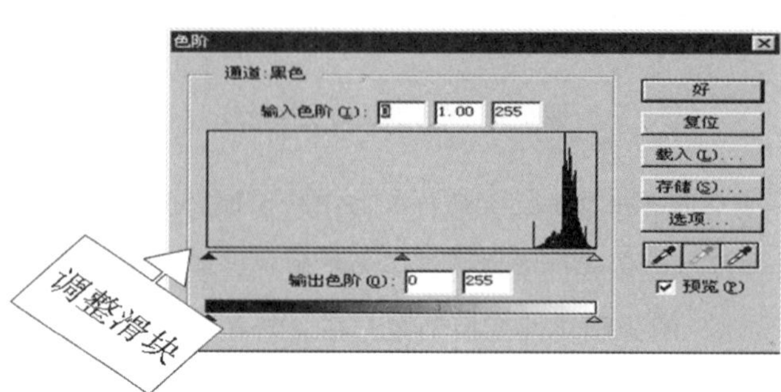

图 6-9　Photoshop 的灰度变换调整界面

在 Photoshop 图像处理软件中，还可以通过图像（image）菜单中的调整（adjust）子菜单的曲线（curve）命令来进行灰度变换，图 6-10 所示，为对扫描文档应用实例。

世界万物都在不停地变化着
积极投入社会生活,为社会争做贡献。
青年时代,人生价值

a　原图像

世界万物都在不停地变化着
积极投入社会生活,为社会争做贡献。
青年时代,人生价值

b　灰度变换后图像

图 6-10　扫描文档图像灰度变换应用实例

如图 6-11 所示，为使用 Photoshop 中曲线命令处理扫描文档的对话框。

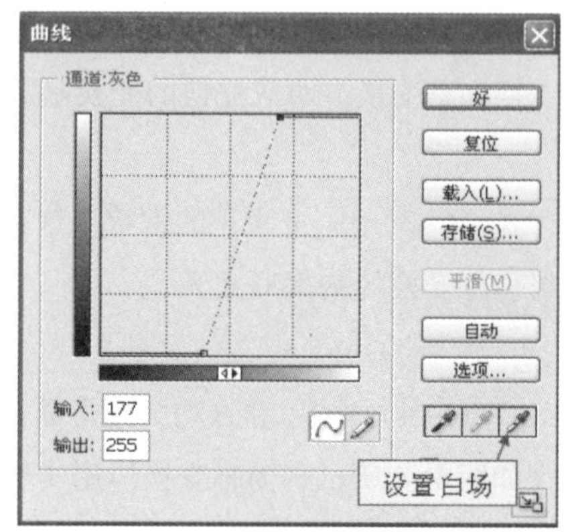

图 6-11　使用 Photoshop 处理扫描文档

在图 6-11 的操作中，使用"设置白场"吸管点击图像中最"脏"处便可获得相应的映射函数，并观察处理结果，直至把透过来的字影全变白。同样，使用"设置黑场"吸管点击文字中较浅的地方，可以实现把主体文字变黑的效果。图 6-11 中，为两次点击后自动生成的映射函数，当然，如果不满意，也可以人工调节映射函数。

对扫描图像的处理，主要是去掉看起来很"脏"的背景文字。由于这部分背景文字比较浅，也就是灰度级高于文字的灰度级，所以，处理时应将大于等于最"脏"处的灰度级均设置为最高灰度级（白），这样就使得背景变得干净。设置黑场同理。

应用 MATLAB 程序设计语言也很容易实现图像的灰度变换，基本变换函数是 imadjust，其语法结构为

$$Y = \text{imadjust}(I, [L \quad H], [B \quad T], G) \tag{6-5}$$

式（6-5）中，I为原图像矩阵，Y为灰度变换后图像矩阵。L和H分别为原灰度级下限和上限，B和T则为变换后灰度级的下限和上限。G为映射曲线控制因子，G=1时为线性映射（可省略），G<1图像偏亮，G>1图像偏暗。值得注意的是，使用该函数时，要先将灰度级变到0～1范围，再使用命令。另外，[0　1] 可以简写为 [　]。例如

$$Y = \text{imadjust}(I, [70/255 \quad 200/255], [\ ]) \tag{6-6}$$

式（6-6）函数，将图像的灰度级从70～200段扩展到0～255范围，一般来说，图像将变得清晰。对于偏暗的图像进行对比度扩展处理，也可以通过灰度级归一化处理来实现。例如，一幅图像用8位存储，但实际图像的灰度级仅为0～150，图像看起来比较黑；如果将灰度级扩展到整个动态范围0～255级，图像将处于正常的亮度范围，变得清楚。这时可以直接用图像中最大灰度级对图像进行灰度归一化处理，也就是将所有的灰度级除以最大灰度级（150），这样把灰度级变到0～1范围（原图像中最大灰度值处理后为1）。用MATLAB如下命令可以实现

$$Y = I/150 \tag{6-7}$$

同样，式（6-7）中I为原图像矩阵，Y为处理后图像矩阵。I/150命令的作用是将I矩阵中所有元素都除以150。对处理后的图像矩阵Y，用MATLAB的图像显示函数imshow（Y）显示，就可以看到增强效果。应注意的是：要进行图像矩阵运算，应先用double函数将8位的图像矩阵变成double数据，才能正常运算；使用imshow函数显示double型图像矩阵，要使用归一化数据才能正确显示。

如果不知道原图像中最大灰度级的确切值，也可以使用MATLAB的求最大值函数max求得，即

$$\text{Imax} = \max(I(:)) \tag{6-8a}$$

$$Y = I/\text{Imax} \tag{6-8b}$$

式（6-8a）中，Imax是自定义变量，代表图像中灰度最大值；而I（:）是将图像矩阵转换成向量。之所以要将矩阵变成向量，是因为用max函数求矩阵的最大值时，是把图像矩阵看成一组列向量，结果是每个向量的最大值，也就是得到的是一个向量。例如图像矩阵A为

$$A = \begin{bmatrix} 2 & 0 & 3 \\ 3 & 1 & 5 \\ 0 & 4 & 4 \end{bmatrix} \tag{6-9}$$

则用函数max（A）求得的结果为 [3　4　5]，因此，这样需要再求一次最大值，才能得到图像矩阵的最大值。而采用I（:），相当于先将图像矩阵I变成向量，这样再求最大值就是整个矩阵的最大值了，因此可以一次求得图像矩阵的最大值。在MATLAB中，如果使用命令max（max（I）），与max（I（:））具有相同的结果。

同样灰度反变换也可以通过MATLAB简单的矩阵运算命令实现，如

$$Y = 255 - I \tag{6-10}$$

值得注意的是：式（6-10）中，I和Y分别为原图像矩阵和处理后图像矩阵，而255为一数值，这在矩阵运算中本来是不允许的。但是，在MATLAB中可以自动将数值255转换为矩阵，该矩阵与原图像矩阵I大小相同，所有元素值均为255。因此，上述数值与矩阵的相减运算，就变成了两个矩阵的减法运算。

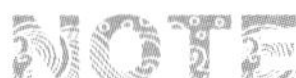

灰度变换实际是对原图像像素灰度级进行重新分配，根据特定目标及视觉理解的需要使灰度间隔的分布更理想。对于感兴趣的内容，扩展其对比度，而对于次要内容，则可通过压缩灰度范围，使其得到抑制。

6.1.2 直方图修正

所谓直方图（Histogram）一般是指灰度直方图，是用来描述图像中灰度分布的统计图形。其横坐标为灰度级 r，纵坐标一般为灰度级出现的概率 $p_r(r_k)$ 。$p_r(r_k)$ 是灰度值为 r_k 的像素个数与总像素数的比值。例如，一幅 $M \times N$ 的图像，具有 r_k 的像素个数 n_k，则灰度级 r_k 出现的概率 $p_r(r_k)$ 为

$$p_r(r_k) = \frac{n_k}{M \times N} \tag{6-11}$$

显然有

$$\sum p_r(r_k) = 1 \tag{6-12}$$

直方图反映了图像灰度级的统计特性，与像素的位置无关。从直方图中可以获得图像整体的灰度信息，如整幅图像平均亮度和对比度。但是，直方图并不能提示哪些像素具有特定的灰度级，其丢失了图像的位置信息和目标的形状信息。通常，利用直方图可以观察图像的灰度级使用范围。如直方图集中在左边，靠近 0 级灰度，说明大部分像素的灰度级较低，处于暗区，因此图像偏暗；反之，大部分像素灰度级处于直方图右端，则图像偏亮。无论像素的灰度级集中在哪个区域，灰度级没有拉开，都会造成图像不清晰。如图 6-12 所示，为一幅图像及其直方图。图 6-12a 为 MR 脑血管造影图像，图6-12b为该图像的直方图。

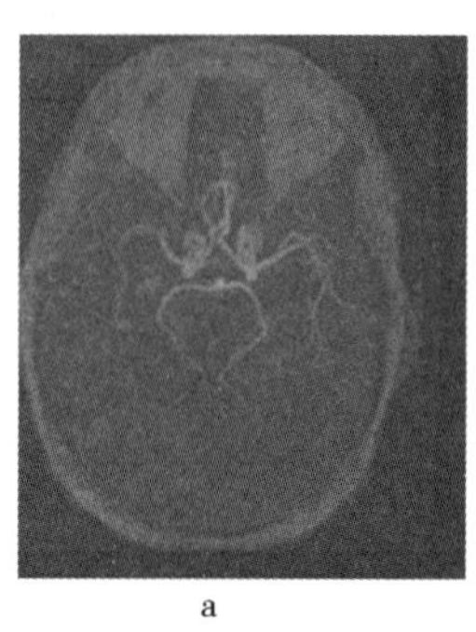

a

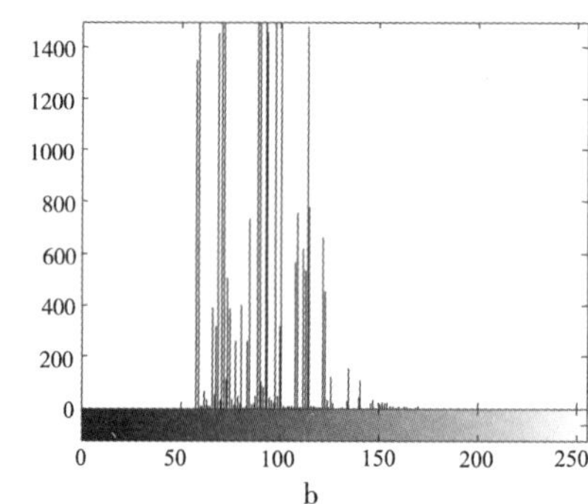

b

图 6-12　图像及其直方图

通过直方图，我们可以观察到该图像像素的灰度级主要集中在 60～150 附近，有相当一部分灰度级没有用上，由于灰度级差小，图像不够清晰。直方图常常可以辅助我们分析图像的问题，从而更有效地进行对比度增强。清晰的图像一般具有较均匀分布的直方图。

直方图修正方法是以概率论为基础，也是通过变换像素的灰度级来实现对比度增强。不同的是，这类方法以改变图像的直方图为手段来构造灰度变换函数 $s = T(r)$ ，从而调整图像中像素的灰度级。如经典的直方图均衡化方法、直方图规定化方法等。

1. 直方图均衡化　直方图均衡化的目的是将处理后图像的直方图变为均匀的近似直线，这样通常可以使图像中目标和背景的对比度增加，使图像变得清晰。对于直方图均衡化方法，在推导变换函数 $s = T(r)$ 时，一般将图像处理前后的灰度级 r 和 s 进行归一化处理，即

$$0 \leqslant r \leqslant 1,\ 0 \leqslant s \leqslant 1$$

同时要求 $T(r)$ 函数满足单调递增，由于期望变换后图像的直方图为一直线（等概率密度），因此变换后的灰度概率密度（对于连续图像，在［0，1］区间）为：

$$p_s(S) = 1 \tag{6-13}$$

由此可以导出 $T(r)$ 函数的一般表达式，再推广到离散图像，离散图像变换后灰度级为

$$s_k = T(r_k) = \sum_{i=1}^{k} p_r(r_i) \tag{6-14}$$

这样，根据处理前图像直方图的统计值就可计算出均衡化后各像素的灰度值。如图 6-13 所示，为均衡化处理应用实例。

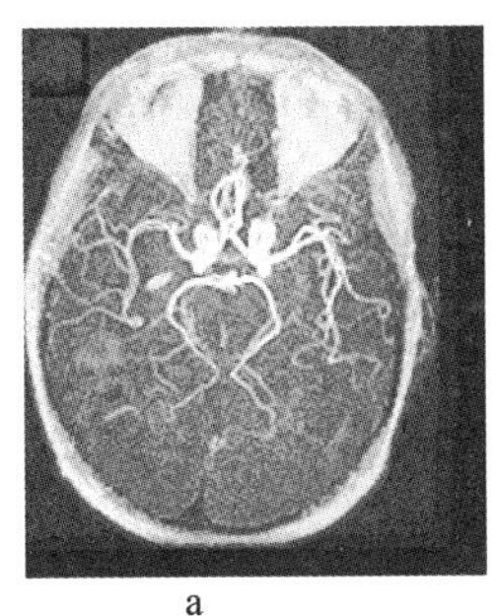
a

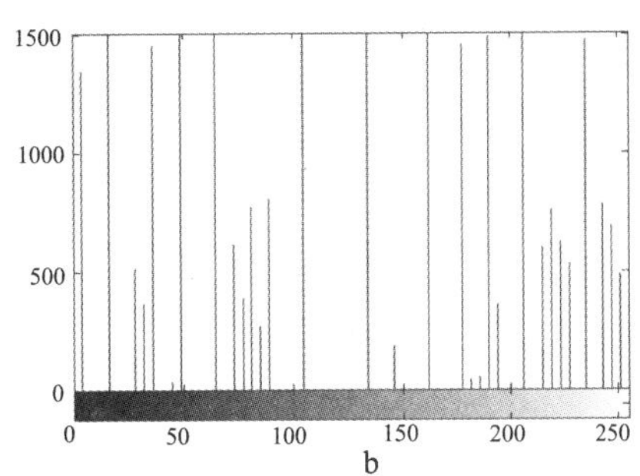

b

图 6-13 图像均衡化处理应用实例

图 6-13a 是直方图均衡化处理后图像，其原图像是图 6-12a。图 6-13b 是均衡化处理后图像直方图。由图 6-13b 可以看出，实际处理后图像的直方图并非一条直线，只是近似均匀而已，但是处理后图像比原图像要清晰。直方图均衡化方法对具有窄直方图的图像进行对比度扩展非常有效，然而在一般情况下，该方法是以牺牲细节（合并较少像素具有的灰度级）来获得整体对比度扩展，因此在使用时要加以注意，尤其是对于医学图像处理中所涉及的问题。

直方图及其均衡化方法在 Photoshop 及 MATLAB 中均有相应的命令、函数。

在 Photoshop 图像处理软件中，对图像进行均衡化处理，使用“图像”（Image）菜单、“调整”（Adjust）子菜单、“色调均化”（Equalize）命令。

在 MATLAB 程序设计语言中，可用 imhist 函数生成图像的直方图，用 histeq 函数对图像进行均衡化处理。具体使用如下：

［C，L］ = imhist（I） (6-15)

式（6-15）中，I 为图像矩阵，L 是灰度级向量。C 是像素数向量。C 向量中像素数，与 L 中灰度级一一对应。如果对图像进行均衡化处理，则使用

Y = histeq（I） (6-16)

式（6-16）中，I 为原图像矩阵，Y 为处理后矩阵。

实际上，对图 6-12a 进行对比度增强，也可以采用灰度变换的方法，同样可以使直方图变得均匀些，但二者是有区别的。

2. 直方图规定化 直方图规定化则是按照一定的直方图形状（如适合人眼识别特性曲线或突出感兴趣的灰度范围）来修正图像的灰度级。

直方图规定化处理是借助于直方图均衡化处理来完成的。首先将原图像的直方图均衡化，然后将预期（规定）的直方图也均衡化，由于都是均衡化处理，且处理的是同一幅图像，因

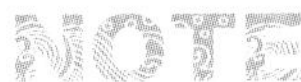

此二者的变换函数可以进行变量替换，从而确定原图像到直方图规定化图像的映射函数。

例如，原图像灰度级为 r，直方图规定化处理后图像灰度级为 s，将原图像进行均衡化处理后图像灰度级为 g，相应的映射函数为

$$g = T(r) \tag{6-17}$$

将规定化直方图也进行均衡化处理，处理后灰度级为 h，可求得映射函数：

$$h = Q(s) \tag{6-18}$$

此时，应有 $g=h$，因此，可得到两函数的关系

$$Q(s) = T(r)$$

$$s = Q^{-1}[T(r)] \tag{6-19}$$

式（6-19）中，$Q^{-1}(\quad)$ 为 $Q(\quad)$ 的反函数。这样就确定了 r 与 s 的函数关系。

在直方图规定化处理中，双曲线直方图是常用的给定直方图。有研究表明，这种直方图可以配合人眼视觉系统的对数特性，获得很好的视觉效果。

6.1.3　模糊增强

模糊集理论（fuzzy sets）是由 Zadeh 在 1965 年提出的，是对传统集合理论的一种推广。在传统集合论中，元素只能是属于或不属于一个集合，而模糊集理论扩展为用隶属度表示元素属于一个集合的程度，从而更有效地表示客观事物。

模糊技术为解决具有不确定因素的图像增强问题提供了有力工具。图像的模糊增强方法主要由 3 部分组成：将图像空域的灰度级映射为模糊域的隶属度；在模糊域对隶属度进行增强运算；最后经逆变换返回空域，得到各像素处理后的灰度值。按照这种方法，一幅 $M \times N$ 的图像，经映射后得到的模糊点集为

$$\tilde{F} = \begin{bmatrix} \frac{p_{11}}{f_{11}} & \frac{p_{12}}{f_{12}} & \cdots & \frac{p_{1N}}{f_{1N}} \\ \frac{p_{21}}{f_{21}} & \frac{p_{22}}{f_{22}} & \cdots & \frac{p_{2N}}{f_{2N}} \\ \cdots & \cdots & \cdots & \cdots \\ \frac{p_{M1}}{f_{M1}} & \frac{p_{M2}}{f_{M2}} & \cdots & \frac{p_{MN}}{f_{MN}} \end{bmatrix} \tag{6-20}$$

式（6-20）中，f_{ij} 表示（i, j）处像素灰度级，p_{ij} 为该灰度级相对于最大灰度级的隶属度，其中 $0 \leqslant p_{ij} \leqslant 1$，具体定义如下

$$p_{ij} = T(f_{ij}) = \left(1 + \frac{f_{\max} - f_{ij}}{F_d}\right)^{-F_e} \tag{6-21}$$

式（6-21）中，$f_{\max}$ 为图像中最大灰度值，F_e 和 F_d 分别为指数和分数模糊因子，这两个参数需要根据图像灰度级信息选定，并需要一定的人工介入。在模糊域的增强处理如下

$$p'_{ij} = \begin{cases} 2^{r-1} p_{ij}^{r} & 0 \leqslant p_{ij} < 0.5 \\ 1 - 2^{r-1}(1 - p_{ij})^{r} & 0.5 \leqslant p_{ij} \leqslant 1 \end{cases} \tag{6-22}$$

式（6-22）中，r 为递归增强次数。经过有限次递归增强后，得到增强后的隶属度 p'_{ij}，再经逆变换，把模糊域的隶属度映射回空域的灰度级 f'_{ij}，即

$$f' = T^{-1}(p'_{ij}) \tag{6-23}$$

式（6-23）中，$T^{-1}(\quad)$为函数 $T(\quad)$的逆运算，f'为处理后图像像素灰度。一般来说，经过模糊处理后，可以看到较好的增强效果。

在传统的模糊技术基础上，又出现了其他模糊增强算法。如基于广义模糊集合的图像增强算法，该方法实际是将普通模糊集合的隶属度值域从［0，1］区间扩展到[-1，1]区间，从而在更大的范围增强图像。另外，有些研究应用模糊增强方法检测图像边缘，但实质上是应用模糊增强方法增强边缘处对比度，以便于边缘检测。这种方法用于 MR 心脏图像边缘检测，取得比较好的结果。还有研究用于眼底图像增强，也取得比较好的结果。

6.2 医学图像噪声消除

去除图像中噪声，也称为图像平滑（Image Smoothing）。噪声可能来自图像获取的各个环节。从噪声是否与图像像素灰度相关角度来看，噪声可分为加性噪声和乘性噪声两种。加性噪声叠加在图像信号上，这种噪声的去除相对容易。而乘性噪声要复杂些，其与像素的灰度或像素邻域的灰度有关，一般正比于灰度级。从噪声的形态来看，常见的噪声有椒盐噪声、高斯噪声等。噪声一般很容易被察觉，如旧照片中的亮斑，分散在图像中的亮点或黑点等。如图 6-14 所示，为一幅腰椎 MR 图像分别加入椒盐噪声和高斯噪声的结果。

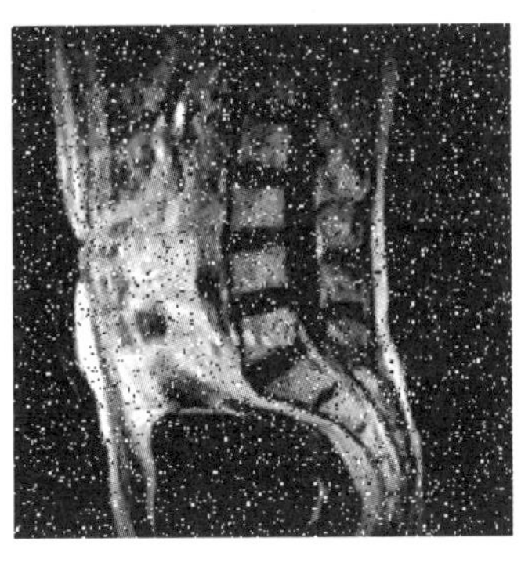

a

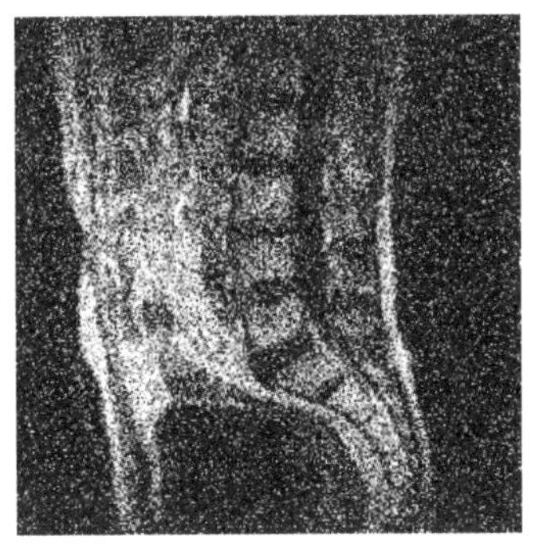

b

图 6-14 含有噪声的图像

图 6-14a 在图像中加入了强度为 0.1 的椒盐噪声；图 6-14b 在图像中加入的噪声为高斯噪声，其均值为 0、标准差为 0.1。

噪声的存在严重干扰了图像的识别和分析，因此必须设法抑制图像中的噪声，保持图像的清晰。对于不同的噪声，需要采用不同的处理方法。噪声平滑的处理方法有很多种。传统的图像平滑方法有邻域平均、中值滤波等。

6.2.1 邻域平均

所谓邻域平均法（Neighbor Averaging），是用像素邻域的平均灰度来代替像素的灰度。常见的噪声灰度级一般与周围像素的灰度级不相关，而且亮度常常高出其他像素许多。因此，该方法可以有效地抑制噪声。如图 6-15 所示，为一子图像块，方格内数字为像素的灰度级。

NOTE

图中窗口中心像素的灰度值为9，其周围8个像素组成了8邻域。如果用$f(x, y)$表示(x, y)位置像素的灰度值，那么图中所示为$f(2, 2)=9$［注意，对于图像矩阵，习惯用0～$(N-1)$表示像素位置，这时应表示为$f(1, 1)=9$。但是在MATLAB中不能用$f(0, 0)$调用矩阵，因此本例用1～N表示图像像素位置］。如采用窗口为3×3的邻域平均方法，处理后像素灰度值为$g(x, y)$，那么

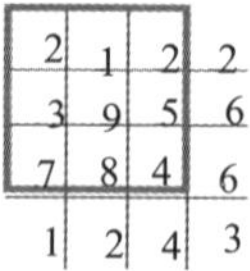

图6-15　子图像中像素的灰度级

$$g(2, 2)=\frac{2+1+2+3+9+5+7+8+4}{9}=4.56\approx 5$$

经邻域平均后，原来灰度值为9的窗口中心像素灰度值变为5，因此得到了平滑。邻域平均法的一般数学表达式为

$$g(x, y)=\frac{1}{M}\sum_{(x, y)\in S} f(x, y) \tag{6-24}$$

式（6-24）中，S为像素邻域，M为S邻域所含像素数。

邻域平均法不区分噪声还是边缘，只要是灰度级有一定变化的地方均做平滑处理。因此，在去除噪声的同时，也使图像的边缘变得模糊。针对邻域平均法存在的问题，出现了一些改进的邻域平均法。

超限邻域平均法是其中最简单的改进方法。其基本思想是，噪声一般和邻域像素灰度差较大，当差值超过一定门限时才被认为是噪声。因此，可以设置一定的门限，当像素与其邻域平均灰度差值超过该界限时，令其等于邻域平均值。反之，灰度值不变。其数学表示为

$$g(x, y)=\begin{cases}\frac{1}{M}\sum_{(x, y)\in S} f(x, y) & \left|f(x, y)-\frac{1}{M}\sum_{(x, y)\in S} f(x, y)\right|>T \\ f(x, y) & \text{其他}\end{cases} \tag{6-25}$$

如图6-16所示，为邻域平均法及超限邻域平均法对含有椒盐噪声图像的处理实例。图6-16a为含椒盐噪声MR图像（噪声强度为0.04）。图6-16b为采用7×7窗口的邻域平均法对图像平滑处理的结果。图6-16c为采用同样大小窗口，门限取$T=0.08$的超限邻域平均法对图像平滑处理结果。由图可以看出，超限邻域平均法处理结果模糊程度相对要低，保持具有微小灰度差的细节较好。但门限T的设置要考虑图像总体特性和噪声特性，需要依据图像统计特性的分析或经验。

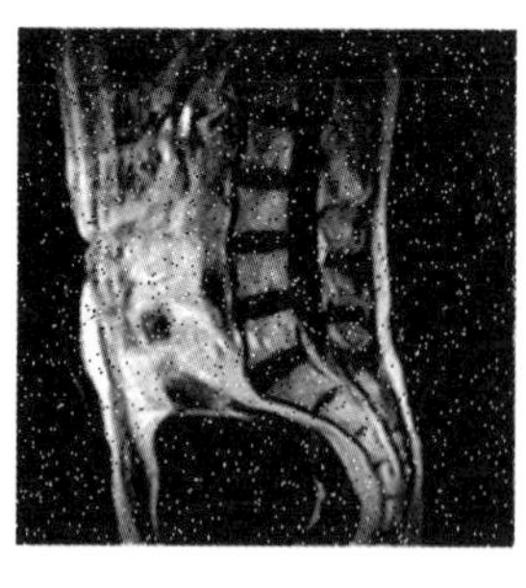
a

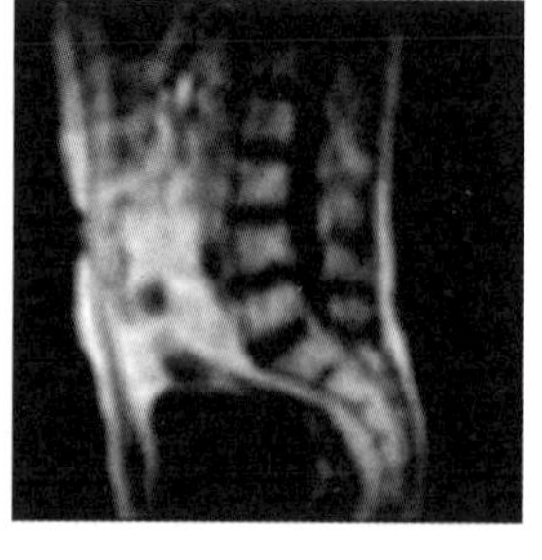
b

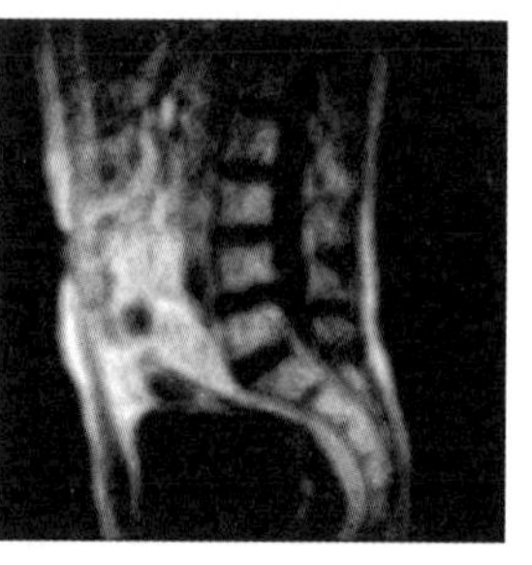
c

图6-16　采用邻域平均方法平滑处理图像应用实例

除超限邻域平均法外，还有许多改进的邻域平均法，大部分可以归类为加权邻域平均法。

这类方法在利用邻域灰度平滑处理时，考虑了不同的像素对平滑的贡献会有不同，如属于同一目标或背景区域的像素应与该像素的灰度具有很大的相似性，因此，应赋予较大的权值（参与平均的系数）；反之，将赋予较小的权值。这样自然能够更好地避免边缘模糊。权值的确定可以从以下几个方面考虑：

（1）与被处理像素的空间位置有关：离该像素较近的像素灰度赋予较大的权值，较远的则赋予较小权值，被处理像素本身具有最大的权值。

（2）与被处理像素灰度的接近程度有关：灰度相近的邻域像素赋予较大权值，相反，则赋予较小权值，甚至不参与平均。如取 K 个灰度相近的邻域点进行平均，或取梯度（灰度变化率）的倒数为权值等。

（3）与图像特征有关：如图像中目标具有明显的方向性，不同的方向赋予不同的权值。

无论使用何种方法确定权值，都应将权值进行归一化处理（除以权值之和），这样才能避免处理后图像出现亮度偏差。

为了便于表达和分析权值，在算法研究中常引入算子的概念，一般用矩阵表示。所谓算子实际也就是前面所述窗口中像素对应的权值，如邻域平均法，也可以认为是等加权的平均，如采用 3×3 的窗口进行邻域平均处理，其算子 $h(x, y)$ 可以表示为

$$h(x, y) = \frac{1}{9}\begin{bmatrix} 1 & 1 & 1 \\ 1 & 1 & 1 \\ 1 & 1 & 1 \end{bmatrix} \tag{6-26}$$

为了归一化处理权系数，式中除以 9。上述矩阵表达式除了被称为算子外，还常被称为模板、掩模、滤波器等。常用的根据像素空间位置进行加权的算子为

$$h(x, y) = \frac{1}{16}\begin{bmatrix} 1 & 2 & 1 \\ 2 & 4 & 2 \\ 1 & 2 & 1 \end{bmatrix} \tag{6-27}$$

该算子给予被处理像素本身权为 4，四邻域像素的权为 2，其余八邻域像素权为 1。

采用上述算子对图像的具体处理过程是：窗口中心对准要被处理的像素，窗口中像素与对应算子位置上的权相乘，然后对这些乘积求和，除以权值之和，最后将计算结果赋给窗口中心像素。处理完一个像素后，将窗口向右移动一个像素位置或下移一行，重复上述计算。通常从图像的左上角开始处理，从左到右，从上到下，逐点移动窗口，直至窗口移动到图像的右下角，处理完毕。需要说明的是，这种处理方法如果事先不做预处理，通常会使处理后图像尺寸变小。以采用 3×3 的窗口处理为例，如果原图像大小为 $N×N$，由于处理结果是赋给中心像素，所以处理后图像的第一行第一列实际是原图像中第二行第二列，同样最后一行和最后一列也将丢失，这样处理后图像的尺寸就会变为（N-2）×（N-2）。为了保证处理后图像尺寸不变，通常在图像的上、下、左、右的边界上各加上一行或一列像素。所加像素的灰度值可以取 0，或者与所临边界相同。取 0 时，一般会在图像上出现黑色的边。

由于算子（或模板）的对称性，上述处理也可以用图像函数 $f(x, y)$ 与算子 $h(x, y)$ 的卷积运算来实现，其数学表示为

$$g(x, y) = f(x, y) * h(x, y) \tag{6-28}$$

式（6-28）中，$*$ 代表卷积运算，离散卷积运算展开表达式为

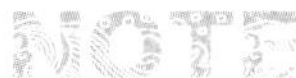

$$g(x, y) = \sum_m \sum_n f(m, n) h(x - m + 1, y - n + 1) \tag{6-29}$$

$h(x, y)$ 可用上述矩阵表示的算子，如邻域平均算子、加权平均算子等。这种利用平滑算子进行的卷积运算也常常被称为空域低通滤波。

在 MATLAB 中有相应的函数对图像做平滑处理，可以用矩阵函数生成相应算子。如图 6-16b 采用 5×5 窗口的邻域平均法处理，其算子 H 可用以下矩阵创建。

H=ones（5，5）/25

即生成 5×5 的全为 1 的矩阵，并除以权值之和 25。也可以用 MATLAB 专用函数创建算子：

H=fspecial（'average'，5） (6-30)

式（6-30）中，函数 fspecial 是构造特殊算子的函数。函数中参数选项“average”表示采用标准的邻域平均法，“5”则表示算子为 5×5 的矩阵。还有其他特殊算法的参数选项，如选高斯低通滤波，则选项为“gaussian”等。如果要构造非标准算子，如加权邻域平均法算子一般还应使用矩阵直接生成。算子生成后可以采用 imfilter 函数，用 H 算子对图像进行处理。其语法结构为

Y=imfilter（I，H） (6-31)

式（6-31）中，函数 I 为原图像，H 为事先求得的算子，Y 为处理后图像。除此以外，也可以采用 filter2 函数对图像进行平滑处理。

6.2.2 中值滤波

中值滤波方法是经典的去除噪声方法，是从一维信号发展到二维图像领域的。处理图像时，也是采用滑动窗口扫描图像，处理结果赋给窗口中心像素。中值滤波方法的特点是：对窗口内像素灰度值进行排序，用灰度值的中间值取代窗口中心位置像素的灰度。窗口应含奇数个像素，可取方形、十字形、圆形窗口等。如图 6-17 所示，显示了采用十字形窗口对图像进行中值滤波的过程。

由图 6-17 可以看出，窗口中心像素较高的灰度值 9 处理后变成了中间值 4，因此可以有效地平滑图像。

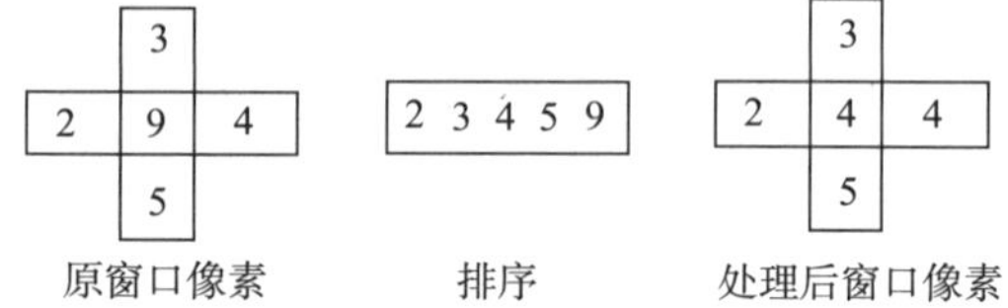

图 6-17 采用十字形窗口进行中值滤波的过程

如图 6-18 所示，为对含有椒盐噪声的图像进行中值滤波的实例。图 6-18a 为原噪声图像，图 6-18b 为用 5×5 方形窗口对图像进行中值滤波的结果。由图 6-18b 可以看出，中值滤波方法在抑制椒盐噪声方面很有效，但对高斯噪声的处理则不够理想。

中值滤波法属于非线性的处理方法，能较好地保持边缘，但会使图像中的小目标丢失。采用中值滤波方法，当窗口中噪声像素个数大于窗口像素总数一半时，由于灰度排序的中间值仍为噪声像素的灰度值，所以滤波效果很差。这时，增加窗口尺寸，可能会改善滤波效果。但增加窗口尺寸，原边缘像素灰度被其他区域像素灰度值取代的几率增加，因此图像容易变得模糊。另外，中值滤波方法的处理程序是通过对窗口内像素灰度排序来求得中间值的，因此窗口尺寸增加，运算量也会大大增加。

NOTE

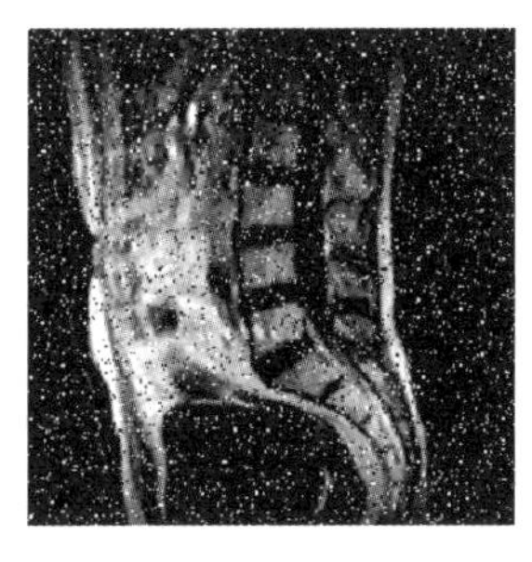

a

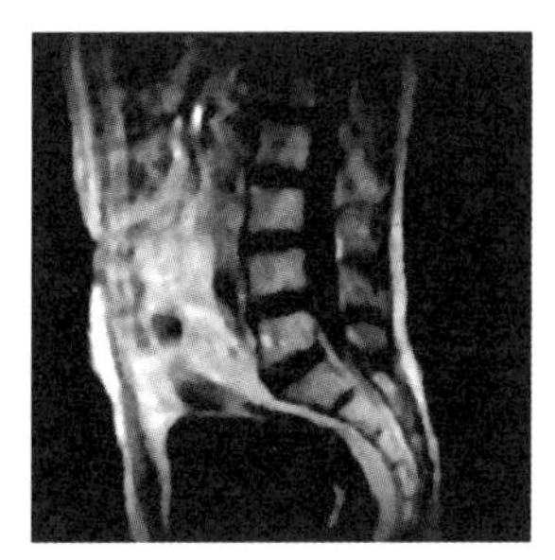

b

图 6-18 采用中值滤波方法平滑处理图像应用实例

实际上，无论是邻域平均法还是中值滤波法，对图像的处理效果都与所选择窗口的尺寸有关，一般来说，窗口越大，平滑效果越好，但造成的图像模糊越严重，因此，选择窗口时要综合考虑。

由于中值滤波方法是经典的去除噪声方法，所以在 Photoshop 和 MATLAB 中都有相应的命令或函数。

在 Photoshop 中，在“Filters（滤镜）”菜单，“Noise（噪声，有的版本翻译为杂色）”子菜单中，选“Median（中间值）”命令，就可以对当前图像进行中值滤波处理。

在 MATLAB 中，用 medfilt2 函数可以对图像进行中值滤波处理。函数的一般表达式为

$$Y = \text{medfilt2}\ (I,\ [m\quad n]) \tag{6-32}$$

式（6-32）函数中，[m，n] 表示滤波窗口为 m×n，I 为原图像矩阵，Y 为滤波处理后图像矩阵。如图 6-18b 使用的函数为

$$Y = \text{medfilt2}\ (I,\ [5\quad 5]) \tag{6-33}$$

6.2.3 图像变换及频域低通滤波

对于信号的分解，随时间变化很快的分量被称为信号的高频分量；相反，随时间变化很慢的分量，被称为低频分量；不随时间变化的分量，则称为直流分量。在图像中，通常以图像的灰度（或亮度）的变化率来区分高频与低频。灰度变化大或灰度突变在图像频域中代表了高频分量，噪声一般有灰度突变的特性，所以噪声常处在高频区。低通滤波的作用就是滤掉高频分量，从而达到减少图像噪声的目的。值得注意的是：图像边缘处一般灰度变化也比较大，所以也处于高频区；而图像的主体部分灰度变化缓慢，处于低频区。因此，低通滤波在去除噪声的同时，也会使图像边缘变得模糊。相反，高通滤波可以提取边缘，同时也会放大噪声。

1. 图像变换 在频域的低通滤波，主要通过图像变换来实现把图像变换到频域，再进行滤波。所谓图像变换（Image Transform）就是利用数学运算将图像从空域变换到频域。那么什么样的运算能够将图像变换到频域呢？著名的阿贝-波特成像物理实验，说明了图像的傅里叶变换反映了图像在频谱面上的频率分布，阿贝给予了精确的数学证明。傅里叶变换（Fourier Transform）是经典的图像变换方法，其源于法国高等工艺学院傅里叶教授创造性的思想。这一思想是：任何一绝对可积的连续函数都可以展成三角函数集 $\{\cos n\omega t,\ \sin n\omega t\}$ 的无穷级数，也就是傅里叶级数。所谓绝对可积就是函数绝对值的积分为有限值。更为严格的说，该函数允许具有有限个间断点、有限个极值点。实际上，满足上述条件的函数不仅可以展成三角级数，

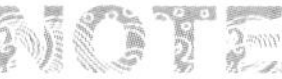

还可以推广到展成其他正交函数线性组合的无穷级数。所谓正交函数是线性无关的函数。傅里叶变换是在傅里叶级数基础上发展起来的，可以由傅里叶级数导出。同样，与正交级数对应的是所谓正交变换。傅里叶变换是一种线性变换，也称为酉变换，其变换域为复数域，可以认为是复数域的正交变换。而通常的正交变换的变换域为实数域。

经过正交变换或酉变换后，图像就被变换到频域。在频域，可以进行低通滤波，去除噪声；或高通滤波，提取边缘。滤波后，还要经过反变换，使图像返回到空域。对于数字图像，可用矩阵表示图像，图像的变换则可以用矩阵乘法实现，用两个变换阵分别左乘和右乘图像矩阵，从而实现图像的列与行二维变换。例如：一幅 $M \times N$ 的图像，原图像矩阵用 $[f(x, y)]$ 表示，(x, y) 表示图像像素的空间位置，变换到频域的图像矩阵用 $[F(u, v)]$ 表示，(u, v) 表示频域变量。变换阵用 $[W]$ 表示。$[W]$ 一般具有可分离性，即

$$[W] = [W_M][W_N] \tag{6-34}$$

图像的变换可以表示为

$$[F(u, v)] = [W_M][f(x, y)][W_N] \tag{6-35}$$

无论是正交变换还是酉变换，都是准确可逆的，而且反变换阵简单易求。因此频域处理后图像很容易返回空域。

2. 图像的傅里叶变换 傅里叶变换是最常用的图像变换工具。利用傅里叶变换，我们很容易得到图像的频谱。如图 6-19 所示，为一幅简单的白色方形图像及其频谱。图 6-19a 图像的背景亮度值为 0，中间有一个 5×5，亮度值为 1 的方形图形。图 6-19b 是该图像经傅里叶变换后的频谱。

a

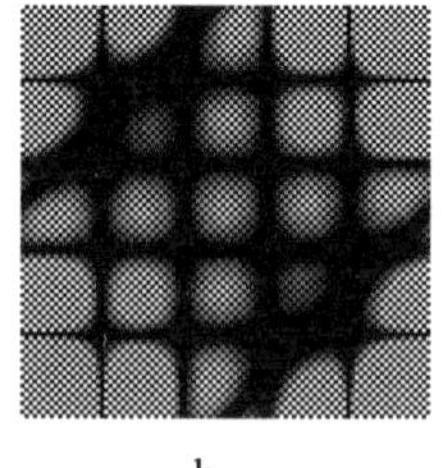
b

图 6-19 图像及其傅里叶频谱

在计算机处理的数字图像中，采用离散傅里叶变换（Discrete Fourier Transform，简写为 DFT）。一些研究者早在 60 年代就在计算机上实现了离散傅里叶变换的快速算法，也就是如今常用的快速傅里叶变换（Fast Fourier Transform，简写为 FFT），由于有了快速算法，使得傅里叶变换得到了更加广泛的应用。离散傅里叶变换是将连续傅里叶变换公式中的积分变为求和。如一幅 $M \times N$ 的图像，图像 $f(x, y)$ 的二维傅里叶变换 $F(u, v)$ 的代数表达式为

$$F(u, v) = \sum_{x=0}^{M-1} \sum_{y=0}^{N-1} f(x, y) \exp\left[-j2\pi\left(\frac{ux}{M} + \frac{vy}{N}\right)\right] \tag{6-36}$$

式（6-36）中，j 为虚数，$j = \sqrt{-1}$，u 和 v 为频域变量。表达式 $\exp\left[-j2\pi\left(\frac{ux}{M} + \frac{vy}{N}\right)\right]$ 也称为正变换核。

$$\exp\left[-j2\pi\left(\frac{ux}{M} + \frac{vy}{N}\right)\right] = e^{-j2\pi\left(\frac{ux}{M} + \frac{vy}{N}\right)} = e^{-j2\pi\left(\frac{ux}{M}\right)} e^{-j2\pi\left(\frac{vy}{N}\right)} \tag{6-37}$$

式（6-37）中，$e^{-j2\pi(\frac{ux}{M})}$ 和 $e^{-j2\pi(\frac{vy}{N})}$ 分别构成傅里叶变换阵 $[W_M]$ 和 $[W_N]$ ，通过欧拉公式可以实现指数函数与三角函数的转换，将代数运算转换为矩阵运算，就可以得到傅里叶变换阵 $[W_M]$ 和 $[W_N]$ 。图像的傅里叶反变换代数表达式为

$$f(x,\ y)=\frac{1}{MN}\sum_{u=0}^{M-1}\sum_{v=0}^{N-1}F(u,\ v)\exp[j2\pi(\frac{ux}{M}+\frac{vy}{N})] \tag{6-38}$$

式（6-38）反变换式中之所以乘以 $1/MN$ ，是因为正变换阵乘以反变换阵不等于单位阵，而是等于单位阵的 MN 倍。也就是说，如果不乘以 $1/MN$ ，正反变换后图像亮度为原来亮度的 MN 倍，这样处理后图像将产生亮度偏差。当然，也可以在正变换式乘以 $1/MN$ ，或者分别在正反变换式中乘以 $1/\sqrt{MN}$ ，结果都是相同的。

傅里叶变换的频谱具有以下特性：

（1）周期性：傅里叶变换的频谱是以图像大小为周期重复的，其沿着垂直方向和水平方向分别以 M 和 N 为周期变化，即

$$F(u+M,\ v+N)=F(u,\ v) \tag{6-39}$$

（2）共轭对称性：因图像灰度值只能为正实数，所以图像函数 $f(x,\ y)$ 属于正实数。但是经傅里叶变换后，在频域出现了实数和虚数两个分量，它们对称地分布。也就是说，在频域，是共轭对称的，即：

$$F^*(M-u,\ N-v)=F(u,\ v) \tag{6-40}$$

式（6-40）中，上标 * 表示共轭。

（3）傅里叶变换域原点 F（0，0）正比于图像的平均灰度：图像傅里叶频谱及频谱移动，如图 6-20 所示，如果是在傅里叶反变换式乘以 $1/MN$ 的情况下，F（0，0）是图像平均灰度的 MN 倍。傅里叶变换公式为

$$F(0,\ 0)=\sum_{x=0}^{M-1}\sum_{y=0}^{N-1}f(x,\ y) \tag{6-41}$$

由式（6-41）可见，图像的直流分量 F（0，0）在频谱的左上角，越靠近中心部分频率越高，见图 6-20a。

（4）频移性：可以证明如下变换成立

$$F(u-\frac{M}{2},\ v-\frac{N}{2})\Leftrightarrow f(x,\ y)(-1)^{(x+y)} \tag{6-42}$$

式（6-42）中，符号 ⇔ 表示空域与频域间的对应变换关系。该关系说明在空域中用 $(-1)^{(x+y)}$ 乘以原图像像素灰度值，即像素位置 $x+y$ 为奇数时，将该位置像素灰度值变为负值；则进行傅里叶变换后，原点（0，0）处的直流分量将移到频域的中心（ $M/2$，$N/2$）处，而距离频域中心越远，频率越高，高频分量如图 6-20b 所示。

在图像频谱分析中，我们主要关心的是不同频率的相对位置。只有掌握不同频率在频谱中的位置，才能有效地进行滤波。由图 6-20b 看出，经频移后，离中心越近，频率越低；离中心越远，越靠近图像边界，频率越高。因此，可以取该中心为圆心，用不同半径的圆来截取不同的频率范围，进行相应的频域滤波处理。由此可见，频谱的移中为图像的滤波处理提供了方便。

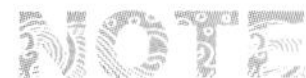

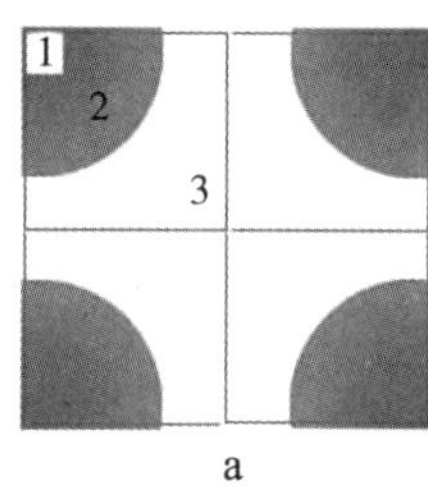

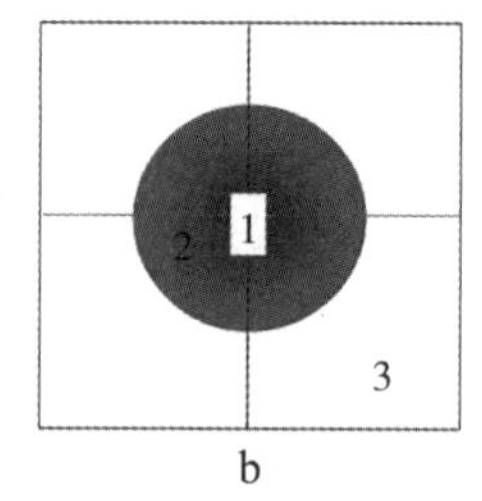

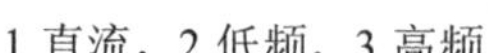
1.直流，2.低频，3.高频　　　　1.直流，2.低频，3.高频

图 6-20　图像傅里叶频谱及频谱移动

如图 6-21 所示，为对图像频谱进行频移的应用实例。图 6-21a 为原图像频谱，图 6-21b 为频移后频谱。

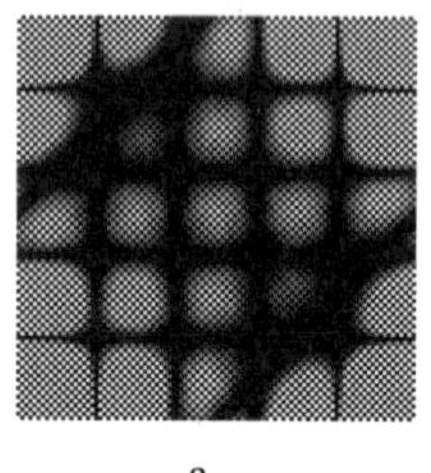

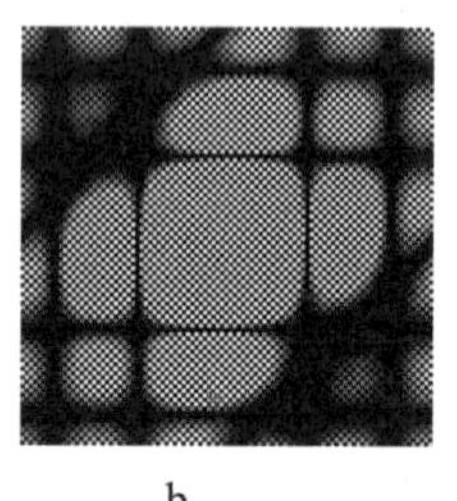

图 6-21　图像傅里叶频谱频谱移中实例

在 MATLAB 中，实现对图像进行傅里叶变换的处理非常简单，只需调用相应的变换函数便可。用 fft2 函数就可以对图像进行傅里叶变换。函数的一般表达式为

$$Y=\text{fft2}\ (I) \tag{6-43}$$

式（6-43）中，I 为原图像矩阵，Y 为傅里叶变换后图像矩阵（频谱）。傅里叶反变换函数为

$$C=\text{ifft2}\ (Y) \tag{6-44}$$

同样，式（6-44）中 Y 为变换频域图像矩阵，C 为返回空域的处理后图像矩阵。在 MATLAB7.0 版本以下（不含 7.0），如果要进行频移，需要根据上述傅里叶频谱特性自己编制频移程序。MATLAB7.0 版本以后，MATLAB 提供了频移函数 fftshift，该函数的一般表达式为

$$Y2=\text{fftshift}\ (Y) \tag{6-45}$$

式（6-45）中，Y 为原图像频谱矩阵，Y2 为移频后图像频谱矩阵。同样还有反移频函数 ifftshift，用法相同。值得注意的是，在 MATLAB 中采用的移频方法不同于上述空域移频方法。上述空域处理方法是先用 $(-1)^{(x+y)}$ 乘以 $f(x, y)$，再进行傅里叶变换；而采用 MATLAB 的 fftshift 函数，要先进行傅里叶变换，再用该函数移频。

3. 其他图像变换　除傅里叶变换以外，还有许多其他正交变换。如离散余弦变换（DCT）、沃尔（Walsh）变换、哈达玛（Hadamard）变换、K-L 变换等。

离散余弦变换是从傅里叶变换发展起来的。由于傅里叶变换的变换核为复数，所以实函数的图像经傅里叶变换后被变换到复平面，变换后的频谱图像不再为实数，而是同时含有实部和虚部项。不仅计算不方便，而且由傅里叶变换的共轭对称性可知，变换域有大约一半的元素是冗余的。另一方面，根据欧拉公式，傅里叶变换核可以展成两个分量，实数的余弦分量和虚数

NOTE

的正弦分量，由此可知，对于偶函数的傅里叶变换，其虚部项为零，变换后仅存在余弦项。从这一点研究者受到了启示，于是出现了离散余弦变换，离散余弦变换可以认为是简化的傅里叶变换方法，在图像的数据压缩领域应用较多。在 MATLAB 中也有相应的二维离散余弦变换函数（dct2）。

沃尔变换是根据美国数学家沃尔提出的正交函数生成的。沃尔变换矩阵的阵元只含有+1和-1，因此沃尔变换在采用二进制处理的计算机上只需做加法和减法运算。沃尔变换运算速度快，便于硬件实现。

哈达玛变换也称为哈达玛序的沃尔变换，变换矩阵是按照哈达玛排列的沃尔函数，因此与沃尔变换相比，仅是排列不同。不过，各阶哈达玛变换矩阵之间存在简单的递推关系，如 4 阶的哈达玛阵可以由两个 2 阶哈达玛阵的直积得到（也称克罗内克尔积，一种矩阵元素与矩阵块的乘法运算），而 2N 阶的哈达玛变换矩阵可以由 2 阶与 N 阶哈达玛阵的直积得到，因此使用方便。

K-L 变换也称为霍特林（Hotelling）变换，或主向量分解。不同于上述几种线性变换，K-L 变换矩阵与图像本身有关，由图像的协方差矩阵及其特征向量生成，因此不同的图像即使具有相同的大小，变换矩阵也不同。K-L 变换是以图像的统计特性为基础，其均方差最小；在这种意义下，K-L 变换是所有图像变换中的最佳变换。但是 K-L 变换需要计算图像的统计参数，计算量较大，而且尚缺乏快速算法，限制了其应用。目前 K-L 变换主要用于图像特征选择与分析。

4. 频域低通滤波 所谓频域低通滤波，是先用傅里叶变换或其他变换将图像变换到频域，然后选择相应的滤波函数 $H(u, v)$（或称传递函数、转移函数）衰减图像的高频分量，保留低频分量，经这种低通滤波处理后，再返回空域，便可消减噪声。傅里叶变换方法是常用的频域处理方法，因此以傅里叶变换为例。如果 $F(u, v)$ 表示经傅里叶变换后的图像，$G(u, v)$ 表示频域滤波后图像，则频域低通滤波处理可以由下列公式表示

$$G(u, v) = F(u, v)H(u, v) \tag{6-46}$$

式（6-46），实际与 6.2.1 节中所提到的空域滤波是两种不同的形式。根据卷积定理，两个函数空域中的卷积等于这两个函数频域的乘积，$H(u, v)$ 正是 $h(x, y)$ 的傅里叶变换，因此与空域滤波是一致的。常见的滤波函数 $H(u, v)$ 有如下几种：

（1）理想低通滤波器（Ideal lowpass filter）：理想低通滤波器或称滤波函数，是一圆形函数，如图 6-24 所示，其数学表达式为

$$H(u, v) = \begin{cases} 1 & D(u, v) \leqslant D_0 \\ 0 & D(u, v) > D_0 \end{cases} \tag{6-47}$$

式（6-47）中，D_0 为正数，称为截止频率。$D(u, v) = \sqrt{u^2 + v^2}$，$D(u, v)$ 为 (u, v) 点到频谱中心的距离。

由图 6-22 可以看出，对于理想低通滤波，在以 D_0 为半径的圆内，均有 $H(u, v) = 1$，所有频率都无损地通过；而在圆以外，$H(u, v) = 0$，所有频率（高频分量）全部被滤掉。由于理想低通滤波函数的截止频率是突然截止的，因此处理后图像会产生“振铃”效应。D_0 越小，这种现象越严重。而且随着 D_0 减小，高频成分滤掉得越多，图像越模糊。

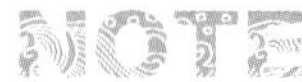

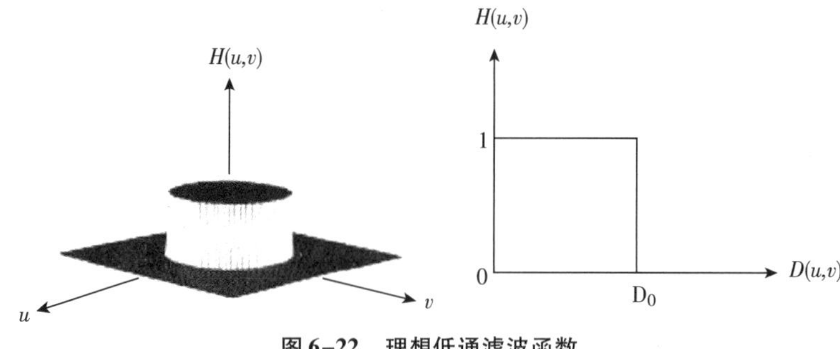

图 6-22 理想低通滤波函数

理想低通滤波的应用实例，如图 6-23 所示。图 6-23a 为原始噪声图像，图 6-23b 为理想低通滤波处理后图像频谱（频谱进行了移中处理），图 6-23c 为理想低通滤波处理后图像。如果仔细观察理想低通滤波处理后的图像，并与其他平滑处理方法比较，会发现图像轮廓外出现了水波纹似的边，轮廓两侧像素灰度值发生了“抖动”，也就是所谓的“振铃”效应。

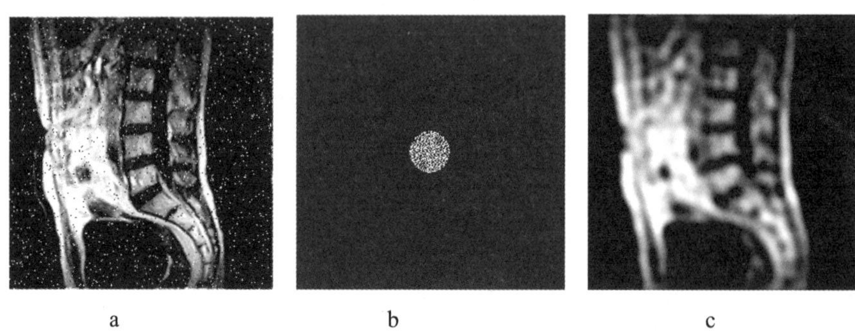

图 6-23 采用理想低通滤波处理图像应用实例

（2）巴特沃思低通滤波器（Butterworth lowpass filter）：与理想低通滤波不同，巴特沃思低通滤波的高频分量是逐渐衰减的，如图 6-24 所示，为巴特沃思低通滤波函数。

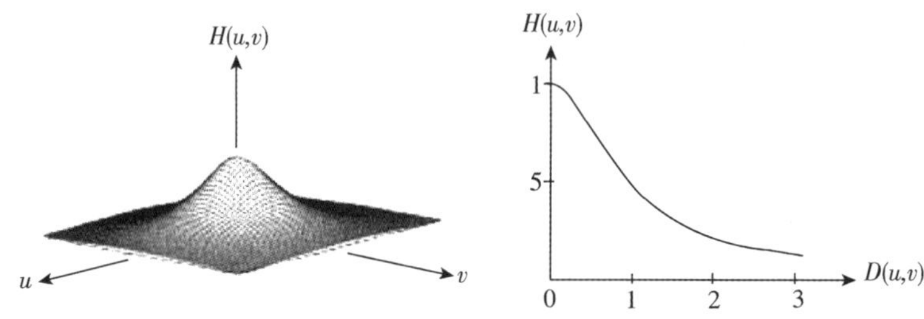

图 6-24 巴特沃思低通滤波函数

巴特沃思低通滤波函数的数学表达式为

$$H(u,\ v)=\frac{1}{1+\left[\frac{D(u,\ v)}{D_0}\right]^{2n}} \tag{6-48}$$

式（6-48）中 n 为阶次（正整数），用来控制衰减速度。D_0 为截止频率，$D(u,\ v)=\sqrt{u^2+v^2}$。该滤波函数定义 $H(u,\ v)$ 下降到 $\frac{1}{2}$ 时为 $D(u,\ v)$ 的截止频率 D_0。更常用的是将 $H(u,\ v)$ 下降到 $\frac{1}{\sqrt{2}}$ 时定为截止频率 D_0。这种情况下应采用下式

$$H(u,\ v)=\frac{1}{1+[\sqrt{2}-1]\left[\frac{D(u,\ v)}{D_0}\right]^{2n}} \tag{6-49}$$

由式（6-49）可以看出，当$D(u,\ v)=0$，$H(u,\ v)=1$，而当$D(u,\ v)$增加时，$H(u,\ v)$逐渐接近零。由于巴特沃思低通滤波的截止频率是平滑过渡的，所以无“振铃”现象，而且巴特沃思低通滤波有衰减的高频成分通过，因此图像的模糊程度减轻，滤波效果比较好。

此外，还有指数低通滤波器（Exponential Lowpass Filter），这种滤波函数比巴特沃思低通滤波有更快的高频衰减率，因此所处理图像比巴特沃思低通滤波处理的图像要模糊，但无“振铃”现象。另外，还有梯形低通滤波器（Trapezoidal Lowpass Filter），梯形低通滤波的截止频率以外的高频成分也被全部滤掉，不同的是中间有一段过渡阶段，因此比理想低通滤波效果要好，但不如巴特沃思低通滤波和指数低通滤波器。

应用 MATLAB 语言进行频域低通滤波时，要进行基本程序设计，如采用傅里叶变换进行低通滤波，可以采用以下处理步骤：①用 fft2 函数对图像进行傅里叶变换；②用 fftshift 函数将频谱移中；③选择$H(u,\ v)$，并用此函数进行滤波处理；④用 ifftshift 函数将频谱移回原位置；⑤用 ifft2 函数进行反傅里叶变换。

如果在对图像处理前先对图像尺寸进行预处理，通过补零的方法使得图像大小为 2 的整数幂，可以加快图像处理速度，同时图像便于滤波处理。不过，经过预处理的图像还要进行后处理，去掉所加上的零像素边界。

6.3 医学图像边缘锐化

边缘锐化（Sharpening）是使图像中边缘的对比度更大，或者说边缘处黑白分明，从而增强图像中的边缘，这样可以使医学图像中的目标更容易识别。在通常情况下，图像的边缘区有较大的灰度变化（较大的灰度差）；而在目标的内部，灰度是缓慢变化的，或者灰度不变（灰度差为零）。当边缘处灰度差比较大，而且具有陡峭的灰度变化时，图像看起来就清楚；反之，当边缘灰度差比较小时，图像中目标就不易发现，当边界灰度变化比较平滑时，图像看起来就比较模糊。

如图 6-25 所示，为 3 种图像边缘灰度变化示意图，图 6-25a 灰度曲线陡峭，边缘像素有足够的灰度差，因此边缘清楚；图 6-25b 边缘处灰度差不够，因此边缘不明显；图6-25c，虽然边缘两区域有足够的灰度差，但边缘灰度变化过于平滑（边缘跨越的像素较多），因此图像边缘模糊。由图 6-25 所示，仔细研究就会发现，第 2 种情况和第 3 种情况，两种不清楚的边缘是有共性的，如果用数学来描述均可以称为灰度变化率不够。对于数字图像，也就是单位像素的灰度变化较小。

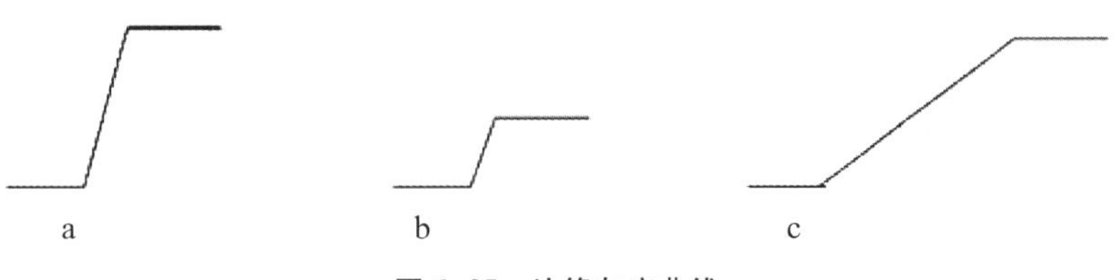

图 6-25 边缘灰度曲线

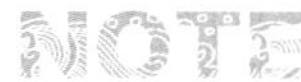

图像像素的灰度 $f(x, y)$ 是位置的函数，如果对函数求导［假设 $f(x, y)$ 为连续函数］，就可以获得图像灰度的变化率，放大这种变化率就可以使边缘变得清楚，也就是所谓的边缘锐化。考虑到数字图像，应变连续函数为离散函数，用差分代替微分，因此常用差分的方法实现对图像边缘的增强。

6.3.1 差分算子

对于数字图像的差分运算，一般用相邻像素的灰度差作为差分运算结果，主要有一阶灰度差分和二阶灰度差分两种运算。一阶差分运算直接采用两相邻像素灰度差作为差分结果。而二阶差分运算，是在一阶灰度差基础上重复计算灰度差。对于水平方向边缘提取，采用 x 方向的差分运算 $\Delta_x f(x, y)$ 。对于垂直方向边缘提取，采用 y 方向的差分运算 $\Delta_y f(x, y)$ 。值得注意的是，通常图像坐标系与平时采用的图形坐标系不同，如图 6-26 所示，图像的 x 轴方向是沿垂直方向向下，而 y 轴方向沿水平方向向右。

$f(x-1,y-1)$	$f(x-1,y)$	$f(x-1,y+1)$
$f(x,y-1)$	$f(x,y)$	$f(x,y+1)$
$f(x+1,y-1)$	$f(x+1,y)$	$f(x+1,y+1)$

图 6-26 图像差分运算区域

x 方向的差分运算 $\Delta_x f(x, y)$ 可以采用如下运算

$$\Delta_x f(x, y) = f(x+1, y) - f(x, y) \tag{6-50}$$

或

$$\Delta_x f(x, y) = f(x, y) - f(x-1, y)$$

y 方向的差分运算 $\Delta_y f(x, y)$ ，即

$$\Delta_y f(x, y) = f(x, y+1) - f(x, y) \tag{6-51}$$

或

$$\Delta_y f(x, y) = f(x, y) - f(x, y-1)$$

采用上述方法分别计算出水平方向差分和垂直方向差分后，再计算总的灰度变化量或称为某像素的灰度梯度。

在进行图像锐化处理时，有多种梯度运算形式可以选择。如可以先求出水平方向和垂直方向差分的绝对值，然后以二者之和作为点 (x, y) 处的灰度梯度，即

$$\Delta f(x, y) = |f(x, y) - f(x-1, y)| + |f(x, y) - f(x, y-1)| \tag{6-52}$$

或者，在求得水平方向和垂直方向差分的绝对值后，以最大者作为该点梯度，即

$$\Delta f(x, y) = \max\{|f(x, y) - f(x-1, y)|, |f(x, y) - f(x, y-1)|\} \tag{6-53}$$

还可以先计算中心像素与其 8 邻域像素灰度差的绝对值，然后取最大者为该点梯度。著名的罗伯特（Roberts）差分运算，则是利用两对角像素灰度差分运算（如图 6-26 右下角 2×2 区域）求像素的灰度梯度，即

$$\Delta f(x, y) = |f(x, y) - f(x+1, y+1)| + |f(x+1, y) - f(x, y+1)| \tag{6-54}$$

对于二阶差分运算，则要在一阶差分基础上，再求差分。如 x 方向的二阶差分 $\Delta_x^2 f(x, y)$ ，参见图 6-26 像素位置标注，计算方法如下

$$\Delta_x^2 f(x, y) = [f(x+1, y) - f(x, y)] - [f(x, y) - f(x-1, y)]$$
$$= f(x+1, y) + f(x-1, y) - 2f(x, y) \tag{6-55}$$

而对于 y 轴方向的二阶差分 $\Delta_y^2 f(x, y)$，计算方法如下

$$\Delta_y^2 f(x, y) = [f(x, y+1) - f(x, y)] - [f(x, y) - f(x, y-1)]$$
$$= f(x, y+1) + f(x, y-1) - 2f(x, y) \tag{6-56}$$

著名的拉普拉斯（Laplacian）梯度算子采用二阶差分算子，其基本定义为

$$\Delta^2 f(x, y) = \Delta_x^2 f(x, y) + \Delta_y^2 f(x, y) \tag{6-57}$$

采用上述梯度算子对图像进行锐化处理，为了得到不同的效果，在实际应用中有多种处理方法。方法一是最简单的方法，令处理后图像像素的灰度值 $g(x, y)$ 为该点的梯度值，即

$$g(x, y) = \Delta f(x, y) \tag{6-58}$$

式（6-58）中，一阶差分梯度可由二阶差分梯度 $\Delta^2 f(x, y)$ 代替，以后不再说明。用这种方式处理的图像一般来说是只有边缘的图像。图像中平滑区域，无论原图像中是白色区域还是黑色区域，因灰度差为零或很小，都变成黑暗区。更常用的边缘提取方法是方法二，该方法认为梯度值超过某一阈值的像素才是边缘像素，因此，当像素点的梯度超过阈值 T 时，令其灰度为 1，其余为 0。用这种方法处理后图像为二值黑白图像，边缘处为白色，其余均为黑色。这样可以避免其他微小灰度变化或噪声的干扰，而且使边界的位置清晰。这种方法的数学表达式为

$$g(x, y) = \begin{cases} 1 & \Delta f(x, y) \geq T \\ 0 & \Delta f(x, y) < T \end{cases} \tag{6-59}$$

如果不希望平滑区域变为黑暗区域，可以设置一个阈值，使得梯度大于等于该阈值的像素灰度为梯度值，其余为原像素灰度值。方法三的数学表达式为

$$g(x, y) = \begin{cases} \Delta f(x, y) & \Delta f(x, y) \geq T \\ f(x, y) & \Delta f(x, y) < T \end{cases} \tag{6-60}$$

通过适当地选取阈值，可以不破坏平滑区域，又使明显的轮廓得到增强。如果希望在保留原图像基础上更突出边缘部分，则可以对上式进一步修正，得到方法四。这种方法将边缘像素灰度设置为一个特定的灰度级 f_G，如下计算

$$g(x, y) = \begin{cases} f_G & \Delta f(x, y) \geq T \\ f(x, y) & \Delta f(x, y) < T \end{cases} \tag{6-61}$$

以上方法可以根据具体情况选择，也可以根据需要设计新的边缘增强方法。

差分运算也可以利用类似于平滑算子的矩阵表示，常被称为差分算子或差分模板等。如经典的拉普拉斯差分运算可以采用如下模板

$$h(x, y) = \begin{bmatrix} 0 & -1 & 0 \\ -1 & 5 & -1 \\ 0 & -1 & 0 \end{bmatrix} \tag{6-62}$$

采用模板运算时，运算结果要取绝对值再赋给中心像素。由模板可以看出，采用拉普拉斯模板处理图像时，如果窗口中心像素处于灰度平滑区域，处理后其灰度值基本不变或变化很小；如果中心像素灰度值相对较高，则处理后会更高。因此拉普拉斯算子可以增强边缘，同时保持平滑区域不受破坏。但是，从另一方面也可以看出，拉普拉斯算子有很强的增强孤立点作

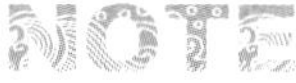

用，因此常常会放大噪声。

为了在增强边缘的同时，尽量避免放大噪声，出现许多不同的差分算子。例如，普雷外特（Prewitt）差分算子，该算子在进行差分运算的同时对图像有一定的平滑作用，Prewitt 基本差分运算模板分别为 x 轴和 y 轴两个方向的模板，即

$$h_x(x,\ y)=\begin{bmatrix}1 & 1 & 1\\ 0 & 0 & 0\\ -1 & -1 & -1\end{bmatrix} \text{和}\ h_y(x,\ y)=\begin{bmatrix}1 & 0 & -1\\ 1 & 0 & -1\\ 1 & 0 & -1\end{bmatrix}$$

由模板可以看出，参与差分运算的不是孤立像素，而是两个对应行的所有元素。先对两行像素灰度求和，再进行差分运算，这样等于先对图像平滑处理，再进行锐化，因此可以在锐化边缘的同时抑制噪声。类似的差分算子还有索贝尔（Sobel）等。

上述差分模板与图像的卷积运算可以实现图像的边缘锐化。这种方法也常常被称为空域的高通滤波。

在 MATLAB 中有标准方法的边缘提取函数 edge，其基本语法结构为

Y=edge（I，METHOD，THRESH） （6-63）

式（6-63）中，I 为原图像矩阵，METHOD 参数为方法选项，可以选‘sobel’，‘prewitt’，‘roberts’等，THRESH 为阈值选项，Y 为处理后图像。注意采用该函数处理后图像为二值图像。如采用 prewitt 方法对图像进行边缘提取，阈值取 0.6，可以调用如下函数获得

Y=edge（I，‘prewitt’，0.6） （6-64）

另外，使用本章 6.2.1 节式（6-30）中介绍的 fspecial 函数可以获得上述常用差分算子，使用如下函数可以获得 x 轴方向的 prewitt 算子（水平边缘差分算子）

H=fspecial（‘prewitt’） （6-65）

用 H 矩阵的转置 H’可以得到另一方向的 prewitt 算子。同样，可以使用图像滤波函数 imfilter 对图像应用差分算子，进行空域高通滤波，实现边缘锐化。

在 Photoshop 中也有查找图像边缘的命令，在“滤镜（filters）”菜单，“风格化（stylize）”子菜单中可以找到“查找边缘（find edge）”命令；在“滤镜”菜单，还可以找到图像“锐化（sharpen）”命令。因此，应用 Photoshop 也可以进行一些基本的图像边缘锐化处理。但是，使用 Photoshop 处理，无法选择差分方法，也不能选择阈值。

在进行图像锐化处理时，应注意：噪声也常常具有灰度变化率大的特点，因此边缘锐化的同时也会放大噪声。实际上图像平滑与图像锐化是一对矛盾。图像平滑处理，常常是去掉了噪声，也造成了图像模糊，如前所述许多图像去噪方法存在这种问题。而图像锐化是去除了模糊，又放大了噪声。平滑处理采用的是积分（在离散空间为求和）处理方法，而锐化采用相反的微分（在离散空间为差分）处理方法。因此，选用图像锐化方法时，既要考虑增强边缘的效果，又要考虑抑制噪声问题。

如图 6-27 所示，为对图像进行边缘锐化的应用实例。图 6-27a 为原磁共振脑图像，图像灰度范围为 0～1（归一化处理）。图 6-27b 是边缘提取图像，应用 Prewitt 算子，且采用方法二对图像处理，选取阈值 T 为 0.09。图 6-27c 为边缘增强图像，采用方法四对图像边缘增强，设置边缘强度 f_G 为 0.8。

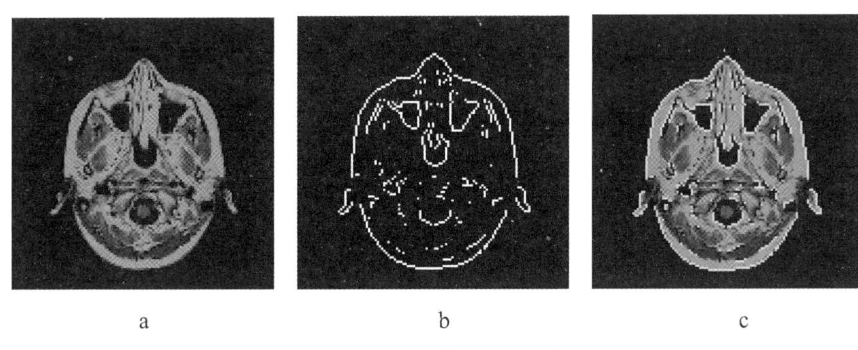

图 6-27 差分算子应用实例

6.3.2 频域高通滤波

图像中灰度变化比较快的部分在频域占据高频区，通过抑制或衰减低频分量，让高频分量通过，就可以实现图像的锐化处理，也就是所谓的高通滤波。

与频域低通滤波相似，高通滤波也有相应的滤波函数 $H(u, v)$ 。即：理想高通滤波器（Ideal highpass filter）、巴特沃思高通滤波器（Butterworth highpass filter）、指数高通滤波器（Exponential highpass filter）以及梯形高通滤波器（Trapezoidal highpass filter）。只不过这些滤波函数与低通滤波函数相反，保留部分为高频成分，限制部分则为低频成分。

1. 理想高通滤波器 理想高通滤波器是令截止半径 D_0 圆域以内 $H(u, v)=0$，圆域以外 $H(u, v)=1$，从而实现高通滤波。高通滤波器特性曲线，如图 6-28 所示，理想高通滤波的数学表达式为

$$H(u, v)=\begin{cases}0 & D(u, v) \leqslant D_0 \\ 1 & D(u, v)>D_0\end{cases} \tag{6-66}$$

式（6-66）中，$D(u, v)=\sqrt{u^2+v^2}$，$D(u, v)$ 为（u，v）点到频谱中心的距离，D_0 为截止频率。

理想高通滤波函数特性曲线见图 6-28a。

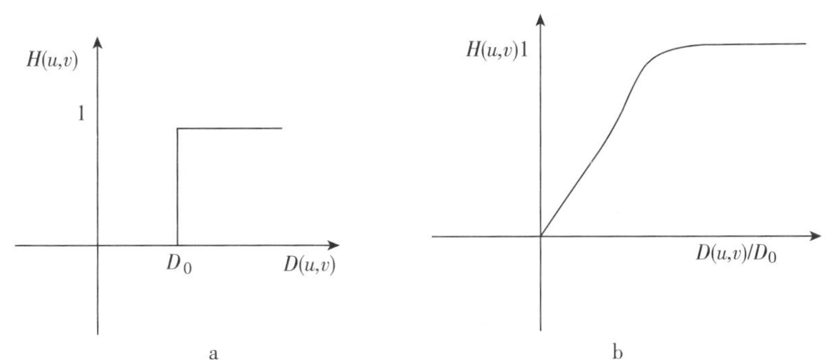

图 6-28 高通滤波器特性曲线

由于理想高通滤波器也具有陡峭上升的曲线特性，因此，与理想低通滤波器具有相同的问题，用理想高通滤波器处理的图像同样会出现“振铃”现象。所以，用这类滤波器处理的图像通常是最不理想的。

2. 巴特沃思高通滤波器 巴特沃思高通滤波的低频分量不是完全被滤掉，而是逐渐衰减

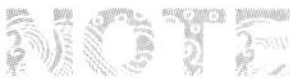

的，其滤波函数数学表达式为

$$H(u,\ v)=\frac{1}{1+\left[\frac{D_0}{D(u,\ v)}\right]^{2n}} \tag{6-67}$$

或采用下式

$$H(u,\ v)=\frac{1}{1+[\sqrt{2}-1]\left[\frac{D_0}{D(u,\ v)}\right]^{2n}} \tag{6-68}$$

式（6-68）中，n 为阶次（正整数），$D(u,\ v)=\sqrt{u^2+v^2}$，$D(u,\ v)$ 为（$u,\ v$）点到频谱中心的距离。D_0 为截止频率，如前所述，以上两个公式分别以 $H(u,\ v)$ 下降到 $\frac{1}{2}$ 和 $\frac{1}{\sqrt{2}}$ 时，为 $D(u,\ v)$ 的截止频率 D_0。

巴特沃思高通滤波函数特性曲线见图 6-28b。

由公式和图 6-28b 可以看出，当 $D(u,\ v)$ 趋于零时，$H(u,\ v)$ 也趋于零。而当 $D(u,\ v)$ 比较大时，$H(u,\ v)$ 接近于 1。滤波函数随频率的增加，通过的高频成分是缓慢增加的，由此可以避免“振铃”现象的出现。

此外，指数高通滤波器和梯形高通滤波器也具有相应低通滤波器的特点，在此就不再赘述。

6.3.3 钝掩模法

钝掩模法（Unsharp Masking）也称钝化蒙片法，其基本思想是用原图像减去低通滤波后的模糊图像得到含有边缘高频成分的图像，以此来增强图像边缘。该思想来源于摄影技术中的暗室操作，用模糊的负片与相应的正片叠加可以得到锐化的边缘图像。如果原图像为 $f(x,\ y)$，低通滤波后模糊图像为 $f_{LP}(x,\ y)$，处理后图像为 $g(x,\ y)$，则

$$g(x,\ y)=f(x,\ y)-f_{LP}(x,\ y) \tag{6-69}$$

式（6-69）计算所得图像实际为边缘图像，为了获得原图像中轮廓更加清晰的效果，应考虑加上原图像。因此，钝化掩模法在原有基础上，进一步发展为

$$g(x,\ y)=Af(x,\ y)-f_{LP}(x,\ y) \tag{6-70}$$

式（6-70）中，$A\geqslant1$。当 $A=1$ 时，与原始公式相同，得到的是轮廓图像。当 $A\geqslant2$ 时，图像的边缘得到加强。为了保证处理后图像的平均灰度值不变，应对系数进行归一化处理如下

$$g(x,\ y)=\frac{1}{A-1}[Af(x,\ y)-f_{LP}(x,\ y)] \tag{6-71}$$

在不同的文献中，钝掩模法有不同的公式表现形式，本质上是相同的，经过简单的公式变换，就可以得到另一种形式。如在式 6-71 中加一个 $f(x,\ y)$，再减一个 $f(x,\ y)$，与式（6-71）等价，则式（6-71）可以改写为

$$g(x,\ y)=\frac{1}{A-1}[Af(x,\ y)-f(x,\ y)]+\frac{1}{A-1}[f(x,\ y)-f_{LP}(x,\ y)] \tag{6-72}$$

式（6-72）中的前一项，很容易通过简单的提取公因式简化，进一步整理该公式，简化后得到

NOTE

$$g(x, y) = f(x, y) + \frac{1}{A-1}[f(x, y) - f_{LP}(x, y)] \tag{6-73}$$

$\frac{1}{A-1}$ 可以看成是一个常数，因此可以令 $k=\frac{1}{A-1}$，则该公式就演化为原图像加上一定的高频成分

$$g(x, y) = f(x, y) + k[f(x, y) - f_{LP}(x, y)] \tag{6-74}$$

式（6-74）中，k 为正数，是高频强度调节参数。这样，可以通过改变参数 k，灵活地调节图像的锐化程度。k 越大，图像中含有高频成分越多，图像边缘越清楚，当然噪声也可能越大。因此，参数 k 的选择应根据图像特性和具体要求而定。

如图6-29 所示，为应用钝掩模法增强眼底图像的实例。图6-29a 为原图像，图6-29b为钝掩模法处理结果，其中低通滤波方法使用巴特沃思低通滤波器，高频强度调节参数 k 取 2。由图可以看出，钝掩模法可以使图像中血管等目标得到锐化。但是，也可以发现图像中噪声也有所放大。

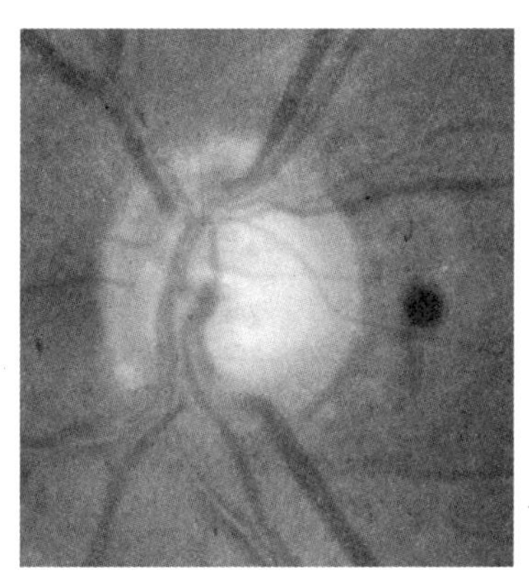

a

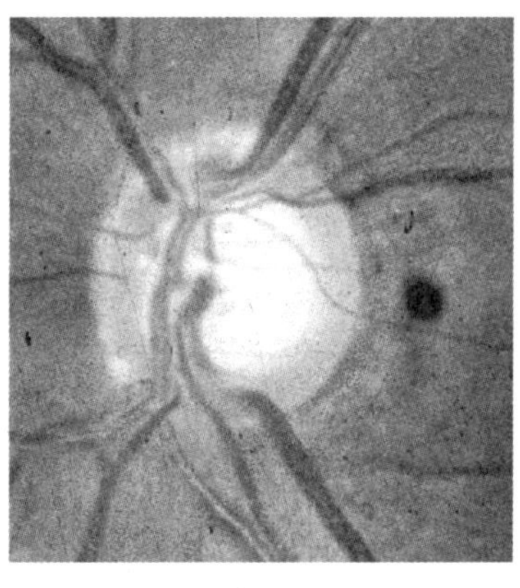

b

图 6-29　钝掩模法应用实例

6.4 医学图像伪彩色处理

在医学图像中绝大部分为灰度图像，而人眼对图像的灰度分层并不敏感，一般只能区分由黑到白十几级到二十几级灰度。有经验的放射大夫通常要有较高的图像识别能力，但受人眼结构的制约，一般也就能分辨到几十级。一幅常见的 8 位灰度图像，灰度级有 256 级，而医学图像常常可以达到 12 位或 14 位（DICOM 医学图像标准用 16 位储存，但实际一般仅用到 12 ~ 14 位），不仅人眼难以识别，通常的显示系统也难以精确显示不同的灰度或亮度分层。彩色图像比灰度图像具有更明显的视觉差异，人眼能够分辨出上千种颜色。而且显示系统很容易实现 24 位的彩色显示，因为将彩色分解为红、绿、蓝三基色，每种颜色仅用 8 位亮度级就可以实现 24 位的彩色显示。因此，在医学图像中常常把灰度图像变为彩色图像，也就是通常所说的伪彩色处理。经过伪彩色处理的医学图像，更容易发现其中组织的微小变化，从而为疾病的早期诊断提供重要的信息。

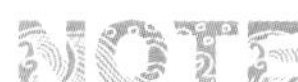

6.4.1 伪彩色与假彩色

在图像处理领域常常会涉及彩色图像。我们平时使用最多的是真彩色图像。所谓真彩色就是图像的颜色反映了物体或自然界本来的颜色。这种颜色看起来让人感觉很自然。而在某些情况下为了增强图像，我们将图像处理为奇怪的颜色，这就是伪彩色处理和假彩色处理。在图像处理领域伪彩色处理和假彩色处理是不同的概念。

所谓伪彩色（Pseudo Color）图像处理，是将灰度图像映射为彩色图像。映射的方式可以有多种，如指定某级灰度为某种彩色，或经过某种函数变换实现伪彩色处理等。伪彩色处理主要依据的是色度原理，根据不同的需要设计不同的彩色变换。伪彩色处理在医学图像中经常用到。

而假彩色（False Color），是将彩色图像或多光谱图像映射为新的彩色图像。把彩色图像变成新的彩色图像，可以使用人眼敏感颜色，展现目标中丰富的细节。这样，能够使图像中目标比原来的彩色更引人注目。将多光谱图像合成彩色图像，可以使不同波段图像的信息互补，从而可以获取更多的信息。另外，也有文献对假彩色的定义是：将图像中不同目标赋予不同的颜色，这种处理方式在医学图像处理中也有应用，主要是为了区分感兴趣的目标。

6.4.2 图像的颜色及其表示

从对颜色的感知角度来看，颜色可以分解为 3 个分量，即色调（Hue）、饱和度（Saturation）和亮度（Brightness）。色调决定于彩色光的光谱成分，是颜色本身。对于反射形成的颜色由反射光分量决定；对于透射形成的颜色，其色调由透射光波长决定。饱和度是颜色的纯度。掺入白光越多，饱和度越低，颜色越淡。色调与饱和度合起来称为色度。色度包含颜色的类别和颜色的深浅。亮度是颜色的明亮程度或光强度。亮度越高，看起来越亮；反之，亮度越低，看起来越暗。

上述颜色表示方法也称为 HSB 颜色模型。然而，如果用色调、饱和度及亮度描述图像的颜色，常常会出现一些问题。例如，不同能量分布的两种光源可能被感觉有同样的色调。再如，饱和度是人眼对颜色纯度的主观感受，同为纯色光看起来却浓淡不同等。

实际上，关于图像颜色描述的方法有多种。目前应用最广泛的是三基色方法。该方法是基于英国医学物理学家杨·赫姆霍尔兹（T· Young）在 1802 年提出的三原色模型。其主要观点是，人眼有 3 种色感细胞，分别对红光、绿光和蓝光敏感，3 种视神经的兴奋，又引起大脑神经细胞兴奋而产生色觉。由此可以推出任何颜色都可以用红、绿、蓝 3 种颜色配成，这 3 种颜色称为三基色，三基色配色原理，如图 6-30 所示。

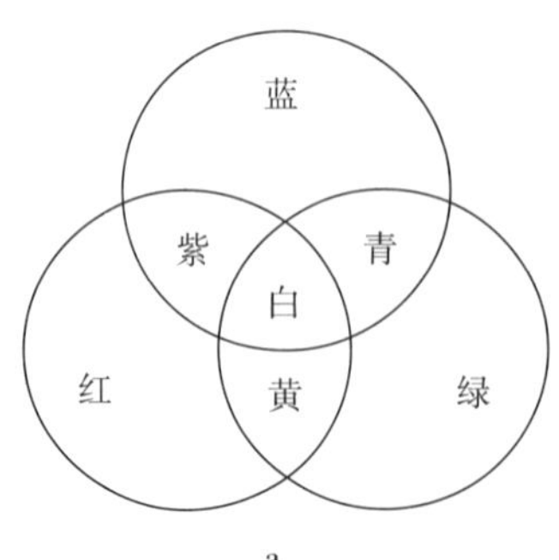

a

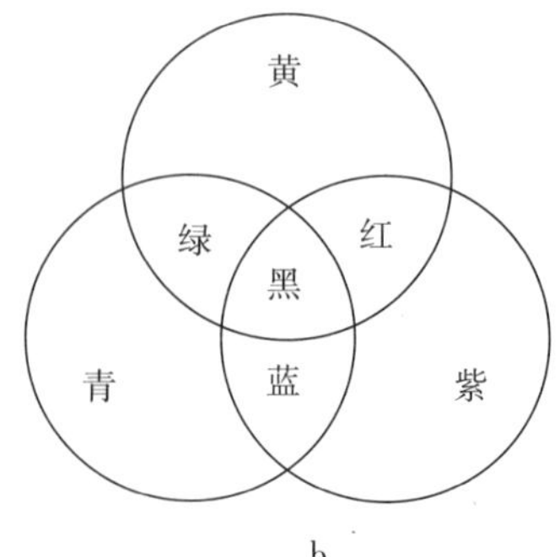

b

图 6-30 三基色配色原理

用红（Red）、绿（Green）、蓝（Blue）三基色按比例混合产生的颜色，称为相加混色或简称为相加色。例如红色加上等量的蓝色可以配成紫色（也称为洋红），等量的三基色相混合为白色等（图 6-30a）。不同比例的红绿蓝则可以配成各种各样的颜色，从理论上讲红绿蓝 3 种颜色可以配成世界上所有颜色。红绿蓝相加混色也称为 RGB 颜色模型，广泛应用于图像的显示和储存，以及数字成像装置中，如监视器、数码相机等。另一种颜色模型称为相减混色，这种颜色模型的三基色是相加色的补色，分别为：青（Cyan）、洋红（Magenta）和黄（Yellow）（图 6-30b）。顾名思义，相减色是从白色中减去某种颜色得到的基色。如从白色中减去红色得到青色，从白色中减去蓝色得到黄色等；而黄色加青色等于白色减去蓝色和红色，因此是绿色。这种颜色模型也称为 CMY 模型，主要用于油墨印刷业。可以认为相加色是由发光体发出的光相加而产生的混色，相减色则是物体从白光中吸收某种成分而得到的颜色。

图像的显示和储存主要应用 RGB 颜色模型。常见的彩色图像储存方式（或称颜色模式）主要有两种：RGB 模式和索引模式（Indexed Color）。实际上，两种颜色模式都采用的是 RGB 颜色模型，都是由红绿蓝配色而成。不同的是：RGB 模式可以任何比例混合三基色，而索引模式只能使用 RGB 固定配色的颜色表。因此，用 RGB 模式储存的图像文件一般颜色丰富，但文件比较大；而用索引模式储存的文件颜色有限，但文件比较小。RGB 图像和索引图像的储存，如图 6-31 所示。

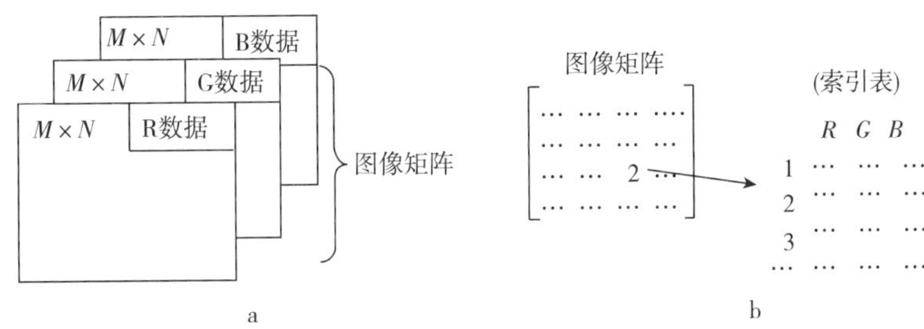

图 6-31 RGB 图像和索引图像的储存

对于灰度图像，每个像素只有一个灰度值。因此，图像矩阵元素的值就是该位置像素的灰度值。而对于彩色图像，每个像素点要储存 RGB 3 个分量，显然使用一个矩阵就不够了。因此，彩色图像的储存结构要复杂些，具体储存方式与所采用的图像颜色模式有关。

对于 RGB 模式的图像，在 MATLAB 中采用三维矩阵来储存图像颜色，其中第三维分别表示红、绿、蓝平面，也就是用 3 个二维矩阵储存像素颜色，如图 6-31a 所示。这 3 个二维矩阵的顺序依次是红、绿、蓝。每个像素的红绿蓝 3 个颜色分量分别储存在这 3 个矩阵对应位置上。例如，一幅大小为 $M×N$ 的 RGB 图像，其图像矩阵为：$M×N×3$。如果图像矩阵用 I 表示，I（:,:，2）则表示调用图像绿色矩阵的所有行、所有列；而 I（:,:，3）则表示调用整个蓝色矩阵。

对于索引模式图像，每幅图像要附带一个颜色表（或称索引表），在 MATLAB 中称为 Colormap。该颜色表是一个红绿蓝配色表，第一列为红色，第二列为绿色，第三列为蓝色。颜色表的长度与图像的位数有关，一幅 8 位的索引图像，颜色表的长度为 256。索引图像矩阵的元素不是像素的颜色值或亮度值，而是颜色表的标号，通过标号可以在颜色表上找到该像素红绿蓝的配色（各个分量的亮度值）。不同的索引图像，即使位数相同，一般颜色表也不相同。而且要注意，在 MATLAB 中，颜色表的第 1 个标号是 1，而不是 0。索引图像的储存见图 6-31b。

6.4.3 灰度图像的伪彩色处理

1. 图像伪彩色处理基本方法 将灰度图像变为伪彩色图像可以达到增强图像的目的。目前在图像增强中使用的伪彩色处理方法主要有：灰度分层变换、三基色函数变换以及图像分面变换。

（1）*灰度分层变换*：灰度分层变换是将图像的灰度级分成若干段，每一段灰度级赋予一种颜色。也可以使用开窗技术，这时不是对整个动态范围进行灰度分层，而是对感兴趣的某一区间灰度范围进行分层处理。对于每一层的颜色可以根据需要选择，使其更加突出目标或病变组织。

对窗口内灰度级分层伪彩色处理，先要选取窗口灰度范围 r_a 和 r_b，如图像像素灰度为 $f(x, y)$，则所处理的像素灰度级为

$$r_a \leqslant f(x, y) < r_b \tag{6-75}$$

如果指定窗口内灰度级分层为 k 种颜色，那么要用 $k+1$ 个灰度级 r_i 把窗口内灰度分为 k 段，即

$$r_1, r_2, r_3, \cdots, r_{k+1} \qquad r_1 = r_a, \ r_{k+1} = r_b$$

将每一段灰度赋予一种颜色，用颜色向量 $[R_i, G_i, B_i]$ 表示，如果处理后图像为 $g(x, y)$，则

$$g(x, y) = [R_i, G_i, B_i] \qquad r_i \leqslant f(x, y) < r_{i+1}, \ i = 1, 2, \cdots, k+1$$

RGB 配色可参考图 6-30a。如果图像的灰度动态范围为 0 ~ L，那么在窗口以外的灰度级 RGB 3 个分量均相同，仍为原来的灰色，即

$$g(x, y) = [f(x, y), f(x, y), f(x, y)] \qquad 0 \leqslant f(x, y) < r_a, \ r_b \leqslant f(x, y) \leqslant L$$

（2）*三基色函数变换*：三基色函数变换是把三基色分别应用 3 个变换函数，以获得期望的颜色变化趋势。可以随灰度的变化设计成不同的颜色变化趋势。例如，随着灰度级的增加，呈现黑、红、黄、白的变化等。

如果原图像像素灰度为 $f(x, y)$，对于灰度级分别进行红绿蓝映射

$$R(x, y) = T_R[f(x, y)]$$
$$G(x, y) = T_G[f(x, y)]$$
$$B(x, y) = T_B[f(x, y)]$$

则处理后图像为

$$g(x, y) = [R(x, y), G(x, y), B(x, y)] \tag{6-76}$$

（3）*图像分面变换*：图像分面变换是将整幅图像作为一种基色矩阵处理。在医学图像处理领域，有时为了将处理后图像与标准图像比较，或与原图像比较，会把其中一幅图像变为一种基色，另一幅图像变为另一种基色，然后把两幅图像合为一幅彩色图像，从而更好地观察二者的差别。

如果将一幅图像 $f_a(x, y)$ 设置为红颜色，另一幅图像 $f_b(x, y)$ 设置为绿颜色，合成的伪彩色图像为

$$g(x, y) = [f_a(x, y), f_b(x, y), 0] \tag{6-77}$$

NOTE

这样两幅图像灰度一致的像素就会出现黄色（高亮度），或灰、黑（低亮度）；而不一致时，就会偏红色或偏绿色。通过观察颜色，很容易发现问题。

2. 利用工具进行伪彩色处理

（1）MATLAB 伪彩色处理程序设计：应用 MATLAB 程序设计语言，对灰度图像进行灰度分层变换或三基色函数变换伪彩色处理，可以采用以下步骤：

①将灰度图像变成彩色图像。在 MATLAB 中，将灰度图像变为索引图像比较方便。使用 gray2ind 函数可以把灰度图像变成彩色图像，其基本使用方法为

［Y，map］=gray2ind（I，256） （6-78）

式（6-78）中，I 为原灰度图像，Y 为变换后彩色索引图像。map 为颜色表，256 为颜色表长度。一般 8 位图像颜色表应长 256。采用变换函数后，图像已变为彩色图像，但仍不会有颜色出现，因为颜色表中红绿蓝的比例都是相同的，所以图像还是灰色的。

②修改颜色表。要变为伪彩色图像，就要修改颜色表中红绿蓝的比例。一幅 8 bit 的彩色图像，如果红绿蓝的比例是 255：0：0，就会出现红色，而如果红绿蓝的比例是0：255：255，就会出现青色。因此，可以根据需要，修正颜色表。

例如，要求图像灰度级在 150～159 时为蓝色，可以采用如下命令为颜色表赋值

map（151：160，1：2）=0；map（151：160，3）=255

这里 map 矩阵是颜色表。这样，把颜色表中第 151～160 行的第 1 列和第 2 列（红和绿）赋 0，而让第 151～160 行的第 3 列等于 255，于是构成了蓝色。值得注意的是，灰度图像变为索引图像时，要将图像矩阵中灰度值变为颜色表中标号。而图像灰度级范围一般是 0～255，颜色表的标号则是 1～256，所以灰度级变为颜色表标号时要加 1。

如果对三基色进行函数变换，可以对颜色表中的红绿蓝 3 列分别应用不同的函数进行变换。有些变换函数在 MATLAB 里可以直接调用。如把颜色表改为随灰度级增加而呈现黑、红、黄、白变化，可以直接套用 hot 函数修改颜色表。

Map=hot（256） （6-79）

式（6-79）中，Map 为图像的颜色表，256 为颜色表长度。

③用修改后的颜色表显示图像或储存图像。在显示索引图像时，不要丢掉颜色表。否则，就会使图像出现不正常的颜色，因为如果不指出颜色表，MATLAB 就会使用环境默认的颜色表。所以，显示索引图像的函数，要求指出颜色表。例如，显示伪彩色索引图像应使用函数

Imshow（Y，map） （6-80）

式（6-80）中，此时 map 为修改后的颜色表。这时就可以看到伪彩色处理后的图像了。

对于图像分面变换，一般是研究算法或评估算法时应用，所以通常应用 MATLAB 程序设计。显然，这种处理要用 RGB 模式彩色图像。红绿蓝 3 个矩阵中，可以令红色矩阵等于一图像矩阵 I_1，绿色矩阵等于另一图像矩阵 I_2，蓝色矩阵设置为全 0 矩阵。如果矩阵 Y 为合成伪彩色矩阵，应用如下 MATLAB 命令实现

Y（：，：，1）=I1；

Y（：，：，2）=I2；

Y（：，：，3）= zeros（m，n） （6-81）

式（6-81）中，m 和 n 为图像的大小，即图像是 $m \times n$ 的，利用 size 函数可以获得图像

尺寸。

（2）利用 Photoshop 工具进行伪彩色处理：利用 Photoshop 也可以进行伪彩色处理。Photoshop 支持多种颜色模式，除索引模式和 RGB 模式外，还有 CMYK 模式、Lab 模式等。CMYK 模式就是相减色，之所以多了个 K，是因为黑色（Black）配色效果不好，就直接加入了黑色。不过在 Photoshop 中使用 RGB 颜色模式更方便，Photoshop 的某些处理不能应用于索引图像，一般图像显示用 RGB 模式也比较好。

在 Photoshop 中，进行伪彩色处理也要先变换图像的颜色模式，否则无法使图像具有颜色。修改当前图像颜色模式的方法是，调用图像（image）菜单、模式（mode）子菜单，然后单击一种彩色模式，如 RGB 颜色，这时 RGB 颜色前就出现了勾，于是就变成了 RGB 模式。

对图像进行灰度到彩色的变换，可以通过图像（image）菜单、调整（adjust）子菜单、曲线（curve）命令打开相应的对话框，然后通过调整红绿蓝通道的映射函数，进行伪彩色处理，如图 6-32 所示。

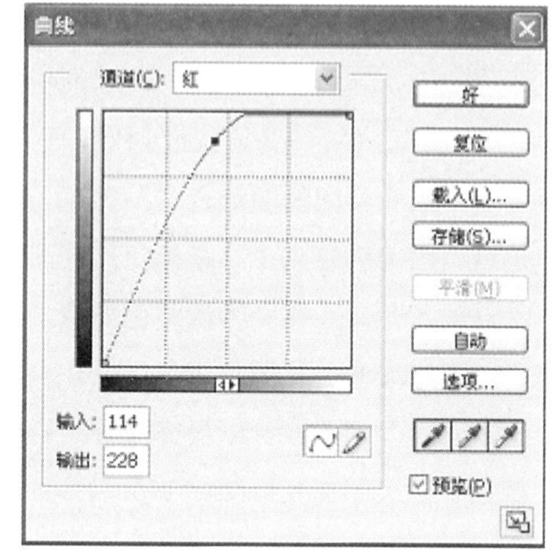

图 6-32 Photoshop 中伪彩色映射函数的调整

在对话框中，先要在通道框内分别选择红、绿、蓝通道，如图 6-32 选择的是红通道。然后，拖动映射曲线为所期望的形状，曲线上的小黑方块就是拖动后产生的点。红绿蓝通道映射曲线分别按照预先设置的颜色变化规律调整后，图像就呈现了伪彩色。

如图 6-33 所示，为伪彩色处理应用实例。原图像（图 6-33a）是 MATLAB 的样板图，在 MATLAB 环境可以直接用 imread 函数读入该图像矩阵，文件名为 spine. tif。该文件为索引模式图像，实际是基本呈灰色。因此，对图像进行伪彩色处理，直接修改读入的颜色表便可。为了使处理后图像色彩明显，应用 MATLAB 中 prism 色棱镜函数变换颜色表，该函数的颜色变化规律是：红、橘黄、黄、绿、蓝、紫。图 6-33b 为伪彩色处理结果。从图 6-33b 可以看出，应用这种彩色变换函数对该图像进行伪彩色处理，图像中颜色变化比较强烈。

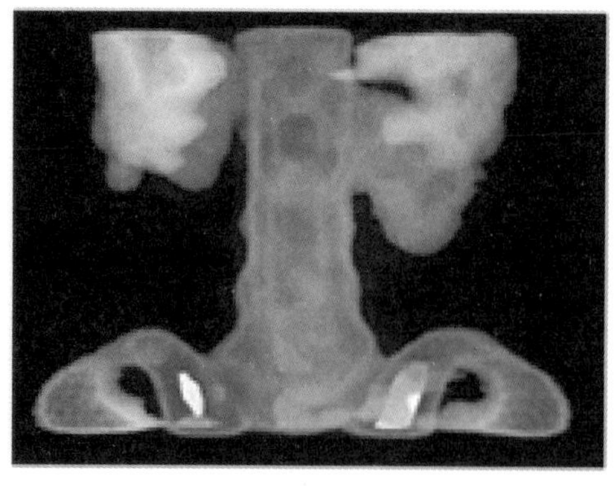

a

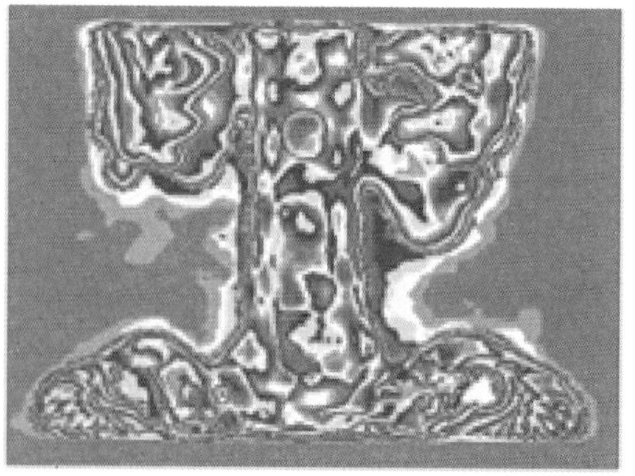

b

图 6-33 图像伪彩色处理应用实例

小结 6

1. 医学图像增强是以突出图像中目标为目的。

2. 医学图像增强并不能增加图像信息量，但可以使信息更容易识别。

3. 医学图像增强主要包括：对比度增强、噪声抑制、边缘锐化以及伪彩色处理等。

4. 图像对比度增强方法分为全局增强和局部增强两大类。①全局增强方法：灰度映射、直方图修正、模糊增强等。②局部增强方法：局部统计、局部直方图均衡化、同态滤波、多尺度形态学等。

5. 图像噪声抑制方法有直接处理灰度的空域处理和在变换域的频域处理两大类。①空域方法：邻域平均、改进的邻域平均、中值滤波、模板卷积、形态滤波等。②频域方法：频域低通滤波（理想、巴特沃思、指数、梯形滤波器）等。

6. 图像边缘锐化分为空域处理和频域处理两大类。①空域方法：各种梯度算子、模板卷积、形态梯度算子等。②频域方法：频域高通滤波（理想、巴特沃思、指数、梯形滤波器）等。

7. 图像噪声抑制和边缘锐化是一对矛盾。①抑制噪声的同时常会引起图像模糊，应根据具体情况选用保持边缘的方法。②边缘锐化的同时常会放大噪声，应根据实际要求选用抗噪边缘锐化方法。

8. 经典的图像增强方法在 Photoshop 和 MATLAB 中都有现成的工具可以选用。

9. 医学图像增强方法常常有很强的针对性，在实际使用时应注意筛选或改进。

10. 医学图像增强方法处理精度至关重要，使用时应注意满足精度要求。

习题 6

6-1 一幅医学图像的直方图，如图 6-34 所示，试通过直方图分析图像存在的问题，并提出解决问题的图像增强方法。

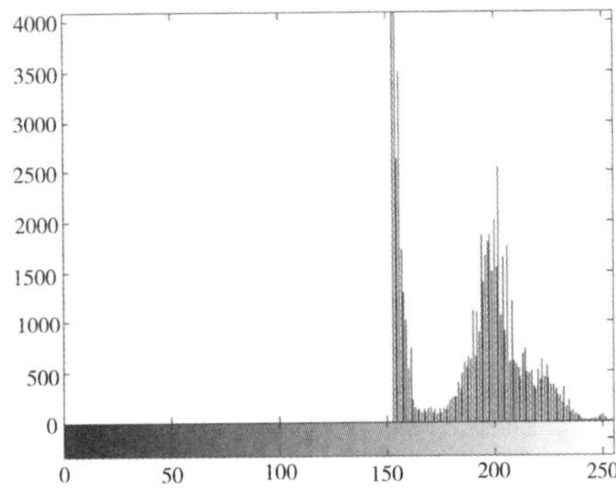

图 6-34 某医学图像直方图

6-2　画出去除扫描文字中“脏”背景，使背景变“白”，并使文字变“黑”的灰度变换曲线（处理图像的前后效果请参见本章 6.1.1 节中的图 6-10 所示），并说明用 MATLAB 语言进行程序设计的技术要点。

6-3　对一幅含有噪声的医学图像分别应用邻域平均、超限邻域平均、中值滤波、频域低通滤波方法去除噪声，并对不同方法进行比较（提示：可以用 imnoise 加入噪声）。

6-4　对 MATLAB 样板图（spine. tif）进行伪彩色处理，要求灰度从低到高的变化为：黑、红、黄、白。

6-5　对一幅医学图像分别应用 prewitt 差分算子、理想高通滤波、抗噪形态梯度算子进行边缘提取。

6-6　应用钝掩模法对一幅图像进行边缘锐化处理。

NOTE

7 医学图像分割

医学图像处理的主要研究方向有图像分割、图像配准、结构分析、运动分析等。其中医学图像分割是正常组织和病变组织的三维重建、定量分析等后续操作的基础，图像分割的准确性对医生判断疾病的真实情况并做出正确诊断计划至关重要。

由于目前医学影像设备（CT、MRI、PET 等）成像技术上的一些特点，医学图像具有多样性和复杂性，并存在一定的噪声。这使得医学图像的分割比较困难。目前医学图像分割还没有可以通用的理论和方法。但图像分割一直以来受到人们的重视，至今已提出了上千种分割算法。从指导思想上看，图像分割可以分为两种体系：以计算机为单一执行者的自动分割方法和人机结合的交互式分割方法。自动分割方法的指导思想是追求完全由计算机自主完成目标的分割任务，而不需要人的参与。但是，目前自主分割的结果准确性不能满足医学图像的应用要求；交互式分割方法，正受到越来越多的关注。从算法的研究上看，可以分为两大类：一是基于变形模型的边界查找方法，另一类是基于图像灰度的区域分割方法。本章将简要介绍医学图像分割的概念，并讨论常用的医学图像分割算法及相关技术。

7.1 医学图像分割技术概述

根据某种均匀性的原则将图像分成若干个有意义的部分，使得每一部分都符合某种一致性的要求，并且任意两个相邻部分的合并都会破坏这种一致性，这种图像处理方法称为图像分割。图像的分割在很多情况下可归结为图像像素点的分类问题。因此，图像分割的一个重要手段就是利用边缘检测技术，这种分割方法是基于物体与背景之间在灰度特性上存在着某种不连续性。边缘是指它的两侧分属于两个区域，每个区域内部的特性相对比较均匀一致，而两个区域之间在特性上则存在一定差异。图像区域的边界是指包围着连通区域的一条封闭的边缘曲线。图像边界清晰与否在医学上十分重要。例如，X 光片和 CT 片需要勾画肿瘤的明确边界；在超声图像中只有精确地定出心房、心室的舒张、收缩轮廓，才能计算出心输出量等参数。因此有必要对图像的边界进行精确提取。

通过对图像像素的灰度特性进行微分运算，可以检测图像边缘像素点处的不连续程度，从而实现对边缘的检测。作为推广，可将算子用于三维的边界表面提取。还有其他一些边缘检测技术。例如：由于小波变换的局部极大值点反映了图像信号的突变点位置，即图像边缘位置，因此可用于图像边缘检测。

图像表面的分形维数是表面纹理的一种描述，可用于不同纹理区域边界的提取。但是在边缘处不满足分形特性，特别是在多尺度下，边缘处的分形维数变化较大；除分形

NOTE

维数外，也有用多尺度检测方法实现造影血管边缘及细胞边缘的检测；利用三维矩的计算，推导出相应的边界系数公式，用于拟合边界，可得到边界表面的边界方向、边界位置及边界强度。

常见的分割技术有阈值分割技术、微分算子边缘检测、区域增长技术、用统计学方法对图像分割、模糊聚类分割技术等。

7.1.1 算法研究的特点

医学图像由于有噪声、场偏移效应、局部体效应等的影响，不可避免地存在模糊、不均匀性等特点。另外，人体解剖组织结构和形状也很复杂，而且人与人之间有相当大的差别。因此，医学图像分割是一项困难的任务，至今仍然没有获得圆满的解决。医学图像分割仍是国内外学者研究的热点，分割算法的研究有以下 4 个特点：

（1）重视多种分割算法的有效结合，采取什么样的结合方式才能充分利用各种方法的优点，取得好的效果已成为人们关注和研究的热点。

（2）医学图像的分割需要利用医学领域中的大量知识。人们将分割可用的医学领域知识归纳为 4 种：一是图像中不同对象的灰度分布情况；二是不同影像设备的成像特点；三是对象的形状特征，即解剖知识；四是不同对象间的空间几何关系。根据知识的不同表示方式，通常将基于知识的分割方法分为基于规则的方法和基于模型的方法。另外，各种成像技术都有其优势与不足，同一成像技术采用不同的扫描参数则可突出不同的组织特性，因此在医学图像的分割中，可以将同一对象的多种影像数据融合起来加以利用，以提高算法的准确性。

（3）随着三维可视化技术的发展，医学图像分割的三维分割受到更多关注。有两种三维分割方式：一种是直接在三维数据空间中分割，提取出感兴趣对象包含的体素；另一种是对每张二维切片独立进行分割，再将每张切片中提取的轮廓组合起来用于三维重建。

（4）由用户参与控制、引导的交互式分割方法，正受到越来越多的关注。交互式分割方法的研究中有两个基本的目标：一要能为用户提供分割过程的有效控制，使用户能在必要的时候方便地干预及影响分割的过程，从而保证分割的准确性；二要使用户必须干预的次数和每次干预的时间尽可能少。交互式图像分割方法主要包括：手工分割、基于种子点的区域分割方法、交互式边缘检测和变形模型方法。

7.1.2 CT 和 MR 图像的常见分割任务

由于医学图像的复杂多样性和分割问题的困难，人们通常针对某项具体任务选用合适的算法，目前没有一个分割方法能适用于各种不同的任务。下面按一些常见任务分类列举一些主要的分割算法。

CT 图像在骨骼的显示上取得优于其他任务设备的效果，然而受到一些技术上、原理上的限制，目前的 CT 图像对软组织显示的能力远不如 MR。在 CT 图像中常见的分割任务和相应的分割方法见表 7-1。

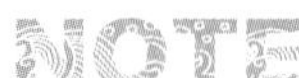

表 7-1 CT 图像的常用分割方法

分割任务	常用分割方法	备注
骨骼的分割	阈值法、区域生长、马尔可夫随机场、变形模型、模糊区域生长	常用于三维重建
胸部扫描图像分割	统计聚类、区域生长与水线算法结合、区域生长与模糊逻辑结合、变形模型	用于支气管树状结构的三维重建
肺的分割	模型拟合、变形模型	
胃部、心脏的分割	变形模型	

MR 图像能够提供高分辨率数据，具有软组织对比度高和信噪比高的优点，此外不同参数特征的多通道 MR 图像为区分不同结构提供了额外信息，因此医学图像的分割，尤其是脑图像的分割，大多数是针对 MR 图像的。T1 加权像能够在不增加获取时间条件下提供更高的分辨率数据，并保持软组织对比度高和低噪声的特点。因此，通常选用 T1 加权像进行分割。由于 MR 图像有强度不均匀和局部体效应现象，需要进行额外的处理。强度不均匀现象可以用滤波，为不均匀现象建模来解决。局部体效应可以用统计学方法、模糊集合理论和线性滤波算法解决。在 MR 图像中常见的分割任务和相应的分割方法见表 7-2。

表 7-2 MR 图像的常用分割方法

分割任务	常用分割方法	备注
提取脑室	型变模型、图谱引导方法	脑组织强度值重叠，使提取脑室比较困难
使用 T1 加权像或多谱数据分割脑灰质、脑脊髓液	聚类方法、神经网络方法、马尔可夫随机场	
分割特定脑部组织	变形模型、图谱引导方法、模糊区域生长、型变模型	
心脏图像分割	区域生长、型变模型、阈值法	描绘心脏心室
核磁血管造影图（MRA）	型变模型、阈值法、马尔可夫随机场	

7.2 阈值分割法

阈值分割法是图像分割领域中最重要也是最常用的方法之一。在医学图像分割中可以用阈值方法有效地分开 CT 图像中骨骼、表皮、软组织、背景等不同部分，从而得到准确的分割结果。

7.2.1 全局阈值法

全局阈值法就是根据整幅图像的特征选取一个阈值进行二值化；局部阈值法首先将图像分成若干区域，然后在每一个区域选取一个阈值进行二值化。全局阈值法速度比较快，主要适用于目标和背景有明显差别的情况下；局部阈值法能够对图像特征进行更好的细化，对于目标和背景缓慢变化的图像二值化有着非常好的效果。

全局阈值法假设图像基本上是由感兴趣物体与背景两部分组成。

NOTE

令位于（x，y）点的像素灰度为f（x，y），选择灰度阈值为θ，则分割得到的二值图像为

$$G(x, y)=\begin{cases}1, & f(x, y) \geqslant \theta \\ 0, & \text{其他}\end{cases} \tag{7-1}$$

当灰度值超过阈值的像素则被当作物体，当低于阈值的像素则划分为背景。分割结果为对应物体（g=1）与对应背景（g=0）的二值图像。这里的1和0是逻辑值。显示分割结果时，可以根据黑白两色设置对应的灰度值。

大部分医学图像，无论是物体还是背景的灰度值都是一个分布，而且有时在灰度直方图中呈双峰或多峰情况。若采用加权变换后的直方图，可以得到比原直方图更明显的峰谷分界，从而改进图像的分割。

在全局阈值法中，阈值的适当选取是一个十分重要的问题。不同的阈值会导致不同的分割结果。一般来说，我们希望阈值的微小变化不要引起分割出物体的面积或周长有很大的改变，即分割结果对阈值的变化不敏感。

如果用T表示阈值，A（T）和P（T）分别代表分割物体的面积与周长，如果所选择的阈值T^*满足式（7-2），称T^*为最佳阈值

$$T^* = \arg\min \mathrm{d}A(T)/\mathrm{d}T \text{ 或 } T^* = \arg\min \mathrm{d}P(T)/\mathrm{d}T \tag{7-2}$$

7.2.2 最大方差自动取阈值法

最大方差自动取阈值法可以自动寻找阈值，对图像进行划分，将目标物和背景区分开来。把直方图在某一阈值处分割成两组，当被分成的两组间方差为最大时，决定阈值。因为方差是灰度分布均匀性的一种度量，方差值越大，说明构成图像的两部分差别越大，当部分目标错分为背景或部分背景错分为目标都会导致两部分差别变小，因此方差最大的分割意味着错分概率最小。这一方法由大津提出，故又称为大津阈值法。

设一幅图像的灰度值为1～m级，灰度值i像素数为n_i，此时我们得到总像素数$N=\sum_{i=1}^{m} n_i$

各灰度值的概率$P_i=\dfrac{n_i}{N}$

然后用k将其分成两组C_0=｛1～k｝和C_1=｛k+1～m｝，各组产生的概率如下：

C_0产生的概率：$\omega_0=\sum_{i=1}^{k} p_i=\omega(k)$

C_1产生的概率：$\omega_1=\sum_{i=k+1}^{m} p_i=1-\omega(k)$

C_0的平均值：$\mu_0=\sum_{i=1}^{k}\dfrac{ip_i}{\omega_0}=\dfrac{\mu(k)}{\omega(k)}$

C_1的平均值：$\mu_1=\sum_{i=k+1}^{m}\dfrac{ip_i}{\omega_1}=\dfrac{\mu-\mu(k)}{\omega-\omega(k)}$

上式中，$\mu=\sum_{i=1}^{k} ip_i$是整体图像的灰度平均值；$\mu(k)=\sum_{i=1}^{k} ip_i$是阈值为$k$时的灰度平均值，所以全部采样的灰度平均值为

$$\mu=\omega_0\mu_0+\omega_1\mu_1$$

两组间的方差用下式求出。

NOTE

$$\sigma^2(k) = \omega_0(\mu_0 - \mu)^2 + \omega_1(\mu_1 - \mu)^2 = \omega_1\omega_0(\mu_1 - \mu_2)^2$$

$$\sigma^2(k) = \frac{[\mu\omega(k) - \mu(k)]^2}{\omega(k)[1 - \omega(k)]} \tag{7-3}$$

于是得

$$K^* = \arg\max \sigma^2(k) \tag{7-4}$$

K^* 值便是阈值，不管图像的直方图有无明显的双峰，都能得到较满意的结果。

7.3 区域分割法

利用同一区域内的均匀性识别图像中的不同区域的方法称区域分割法。常用的有区域生长、区域合并与分裂、登山算法、分水岭算法等。

7.3.1 区域生长

区域生长是典型的串行区域分割方法，其特点是，将分割过程分解为多个顺序的步骤，其中后续步骤要根据前面步骤的结果进行判断而确定。

区域生长方法的基本思想是，将具有相似性质的像素集中起来构成区域，该方法需要先选取一个种子点，然后依次将种子像素周围的相似像素合并到种子像素所在的区域中。

区域生长算法的研究重点一是特征度量和区域增长规则的设计，二是算法的高效性和准确性。

区域生长算法的优点是计算简单，特别适用于分割小的结构，如肿瘤和伤疤。与阈值分割类似，区域生长也很少单独使用，往往与其他分割方法一起使用。

区域生长方法的缺点是，它需要人工交互以获得种子点，这样，使用者必须在每个需要抽取的区域中植入一个种子点。同时，区域生长方法也对噪声敏感，导致抽取的区域有空洞，或者在局部体效应的情况下将原本分开的区域连接起来。为了克服这些缺点，人们尝试着用区域生长与模糊连接理论相结合。

7.3.2 区域合并与分裂

在区域合并方法中，输入图像往往先被分为多个相似的区域，然后类似的相邻区域根据某种判断准则迭代地进行合并。在区域分裂技术中，整个图像先被看成一个区域，然后区域不断被分裂为 4 个矩形区域，直到每个区域内部都是相似的。在区域的分裂合并方法中，先从整幅图像进行分裂，然后将相邻的区域进行合并。分裂合并方法不需要预先指定种子点，它的研究重点是分裂和合并规则的设计。但是，分裂可能会使分割区域的边界被破坏。

7.3.3 登山算法

登山算法（Hill Climbing）是一种变形的区域增长技术。它基于这样的事实，对于图像 $f(x, y)$，待分割的微钙化点的边缘是围绕在一个局部灰度极大值的已知像素 (x_0, y_0) 周围的闭合轮廓线。对一个像素，斜率值 $s(x, y)$ 定义为

$$s(x, y) = \frac{f(x_0, y_0) - f(x, y)}{\mathrm{d}(x_0, y_0, x, y)} \tag{7-5}$$

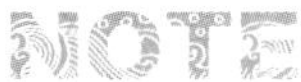

式（7-5）中，$d(x_0, y_0, x, y)$ 是像素（x，y）与局部最大值像素间的欧式距离。

首先，从局部最大值像素沿径向从里到外搜索目标的边缘点。搜索是在 16 个等角度间隔的方向上进行。遇到最大斜率值处的点被认为是到了边缘。然后，以这些边缘点为种子在一定的约束条件下进行区域增长。空间约束是朝向局部最大值像素，从外向里增长；灰度约束是像素灰度值在朝向局部最大值像素方向单调增加。如图 7-1 所示，说明了登山算法分割各步骤的图像。

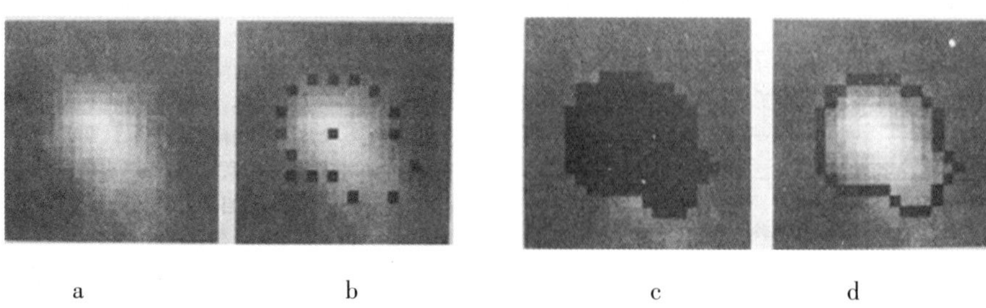

a　0. 5mm×0. 5mm 大小的微钙化点图像　　b　有算法确定的 16 个边缘点

c　区域生长结果　　d　分割得到的区域边缘

图 7-1　登山算法分割各步骤图像

该技术成功地应用在乳腺图像中低对比度微钙化点群的分割。该算法的优点是不需要选择阈值。而且，由于是从边缘向中心增长，避免了区域的过度增长。登山法还在心脏图像中分割心室、血管造影图像中提取血管以及在脑图像中提取大脑表面方面得到应用。

7. 3. 4　分水岭算法

分水岭算法的思想来源于地理学，它将梯度幅值图像看成一幅地图，而梯度幅值对应海拔高度，图像中不同梯度值的区域就对应于山峰和山谷间盆地。设想在各个局部极小值点的盆地先进水，水位逐渐升高漫过盆地，当相邻两个盆地的水即将合并时，在两个盆地间建坝拦截。此过程将图像划分为许多个山谷盆地，分水岭就是分隔这些盆地的堤坝。

分水岭算法的主要步骤如下：

（1）计算图像的梯度图，令 max_ level = 最大梯度幅值。

（2）选择合适的淹没水平面的高度值（drowning_ level），实际算法中采用 drowning_ level = max_level * 1/n。

（3）一次处理梯度图像中的每个像素，如果当前像素值在淹没水平面之下，则将同样也处于淹没水平面之下的相邻点与其合并；否则，如果当前像素值超过了淹没水平面，而且当前点在其所属领域中不是局部极小，则将该点与比该点像素值小且差值最小的点合并。

经过分水岭方法处理后，将输出原始图像的过度分割图（分割的区域数目超过图像中包含的实际对象数），过度分割的区域数目取决于 drowning_ level 参数的大小。

为取得较好的结果，分水岭算法通常与其他方法结合使用。

7. 4　边缘分割法

NOTE

边缘的分割方法是人们最早研究的方法，由于区域边缘上的像素灰度值的变化比较大，通过检测不同区域间的边缘来解决图像分割问题。

边缘检测技术可以按照处理顺序分为串行边缘检测和并行边缘检测。在串行边缘检测技术中，当前像素是否属于欲检测的边缘取决于先前像素的检测结果；而在并行边缘检测技术中，一个像素是否属于检测的边缘只与当前像素及其相邻像素有关。这需要同时对图像中的所有像素进行检测，因而称为并行边缘检测技术。

最简单的边缘检测方法是并行微分算子法。它利用相邻区域的像素值不连续的性质，采用一阶或二阶导数来检测边缘点。近年来还提出了基于局部图像函数的方法、基于边界曲线拟合的方法、串行边界查找等。下面分别介绍这些方法。

7.4.1 梯度算子

图像中相邻像素点的灰度差分可以近似表示为以下的微分运算

$$\Delta_x f(x, y) = f(x, y) - f(x-1, y) \approx \frac{\partial f}{\partial x}$$

$$\Delta_y f(x, y) = f(x, y) - f(x, y-1) \approx \frac{\partial f}{\partial y} \tag{7-6}$$

定义梯度$\nabla f(x, y) = \left[\frac{\partial f}{\partial x}, \frac{\partial f}{\partial y}\right]$，其近似计算为

$$|\nabla f| = \sqrt{(\Delta_x f)^2 + (\Delta_y f)^2}$$

$$|\nabla f| = |\Delta_x f| + |\Delta_y f|$$

$$|\nabla f| = \max\{|\Delta_x f|, |\Delta_y f|\} \tag{7-7}$$

7.4.2 Sobel 算子

Sobel 算子不是简单求平均再差分，而是加权平均再差分，对 x、y 的模板如下：

$$x\text{模板}\begin{bmatrix} -1 & 0 & 1 \\ -2 & 0 & 2 \\ -1 & 0 & 1 \end{bmatrix},\ y\text{模板}\begin{bmatrix} 1 & 2 & 1 \\ 0 & 0 & 0 \\ -1 & -2 & -1 \end{bmatrix}$$

Sobel 算子有抑制噪声的能力，但检测出来的边缘的宽度较宽。

7.4.3 Roberts 算子

Roberts 算子是一种利用局部差分算子寻找边缘的算子，数学表达式如下

$$g(x,y) = \left\{\left[\sqrt{f(x,y)} - \sqrt{f(x+1,y+1)}\right]^2 + \left[\sqrt{f(x+1,y)} - \sqrt{f(x,y+1)}\right]^2\right\}^{\frac{1}{2}} \tag{7-8}$$

式（7-8）中，$f(x, y)$ 是具有整数像素坐标的输入图像，平方根运算是使该处理类似于人类视觉系统中的产生过程。

7.4.4 Laplace 算子

拉氏(Laplace)算子是二阶微分算子，它具有旋转不变性，即各向同性的性质，公式为

$$\nabla^2 f(x, y) = \frac{\partial^2 f(x, y)}{\partial x^2} + \frac{\partial^2 f(x, y)}{\partial y^2} \tag{7-9}$$

其数字差分近似式为

NOTE

$$\nabla^2 f(x, y) = f(x+1, y) + f(x-1, y) + f(x, y+1) + f(x, y-1) - 4f(x, y) \tag{7-10}$$

若出现负数，可取其绝对值。拉氏算子对突出孤点、线段及边界的效果较明显。

7.4.5 Kirsch 算子

为改善求平均值的运算，考虑边缘两侧的像素应与自己同类的像素求平均后再求差分，这可避免直接求平均易于丢掉边缘的细节。它是一种非线性算子，方向梯度模板为

$$\begin{bmatrix} 5 & 5 & 5 \\ -3 & 0 & -3 \\ -3 & -3 & -3 \end{bmatrix}$$

该模板旋转45°，可以得到8个方向的模板，其中最大值的方向为边缘方向。

为减少噪声对图像的影响，通常在求导之前先对图像进行滤波。常用的滤波器主要是高斯函数的一阶和二阶导数。

抑制噪声和边缘精确定位是无法同时满足的。边缘检测算法通过图像平滑去除噪声，但却增加了边缘定位的不确定性；反过来，若提高边缘检测算子对边缘的敏感性，同时也提高了对噪声的敏感性。高斯函数的一阶导数可以在抗噪声干扰和精确定位之间选择一个最佳折中方案，即高斯函数的一阶导数对应于图像的高斯函数平滑和梯度计算。梯度的数值逼近可用一阶偏导的有限差分来表示，该算子对最急剧变化方向上的边缘特别敏感，但在沿边缘这一方向上是不敏感的，其作用就像一个平滑算子。

7.4.6 Canny 算子

Canny 对边缘检测质量进行分析，提出3个准则。

1. 信噪比准则　为减少把真正边缘丢失或误将非边缘判断为边缘，首先要提高信噪比 SNR

$$SNR = \frac{\left| \int_{-W}^{+W} G(-x)h(x)\mathrm{d}x \right|}{n_0 \sqrt{\int_{-W}^{+W} h^2(x)\mathrm{d}x}} \tag{7-11}$$

式（7-11）中，$G(x)$ 是图像的边缘，$h(x)$ 为窗宽 W 的滤波器的脉冲响应，n_0 为高斯噪声均方差。

2. 定位精度准则　检测出的边缘应当落在真正的边缘上，定位精度 L 定义为

$$L = \frac{\left| \int_{-W}^{+W} G(-x)h'(x)\mathrm{d}x \right|}{n_0 \sqrt{\int_{-W}^{+W} h'^2(x)\mathrm{d}x}} \tag{7-12}$$

式（7-12）中，$G'(x)$ 和 $h'(x)$ 是 $G(x)$ 与 $h(x)$ 的导数。L 值越大表明定位精度越高。

NOTE

如图7-2所示，是应用 Canny 算法抽取眼底视网膜的出血块边缘的例子。图7-2a 是原图，

图 7-2b 中的白边是 Canny 算法抽取的边缘，可以看出 Canny 有比较好的单边性和边缘完整的特性，除了少量地方以外边缘轮廓基本上是封闭的。

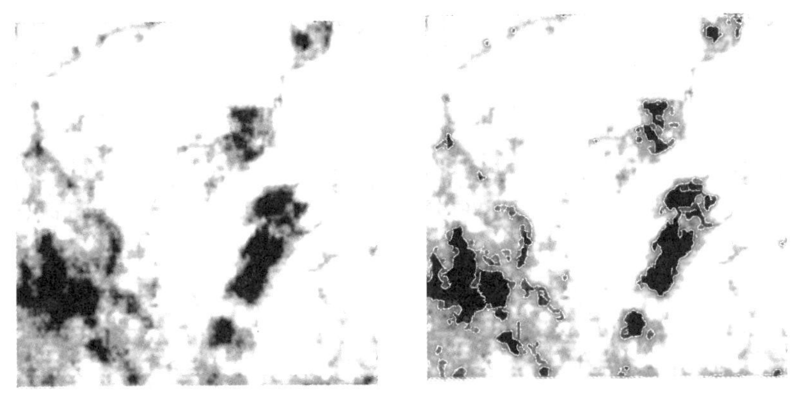

a 原图　　　　b 边缘和原图的叠加图

图 7-2　眼底视网膜的出血块的 Canny 边缘抽取图

3. 单边缘准则　为了减少或消除检测出多重边缘的情况，$h'(x)$ 的零交叉点平均距离 x_{zca} 应满足式（7-13）

$$x_{zca}(h') = \pi \left\{ \frac{\int_{-W}^{+W} h'^2(x)\,\mathrm{d}x}{\int_{-W}^{+W} h''^2(x)\,\mathrm{d}x} \right\}^{1/2} \tag{7-13}$$

对于阶跃边锋，SNR 和 L 可以写成下列形式

$$SNR = \frac{A \left| \int_{-W}^{0} h(x)\,\mathrm{d}x \right|}{n_0 \sqrt{\int_{-W}^{+W} h^2(x)\,\mathrm{d}x}} \tag{7-14}$$

$$L = \frac{A\,|h'(0)|}{n_0 \sqrt{\int_{-W}^{+W} h'^2(x)\,\mathrm{d}x}} \tag{7-15}$$

式（7-15）中，A 是阶跃边缘的幅值。如果去除对图像本身特性有关项，定义两个新的测度 $\sum$ 和 $\wedge$，式（7-14）和式（7-15）可改写为

$$SNR = \frac{A}{n_0} \sum(h), \quad \sum(h) = \frac{\left| \int_{-W}^{0} h(x)\,\mathrm{d}x \right|}{\sqrt{\int_{-W}^{+W} h^2(x)\,\mathrm{d}x}} \tag{7-16}$$

$$L = \frac{A}{n_0} \wedge(h'), \quad \wedge(h') = \frac{|h'(0)|}{\sqrt{\int_{-W}^{+W} h'^2(x)\,\mathrm{d}x}} \tag{7-17}$$

因此，最佳图像边缘提取的准则就转化为将下式最大化的问题：

$$\sum(h) \wedge (h')$$

尽管如此，也很难得到解析解，但分析表明，高斯函数的一阶导数是一个较好的近似。

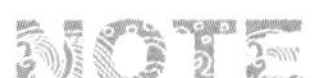

7.5 边界跟踪与边界拟合

用灰度梯度检测出物体边界时，由于噪声等原因，往往是复杂分布点集构成的边缘。如何除去其中虚假的边缘点，获得单像素宽的连续物体边界是边界提取的重要问题。边界跟踪（Boundary Tracking）就是在从灰度图像中一个边缘点出发，依次搜索并连接相邻边缘点，从而逐步检测出边界的方法。边界跟踪主要包括3个步骤：

（1）确定作为搜索起始点的边缘点。

（2）采取一种合适的数据结构或搜索机理，在已找到的边界点的基础上确定新的边界点。

（3）确定搜索终结准则或停止条件，例如边界闭合，在满足条件时结束搜索等。常用的搜索方法有八邻域搜索法、跟踪虫搜索法。

对于分段的边界拟合，可以采用数据点拟合的方法直接将边缘点连接边界段。如果已选出的边缘点很稀疏，可以通过直线或样条函数拟合获得边界段并进而得到完整的边界。常用的方法有端点拟合、最小均方误差曲线拟合。

7.5.1 八邻域搜索法

给定只有一个目标的图像，先计算出其梯度图。从梯度图中选择梯度最大的点作为边界跟踪的起点。然后在该点的8个邻域中选择梯度最大的点作为第二个边界点。

设采用逆时针方向搜索，目标在边界跟踪方向的左方。以已经确定的两个边界点分别作为当前边界点 C 和前一个边界点 P，每次在以当前边界点 C 为中心的3×3邻域中选取下一个边界点。根据点 C 和点 P 的不同位置，得到如图7-3所示的8种组合。

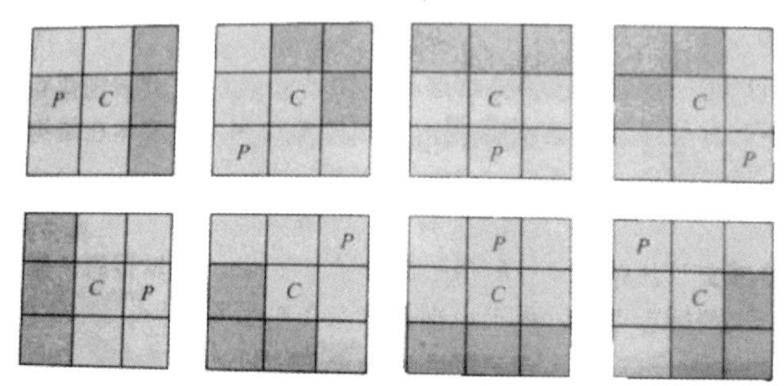

图7-3 八邻域搜索法

为了保证边界的光滑，每次只在标有阴影的3个候选像素中根据梯度值的大小选取下一个边界点。这样可以得到8个连通，且没有大于45°的转折。接下来以刚才的当前边界点 C 作为新的前一个边界点 P，而以刚确定的新边界点作为新的当前边界点 C 继续搜索直至回到起点形成封闭轮廓。

上述方法对噪声较小的图像效果较好，可以确定目标具有最大梯度的边界。该方法可以将分割出来区域的边界找出来。当图像中噪声较大时，跟踪边界时会出现偏离正确边界或迷失甚至跑出图像范围的情况。此时可对图像先做平滑然后再开始搜索。

NOTE

7.5.2 跟踪虫搜索法

跟踪虫（Bug）搜索法以长方形平均窗口为模板，各元素一般具有相同数值，模板后部以当前元素为中心，以沿当前搜索的方向为轴。在每个搜索位置计算模板下所有像素的平均梯度，然后选择模板前部具有最大平均梯度的位置作为下一个边界位置。如图 7-4 所示。这种方法可以看作是八邻域搜索法的大模板扩展。模板越大，对梯度的平滑作用越强，抗噪声特性越好。

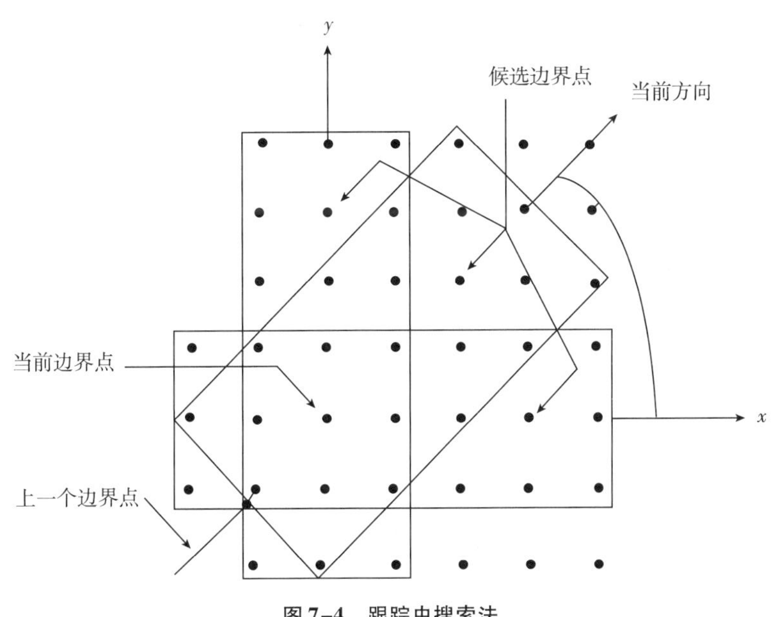

图 7-4　跟踪虫搜索法

7.5.3 端点拟合

迭代端点拟合的基本思想是，设在边缘点 A 与 B 之间有一些已检测出的边缘点，希望通过它们中的一些点用直线段把 A 点和 B 点连接起来。为此，首先用一条直线连接 A 和 B，然后计算各散布边缘点到这条直线的垂直距离。将对应最大距离的点 C 当作 A 和 B 间边界中的一个点，它有分别连接 A 点和 B 点的两个分支。对这两个分支的每个分支重复上述过程，直到没有边缘点到已建立的直线段集合的距离大于某个预先设定的域值为止。

7.5.4 最小均方误差曲线拟合

给出一组边缘点 $\{(x_i, y_i), i=1, 2, \cdots, N\}$，最小均方差曲线拟合方法是寻找一个满足最小均方差的函数 $f(x)$

$$MSE = \frac{1}{N}\sum_{i=1}^{N}[y_i - f(x_i)]^2 \tag{7-18}$$

如果用二次函数，例如一条抛物线拟合，其方程为

$$f(x) = c_0 + c_1 x + c_2 x^2 \tag{7-19}$$

拟合的任务就是求解上述方程的系数 c_i。采用矩阵表示法，设

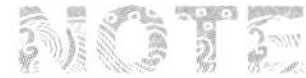

$$Y=\begin{bmatrix} y_1 \\ y_2 \\ \cdot \\ \cdot \\ y_N \end{bmatrix}, M=\begin{bmatrix} 1 & x_1 & x_1^2 \\ 1 & x_2 & x_2^2 \\ \cdot & \cdot & \cdot \\ 1 & x_N & x_N^2 \end{bmatrix}, C=\begin{bmatrix} C_0 \\ C_1 \\ C_2 \end{bmatrix} \tag{7-20}$$

误差矩阵可以写作

$$E=Y-MC \tag{7-21}$$

式（7-18）可以改写成

$$MSE=\left(\frac{1}{N}\right)^T E \tag{7-22}$$

将式（7-21）代入式（7-22）中，对C的各元素求导，并令导数为零可解得

$$C=[M^T M]^{-1}[M^T Y] \tag{7-23}$$

C 中的元素给出了最小均方差拟合的系数。

若边界点的数目与拟合系数个数相同，M 是一个方阵，可以直接求逆矩阵

$$C=M^{-1}Y$$

7.6 基于统计学的分割

用统计学方法对图像分割，最初采用最大似然法，受噪声等因素影响，分割结果经常会出现一些小的孔洞。引入最大后验概率准则（MAP）后，这个问题才得到解决。MAP将最大似然问题转化为类概率 $p(x)$ 与类条件概率 $p(y|x)$ 乘积的最大问题。在计算类概率 $p(x)$ 时，利用到马尔可夫随机场与吉布斯分布的等效性；类条件概率 $p(y|x)$ 的计算则涉及像素强度分布及模型参数拟合问题。

7.6.1 马尔可夫随机场

在许多模式识别问题中，待识别的相邻模式之间存在依赖关系。特别是对文本、语音及图像的识别更是如此。

马尔可夫模型是指随机过程中的某个值仅与其最近的前一个数值有关，给出该数值后，此随机过程值与前面更远处所有的值无关。如果该过程取值是离散的，则称此马尔可夫过程为马尔可夫链。为便于理解，我们先介绍一阶马尔可夫链。如果过程的第 τ 个模式被分类为 ω_i，我们就说该决策过程在时刻 τ 的状态是 ω_i。用 ω_τ 和 X_τ 分别表示时刻的类型和特征向量，$P(i/j)$ 是马尔可夫链转移概率，即

$$P(i/j)=P_r\{\omega_\tau=\omega_i/\omega_\tau-1=\omega_j\}。i, j=1, 2, \cdots, m \tag{7-24}$$

为了定义图上的马尔可夫随机场（Markov Random Fields），首先给出图的概念。设 $S=\{s_1, s_2, \cdots, s_n\}$ 是 R^2 中的点集，G 表示连接 S 中任意两点所组成线段之集合，则称 $\{S, G\}$ 为图。

设 $\{S, G\}$ 为任一图，$X=\{X_s, s\in S\}$ 表示 S 上的一簇随机变量 x_{s1}，x_{s2}，…，x_{sN}，为方

便起见，假定 X_s，$\forall_s \in S$，有相同的相空间，并记 $E=\{1, 2, \cdots, L-1\}$。则称 $\omega=\{x_{s1}, x_{s2}, \cdots, x_{sN}\}$ 为一个组态，$\Omega=\{\omega=(x_{s1}, x_{s2}, \cdots, x_{sN}): x_{si}\in E, 1<i<N\}$ 为组态空间。于是我们可以得到以下马尔可夫随机场的定义：如果

（1）$P\{X_{s1}=x_{s1}, X_{s2}=x_{s2}, \cdots, X_{sN}=x_{sN}\}>0$，$\forall X_{si}\in E$，$1<i<N$

（2）$P\{X_s=x_s \mid X_r=x_r, r\neq s\}=P\{X_s=x_s \mid X_r=xr, r\in G\}$，$\forall_s\in S$，$\{x_{s1}, x_{s2}, \cdots xsN\}\in\Omega$ 则称 X 为关于 G 的马尔可夫随机场，简记为 MRF。

领域系统的定义是：如果像素 i 在像素 j 的领域内，则像素 j 也在像素 i 的领域之中。通常采用的领域系统为

$$\xi_n=\{\xi_i;\ i\in G\}$$

$$\xi_i=\{0<d(i, j)^2\leqslant n;\ j\in G\} \tag{7-25}$$

式（7-25）中，$d(i, j)$ 是像素 i 和 j 之间的欧式距离。$n=1$ 称为一阶邻域系统，$n=2$ 称为二阶邻域系统，以此类推。图像分割中常用二阶邻域系统。因此，MRF 有效地表达了当前像素的分类仅与其邻域中的像素相关，与其他位置像素的情况无关。

7.6.2 概率分布混合法

1. Gibbs 分布与 MRF 根据 Hammersley-CLifford 定理，马尔可夫随机场（MRF）可以等效地用 Gibbs 分布描述

$$P(x)=Z^{-1}\exp(-U(x)) \tag{7-26}$$

式（7-26）中，Z 是归一化常数，$U(x)$ 是能量函数，其表达式为

$$U(x)=\sum_{c\in C}Vc(x) \tag{7-27}$$

组块 c 定义为 S 中位置的子集，除了单位置组块外，在该子集中不同位置上的点对是邻居。因此，能量函数是所有可能的组块 C 上组块能 $Vc(x)$ 之和。$Vc(x)$ 的值取决于组块 c 的局部构型。

在确定势能 $Vc(x)$ 时，采用多级 Logistic 模型（MLL）。MLL 模型对每种类型的组块定义了相应的系数。

这些系数可以根据实际图像和计算的需要只选取其中的一部分参与计算。为了简化计算，通常令由 3 个或更多像素构成的组块对应的系数为零。每个组块对应的势能 $Vc(x)$ 的估计方法如下：

若组块 c 只包含一个像素，则

$$Vc(x)=\alpha_j A_j(c)$$

其中，j 代表组块 c 所属的组织，α_j 是待定系数，$A_j(c)$ 的定义如下

$$A_j(c)=\begin{cases}1, & \ldots x_i=j\\ 0, & \ldots x_i\neq j\end{cases} \tag{7-28}$$

若组块 c 由两个或两个以上的像素（$i_1, i_2, \cdots, i_n$）构成，则

$$Vc(x)=\beta_j B_j(c),\ j=1, 2\cdots, M \tag{7-29}$$

式（7-29）中，j 代表组块 c 所属组块类型，M 是所有由两个或两个以上的像素构成的组块类型总数，j 是待定系数，$Bj(c)$ 的定义如下

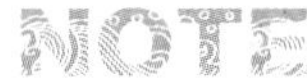

$$B_j(c) = \begin{cases} -1, & x_{i1}=x_{i2}=\cdots x_{in} \\ 1, & 其他 \end{cases} \tag{7-30}$$

式（7-30）中，A_j（c）和 B_j（c）都只由组块中像素对应的分类结果决定，这些分类结果是我们所要估计的分类 x 直接提供的，所以是可以计算出来的。但是系数 α_j、β_j 却是未知的。*MLL* 模型提供了一种估计这些系数的简便方法。V（x_i）是所有包含像素 i 的组块对应势能之和

$$V(x_i) = \sum_{i \in C} V(x) \tag{7-31}$$

设

$$\varphi(x_i) = [A_1(c),\ A_2(c),\ \cdots,\ A_k(c),\ \sum_{i \in Ctype=1} B_1(x),\ \cdots,\ \sum_{i \in Ctype=M} B_M(x)]^T \tag{7-32}$$

待定系数向量 φ 为

$$\varphi = [\alpha_1,\ \alpha_2,\ \cdots,\ \alpha_k,\ \beta_1,\ \beta_2,\ \cdots,\ \beta_M]^T$$

则有

$$V(x_i) = [\varphi(x_i)]^T \varphi$$

可推出

$$[\varphi(x_i) - (x_j)]^T \varphi = \ln \frac{P(x_j)}{P(x_i)}\ x_i \neq x_j \tag{7-33}$$

P（x_i）与 P（x_j）分别是 x_i、x_j 出现的概率，其比值可以由下式计算

$$\frac{P(x_j)}{P(x_i)} = \frac{N(x_j)}{N(x_i)}$$

上式中，$N(x_i)$、$N(x_j)$ 分别是 x_i、x_j 出现的频数。因此，式（7-33）变为 $Ax=b$ 的形式，可以求解待定系数向量。

2. MRF-MAP 分类 设图像像素的分类为 $\hat{x}$，它是对图像像素真实分类 x^* 的估计。

$$\hat{x} = \arg\max \{P(y \mid x)\ P(x)\}$$

上式需计算类的先验概率和像素类的条件概率。考虑到 x 是 MRF 的实现，其先验概率可由下式求出

$$P(\mathrm{x}) = \frac{1}{Z} \exp(-U(x)) \tag{7-34}$$

假设像素强度 y_i 服从高斯分布。对于分类 $x_i=l$，参数 $\theta_i = \{\mu_l,\ \alpha_l\}$，有

$$P(y_i \mid x_i) = g(y_i;\theta_1) = \frac{1}{\sqrt{2\pi\sigma_l^2}} \exp\left[-\frac{(y_i-\mu_l)_2}{2\sigma_l^2}\right]$$

基于关于 y 的条件独立假设。联合类的条件概率为

$$P(y \mid x) = \prod_{i \in S} P(y_i \mid x_i)$$

$$P(y \mid x) = \prod_{i \in S} \left[\frac{1}{2\pi} \exp\left(-\frac{(y_i - ux_i)^2}{2\sigma_{xi}^2}\right) - \log(\sigma_{xi})\right] \tag{7-35}$$

式（7-35）可改写为

$$P(y|x) = \frac{1}{Z} \exp(-U(y \mid x)) \tag{7-36}$$

式（7-36）中，仍然能

$$U(y|x) = \sum_{i \in S} U(y_i \mid x_i)$$

NOTE

$$U(y|x)=\sum_{i\cup S}\left[\frac{(y_i-\mu_{xi})^2}{2\sigma_{xi}^2}+\log(\sigma_{xi})\right] \tag{7-37}$$

归一化常数项

$$Z'=(2\pi)^{(N/2)}$$

容易看出

$$\log P(x|y)\propto -U(x|y)$$

上式中，后验能量 $U(x|y)=U(y|x)+U(x)+c$，c 是一个常数。最大后验概率估计等价于后验能量函数最小化

$$\hat{x}=\arg\min\{U(y|x)+U(x)\} \tag{7-38}$$

3. 期望值最大化方法模型 对每个像素 i 组织的分类 x 可以通过式 7-38 估计。其中第二项为能量函数用式 7-27 求得；第 1 项为类的条件概率由式 7-37 计算。各组织类型的参数 $\theta_j=(\mu_j, \sigma_j)$ 可以根据该像素领域像素的强度值及当前组织类型来估计。最常用的是期望值最大化方法（EM 算法）。

EM 算法的步骤如下：

（1）开始给参数赋初值 $\theta^{(0)}$。

（2）E-STEP 计算条件期望值

$$\begin{aligned}Q(\theta|\theta^{(t)})&=\varepsilon[\log P(x, y|\theta)|y, \theta^{(t)}]\\&=P(x, y, \theta^{(t)})\log P(x, y|\theta)\end{aligned} \tag{7-39}$$

（3）M-STEP 最大化 $Q(\theta|\theta^{(t)})$ 得到新的估计值

$$\theta^{(t+1)}=\arg\max Q(\theta|\theta^{(t)}) \tag{7-40}$$

（4）赋值 $\theta^{(t+1)}\rightarrow\theta^{(t)}$，转向 E-STEP。

（5）在一定合理条件下，EM 算法收敛于最大似然估计。

尽管数学表达式很简单，但问题的求解却不是一件容易的事。通常的解法是用某种迭代优化技术计算最优解。迭代条件模型是一种常用的方法。其在迭代局部最小化过程中采用“贪婪”的策略，仅经过几次迭代就可保证收敛。

7.7 变形模型

变形模型可以是图像的一条曲线或一个表面。使图像发生形变的内力来自模型自身的几何拓扑，而外力由图像的灰度数据计算。本节讨论二维参数变形模型、梯度向量流变形模型。

7.7.1 二维参数变形模型

传统的二维参数式变形模型或轮廓是一条曲线，可以表示为

$$x(s)=[x(s), y(s)]\ s\in[0, 1]$$

将下面的能量函数最小化过程中，该轮廓在空间内逐步发生形变。

$$E=\int 1/2(\alpha|x'(s)|^2+\beta|x'(s)|^2+\mathrm{Eext}(x(s)))ds \tag{7-41}$$

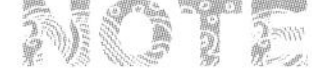

式（7-41）中，α 和 β 分别代表控制轮廓变形的张力与刚度系数；Eext 是外部势函数。若用 $I(x, y)$ 表示图像 (x, y) 处的灰度，Eext 可表示为

$$\mathrm{Eext}(x, y) = -|\nabla I(x, y)|^2$$

对二值图像，Eext 可表示为

$$\mathrm{Eext}(x, y) = I(x, y)$$

为使式（7-41）中的 E 最小化，$x(s)$ 需满足 Euler 方程

$$\alpha x''(s) - \beta x''''(S) - \nabla \mathrm{Eext} = 0 \tag{7-42}$$

如果表示为力的平衡方程

$$F_{\mathrm{int}} + F_{\mathrm{ext}}(p) = 0$$

其中，内力为

$$F_{\mathrm{int}} \alpha x''(s) - \beta x''''(s)$$

外力为

$$F_{\mathrm{ext}}(p) = -\nabla F_{\mathrm{ext}}$$

外力的作用是使图像轮廓向目标边缘变形，内力的作用则是防止轮廓过度拉伸或弯曲。为求解式（7-42），将轮廓 $x(s)$ 表示为时间 t 的函数 $x(s, t)$。于是，动态的轮廓为

$$x_t(s, t) = \alpha x''(s) - \beta x''''(s) - \nabla F_{ext} \tag{7-43}$$

式（7-43）可离散化后用迭代法求解。当 $x(s, t)$ 稳定后，$x_t(s, t)$ 项消失，便得到式（7-42）的解。图 7-5 是传统变形模型的例子。

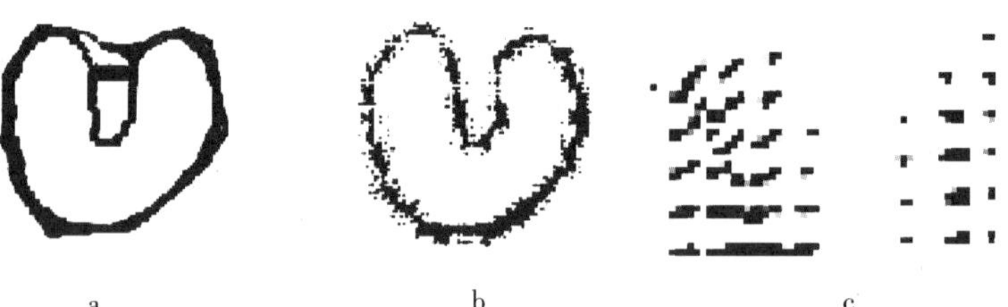

图 7-5 传统变形模型的例子

图 7-5a 表示，一个 64×64 像素的 U 形的二值图像，该物体顶部凹陷。使用传统的变形模型，参数 $a=0.6$ 和 $\beta=0$。初始化曲线在物体的外部，但在其作用范围之内。多重轮廓线看出变形的过程，但最终结果是顶部的变形不能进入凹陷的内部。

图 7-5b 所示，是位势力的分布情况。

图 7-5c 所示，是放大后的近景图。可以看出，在 U 形内部仅有水平方向的力，所以没有什么力将轮廓拉向 U 形深处。

这个例子说明传统变形模型的两个局限：①初始轮廓必须与目标边缘足够接近；②难于处理凹型边界问题。

7.7.2 梯度向量流变形模型

我们定义图像的边缘映射

$$f(x) = -E_{\mathrm{ext}}(x) \tag{7-44}$$

$f(x)$ 由原始图像 $I(x, y)$ 计算得到，所包含的部分比真实的边缘略大些。它的梯度指

向边缘，并垂直边缘。因此越靠近边缘处 f 值越大，在远离边缘的均匀区域 ∇f 接近于零。

梯度向量流变形模型定义为满足下述扩散方程的平衡解

$$U_t = g(|\nabla f|)\nabla^2 u - h(|\nabla f|)(u - \nabla f)$$
$$U(x, 0) = \nabla f(x) \quad (7-45)$$

上式中，∇^2 是 Laplace 算子。右式第一项是平滑项，产生平滑变化的向量场；第二项是数据项，使向量场 u 尽可能地靠近 ∇f。$g(\cdot)$ 与 $h(\cdot)$ 是平滑项与数据项的加权函数，一般也是空间位置的函数，$g(\cdot)$ 是 $\nabla|f|$ 的单调非增函数，$h(\cdot)$ 是 $\nabla|f|$ 的单调非减函数，例如

$$g(|\nabla f|) = u$$
$$h(|\nabla f|) = |\nabla f|^2 \quad (7-46)$$

此处 $g(\cdot)$ 是常数，表示处处平滑；$h(\cdot)$ 则在接近边缘处变大。另一种选择是

$$g(|\nabla f|) = \exp(-(|\nabla f|/k)^2)$$
$$h(|\nabla f|) = 1 - g(|\nabla f|) \quad (7-47)$$

即当 $g(\cdot)$ 变小时 $h(\cdot)$ 变大，表示在灰度梯度大的区域平滑作用很小，远离边界处平滑作用加大。

图 7-6 是应用梯度向量流变形模型对图 7-5a 相同图像处理的结果。可以看出应用 GVF 初始化曲线可以远离真实边界，变形模型具有较宽的作用范围及良好的收敛性。最终变形轮廓与真实边界十分接近，特别是在 U 形物体的凹陷部分，GVF 力有向下的分量，使得变形轮廓进入凹陷部分，较好解决了凹边界的问题。

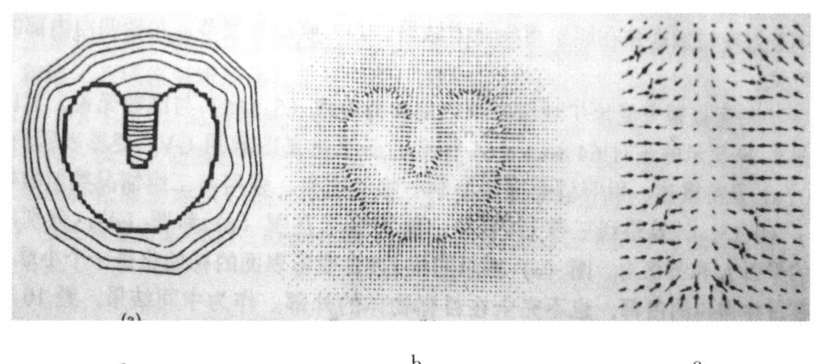

a　　　　b　　　　c

图 7-6　梯度向量流变形模型例子

7.8 模糊聚类分割

人类对自然界的认识中，很多时候对事物的度量是用模糊的概念描述的。例如说一座山很高，一辆车开得很快等。“高”和“快”的标准在人们的头脑中只是一个模糊的概念。模糊（Fuzzy）集合的概念是由美国控制论专家 Zadeh 于 1965 年提出的。在医学图像分割中也经常用到模糊的概念。模糊聚类分割就是医学图像分割技术中重要方法之一。

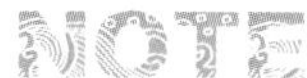

7.8.1 c 均值算法

c 均值聚类是将一幅图像分成 c 个区域的一种常用的方法。

令 $x=(x_1, x_2)$ 代表一个像素的坐标，$g(x)$ 代表这个像素的灰度值，c 均值法就是将代价函数 J 最小化

$$J=\sum_{j=1}^{c}\sum_{x\in \mathbf{Q}_j^{(i)}}\|g(x)-\mu_i^{(j+1)}\|^2 \tag{7-48}$$

其中，$Q_j^{(i)}$ 代表在第 i 次迭代后赋给类 j 的像素集合，μ_j 表示第 j 次的均值。代价函数 J 为各像素与其对应类均值的距离之和。

c 均值法的具体步骤如下：

（1）任选 c 个初始类均值，$\mu_1^{(0)}$，$\mu_2^{(0)}$，…，$\mu_c^{(0)}$。

（2）$i=i+1$。

根据下面准则将每个像素都赋给 c 类之一：

$x\in \mathbf{Q}_l^{(i)}$，如果 $g(x)-\mu_l^{(i)}<g(x)-\mu_j^{(i)}$

$$j=1, 2, \cdots, c, \quad l=1, 2, \cdots, c, \quad l\neq j \tag{7-49}$$

（3）重新计算各类均值

$$\mu_j^{(i+1)}=\frac{1}{N}\sum_{x=Q_j^{(i)}}g(x), \quad j=1, 2, \cdots, c \tag{7-50}$$

式（7-50）中，是 $Q_j^{(i)}$ 中的像素个数。

（4）如果对所有的 $j=1, 2\cdots$ 都有 $\mu_j^{(i+1)}=\mu_j^i$，则算法收敛。否则，转至第 2 步继续迭代。

分类数目、初始聚类中心的选择及数据集的集合特性等对 c 均值聚类的性能都有重要的影响。c 均值聚类简单而易理解，是许多复杂聚类分析的基础。

7.8.2 模糊 c 均值算法（FCM）

模糊 c 均值算法（Fuzzy c-Means Algorithm）的目标函数如下公式所示。目的是寻求合适的隶属度 u 和中心点 v 使其最小化

$$J_{FCM}=\sum_{j\in\Omega}\sum_{k=1}^{c}u_{jk}^m\|x_j-v_k\|^2 \tag{7-51}$$

式（7-51）中，Ω 是图像全部像素点的集合；u_{jk} 是第 j 个像素点属于第 k 类组织的隶属度，满足约束条件 $\sum_{j=1}^{c}u_{jk}=1$；x_j 是第 j 个像素点的灰度值；v_k 是第 k 类组织的中心灰度；C 为组织类别数；参数 m 是隶属度的加权指数，它决定分类结果的模糊程度。

一般 $m>1$，典型值 m 取 2。

为使 J_{FCM} 最小化，取其对 u_{jk} 和 v_k 的导数，并令导数为零。代入条件

$$\sum_{k=1}^{C}u_{jk}=1$$

可以求得

$$u_{ik}=\left(1+\sum_{\substack{j=1\\ j\neq i}}^{C}\left(\frac{\|x_k-v_i\|^2}{\|x_k-v_j\|^2}\right)^{1/m-1}\right)^{-1} \tag{7-52}$$

NOTE

$$v_i = \frac{\sum_{k=1}^{n} (u_{jk})^m \cdot x_k}{\sum_{k=1}^{n} (u_{jk})^m} \tag{7-53}$$

当某一个像素的灰度值靠近某类中心点灰度值时，该像素点被赋予属于此类较高的隶属度，当灰度值远离某类中心点灰度值时则被赋予较低的隶属度。通过将某类隶属度高的像素归于相应的类别中，可获得较为清晰的分类结果。实际应用中，上式是反复迭代求解的，具体的模糊 c 均值算法步骤如下：

（1）给类别数 c、参数 m 及容许误差最大的值 ϵmax。令迭代计数变量 $P=1$。

（2）初始化聚类中心：$v_k(1)$，$k=1, 2, \cdots, c$。

（3）按式（7-52）计算隶属度 u_{jk}，$k=1, 2, \cdots, c$；$j=1, 2, \cdots, n$。

（4）按式（7-53）修正所有的聚类中心 v_k（$p+1$），$k=1, 2, \cdots, c$。

（5）计算误差：$\varepsilon = \sum_{i=1}^{C} \| v_i(p+1) - v_i(p) \|^2$

（6）如果 $\varepsilon < \varepsilon_{\max}$，则算法结束；否则 $p=p+1$，转入第三步。

算法结束后，可按下述两种方法对所有的样本分类：

方法一：若 $u_{ji}>u_{jk}$，$k=1, 2, \cdots, c$；$i \neq k$，则将 x_j 归入第 i 类。

方法二：若 $\| x_j-v_i \|^2 < \| x_j-v_k \|^2$，$k=1, 2, \cdots, c$；$i \neq k$，则将 x_j 归入第 i 类。

7.8.3 适配模糊 c 均值算法（AFCM）

适配模糊 c 均值算法（Adaptive Fuzzy c-means Algorithm）既继承了 FCM 算法的全部优点，又校正了图像灰度不均匀性引起的影响，可以对 MR 图像进行较好的分割。它是一种非监督式聚类技术，迭代计算模糊隶属度函数、每类组织均值，并对图像中存在的不均匀度进行估计。模糊隶属度函数取值限定在 0 ~ 1 之间，反映某一位置像素的数据与某一类中心数值相似的程度。接近 1 的高模糊隶属度表示该像素更接近该类的中心，即属于该组织类型的可能性更大。

AFCM 算法的目标函数是

$$J_{\text{AFCM}} = \sum_{J \in \Omega} \sum_{K=1}^{C} u_{jk}^{q} \| y_j - g_j \overline{v_k} \|^2 + \lambda_1 \sum_{j \in \Omega} \sum_{r=1}^{R} (D_r \cdot g)_j^2 + \lambda_2 \sum_{j \in \Omega} \sum_{r=1}^{R} \sum_{r=1}^{R} (D_r \cdot D_s \cdot g)_j^2 \tag{7-54}$$

式（7-54）中，g_i 是未知的增益场；Dr 是在图像第 k 维方向的有限差分算子；$(D \cdot g)_j$ 是在第 j 个像素上 g 与差分核 D 的卷积。根据各类中心点在空间上随着增益场的变化而变化的假设，式（7-54）对灰度不均匀性建模。式（7-54）的最后两个正则化项保证了增益场 g_j 在空间上是连续平滑变化的。若将正则系数 1 和 2 取得足够大，当算法收敛时，增益场的变化量会很小，相当于趋于一个常量。在计算目标函数最小化过程中，后两项可以忽略。

7.9 医学图像分割技术的评估

对医学图像分割结果的评估比较困难，没有金标准。但常用的评估方法有：

NOTE

1. 专家目测 不同人的同一组织和器官的解剖结构的形态、体积和空间位置存在较大差异。更困难的是很多组织本来就无明显分界。因此，尽管主观因素较多，对人体组织的分类结果还是由解剖学专家或有经验的医生作最终认定。一般由专家在图像上手绘的边界被认为是“真实”组织边界，用于评估计算机分类算法的性能，当然，这并不意味人体组织的分类只能由专家去作，因为一个计算机分类程序一经验证有效，就可以放心可靠地用于分类了。

2. 体模验证 体模又有硬件体模和软件体模之分，后者是计算机的图像合成结果。体模法用已知的图像信息验证新分类算法的精度。由于体模都比较简单，与实际临床图像差异较大，因此只能对分类方法做初步的评估。例如用填充氧化铁颗粒的琼脂胶做成的简单几何形状的硬件体模 MR 成像后可用于对分类算法的测试。

3. 计算机解剖图谱 对人脑 MR 图像自动分割，并进行正确的人脑组织分类显然具有重要的临床意义。蒙特利尔神经所的 Evans 教授等人研制了一个功能很强的仿真人脑数据库，称为 BrainWeb。他们对同一个受试者立体定向进行 27 次扫描，选取采样子集并作平均。最后得到一个高分辨、低噪声、包括全脑的三维 MR 图像数据库，像素总数为 181×217×181 个。由于该数据集的高信噪比特性，图像中脑解剖组织十分清晰。再由神经解剖专家对产生的图像各类组织逐个像素检查、分类并对组织边缘手工修正，最终形成具有 10 种组织概率分类的三维 MR 图像数据集，该数据集还考虑了部分体积效应。BrainWeb 在国际上受到广泛的注意，除被用来产生逼真的 MR 和 PET 仿真器外，许多研究人脑组织分类算法也都将其作为参考进行对比。

蒙特利尔神经所还将 305 个人的 MR 体积图像用刚体变换逐一映射到一个标准立体空间，并作强度归一化和逐个体素叠加平均。这样处理后的 MR 数据库定量地反映不同人脑的解剖变异，称为人脑组织概率模型。该概率模型既可用于与组织分类结果直接比较，也可作为模板经仿射变换对图像作初始分类，应用于许多图像处理中。

7.10 医学图像参数测量

图像形状参数测量是最基本的图像测量方式，图像形状测量是完成图像形状几何参数测量的途径之一。在常用的医学图像学检查中，常常需要对医学图像作测量。其常用的测量主要集中在面积、周长和直径等方面。

7.10.1 图像参数测量的步骤

形状参数测量的过程如图 7-7 所示，其步骤如下：

（1）预处理：预处理是修整个别图像像素的灰度级以补偿原来生成图像时的不均匀“曝光”。

（2）二值化处理：将灰度的单色图像变成黑白二值图像。

（3）二值图像处理：将二值图像进行修整，例如膨胀处理、收缩处理等，使之适合于图像测量。

NOTE

(4) 图像测量：主要为形状测量。它包括面积测量、周长测量、长度测量等。

在图像生成时，往往由于曝光不均，使得原本亮度一致的图像背景的各点灰度不均匀，因而给图像测量带来一些问题。除去图像的背景曝光不均匀最简单的方法是在生成物体图像 $f(x, y)$ 的同时生成另一幅纯背景图像 $b(x, y)$，然后对这两幅图像进行减算，即进行 $g(x, y)=f(x, y)-b(x, y)$，则图像 $g(x, y)$ 是背景均匀的物体图像。但是，当不能得到纯背景图像时，可以采用背景补正的方法。这就是首先对图像进行最大值滤波、平均滤波和灰度增强后，将得到的图像 $f_1(x, y)$ 进行下述运算：$g(x, y)=f_1(x, y)/f(x, y)$，则得到背景均匀的物体图像 $g(x, y)$。

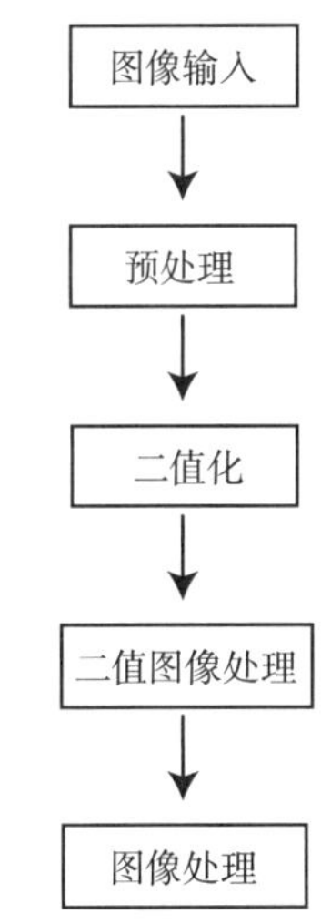

图7-7 形状参数测量的过程图

7.10.2 图像面积测量

1. 标号法面积测量 所谓标号法，就是图像中不同的物体都有唯一识别的号数。在同一物体当中，所有的像素点的标号都是一致的，而不同物体之间是完全不同的。在图像面积测量中，首先必须对图像进行分割。为了区分互不连通的图形以便分别计算其面积，需对图形进行标号操作。

对不同图像进行标号操作的方法有很多种，这里介绍最基本扫描标号法的算法。

扫描标号法的算法如下：

(1) 首先进行从左到右、从上到下扫描。在同一行中不连通的行程（灰度级相同的点）标不同的号，不同的列标不同的号。

(2) 从左上到右下扫描，如果两个相邻的行中有相连通的行程，则下行的号改为上行的号。

(3) 从右下到左上扫描，如果两个相邻的行中有相连通的行程，则上行的号改为下行的号。

(4) 再对标过的号进行排列。

通过对图像进行标号后，可对不同的物体面积进行测量。主要是对相同号的点进行累加，之后得到物体的像素点的总和。总和再乘以系数将得到图像中物体的相近的面积。如果对总和的大小进行限定，还可以去除图像中的粒子。

除去小面积粒子，可应用四邻域法或八邻域法清除孤立的像素点。对于一些由若干个像素组成的孤立的小面积粒子，可以利用标号法进行清除。

2. 图形填充法测量面积 对于任意形状面积的测量，因为面积大部分是不规则的，所以不能用一些现成的面积计算公式，可采用图形填充法来求得面积。首先把图像中要求的面积的边界抽出来，然后将边界内的待求面积用一种颜色标记，边界外的区域用另外一种颜色标记。再通过计算两种颜色所占像素的比例来求得待求区域的面积。

具体算法是：待求面积 $=\dfrac{\text{所求面积内像素个数}}{\text{整个图像像素个数}}\times$ 图像真实面积。其中图像真实面积是整个计算机图像经过比例尺折算成实际图像的面积。

7.10.3 区域边界周长测量

抽出图像区域边沿并测量某些图像边沿的长度是图像测量中常遇到的问题。这里介绍区域边界抽出和周长计算的常用方法。

1. 区域边界抽出 边界抽出有3种简单的方法，即四邻域法、八邻域法和全图检测法。

（1）*四邻域法算法*：对目标像素和它的四领域像素进行探测，若值都相等，则对目标像素给以标记，然后清除。

（2）*八邻域法算法*：对目标像素和它的八邻域像素进行探测，若值都相等，则对目标像素给以标记，然后清除。

（3）*全图检测法算法*：对全图从左到右、从上到下进行检测，若相邻两点的像素点值为1和0时，则对值为1的点进行标记后保留，其余的点清除。

2. 区域边界周长测量 对于二值图像（记黑为1，白为0）中周长的测量，通常的方法是对图像的边缘像素做出标记，然后累计所标记的像素个数，所得就是图像的周长。对边缘像素作标记可用下面两种算法：

算法1：

（1）定义一个二维数组 $a(i,j)$。

（2）对整幅图像从上到下扫描，比较相邻两点的值，如为1和0，则记 $a(i,j)=1$，i、j 为值为1的点的坐标。

（3）对整幅图像从左到右扫描，比较相邻两点的值，如为1和0，也记 $a(i,j)=1$，i、j 为值为1的点的坐标。

累计整幅图像中 $a(i,j)=1$ 的像素，即为周长。

算法2：

（1）定义一个二维数组 $a(i,j)$。

（2）对整幅图像从上到下扫描，比较相邻两点的值，如为1和0，则记 $a(i,j)=1$，i、j 为值为1的点的坐标。

（3）对整幅图像从左上到右下扫描，比较相邻两点的值，如为1和0，也记 $a(i,j)=1$，i、j 为值为1的点的坐标。

（4）对整幅图像从右下到左上扫描，比较相邻两点的值，如为1和0，也记 $a(i,j)=1$，i、j 为值为1的点的坐标。

累计整幅图像中 $a(i,j)=1$ 的像素，即为周长。

小结 7

1. 介绍了算法研究的特点、二值图像的面积测量、小面积粒子的去除、图像的边沿提取及周长测量等算法。

NOTE

2. 医学图像分割技术的常用评估方法。专家目测、体模验证、计算机化解剖图谱等。

3. 图像参数测量的步骤。预处理、二值化处理、二值图像处理、图像测量等。
4. 图像测量。标号法面积测量、图形填充法测量、区域边界周长测量等。

习题 7

7-1 简述算法研究的特点。
7-2 常用的区域分割法有哪些?
7-3 分水岭算法有哪些主要步骤?
7-4 边缘分割法有哪些算子?
7-5 简述医学图像分割技术的常用评估方法。
7-6 图像参数测量的步骤有哪些?
7-7 图像测量的内容有哪些?

NOTE

8 医学图像配准与融合

20世纪以来，医学成像技术经历了一个从静态到动态、从形态到功能、从平面到立体的发展过程，尤其在计算机技术高速发展之后，医学成像技术的发展给临床医学提供了X射线、超声、计算机断层成像（CT）、数字减影血管造影（DSA）、单光子发射断层成像（SPECT）、磁共振成像（MRI）、数字荧光造影（DF）、正电子发射断层成像（PET）等形态和功能的影响信息。根据医学图像所提供的信息内涵，可将这些图像分为两大类：解剖结构图像（CT、MRI、B超等）和功能图像（SPECT、PET、MRI等）。这两类图像各有其优缺点：功能图像分辨率较差，但它提供的脏器功能代谢信息是解剖图像所不能替代的；解剖图像以较高的分辨率提供了脏器的解剖形态信息（功能图像无法提供脏器或病灶的解剖细节），但无法反映脏器的功能情况。目前这两类成像设备的研究都已取得了很大进展，图像的空间分辨率和图像质量有很大提高，但由于成像原理不同所造成的图像信息的局限性，使得单独使用某一类图像的效果并不理想，而多种图像的利用又必须借助医生的空间想象和推测去综合判定他们所要的信息，其准确性受到主观影响，更主要的是一些信息将可能被忽视。解决这个问题的最有效方法就是以医学图像配准技术为基础，利用信息融合技术，将这两种图像结合起来，利用各自的信息优势，在一幅图像上同时表达人体内部的结构、功能等，从而更加直观地提供人体解剖、生理及病理等信息。

8.1 医学图像配准的概述

所谓图像配准，就是将不同时间、不同模态的两幅图像上的点，一一对应起来合成一幅图像。

1. 图像配准技术的发展 图像配准技术的发展大致可分为3个阶段。

（1）20世纪80年代初，图像配准主要应用在DSA（数字减影血管造影）方面。它采用基于图像灰度的方法，通过检测相关性和灰度值的差异来决定刚性变换的参数。显然这些工作都是针对二维图像。值得注意的是，这种基于图像灰度的方法在今天关于三维图像的配准中仍是研究的主要内容。

（2）20世纪80年代中后期到90年代初，临床医生和图像处理领域的专业人员开始认识到不同模态的图像提供的不同信息（如解剖结构和功能信息）应当融合在一起组成一个更加简单实用的显示与分析平台。要达到这个目的，这个阶段提出一些基于边界特征的配准方法，但主要还是采用刚性变换，范围也主要集中在二维领域。

NOTE

（3）20世纪90年代，计算机硬件的飞速发展推动了图像配准在三维领域的研究，主要采用的方法仍然是刚性变换的方法（如采用欧式距离最小化或 Chamfer 距离最小化的方法）。同时在二维领域内单纯的刚性变换的方法已经不能满足人们的要求，特别是在不同患者的图像之间的配准，以及患者图像和图谱图像之间的配准方面更是如此。这些新的要求推动了人们对于非刚性变换方法的研究。从仿射变换开始，人们陆续推出一些非线性的方法，如样条方法、弹性形变方法等，并取得了一定的效果。

2. 医学图像配准的临床应用 医学图像配准具有很重要的临床应用价值。对使用不同或相同的成像手段所获得医学图像进行配准不仅可以用于医疗诊断，还可用于手术计划的制订、放射治疗计划的制定、病理变化的跟踪和治疗效果的评价等各个方面。如在计算机辅助手术中，外科医生根据配准的 CT/MR/DSA 图像精确定位病灶及周围相关的解剖结构信息，设计出周密的手术计划。在手术过程中，利用三维空间定位系统时，术前计划的虚拟患者、手术台上的真实患者和手术器械三者要精确联系起来进行手术跟踪。又如在癫痫病的治疗中，一方面需要通过 CT、MRI 等图像获得患者的解剖信息，另一方面又需要通过 SPECT 等图像得到患者的功能信息，这两方面的结合将有助于对患者的治疗。在放射治疗中，应用 CT 和 MR 图像配准和融合来制定放疗计划和进行评估，用 CT 图像精确计算放射剂量，用 MR 图像描述肿瘤，用 PET 和 SPECT 图像对肿瘤的代谢、免疫及其他生理方面进行识别和特性化处理，整合的图像可用于改进放射治疗计划或立体定向活检或手术。此外，放射治疗后扫描的 MRI 图像中，坏死组织往往表现为亮区，很容易与癌症复发混淆。与配准的 PET 或 SPECT 图像一起使用，可以区分坏死组织（没有代谢）与肿瘤复发（通常表现为高代谢）。

8.1.1 图像配准的原理及分类

图像配准的过程实际上是指寻求两幅图像间一对一变换的过程，也就是说，要将两幅图像中对应于空间同一位置的点联系起来。在二维空间中表现为二维变换，在三维空间中表现为三维变换。实际配准过程中，可根据不同的特点和要求采用简单的刚体变换和较复杂的弹性形变。

假如有两幅图像 I_1 和 I_2，$I_1(x, y)$ 和 $I_2(x, y)$ 分别代表各自对应点的灰度值，那么变换过程可以用下面的公式来表示

$$I_2(x, y) = g(I_1(f(x, y))) \tag{8-1}$$

式 8-1 中，f 代表一个二维空间坐标变换，即 $(x', y') = f(x, y)$，g 是一个一维强度（Intensity）变换。

强度变换 g 一般是不必要的，通常寻找两幅图像之间的空间变换或几何变换是配准的关键问题，因而更多的是将映射函数表达为两个单值函数 f_x、f_y

$$I_2(x, y) = I_1(f_x(x, y), f_y(x, y)) \tag{8-2}$$

如果 $f(x, y)$ 可表示为 $f(x, y) = f_1(x) \cdot f_2(y)$，也就是说，可将二维操作转化为两个连续的一维操作（f_2 作用于图像的每一行，f_1 作用于图像的每一列），则可大大提高效率。一般情况下将 f_1 和 f_2 相乘，但在一些具体应用中，也可采用其他操作。

目前，图像配准的方法很多，根据不同的准则可以有不同的分类。

1. 根据空间维数的数目分类 根据空间维数的数目和时间是否为附加维分为两大类：①仅考虑空间维数的图像配准；②考虑空间维数的时间序列图像配准。可在每类中根据涉及

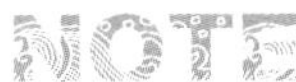

的图像空间维数，将①和②进一步划分为2D/2D、2D/3D、3D/3D图像配准。目前，图像配准是基本不考虑时间因素的3D/3D图像配准，3D/3D图像配准一般应用于两个断层扫描数据（其中一个可为从二维投影数据得到的三维重建数据）的配准。2D/2D图像配准主要应用于相同或不同断层扫描数据的不同片层之间的配准。2D/3D图像配准主要应用于空间数据和投影数据之间的配准（手术过程中的二维X射线图像与手术前的三维CT图像的配准），或者是二维片层扫描数据和三维空间数据的配准。

2. 根据配准所基于的图像特征分类 根据配准所依据的特征可分为基于外部特征和基于内部特征两大类。外部特征是成像时固定在患者身体上的标记物，不同成像时灌入不同的显影物质使得标记物在所有图像模态中均能清楚可视和精确检测。这种方法的所求参数可用联立方程组直接计算得到，但它无法实现图像的回溯式配准，标记物的固定对人体是侵入性的（非侵入性的标记物固定法的精确度要差得多）。基于内部特征的方法又可分为基于表面的配准和基于像素（体素）的配准。

3. 根据变换性质分类 根据变换的性质可分为刚性变换、仿射变换、投影变换和曲线变换4种。刚性变换只包括平移和旋转；仿射变换将平行线映射为平行线；投影变换将直线映射为直线；曲线变换则将直线映射为曲线。

4. 根据用户交互性多少分类 根据用户交互性的多少可分为交互的、半自动的和自动的3种。在交互式方法中，由用户完成配准过程，算法提供给用户一个当前变换的直观显示，以指导用户的配准。在半自动配准方法中，用户可能需要初始化算法的某些参数，也可能需要接受或拒绝某些配准的假设。而在完全自动方法中，用户只需给出算法和图像数据即可。目前许多研究人员都在致力于完全自动的配准算法的研究，但这未必适用于所有的临床应用。事实上，与用户交互性的多少和算法的速度、精确性以及鲁棒性［鲁棒性（Robustness）就是系统的健壮性，它是在异常和危险情况下系统正常运行的关键。比如说，计算机软件在输入错误、磁盘故障、网络过载或有意攻击情况下，能否不死机、不崩溃，就是该软件的鲁棒性］存在着矛盾，如何折中是在算法研究过程中必须考虑的一个问题。

5. 根据医学图像模态分类 根据配准的医学图像模态可将配准方法分为3大类：①单模图像之间的配准，这种配准一般应用在生长监控、减影成像方面。②多模图像之间的配准，它应用最多，主要应用在诊断方面，可分为解剖-解剖的配准和解剖-功能的配准两大类。前者将显示组织形态学不同方面的两幅图像混合，后者将组织的新陈代谢与它相对于解剖结构的空间位置联系起来。③患者和模态之间的配准，主要应用在放射治疗和计算机辅助手术中的术中定位。

6. 根据变换参数确定方式分类 根据配准过程中变换参数确定的方式可以分为两种：一种是通过直接计算公式来得到，另一种是通过在参数空间中寻求某个函数的最优解来得到。前者完全限制在基于特征信息（例如小数目的特征点集、二维曲线、三维表面）的配准应用中。而后者，所有的配准都变成一个能量函数的极值求解的问题。能量函数是由需要被优化的变换参数表示的，一般是拟凸的，能用标准的优化算法求解极值。

7. 根据图像来自人体的部位分类 根据待配准的图像来自于人体中的哪个部位可分为头部图像、胸部图像及腹部图像等。目前对图像配准的研究有一半以上是针对头部图像的配准。

8. 根据主体分类 根据主体可分为Intrasubject、Intersubject和Atlas 3种。当待配准的图像来自于同一个患者时，称之为 Intrasubject 配准；当待配准的图像来自于不同患者时，称之为 Intersubject 配准；当待配准的两幅图像一幅来自于患者，另一幅来自于图谱时，称之为 Atlas 配准。Intrasubject 配准是应用最为广泛的一种，几乎能够用在任何类型的诊断中。Intersubject 配准主要用在三维头部图像（MR、CT）的配准中，它既可以基于分割也可以基于灰度。变换方式多为非线性的曲线变换，有时也采用刚性变换，但这种情况下的应用范围较小。图谱配准经常用于搜集某些特定结构、大小和形状的统计信息。

上述 8 种分类准则中，第二类分类方法尤为重要。配准所基于的图像特征可以是已知的点对，也可以是对应的线或面，或是全部像素（体素）信息。

8.1.2 图像配准的步骤

图像配准一般包括两个步骤：首先，提取出图像的特征信息组成特征空间。然后，根据提取的特征空间确定出一种空间变换，使一幅图像经过该变换后能够达到所定义的相似性测度。在确定变换的过程中，还需采取一定的搜索策略，也就是优化措施，以使相似性测度更快、更好地达到最优值。因此我们把特征空间、变换和优化称为配准的 3 个特性。如图 8-1 所示为图像配准的简单流程图（I_1 为参考图；I_2 为浮动图）。

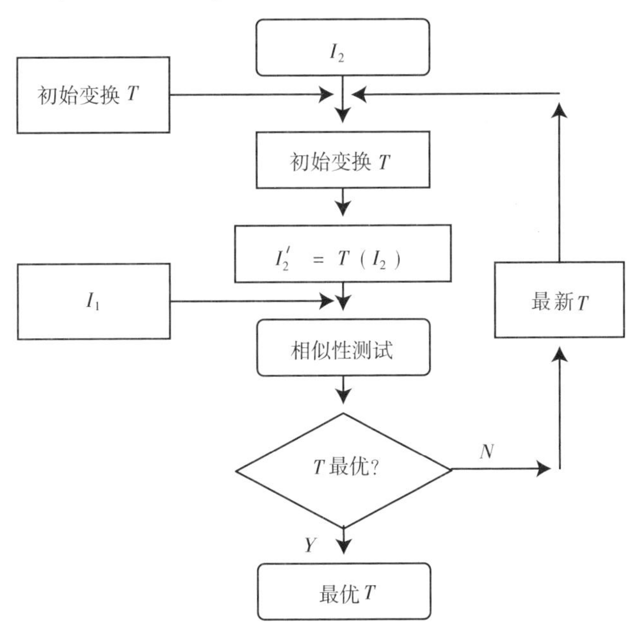

图 8-1 图像配准流程图

1. 提取特征空间 特征空间一般可分为 3 类。第一类是特征点的方法，即选取一些几何上或解剖上有意义且容易定位的点组成特征空间。特征点包括外部特征点和内部特征点。外部特征点一般包括立体定位框架上的标记点、加在患者皮肤上的标记点或其他在两幅图像中都可检测到的附加标记物。内部特征点一般选取相对运动较小的解剖标记点，如血管的分叉点或相交点等。第二类是特征曲线或曲面的方法，即采用分割的方法将感兴趣区域的轮廓曲线提取出来作为特征空间，在三维中表现为曲面。第三类是基于像素或体素的方法，即用整幅图像的所有像素共同组成特征空间，也就是利用图像的所有信息。

2. 几何变换 每一幅待配准的图像都与定义图像空间的坐标有关。配准的定义是基于几何变换的，即寻找一幅图像空间 X 中的点（用列向量 x 表示）与另一幅图像空间 Y 中的点（用列向量 y 表示）之间的映射。X 经 T 变换后得到点 x'，即 $x'=T(x)$。如果点 y 与点 x' 对应，则成功的配准应该使得 x' 等于或近似等于 y。两者之间的差值 $T(x)-y$ 称为配准误差。根据图像变换形式的不同，几何变换可分为刚体变换和非刚体变换两种形式。由于刚体或近似刚体的普遍存在，使得这种分类方法很有意义。

3. 优化 配准过程一般是一个迭代过程，运算量较大，因此需采用一定的优化措施使相似性测度更快、更好地达到最优值。经过坐标变换后，两幅图像中相关点的几何关系已经一一对应，进一步的工作是要找到一种相似性测度来衡量两幅图像的相似程度，并且通过不断地改变变换参数，使相似性测度达到最优，即最终转化为多参数、多峰值的最优化问题。

配准变换的参数根据求解方式可分成两类：一是利用获得的数据用联立方程组直接计算得到的，二是对定义在参数空间的能量函数最优化搜索得到的。前者完全限制在基于特征信息（例如小数目的特征点集、二维曲线、三维表面）的配准应用中。在后者中，所有的配准问题都变成一个能量函数的极值求解问题，能量函数是由需要优化的变换参数表示的，一般是拟凸的，能用标准的优化算法求解极值。图像配准问题本质是多参数优化问题，所以优化算法的选择至关重要。常用的优化算法有：Powell 算法、下山单纯形法、Arent 法、Levenberg-Marquadrt 法、Newton-Raphson 迭代法、随机搜索法、梯度下降法、遗传算法、模拟退火法、几何 hash 法、半穷尽搜索法。在实际应用中，经常使用附加的多分辨率和多尺度方法加速收敛，降低需要求解的变换参数数目，避免局部极小值，并且多种优化算法混合使用，即开始时使用粗略的快速算法，然后使用精确的慢速算法。

8.2 图像配准的数学模型

8.2.1 刚体变换

所谓刚体，是指物体内部任意两点间的距离保持不变。刚体变换使得一幅图像中任意两点间的距离在变换前后保持不变。例如在三维配准情况下，可将人脑看成是一个刚体，对人脑图像的图像配准常使用刚体变换。刚体变换可表示为 3 个参数的平移矢量 t 和 3 个参数决定的 3×3 的旋转矩阵 R，即 $x'=R_x+t$，R 有很多种表示方法，其中最流行的是 *Euler* 角、四元数、轴角表示法及正交矩阵表示法等。正交矩阵表示法中，R 是3×3的正交矩阵，满足 $R^tR = RR^t=I$，$R^{-1}=R^t$，其中 I 是单位矩阵。加上条件 det（R）= +1 以限定为严格意义上的旋转（描述刚体的物理变换）。

严格意义上的旋转可以用 3 个旋转角度 θ_x、θ_y、θ_z 来表示，其中 θ_x、θ_y、θ_z 分别表示围绕 x、y、z 坐标轴的连续旋转角度，也就是所谓的 Euler 角。从原点沿着坐标轴的正方向看，逆时针旋转时角度取正，顺时针旋转时角度取负。于是总的旋转矩阵 R 为

$$R=\begin{bmatrix}\cos\theta_z & \sin\theta_z & 0\\ -\sin\theta_z & \cos\theta_z & 0\\ 0 & 0 & 1\end{bmatrix}\begin{bmatrix}\cos\theta_y & 0 & -\sin\theta_y\\ 0 & 1 & 0\\ \sin\theta_y & 0 & \cos\theta_y\end{bmatrix}\begin{bmatrix}1 & 0 & 0\\ 0 & \cos\theta_x & \sin\theta_x\\ 0 & -\sin\theta_x & \cos\theta_x\end{bmatrix} \tag{8-3}$$

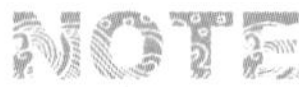

$$R=\begin{bmatrix}\cos\theta_y\cos\theta_z & \cos\theta_x\sin\theta_z+\sin\theta_x\sin\theta_y\cos\theta_z & \sin\theta_x\sin\theta_z-\cos\theta_x\sin\theta_y\cos\theta_z\\ -\cos\theta_y\sin\theta_z & \cos\theta_x\cos\theta_z-\sin\theta_x\sin\theta_y\sin\theta_z & \sin\theta_x\cos\theta_z+\cos\theta_x\sin\theta_y\sin\theta_z\\ \sin\theta_y & -\sin\theta_x\cos\theta_y & \cos\theta_x\cos\theta_y\end{bmatrix}$$

式（8-3）中，3 个矩阵分别表示围绕 z、y、x 轴的旋转矩阵。

轴角表示法中，R 的参数由旋转轴 $\hat{\omega}$ 的单位向量及绕该轴旋转的角度 θ 组成。旋转轴 $\hat{\omega}$ 是 R 的特征向量，旋转角度 θ 可由公式 $\cos\theta=$（tracer−1）/2 计算

$$R=\begin{bmatrix}\omega_x^2v+c & \omega_x\omega_yv-\omega_zs & \omega_x\omega_zv+\omega_ys\\ \omega_x\omega_yv+\omega_zs & \omega_y^2+c & \omega_y\omega_zv-\omega_xs\\ \omega_x\omega_zv+\omega_ys & \omega_y\omega_zv+\omega_xs & \omega_z^2+c\end{bmatrix} \quad (8-4)$$

式（8-4）中，ω_x、ω_y、ω_z 是 $\hat{\omega}$ 的元素，$v=1-\cos\theta$，$c=\cos\theta$，$s=\sin\theta$。

四元素表示法的参数与轴和角度有密切的关系。四元素是包含 4 个元素的向量 q_0、q_x、q_y、q_z 的向量 q，并且遵从特定的增长规律。一个单位长度的四元素可被用来表示旋转，4 个元素分别为 $\cos(\theta/2)$、$\omega_x\sin(\theta/2)$、$\omega_y\sin(\theta/2)$、$\omega_z\sin(\theta/2)$，并且在恒等式 $\sin(\theta/2)\cos(\theta/2)=\sin\theta$ 及 $2\sin^2(\theta/2)=1-\cos\theta$ 下，式（8-4）变为四元素参数表达式

$$R=\begin{bmatrix}q_0^2+q_x^2-q_y^2-q_z^2 & 2q_xq_y-2q_0q_z & 2q_xq_z+2q_0q_y\\ 2q_xq_y+2q_0q_z & q_0^2-q_x^2+q_y^2-q_z^2 & 2q_yq_z-2q_0q_x\\ 2q_xq_z-2q_0q_y & 2q_yq_z+2q_0q_x & q_0^2-q_x^2+q_y^2+q_z^2\end{bmatrix} \quad (8-5)$$

8.2.2 非刚体变换

非刚体变换不仅应用在非刚性解剖结构的配准中，而且即使在配准同一患者和不同患者的刚性结构时，如果在图像获取过程中发生非刚性形变的话，也要用到非刚性变换。大多数情况下，我们选择具有物理意义的变换。在某些情况下也基于一些数学特性进行选择。

1. 比例缩放 比例缩放是最简单的非刚体变换，表示为 $X'=RSx+t$ 或 $X'=SRx+t$，其中，$S=\mathrm{diag}(s_x, s_y, s_z)$ 为对角矩阵，它的元素表示沿着坐标轴的缩放因子。因为 RS 一般不等于 SR，所以两个方程代表不同的变换方法。这种变换需要补偿图像获取系统的校准误差。

对各个方向尺度变换系数一致的均匀尺度变换，则有 $x'=SRx+t$，其中 S 是一个标量。对于图像获取过程中发生形变的两幅图像的配准，将比例缩放和刚体变换两种方法结合起来使用非常有效。

2. 仿射变换 尺度变换系数不一致的非均匀尺度变换是更一般的仿射变换 $x'=Ax+t$ 的特例，这里对矩阵 A 的元素 $a_{i,j}$ 没有任何限制。仿射变换将直线映像为直线，并保持平行性。一般的仿射变换可用于校正由 CT 台架倾斜引起的剪切或 MR 梯度线圈不完善产生的畸变。

在齐次坐标系中，将 A 和 t 纳入一个 4×4 的矩阵 M 中，表达式 $x'=Ax+t$ 变为

$$u'=\begin{bmatrix}u'_1\\u'_2\\u'_3\\1\end{bmatrix}=M_u=\begin{bmatrix}a_{11}&a_{12}&a_{13}&t_1\\a_{21}&a_{22}&a_{23}&t_2\\a_{31}&a_{32}&a_{33}&t_3\\0&0&0&1\end{bmatrix}\begin{bmatrix}u_1\\u_2\\u_3\\1\end{bmatrix} \quad (8-6)$$

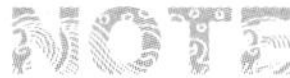

式（8-6）中，$u_i = x_i$，$u'_i = x'_i$（$i=1$，2，3），$u_4 = u'_4 = 1$。

3. 投影变换 以上的非刚体变换都是保持平行性的仿射变换。更一般的非刚体变换包括投影变换和曲线变换。投影变换将直线变为直线，一般用于三维图像到二维平面的投影。投影变换的形式为 $x' = (Ax + t)/(px + a)$，在齐次坐标系下简化为

$$u' = \begin{bmatrix} u'_1 \\ u'_2 \\ u'_3 \\ u'_4 \end{bmatrix} = M_u = \begin{bmatrix} a_{11} & a_{12} & a_{1s} & t_1 \\ a_{21} & a_{22} & a_{2s} & t_2 \\ a_{31} & a_{32} & a_{3s} & t_3 \\ a_{41} & a_{42} & a_{4s} & t_4 \end{bmatrix} \begin{bmatrix} u_1 \\ u_2 \\ u_s \\ u_4 \end{bmatrix} \tag{8-7}$$

式（8-7）中，$u_i = x_i$（$i=1$，2，3），$u_4 = 1$，但是 u'_4 不等于1，$x'_i = u'_i / u'_4$（$i=1$，2，3）。

透视变换是投影变换的子集。从 X 射线发射机、内窥镜、显微镜及直接视频获取的图像都是三维物体的二维视图，通过光线或 X 射线将三维场景投影到二维平面。

4. 曲线变换 曲线变换把直线变为曲线，它反映的是图像中组织或器官的严重变形或移位，变换 T 最简单的函数形式为如下代数多项式

$$x' = \sum_{ijk}^{IJK} X_{ijk} x^i y^j z^k \tag{8-8}$$

式（8-8）中，X_{ijk} 为多项式。由于高次多项式的伪振荡现象及局部形变向全局的扩展，i、j、k 的选取一般小于等于2。由于分段多项式近似对局部形变特别合适，所以一般选择样条变换来近似表达解剖结构的形变。

3D 样条的最简单形式由样条系数和基样条函数表示。在医学图像配准中常用的基样条函数有薄平板样条、八叉树样条。前者可使用 N 点薄平板 Ducho 样条配准来自患者图像和图谱的两套 N 个标记，当 N 点数目不是很大时，这个方法特别有效，并可以将图像边缘的标记点集成进来。而后者则研究局部形变的自适应分层表达方式。

刚体变换、仿射变换、投影变换和非线性变换这 4 种变换形式中，每一种都可以看成是后一种的特殊形式。

8.3 基于特征点的配准方法

特征点的配准方法是一种基本的配准方法，又可以分全局和局部两种方法。它通常包括 3 个步骤：首先提取图像的特征点，然后将两幅图像中的特征点（又称控制点）对应起来，最后根据对应的特征点确定空间变换，通常是两个二维多项式。在这种方法中，控制点数量、位置的选择及控制点匹配的精确度起着重要的作用，它直接影响着配准的精确性。这是因为在完成控制点的匹配后，剩下的工作仅仅是插值或逼近。直接基于特征点的方法发展历史较长，比较灵活，运算量也比较小，但从整体上来说精度不是太高。

8.3.1 全局配准法

控制点（即特征点）可分为外部控制点（Extrinsic）与内部控制点（Intrinsic）两种。

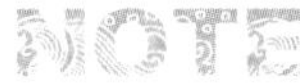

外部控制点是在受试者颅骨中嵌入的螺钉，在皮肤上做的标记或其他在两幅图像中都可检

测到附加标记物。例如充有硫酸铜的管子、玻璃珠、铬合金珠、明胶珠等，它与图像本身无关。选用外部控制点的好处是简单快速，不需要复杂的优化算法，而且精确度较高。只要图像中控制点能够被检测出来，任何模态的图像都能进行配准。通常确定外部控制点的位置要比确定内部控制点的位置容易，图像空间和物体空间的配准也很难用内部控制点来实现。但外部控制点方法也有一些缺陷，最主要的一点就是它会给患者带来很多不适，同时注入患者体内的外来元素往往对人体有些损害，完全无损的控制方法又很难达到满意的精度。由于这种方法不包括患者本身的相关图像信息，因而它的变换方式只限于刚性变换。

内部控制点只依赖于患者本身的图像信息，它既可以是解剖结构上一些容易定位的点，也可以是几何上的一些极值点。前者一般通过有经验的医生人为指定，这在数据量很大时会变得不现实，因而更多的是采用后者，通过程序自动产生控制点，通常选取的几何特征包括拐点、灰度的极值点、轮廓上曲率的极值点、两个线性结构的交点或某一封闭区域的质心等。两幅图像中选取出控制点应当具有唯一性，并且对于图像的局部失真有较好的鲁棒性。由于变换的确定依赖于这些控制点，因而控制点的数量不能太少；同时若控制点的数量太多，匹配又会比较困难，所以控制点的数量选择是一个很重要的问题，它会影响到配准的质量和效率。选取内部控制点的好处是很灵活，从理论上说适用于任何模态的图像，而且对患者完全友好。控制点一般用来确定刚性变换或仿射变换，如果控制点数量足够多，也可用来确定其他一些更复杂的变换。这种方法的缺点是控制点的确定往往需要人工干预，很难实现完全自动化。

控制点选择完之后，接下来就要把它们对应起来。对于人工选择控制点的，两者是同时进行的。然而对于其他多数自动生成控制点的情况，则需采取其他手段。通常是利用控制点本身的一些特性，如曲率、主轴的方向等。其他聚类技术、松弛技术（Relaxation）及最小生成树的匹配等，这些方法寻求两幅图像控制点集的整体匹配而不是逐个地将控制点对应起来，它们利用图像中所有控制点的信息，在完成点匹配的同时也就找到了最佳的空域变换。

全局配准方法（Global Methods）用一组控制点来产生一个整体最优的变换函数，变换函数的参数可以通过拟合或插值两种方法来确定。拟合方法中，匹配点通过变换尽可能地接近目标点，通常采用最小二乘回归分析。控制点的个数要多于变换函数的参数，因而对于自动生成的大量控制点来说很有意义。插值方法通常用于控制点较少的情况（如人为选定控制点的情况），这时控制点之间可以得到精确的匹配。但当控制点较多时，用插值法会使多项式变换的阶数很高，此时可采取其他一些方法，如样条或分段插值法。

一般情况下，我们不知道变换函数的精确形式，这时一般采用一个通用的多项式变换，通常是两个二元多项式，可用下面两个公式来表示

$$u = \sum_{i=0}^{m} \sum_{j=0}^{i} a_{ij} x^i y^{j-i}$$

$$v = \sum_{i=0}^{m} \sum_{j=0}^{i} b_{ij} x^i y^{j-i} \tag{8-9}$$

式（8-9）中，(x, y) 代表参考图像中的像素点的位置，(u, v) 是 (x, y) 经过多项式变换后映射到待配准图像中的点的位置，它决定了待配准图像重采样的方式。a_{ij} 与 b_{ij} 为多项式的系数。多项式的阶数 m 根据具体问题对速度和精确性的要求确定。在多数情况下，二阶或三阶已经足够了。

采用全局配准方法最大的局限性在于，它没有考虑图像有局部失真的情况。用拟合的方式

会将图像的局部失真扩展到全局，而采用插值的方式通常会导致高阶多项式。

8.3.2 局部配准法

局部配准方法（Local Methods）中的变换函数不止一个，只有距离较近（或权重较接近）的点才能影响到其对应的变换函数。这种方法适用于许多全局配准方法不适用的场合，但它的运算量也相对较大。

局部配准方法中常用的技术是分段插值。插值可以得到较精确的匹配，分段则可以降低多项式的阶数，同时将插值过程限制在某一局部。样条方法是实现插值的常用技术之一，它通常需要先选择一个基本样条函数 B_{ij} 及一组限制条件，然后通过解线性方程组来得到插值函数。特别地，样条曲面 $S(x,\ y)$ 可用下式表示

$$S(x,\ y)=\sum_{ij}V_{ij}B_{ij}(x,\ y) \tag{8-10}$$

式（8-10）中，V_{ij}代表控制点。一般情况下，基本样条函数由低阶多项式构成，其系数由一些边界条件或连续性条件的限制得到。某些情况下也可采用一组基本函数的加权和（如B样条与高斯函数），加权系数的确定可采用与上述样条多项式系数同样的方法。选取不同的基本函数和不同的加权系数会得到不同的结果。

局部配准方法有时也可利用一些由全局方法计算参数以提高效率。它可以进行局部的控制，因而特别适用于人工配准的情况，这时图像中已经配准好的部分不会因其他部分配准的改变而改变。

8.3.3 基于点的刚体变换配准算法

下面介绍一种应用于刚体变换中的基于点的配准算法。

通常采用基准点配准误差（Fiducial Registration Error，FRE）来确定配准成功与否。首先定义单个的基准点配准误差 FRE_i 为 $FRE_i=T(x_i)-y_i$，其中 x_i、y_i 分别是图像 X 和 Y 中属于特征 i 的对应的基准点。于是可以根据 FRE_i 的大小来定义基准点配准误差为

$$FRE^2=(1/N)\sum_{i}^{N}\omega_i^2FRE_i^2 \tag{8-11}$$

式（8-11）中，N 为配准中所有控制点的数目。ω_i^2 为非负的加权因子，用来降低少量不可靠基准点的影响。例如，用 FLE_i^2 代表特征 i 的基准定位误差（Fiducial Localization Error），它是均值为0时所有特征均匀分布的随机误差，于是可以选择 $\omega_i^2=1/(FLE_i^2)$。在刚体变换条件下，式（8-11）可写成

$$FRE^2=(1/N)\sum_{i}^{N}\omega_i^2\mid Rx_i+t-y_i\mid^2 \tag{8-12}$$

于是寻找最佳配准的过程就是最小化 FRE^2 的过程。式（8-11）提供了一种简单、可靠的求解 FRE^2 最小化的方法。

［算法8-1］最小化得到 $R\sum_{i}^{N}\omega_i^2\mid Rx_i+t-y_i\mid^2$ 和 t 的算法流程，其步骤如下。

（1）计算每一个图像空间基准外形的加权质心。

$$\bar{x}=\sum_{i}^{N}\omega_i^2x_i/\sum_{i}^{N}\omega_i^2$$

NOTE

$$\bar{y}=\sum_{i}^{N}\omega_i^2 x_y / \sum_{i}^{N}\omega_i^2$$

（2）计算图像空间中每一个基准点相对于质心的位移。

$$x_i=x_i-\bar{x}$$

$$y_i=y_i-\bar{y}$$

（3）计算加权的基准协方差矩阵。

$$H=\sum_{i}^{N}\omega_i^2 x_i y_i^T$$

此处的上标 T 表示转置。

（4）求 H 奇异值分解：$H=U\Lambda V^T$，其中 $U^TU=V^TV=I$，$\Lambda=\mathrm{diag}(\lambda_1，\lambda_2，\lambda_3)$，且 $\lambda_1\geqslant\lambda_2\geqslant\lambda_3\geqslant 0$。

（5）得到 R。

$$R=V\mathrm{diag}(1，1，\det(VU))U^T$$

（6）得到 t。

8.4 基于表面的配准方法

基于表面的配准方法包括两个步骤：

（1）提取两幅图像中对应的曲线或曲面。

（2）再根据这些对应的曲线或曲面决定几何变换。变换的形式既可以是刚体变换，也可以是形变变换。这种方法的最大缺点是，配准精度受限于分割步骤的精度，除了分割阶段，整个算法可以做到全自动化，分割阶段经常也是半自动实现的。

8.4.1 刚体模型法

基于刚体模型的配准方法是目前临床应用中最常用的方法，主要应用在同一患者（Intrapatient）的图像配准中。

1. “头帽法” “头帽法”（Head-Hat Method）是从一幅图像轮廓中提取的点集称为“帽子（Hat）”，从另一幅图像轮廓中提取的表面模型叫做“头（Head）”，用刚体变换将“帽子”的点集变换到“头”上。它是由 Pelizzari 和 Chen 提出的一个典型算法。

一般采用体积较大的患者图像，或在图像体积大小差不多时用分辨率较高的图像来产生头表面模型。Powell 搜索算法被用来寻求所需的几何变换，使帽点和头表面间的平均距离的平方值最小。许多学者对该算法做了重要改进，例如用多分辨金字塔技术克服局部极值问题，用距离变换拟合两幅图像的边缘点集等。

利用该方法不仅可实现头颅等三维刚性体图像的配准，而且可用于三维弹性（Elastic）图像的配准，从而为一些非刚性组织器官的配准，如心脏、肝脏、肺等，提供了可能性。但这种方法与其他基于组织分割的算法一样，配准精度受限于组织分割的精度。目前，基于“头帽”的表面配准法主要应用于 PET-MRI 图像的配准，由于 SPECT 图像的边界模糊，不宜使用

NOTE

此法。

近年来，随着分割算法改进、自动化程度提高及斜面匹配技术在计算距离变换上的明显优势，该方法有得到广泛应用的趋势。

2. 迭代最近点法 迭代最近点（ICP）配准算法是将一般的非线性最小化问题归结为基于点的迭代配准问题。ICP 算法是一种非常通用的配准方法，可用于许多几何形状的配准，如点、线、面、复杂实体等。它将其中一个实体定义为“数据”，而将另一个实体定义为“模块”，然后通过搜索各“数据”点在“模块”上的最近点（利用算法8-1），调整坐标变换矩阵并用其对“数据”点进行变换，同时对变换的结果进行评估，重复以上步骤直到满足条件为止，该方法的实现见算法 8-2（ICP 算法是 WGF 算法当 $N_s=1$ 时的一个特例）。

3. 加权的几何特征（WGF）算法 同时采用多重几何特征进行配准是可行的，而且具有潜在的优势。Collignon 等人提出的定义误差函数的方法是基于多种几何特征的误差函数的加权和，$\{X_i\}$ 代表“数据”集合，$\{Y_i\}$ 代表“模块”集合，$i=1$，…，N_s。例如，$i=1$ 时可能为点集，$i=2$ 时可能为面。于是定义新的误差函数为

$$d(T)=\sum_{i=1}^{N_s}\sqrt{\sum_{j=1}^{Nx}\omega_{ij}{}^2\,\|T(x_{ij})-y_{ij}\|^2} \tag{8-13}$$

式（8-13）中，$y_{ij}=C_i(T(X_{ij}), Y_i)$ 是对应于点 X_{ij} 的 Y_i 空间中的点，C_i 为对应函数（如最近点算子）。

也有人提出了一个类似的方法，只是将外部的和放在了根号里面，即

$$d(T)=\sqrt{\sum_{i=1}^{N_s}\sum_{j=1}^{Nx_i}\omega_{ij}^2\,\|T(x_{ij})-y_{ij}\|^2} \tag{8-14}$$

最小化其中任一混合误差函数的变换 T 可通过采用一般的梯度下降法得到。式(8-14)的最小化可采用 ICP 算法的扩展算法——WGF 算法来实现。

［算法 8-2］下面是最小化式（8-14）的算法流程，其步骤如下。

（1）初始化。$k=1$，$x_{ij}^{(0)}=x_{ij}$，$x_{ij}^{(1)}=T^{(0)}(x_{ij}^{(0)})$，其中 $T^{(0)}$ 为初始变换，变量 k 和 x 的上角标为迭代指数。算法可采用多种初始变换，以解决局部最小化的问题。

（2）重复以下步骤，每次循环后 k 值加 1，直到在规定误差范围 ε 内收敛为止。

① 对每一个“数据” x_i，计算最近点 $y_{ij}^{(k)}=C_i(T(x_{ij}^{(k)}), Y_i)$，$j=1$，…；②计算在权值 $\{\omega_{ij}\}$ 下，初始点集 $\{x_{ij}^{(0)}\}$ 与当前点集 $\{y_{ij}^{(k)}\}$ 之间的变换 $T^{(k)}$，这一步通过步骤（1）计算；③应用上述变换所产生配准点 $x_{ij}^{(k+1)}=T^{(k)}(x_{ij}^{(0)})$；④当 $d(T^{(k)})-d(T^{(k+1)})<\varepsilon$ 时终止迭代循环。此处 d（T）由式（8-14）给出。

8.4.2 形变模型法

形变模型的方法多采用弹性形变的方式作用于分割后的曲线或曲面上，通常用迭代的方法逐渐完成。可形变的曲线一般称为 Snakes 或 Activecontours，在三维中称为 Nets。形变模型的方法首先要从一幅图像中提取一个模板模型（Template Model），然后变换可分为两类：一类是模板不停形变直到与另一幅图像中分割提取的几何结构相匹配，另一类是另一幅图像不进行分割，这时模板曲线变换到另一图像中某一区域的边缘位置。Chris Davatzikos 等人提出的一种形变模型 EDT（Elastic Deformation Transformation）受到了较多的关注。从数学上来说，EDT 实际

NOTE

上就是一个使某一能量函数最小化的过程。

Chris 给出一种能量函数的表示

$$E=\lambda E_E+E_F \tag{8-15}$$

式（8-15）中，

$$E_E=\sum_{i=0}^{N-1}\sum_{j=0}^{N-1}[(U_{i+1,j}-U_{i,j})^2+(U_{i,j+1}-U_{i,j})^2+(V_{i+1,j}-V_{i,j})^2+(V_{i,j+1}-V_{i,j})^2]$$

$$E_F=\sum_{i=0}^{N-1}\sum_{j=1}^{N-1}[I_{i,j}((U_{i,j}-f_{i,j}^U)^2+(V_{i,j}-f_{i,j}^V)^2)]$$

上式中，假设 D_1、D_2 为一幅图像中分割得到的曲线，（$x_{0,0}$，$y_{0,0}$）到（$x_{N,N}$，$y_{N,N}$）、（$U_{0,0}$，$V_{0,0}$）到（$U_{N,N}$，$V_{N,N}$）分别为 D_1、D_2 内点的坐标。如果（$x_{i,j}$，$y_{i,j}$）在 D_2 中有对应点，则 $I_{i,j}$为 1，且（$f_{i,j}^U$，$f_{i,j}^V$，）为（$x_{i,j}$，$y_{i,j}$）变换后的坐标，否则 $I_{i,j}$为 0。通过对能量函数 E 求偏导，再加上一些边界条件，可完成变形过程。

基于变形模型的方法特别适用于不同患者之间图像配准，或者患者图像和图谱图像之间的配准。但这种方法在初始曲线和目标曲线差别较大时效果不好，这时可先采用刚体变换的方法进行预配准，然后再进行变形变换。

基于分割的方法中还包括其他一些算法。Batler 对二维投影放射照片首先用人工的方法在两幅图像中寻找对应的开曲线（Open Curve），再在两条曲线局部曲率最佳吻合的线段上，用相同的采样率找出一组对应点，以后继续用点映像方法匹配两幅图像。配准 CT 体积图像系列时，有人用图像强度的导数自动提取脊线，然后，用连续的样条近似这些离散的曲线并计算曲率和扭矩。

8.5 基于像素的配准方法

基于像素的配准方法是直接作用于图像中的像素而不需要事先进行数据缩减或分割。这种方法又可以分为两类：一类是先提取图像的统计信息，并将该信息作为配准的依据；另一类是配准过程中直接利用图像中的所有信息。

8.5.1 傅里叶法

傅里叶法主要利用傅里叶变换的一些性质如平移、旋转等变换，这些性质都有在其频域中对应的部分，它对频率依赖性噪声有较好的鲁棒性，达到配准的目的，且傅里叶变换可通过硬件或 FFT 来实现。

相位相关（Phase Correlation）是利用傅里叶变换的移位特性进行图像配准的方法，它特别适用于两幅图像间存在移位差异时的情形。给定两幅图像 I_1 和 I_2，假设两者之间存在一个位移（d_x，d_y），也就是说，$I_2(x,y)=I_1(x-d_x,\ y-d_y)$，根据傅里叶变换的性质可知

$$F_2(\omega_x,\omega_y)=e^{-j(\omega_x d_x+\omega_y d_y)}F_1(\omega_x,\omega_y) \tag{8-16}$$

式（8-16）中，F_1、F_2 分别为 I_1、I_2 的傅里叶变换。由式（8-16）可知，两幅图像有着相同的幅度谱，而相位的差异直接和两幅图像间的位移有关。如果将傅里叶变换表示成指数形

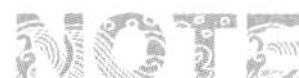

式，则

$$F_i(\overrightarrow{\omega}) = | F_i | e^{j\varphi_i(\overrightarrow{\omega})} \tag{8-17}$$

则相位的差异可以用 $e^{j(\varphi_1-\varphi_2)}$ 来表示。根据移位定理，这个相位差异等效于两幅图像互功率谱的相位，也就是说

$$\frac{F_1(\omega_x, \omega_y)F_2^*(\omega_x, \omega_y)}{|F_1(\omega_x, \omega_y)| F_2^*(\omega_x, \omega_y)|} = e^{(\omega_x d_x + \omega_y d_y)} \tag{8-18}$$

得到相位的差异后，再进行傅里叶反变换，就可得到空域中的位移，该点也就是我们要找的配准点。

采用傅里叶方法，必须满足一些假设条件。由于图像是离散有界的，因而其在频域内也是离散有界的。根据采样定理，采样频率必须足够高以满足采样定律，否则将会发生混迭。此外，由于图像是有界的，相当于在空域中对其加了个窗，这是频域分量的失真。因而在用傅里叶方法时，总是假设图像是限带的，且满足采样定律。可以采用一些预处理，如高斯滤波等，来达到限带的目的。

如果两幅图像间存在旋转角的差异，可采用极坐标的形式用上述类似的方法来解决。也有人采用图谱分析来提高配准的精确度和鲁棒性。傅里叶方法的主要缺陷是，它只适用于一些简单的变换，如平移和旋转，这是由傅里叶变换的一些不变性质决定的。

8.5.2 相关法

相关法比较适用于来自于同一物体，但由于图像获取条件的差异或物体自身发生的小的改变而产生的图像序列。它采用图像间相似性最大化的原理实现图像间的配准，即通过优化两幅图像的相似性准则来估计变换参数，主要是刚体的平移和旋转。对于照相序列，考虑到棱镜系统的使用，还要做必要的尺度变换及对曝光时间不同引起的强度差异作修正。所使用的相似性测度包括相关函数、相关系数、差值的平方和或差的绝对值和等。由于对每种变换参数可能的取值都要计算，因而计算量特别大，需要采取一些优化措施。如用 FFT 计算相关性；用遗传算法和模拟退火技术减少搜索时间，克服局部极值问题等。相关法主要限于单模图像配准，特别是对一系列图像进行比较，从中发现由疾病引起的微小改变。

8.5.3 最大互信息法

互信息是信息理论中的一个基本概念，用于描述两个系统的统计相关性，即一个系统中包含另一个系统的信息多少。在医学图像配准问题中，虽然两幅图像来源于不同的成像设备，但是他们基于共同的人体解剖信息，所以当两幅图像的空间位置完全一致时，其中一幅图像表达另一幅图像的信息，其对应像素灰度的互信息应最大。互信息作为相似性测度，一般用“熵”来表示。“熵”表达的是一个系统的复杂性或不确定性。

系统 A 的熵定义为

$$H(A) = -\sum_a P_A(a)\log P_A(a) \tag{8-19}$$

两个系统的联合熵定义为

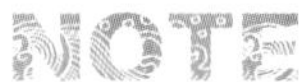

$$H(A, B) = -\sum_{a, b} P_{AB}(a, b)\log P_{AB}(a, b) \tag{8-20}$$

式（8-20）中，$a \in A$，$b \in B$，如果 $H(A \mid B)$ 表示已知系统 B 是 A 的条件熵，那么 $H(A)$ 与 $H(A \mid B)$ 的差值代表在系统 B 中所包含的 A 的信息，即互信息。因此两个系统间的互信息可用下式描述

$$\begin{aligned} I(A, B) &= H(A) + H(B) - H(A, B) \\ &= H(A) - H(A \mid B) \\ &= H(B) - H(B \mid A) \end{aligned} \tag{8-21}$$

通常用联合概率分布 $P_{AB}(a, b)$ 和完全独立时的概率分布 $P_A(a)$、$P_B(b)$ 间的广义距离来估计互信息

$$I(A, B) = \sum_{a, b} P_{AB}(a, b) \log \frac{P_{AB}(a, b)}{P_A(a) \cdot P_B(b)} \tag{8-22}$$

式（8-22）用来测度互信息的相似性。如何计算式（8-22）包含了许多技术问题，关系到配准图像的精度。要取得一幅图像经过变换后和另一幅图像的互信息最大，一般采用刚体变换，即在三维空间中寻找 3 个方向上的平移值和旋转角度。对于大规模断层扫描医学图像来说，三维体积数据集包含的数据量极大，无法满足临床上的实时处理的要求，因而必须采取优化措施。一种方法是只采用部分而不是全部数据点来计算直方图，被选取的数据点称为采样子集。选取采样点有多种方法，如随机采样法，有规律地每隔几点选一点和在医生感兴趣的区域的灰度重心附近选取采样子集等。另一种方法是在确定变换参数时采用一定的搜索策略，常用无需计算梯度的 Powell 多参数优化算法。

［算法 8-3］最大互信息法的算法实现流程，其步骤如下。

（1）计算图像 A 和 B 的概率分布函数 PDF $[i, j]$：①定义一个 $N_a \times N_b$ 的矩阵 HIST $[i, j]$，并赋所有元素初值为 0，其中 N_a、N_b 分别为图像 A 和 B 的灰度级数；②对每一个体素 $i \in A \cap B$，计算强度值 $A(i)$ 和 $B(i)$，并计算对应于 $A(i)$ 和 $B(i)$ 的灰度值 a 和 b，然后 HIST $[a, b]$ +1；③计算 $\sum_{jk} \mathrm{HIST}[j, k]$；④规格化直方图，计算 PDF。

$$PDF[j, k] = \frac{\mathrm{HIST}[j, k]}{\sum_{j, k} \mathrm{HIST}[j, k]}$$

（2）计算图像 A 和 B 的联合熵 $H(A, B)$。

$$H(A, B) = -\sum_{j, k} \mathrm{PDF}[j, k] \log \mathrm{PDF}[j, k]$$

（3）计算图像 A 和 B 边缘熵 $H(A)$ 和 $H(B)$。

$$H(A) = \sum_{j} \left(\sum_{k} \mathrm{PDF}[j, k] \log \sum_{l} \mathrm{PDF}[j, l] \right)$$

$$H(B) = \sum_{k} \left(\sum_{i} \mathrm{PDF}[i, k] \log \sum_{j} \mathrm{PDF}[j, k] \right)$$

（4）计算图像 A 和 B 的互信息 $MI(A, B)$。

$$MI(A, B) = H(A) + H(B) - H(A, B)$$

最大互信息法是目前应用较多的一种方法，其配准精度一般高于基于分割的方法。由于该方法不需要对图像做分割、特征提取等预处理，几乎可以用于任何不同模式图像的配准，并具有较强的鲁棒性，特别是当其中一幅图像的数据部分缺损时，也能得到很好的配准效果。因此，从它一开始出现，就得到了学者的普遍重视和广泛应用。但是互信息本身的大小与待配准两图像间的重叠度具有一定的关联性。为了消除这种关联关系，可以用标准化互信息的方法，实验证明，它

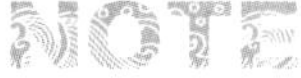

比标准的互信息方法更具鲁棒性。其公式表示为

$$I(A, B)=\frac{H(A)+H(B)}{H(A, B)} \tag{8-23}$$

式（8-23）中，$H(A)$、$H(B)$ 分别是图像 A、B 的边缘熵，$H(A, B)$ 是它们的联合熵，则配准过程就是寻找最优变换的过程

$$T_0=\arg\max_T I(A, TB)=\arg\max_T \frac{H(A)+H(TB)}{H(A, TB)} \tag{8-24}$$

它将 B 变换为 T_0B，并且最可能多地包含参考图像 A 的信息。

8.6 医学图像配准的评估

在医学图像配准过程中，由于待配准的多幅图像都是在不同时间和不同条件下获得的，所以没有绝对的配准问题。不存在金标准，只有相对的最优（某种准则下的）配准。常用的评估方法有以下几种。

1. 人工准标 立体定向框架系统（Stereotactic Frame Systems）包括立体定向参考框架、立体定向图像获取、探针或手术机械向导几部分。它的优点是定位准确，不易产生图像畸变。使用立体定向框架系统的体积图像数据可以用来评估其他配准方法的精度。

使用人工记号作准标的方法很多。一种准标是使用 9 根棍棒组成的 3 个方向的 N 字形结构。在 CT 测试时，棒内充以硫酸铜溶液；做 PET 测试则填充氟 18。这样，在两组图像中都可见此 N 字形准标，从而可对图像准确空间定位。美国 Vanderbilt 大学的“回顾性图像配准”项目通过在人脑表面嵌入螺丝做标记（每人 8 个）的方法对多个患者作 CT、MR（T_1、T_2 及 PD）和 PET 实测，得到多组数据，这些数据专门用于多模医学图像配准算法评估，可以通过加入其“回顾性图像配准”项目来检测自己算法的精度及和其他算法相比较。

2. 图谱 用随机向量场变换构造一个可形变的概率脑图谱。包括从多个受试者到单一解剖模板的功能、血管、组织等多方面的映射及三维图谱到新受试者的扫描图像的映射。

Visible Human CD 的 CT 骨窗图像、MR 图像及彩绘的冷冻切片照片图像由于具有清晰的解剖结构和高度的分辨率（1 mm 每层片），近来也被用做新配准方法精度的评估。

3. 体模 体模（Phantom）又有硬件体模和软件体模之分，后者是计算机图像合成的结果。体模法用已知的图像信息验证新配准算法的精度。由于体模都比较简单，与实际临床图像差异较大，因此只能对配准方法做初步的评估。

4. 目测检验（Visual Inspection） 对多模医学图像配准的结果请相关领域专家用目测检验方法（Visual Inspection），看起来有些主观，但的确是一种简便可信的方法。

8.7 医学图像融合技术简介

NOTE

图像融合是将两幅图像中信息综合到一幅图像中并以可视化方法显示的技术。图像融合的

前提是两幅图像已经较好地配准。只有两幅图像中同一空间位置的像素都对应相同的解剖结构，融合起来的图像才有意义。通常被融合的图像可能具有下述性质：

（1）在一幅图像中出现的特征，在另一幅图像中没有。

（2）感兴趣物体在两幅图像中具有相同信息，但有不同的对比度。

（3）两幅图像的动态范围不同，或分辨不同。

（4）图像存在噪声或局部信息缺失。

（5）要求融合的图像视觉效果好，看上去自然。

常用的图像融合方法有：基于分割的图像融合法、加权平均法、对比度调制法、小波变换融合法。

8.7.1 基于分割的图像融合法

分割的图像融合法是从一幅图像中分割出感兴趣部分，将其嵌入到另一幅图像中形成融合的图像。

设 $g_1(x,y)$ 和 $g_2(x,y)$ 为待融合的图像，$f(x, y)$ 为融合后的图像，此方法可表示为

$$f(x, y)=\begin{cases}g_2(x, y), & (x, y) \in ROI \\ g_1(x, y), & (x, y) \notin ROI\end{cases} \tag{8-25}$$

式（8-25）中，ROI 为感兴趣区。

8.7.2 加权平均法

加权平均法将两幅图像中对应像素的数值各乘以一个权系数再相加得到融合的图像。设一幅图像的权系数为 α，则融合图像为

$$f(x, y)=\alpha g_1(x, y)+(1-\alpha) g_2(x, y)$$

权系数 α 满足 $0 \leqslant \alpha \leqslant 1$。

8.7.3 对比度调制法

对比度调制法的基本思想是利用一幅图像中所包含的图像细节信息，提取其对比度，用以调制另一幅图像的灰度分布以达到图像融合的目的。具体步骤如下。

（1）提取图像 $g_1(x, y)$ 的对比度

$$c(x, y)=\frac{g_1(x, y)-\tilde{g}_1(x, y)}{\tilde{g}_1(x, y)}$$

上式中，$\tilde{g}_1(x, y)$ 是 $g_1(x, y)$ 的低通滤波图像；$c(x, y)$ 是局域对比度。

（2）计算归一化对比度

$$c_N(x, y)=\frac{c(x, y)-\min[c(x, y)]}{\max[c(x, y)]-\min[c(x, y)]}$$

（3）调制：将归一化对比度 $c_N(x, y)$ 乘以图像 $g_2(x, y)$ 得到融合图像

$$f(x, y)=c_N(x, y) g_2(x, y)$$

（4）按灰度范围重新归一化，得到最后的融合图像

$$f_N(x, y)=\frac{f(x, y)-\min[f(x, y)]}{\max[f(x, y)]-\min[f(x, y)]}$$

8.7.4 小波变换融合法

小波变换是一种正交变换，其基本原理是对原始图像进行分解，形成原始图像的低频子图像 LL，行高频、列低频子图像 HL，行低频、列高频子图像 LH，以及对角线方向高频子图像 HH。然后再对子图像分解得到 LL2、HL2、LH2 及 HH2，依次进行多层分解。

设图像 $g_1(x,y)$ 和 $g_2(x,y)$ 的小波分解系数分别为 $G_1(x,y)$ 和 $G_2(x,y)$，则融合图像对应的系数为

$$F(i,j)=\begin{cases}G_1(i,j), & |G_1(i,j)|>|G_2(i,j)|\\ G_2(i,j), & \text{其他}\end{cases}$$

对 $F(i,j)$ 做小波逆变换，即得到融合图像 $f(x,y)$。

对不同频带子图像的小波系数进行组合可以构成融合图像的小波系数，以便反映不同频率分辨的图像细节信息，有助于增强局部特征的图像信息融合。

小结 8

1. 医学图像配准与融合的概念，图像配准的步骤、分类及数学模型。

2. 医学图像配准的方法。基于特征点的配准方法、基于表面的配准方法、基于像素的配准方法。

3. 医学图像配准的评估方法。人工准标、图谱、体模、目测检验。

4. 常用的图像融合方法。基于分割的图像融合法、加权平均法、对比度调制法、小波变换融合法。

习题 8

8-1 图像配准的方法分为哪几类？

8-2 图像配准的主要步骤有哪些？

8-3 基于特征点的配准方法有哪些？

8-4 基于表面的配准方法有哪些？

8-5 像素的配准方法有哪些？

8-6 医学图像配准的评估方法有哪几种？

8-7 通常被融合的图像可能具有哪些性质？

8-8 常用的图像融合方法有哪些？

NOTE

9　医学图像的压缩、存储与通讯

9.1　图像压缩基础

9.1.1　图像压缩概述

对于图像来说，如果需要进行快速或实时传输以及大量存储，就需要对图像数据进行压缩。在同等的通信容量下，如果图像数据压缩后再传输，就可以传输更多的图像信息，也就可以增加通信的能力。图像压缩是指以尽可能少的比特数代表图像或图像中所包含信息的技术，一般是通过改变图像的表示方式来达到，因此压缩和编码是分不开的。图像压缩的过程常称为编码，图像恢复的过程称为解码。

目前已经制定了许多图像压缩的标准算法，如静态图像的 JPEG 标准，动态图像的 MPEG1、MPEG2、MPEG4 算法等。这些算法在娱乐、游戏、Internet 上得到了广泛的应用。但是，由于医学图像关系到医学诊断的可靠性，影响非常之大。因此，对于医学图像的有损压缩问题一般都讳莫如深。例如我们在 Internet 上常见 JPEG 图像压缩是一种有损的压缩算法，它是将哈夫曼变换和离散余弦变换（DCT）相结合，得到了几十分之一到上百分之一这样很高的压缩比。而在 DICOM 标准中目前常用的也只是无损压缩的标准算法，即仅使用无损的 JPEG 压缩算法。这样医学图像的压缩比通常只能达到三分之一左右。在一些厂商提供的设备中也仅仅在部分动态图像的存储中使用了有损的压缩，如使用 MPEG1 或 MPEG2 压缩动态图像，使保存的图像达到一般录像带的效果。

1. 图像压缩目的　首先，图像压缩可以减少存储容量，以利信息的保存。如果说数据库是一个桶，那么单位数据的体积越小，同一数据库存储的信息也就越多。

其次，图像压缩有利于数据传输。由于数据压缩是一种“去伪存真，去粗取精”的筛选，又由于可以用“代码”表示一组数据，所以压缩后的数据非常“精干”，这样就可以极大地减少必须传输的数据量，以满足人眼和机器分析的要求。

表 9-1 的数据展示了储存、传输这些未经压缩的数据，从单一的文本到动态的视频数据，所需要的硬盘空间、传输带宽、传输时间。

综合分析表 9-1 和表 9-2 可以清楚地看出，医学图像要求很大的存储空间、带宽和传输时间。对于现阶段的技术，唯一的解决方案是，把医学图像在存储和传输前进行压缩，接收后再解压然后播放。例如，对 32∶1 的压缩比，在质量可以接受的情况下，空间、带宽和传输时间可以缩小到原来的 1/32。

NOTE

表 9-1 图像类型和压缩前需要的存储空间、传输带宽、传输时间

图像数据	大小/时间长度	比特/像素 or 比特/样本	压缩前大小 (B 为字节)	传输带宽 (b 为比特)	传输时间 (用 28.8k Modem)
灰度图像	512×512	8 bpp	262 kB	2.1 Mb/image	1 min 13 sec
彩色图像	512×512	24 bpp	786 kB	6.29 Mb/image	3 min 39 sec
医学图像	2 048×1 680	12 bpp	5.16 MB	41.3 Mb/image	23 min 54 sec

注：(前缀 k 代表因子 1000，而不是 1024。)

表 9-2 常用医学图像数据量

图像种类	图像特征	图像数/检查	数据量/检查
核医学	128×128×12	30～60	1～2 MB
MRI	256×256×12	60	8 MB
超声	512×521×8	20～230	5～60 MB
数字减影血管造影 DSA	512×512×8	15～40	4～10 MB
CT	512×512×12	40	20 MB
计算机放射成像 CR	2 048×2 048×12	2	16 MB
数字化 X 线摄影	2 048×2 048×12	2	16 MB
数字化 X 线乳腺摄影	4 096×4 096×12	4	128 MB

另外，图像压缩还便于特征提取，以利计算机模式识别。例如，用计算机对医学图像中不同类型的组织切片时，使用图像压缩方法，只要考虑其特征即可，从而既减少了数据量又满足了实际需要。

2. 压缩的理论基础 压缩的理论基础是信息论。从信息论的角度来看，压缩就是去掉信息中的冗余，即保留不确定的信息，去掉确定的信息（可推知的），也就是用一种更接近信息本质的描述来代替原有冗余的描述。这个本质的东西就是信息量（即不确定因素）。压缩背后的原理是什么？大多数图像都有个共同特点，相邻像素是相关的，所以存在冗余信息。冗余度压缩在于消除原信号（图像/视频）的重复信息。

例：如图 9-1 为图像冗余无损压缩的一种方法。

例：如图 9-2 为图像冗余有损压缩的一种方法。

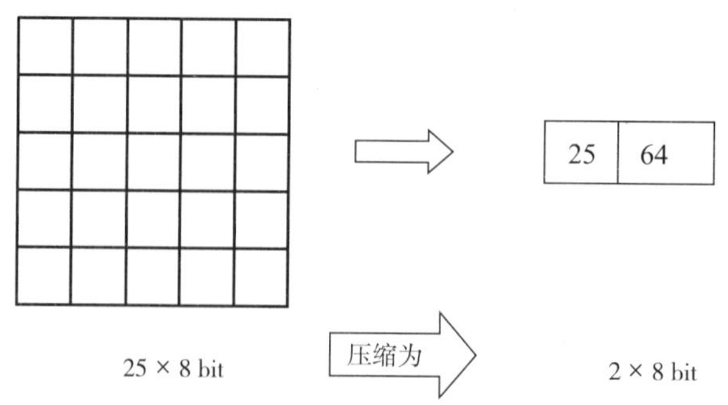

图 9-1 图像冗余无损压缩示意图

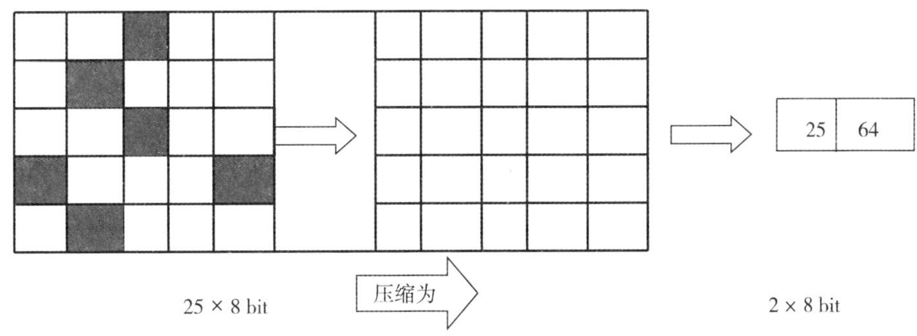

图 9-2 图像冗余有损压缩示意图

由这两种方法可知，虽然数字图像的数据量很大，但图像数据内部是存在一定规律的，如图像的内部像素值可相同或相近，对于相同者，改变其描述的方法，对于相近者，先使其变换为相同，再改变一种表达方式，即可减少图像的数据量，获得图像压缩的目的，这就是冗余度压缩的最基本思想。

衡量压缩效果的指标是压缩率与相对数据冗余。设 n_1 和 n_2 是在两个表达相同信息的数据集中所携带的单位信息量，则压缩率（压缩比）为

$$CR = \frac{n_1}{n_2} \tag{9-1}$$

式 9-1 中，n_1 是压缩前的数据量，n_2 是压缩后的数据量。

相对数据冗余为

$$RD = 1 - \frac{1}{CR}$$

图像的冗余有很多种，不同的冗余消除方法也不尽相同。下面是对可能的图像冗余的概括：

（1）空间冗余：规则物体和规则背景的表面物理特性具有相关性，这些相关性的光所成像结果在数字化图像中就表现为数据冗余，一块颜色均匀的块，区域所有点的光强和色彩以及饱和度相同的数据表达有很大的冗余。

（2）时间冗余：序列图像（电视、运动图像）和语音数据中所经常包含的冗余。图像序列中的两幅相邻图像，后一幅图像与前一幅图像之间有较大的相关，这反映为时间冗余。

（3）信息冗余：信息是指对一团数据所携带的信息量，信息熵冗余一般称为编码冗余。如果一个图像的灰度级编码，使用了多于实际需要的编码符号，就称该图像包含了编码冗余。

（4）结构冗余：有些图像从大域上看存在着非常强的纹理结构，例如草席图像，结构上存在有冗余。

（5）知识冗余：许多图像的理解与某些基础知识有较大的相关性。例如：人脸的图像有固定的结构。比如嘴的上方有鼻子，鼻子位于正脸图像的中线上等。这类规律性的结构可由先验知识和背景知识得到，在数据处理中可依照规律作编码压缩，此类冗余称为知识冗余。

（6）像素冗余：由于任何给定的像素值，原理上都可以通过它的邻居预测到，单个像素携带的信息相对是小的。对于一个图像，很多单个像素对视觉的贡献是冗余的。这是建立在对邻居值预测的基础上。

（7）视觉心理冗余：一些信息在一般视觉处理中比其他信息的相对重要程度要小，这种信息就被称为视觉心理冗余。

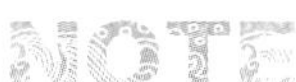

图像压缩的研究在于通过尽可能的冗余来减少表示图像所需比特数。对于静止图像压缩，不需考虑时间冗余。

3. 压缩技术的分类 压缩技术可按压缩结果或压缩方法进行分类。按压缩结果来分有无损压缩与有损压缩，按压缩方法来分有预测编码与变换编码。

信息没有任何丢失，称为无损压缩。无损压缩的压缩过程是可逆的，也就是说，从压缩后的图像能够完全恢复出原来的图像，无损压缩应用于认证签名图像处理、档案图像领域，医疗图像也逐步采用无损压缩方法，例如美国政府已颁布法律规定，在医疗处理中不再使用有损压缩，因为由于图像的不清晰而导致的医生误诊已经带来很多社会问题，而且医疗成像设备如CT、MRI 等价格极其昂贵，图像的获取代价高昂，因此这些图像最好采取无损压缩。但无损图像的压缩比并不是很高，一般只有 2：1 到 4：1。

压缩过程不可逆，无法完全恢复出原图像，信息有一定的丢失，称为有损压缩。有损压缩应用于一般图像，如风景、人物照片、部分医疗图像等，如大家接触的 JPEG 图像格式一般都是有损压缩。有损压缩的压缩比很高，能达到 10：1、20：1 甚至到 40：1。主要原因就在于原始图像的像素值可以用一些近似值代替，因为人眼对这些差距并不十分敏感，这也体现了一种对图像数据的精确性、存储空间和带宽占用的折中处理。

预测编码是用已经发送或存在的信息来预测新的值，只对差值编码。由于这是在图像或空间域上完成，所以相对容易实现并且很适合局部图像特征。差值脉冲编码调制（DPCM）是预测编码的一个典型例子。而变换编码是指先用一些已知的变换将图像在空间域的表示转化为另一种不同的表示，再对变换后的值（系数）编码。这种方法相对预测编码可实现更高的压缩率，但计算代价更高。

4. 典型的图像压缩系统 典型的图像压缩系统主要由 3 部分组成：变换部分、量化部分和编码部分，如图 9–3。变换部分体现了输入原始图像和经过变换的图像之间的一一对应关系。变换也称为去除相关，它减少了图像中的冗余信息，与输入原始图像数据相比，变换后的图像数据提供了一种更易于压缩的图像数据表示形式。量化部分把经过变换的图像数据作为输入进行处理后，会得到有限数目的一些符号。一般而言，这一步会带来信息的损失，而这也恰是有损压缩方法和无损压缩方法之间主要的区别。在无损压缩方法中，这一步骤并不存在，这是一个不可逆的过程，原因就在于这是“多到一”的映射。存在两种量化类型：标量量化与矢量量化，前者是在一个像素一个像素的基础上量化，而后者对像素向量进行量化。编码部分是压缩过程中最后一个步骤。这个部分将经过变换的系数（量化或未量化）编码为二进制位流，这个部分可以采用固定长度编码，或变动长度编码，前者对所有符号赋予等长的编码，而后者则对出现频率较高的符号分配较短的编码。变动长度编码也叫熵编码，它能把经过变换得到的图像系数数据以较短的信息总长度来表示，因而在实际应用中，多采用此类编码方式。图像解压缩系统如图 9–4 所示，由符号解码器和反向映射器构成。

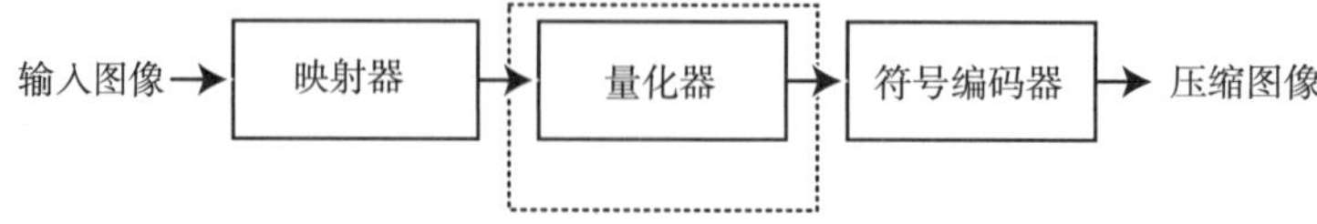

图 9–3 源数据编码模型示意图

NOTE

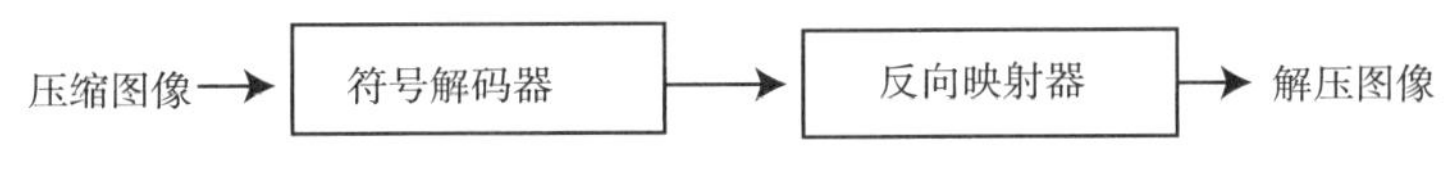

图 9-4 源数据解码模型示意图

5. 图像压缩的评价标准 保真度标准是评价压缩算法的标准，包括客观保真度标准和主观保真度标准。客观保真度标准主要方法有均方差、信噪比等，主观保真度标准也就是主观评定法。另外，诊断精确性评定在医疗图像中作用很重要，尤其应用在医院外科仿真如屏幕诊断等。在一系列外科诊断方法中，最常见的是 ROC（Receiver Operating Characteristic），这是一种统计分析，针对不同的任务决定哪些图像压缩效果更好或更差。

（1）客观保真度标准：如果信息丢失的级别，可以表示为原始或输入图像与压缩后又解压缩输出的图像的函数，这个函数就被称为客观保真度标准。一般表示为

$$e(x,\ y) = \hat{f}(x,\ y) - f(x,\ y) \tag{9-2}$$

式（9-2）中，$f(x,\ y)$ 是输入图像，$\hat{f}(x,\ y)$ 是压缩后解压缩的图像，$e(x,\ y)$ 是误差函数。

最常用的一个客观保真度标准是输入图像与输出图像之间的均方差误差。设两幅图像尺寸均为 $M\times N$，则两个图像之间的总误差

$$\sum_{x=0}^{M-1}\sum_{y=0}^{N-1}[\hat{f}(x,\ y) - f(x,\ y)]$$

这样，它们的均方根误差（e_{rms}）为

$$e_{rms} = \left[\frac{1}{MN}\sum_{x=0}^{M-1}\sum_{y=0}^{N-1}[\hat{f}(x,\ y) - f(x,\ y)]^2\right]^{\frac{1}{2}}$$

（2）主观保真度标准：由于采用客观评定方法所得到的结果与人眼评定结果并不总是一致，主观评定也就成为不可缺少的方法。通过视觉比较两个图像，给出一个定性的评价，如很粗、粗、稍粗、相同、稍好、较好、很好，这种评价被称为主观保真度标准。

除了上述提到的评定方法外，还可以采用另外两种方法来评价压缩方法：压缩效率和复杂度。压缩效率即压缩比，是原始图像数据与压缩图像数据的大小比率。复杂度反映了一种压缩方法的代价，它可以通过数据操作的数目来度量，如加、减、乘运算等。

9.1.2 无损压缩技术

1. 基于字典的压缩 基于字典的压缩包括 RLE 编码——行程编码、LZW 编码等。

（1）RLE 编码——Run Length Encoding：行程是指有相同灰度值的像素序列。行程编码的思想是：去除像素冗余。用行程的灰度和行程的长度代替行程本身。设：像素的重复次数为 *iC*，重复像素值为 *iP*，则编码为 *iCiP*。

例如：

编码前：aaaaaaabbbbbbcccccccc

编码后：7a6b8c

行程编码对于有大面积色块的图像，压缩效果很好，对于纷杂的图像，压缩效果不好，最坏情况下，会加倍图像。

行程编码的一个应用实例就是 PCX 图像。PCX_RLE 编码原则：图像数据以字节为单位进

NOTE

行编码，按行进行压缩，长度在前，灰度值在后，单像素没有长度值，以最高两位作为判断是重复数还是原像素。最高两位为1（B0除外），说明是重复数，否则，说明是原像素值，重复像素长度 iC 最大值为 $2^6-1=63$，如果遇到 iC 大于63的情况，则分为小于63的几段分别处理。如果遇到不重复的单个像素 P，如果 $P<$ 0xC0（192）直接存入该像素值，否则先存入长度1，再存入像素值。192～255之间的单像素图像不减反增。

（2）LZW 编码：LZW编码是由Lemple、Ziv提出，Welch充实的，其基本思想也是去除像素冗余。LZW是一种比较复杂的压缩算法，其压缩效率也比较高。其算法的大体思想是：把每一个第一次出现的字符串用一个数值来编码，在还原程序中再将这个数值还原成原来的字符串。例如：用数值0x100代替字符串“abccddeee”，每当出现该字符串时，都用0x100代替，这样就起到了压缩的作用。至于0x100与字符串的对应关系则是在压缩过程中动态生成的，而且这种对应关系隐含在压缩数据中，随着解压缩的进行，这张编码表会从压缩数据中逐步得到恢复，后面的压缩数据再根据前面数据产生的对应关系产生更多的对应关系，直到压缩文件结束为止。

例9-1　设字符集{a，b，c，d}，构成的串为aabdaadaa，用LZW编码。

方法如下（参见图9-5）：①在压缩过程中动态地形成一个字符序列表（字典）；②每当压缩扫描图像发现一个字典中没有的字符序列，就把该字符序列存到字典中，并用字典的地址（编码）作为这个字符序列的代码，替换原图像中的字符序列，下次再碰到相同的字符序列，就用字典的地址代替字符序列；③压缩的结果，除了压缩图像外，不需要保留压缩过程中形成的字典，而在解压缩时，临时恢复这个字典。

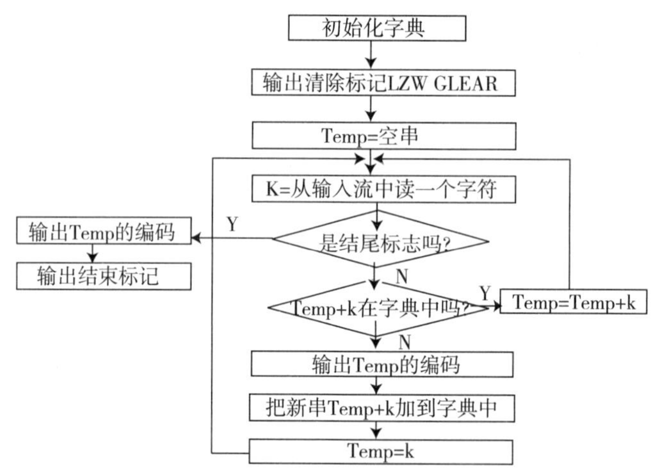

图9-5　LZW编码流程

如表9-3所示，为串aabdaadaa的整个编码过程。

表9-3　LZW编码过程示例

压缩字典		Temp	k	Temp+k	编码
0	a		a	a	
1	b	a	a	aa	0
2	c	a	b	ab	00
3	d	b	d	bd	001

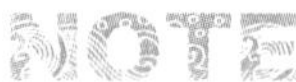

续表

压缩字典		Temp	k	Temp+k	编码
4	aa	d	a	da	0013
5	ab	a	a	aa	
6	bd	aa	d	aad	00134
7	da	d	a	da	
8	aad	da	a	daa	001347
9	daa	a			0013470

2. 统计编码　统计编码包括哈夫曼编码、Shannon-Fano 编码等。

（1）*哈夫曼编码*：哈夫曼编码的基本思想是通过减少编码冗余来达到压缩的目的。其方法是统计一下符号的出现概率，建立一个概率统计表，对在图像中出现频度大的像素值给一个比较短的编码，对出现频度小的像数值给一个比较长的编码。

例：已知有一行像素值为：

aaaaaaaaaadddddbbbaaaaaaddddbbccccccddddddddddeeeff

其数据量为：50×8＝400 bit

用哈夫曼编码进行压缩的步骤如下：

①建立概率统计表和编码树，如下图所示。方法如下：第一步，将信源符号按概率由大到小排列，概率相同的可以任意放。第二步，将两个最小概率相加，形成新的概率集合，并按第一步的原则重新排队。第三步，重复第二步的过程，直到仅剩下两个概率为止。

符号	概率	1	2	3	4
d	0.4	0.4	0.4	0.4	0.6
a	0.3	0.3	0.3	0.3	0.4
b	0.1	0.1	0.2	0.3	
c	0.1	0.1	0.1		
e	0.06	0.1			
f	0.04				

②分配码字进行编码。原则是从后到前，上 0 下 1（或上 1 下 0），以进行编码，其过程如下图所示。

符号	概率	编码	1		2		3		4	
d	0.4	1	0.4	1	0.4	1	0.4	1	0.6	0
a	0.3	00	0.3	00	0.3	00	0.3	00	0.4	1
b	0.1	011	0.1	011	0.2	010	0.3	01		
c	0.1	0100	0.1	0100	0.1	011				
e	0.06	01010	0.1	0101						
f	0.04	01011								

③用新的编码表达原图像像素。用新的编码表达原图像像素如下：

00000000000000000000111110110110110000000000111110110110100010001000100010011

1111111101010010100101001011010111

压缩后的数据量为：110 bit

哈夫曼编码有静态编码和动态编码之分。静态编码是在压缩之前就建立好一个概率统计表和编码树，算法速度快，但压缩效果不是最好。动态编码对每一个图像，临时建立概率统计表和编码树，算法速度慢，但压缩效果最好。

（2）Shannon-Fano 编码：编码步骤：①将信源符号按概率由大到小排列，概率相同的可以任意放；②将概率分为近似相等的两部分；③进行编码，上半部分赋予 0，下半部分赋予 1；④重复②、③直至编码完成。

例：对于哈夫曼编码中的例题，如用 Shannon-Fano 方法进行编码，过程如表 9-4 所示。

表 9-4 Shannon-Fano 方法编码过程

编码结果	符号	概率	步骤 1	步骤 2	步骤 3	步骤 4
0	d	0.4	0			
10	a	0.3	1	10		
1100	b	0.1		11	110	1100
1101	c	0.1				1101
1110	e	0.06			111	1110
1111	f	0.04				1111

3. 无损预测编码 无损预测编码的编码思想是：去除像素冗余。它认为相邻像素的信息有冗余，当前像素值可以用以前的像素值来获得。无损预测编码的基本方法是：用当前像素值 f_n，通过预测器得到一个预测值 $\hat{f}_n$，对当前值和预测值求差，对差编码，作为压缩数据流中的下一个元素。由于差比原数据要小，因而编码要小，可用变长编码。大多数情况下，f_n 的预测是通过 m 个以前像素的线性组合来生成的。

$$f_n = \text{round}\left[\sum_{i=1}^{m} a_i f_{n-i}\right]$$

在一维线性（行预测）预测编码中，预测器为

$$\hat{f}_n = \text{round}\left[\sum_{i=1}^{m} a_i f(x, y-i)\right]$$

round 为取最近整数，a_i 为预测系数（可为 $1/m$），y 是行变量。

前 m 个像素不能用此法编码，可用哈夫曼编码。

如图 9-6 所示，为无损预测编码原理示意图，其实现步骤如下：①压缩头处理；②对每一个符号，即 $f(x, y)$，由前面的值通过预测器求出预测值 $\hat{f}(x, y)$；③求出预测误差 $e(x, y) = f(x, y) - \hat{f}(x, y)$；④对误差 $e(x, y)$ 编码，作为压缩值；⑤重复②、③、④步。

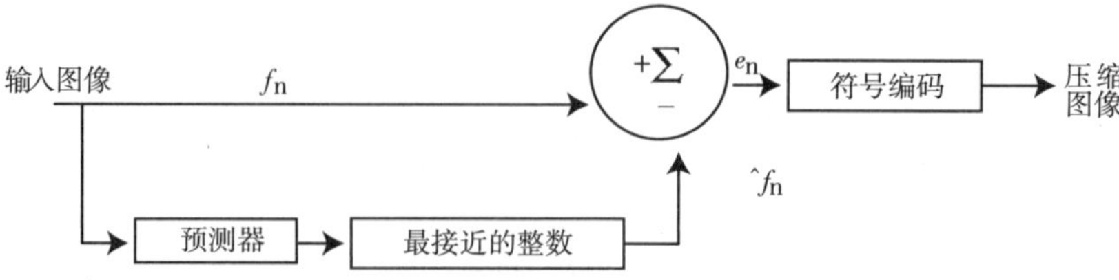

图 9-6 无损预测编码原理示意图

如图 9-7 所示，为无损预测解码原理示意图，其实现步骤如下：①对头解压缩；②对每一个预测误差的编码解码，得到预测误差 $e(x, y)$；③由前面的值，得到预测值 $\hat{f}(x, y)$；④误差 $e(x, y)$ 与预测值 $\hat{f}(x, y)$ 相加，得到解码 $f(x, y)$；⑤重复②、③、④步。

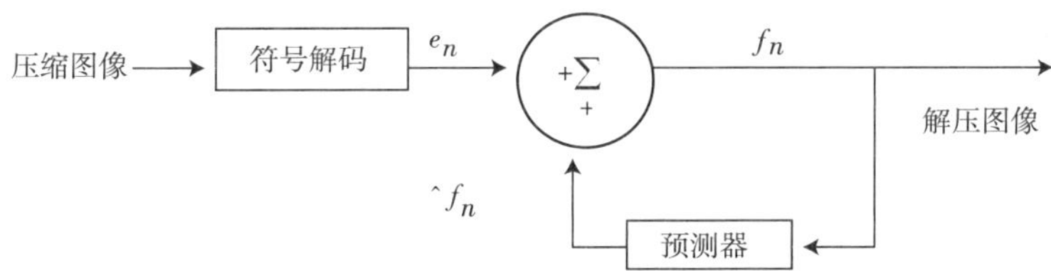

图 9-7 无损预测解码原理示意图

例：设有一行像素 F 如下

$$F = \{154, 159, 151, 149, 139, 121, 112, 109, 129\}$$

$$m = 2\alpha = \frac{1}{2}$$

则各像素的预测值和差的计算结果为：

预测值

$$f_3 = \frac{1}{2} \times (154 + 159) \approx 156, \quad e_3 = 151 - 156 = -5$$

$$f_4 = \frac{1}{2} \times (159 + 151) = 155, \quad e_4 = 149 - 155 = -6$$

$$f_5 = \frac{1}{2} \times (151 + 149) = 150, \quad e_5 = 139 - 150 = -11$$

$$f_6 = \frac{1}{2} \times (149 + 139) = 144, \quad e_6 = 121 - 144 = -23$$

$$f_7 = \frac{1}{2} \times (139 + 121) = 130, \quad e_7 = 112 - 130 = -18$$

$$f_8 = \frac{1}{2} \times (121 + 112) \approx 116, \quad e_8 = 109 - 116 = -7$$

$$f_9 = \frac{1}{2} \times (112 + 109) \approx 110, \quad e_9 = 129 - 110 = 19$$

9.1.3 有损压缩技术

1. 有损压缩引言 有损压缩是通过牺牲图像的准确率来达到加大压缩率的目的，如果我们容忍解压缩后的结果中有一定的误差，那么压缩率可以显著提高。有损压缩方法在图像压缩比大于 30∶1 时仍然能够重构图像，而如果压缩比为 10∶1 ~20∶1，则重构的图像与原图几乎没有差别。无损压缩的压缩比很少有能超过 3∶1 的。这两种压缩方法的根本差别在于有没有量化器。量化器基本思想是减少数据量，它的最简单的办法是将图像量化成较少的灰度级，通过减少图像的灰度级来实现。这种量化是不可逆的，因而解码时图像有损失。

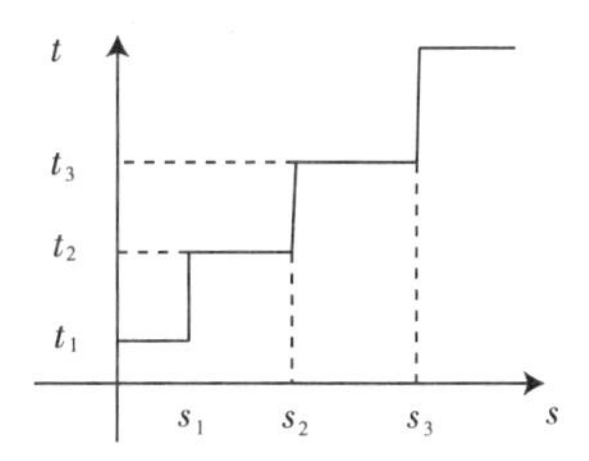

图 9-8 量化方法示意图

如图 9-8，如果输入 s 是 256 个灰度级，对灰度值量化后

输出 t，只剩下 4 个层次，数据量就被大大减少了。

量化器的定义：阶梯形量化函数 $t=q(s)$，是一个 s 的奇函数即 $[q(-s)=-q(s)]$，它可以通过 $L/2$、s_i 和 t_i 来完全描述，从而定义了一个量化器。如图 9-9 所示，s_i 被称为量化器的决策级（阈值），t_i 被称为量化器的重构级（代表级），L 是量化器的级数。

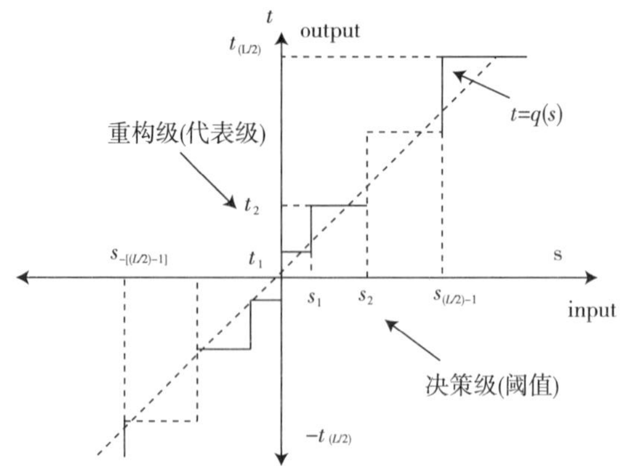

图 9-9　量化器原理示意图

2. 有损预测编码　有损预测的基本思想是对无损预测编码的误差进行量化，通过消除视觉心理冗余，达到对图像进一步压缩的目的。从无损预测编码到有损预测编码算法的演变如下：

无损预测压缩的基础是：原图像值 f_n 与预测值 $\hat{f}_n$ 之间的误差 e_n 有公式

$$e_n=f_n-\hat{f}_n$$

解码与编码使用相同的预测器：

编码

$$e_n=f_n-\hat{f}_n$$

解码

$$f_n=e_n+\hat{f}_n$$

演变成有损预测编码的关键是将 e_n 量化

$$\hat{e}_n=Q(e_n)$$

用 $f'_n=\hat{e}_n+\hat{f}_n$ 近似 f_n

编码

$$\hat{e}_n=Q(f_n-\hat{f}_n)$$

解码

$$f'_n=\hat{e}_n+\hat{f}_n$$

如图 9-10、图 9-11 表达了有损预测编码系统的编码、解码原理示意图。

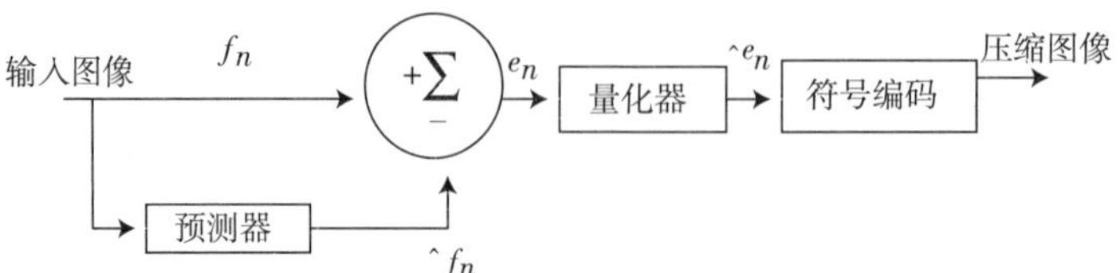

图 9-10　有损预测编码原理示意图

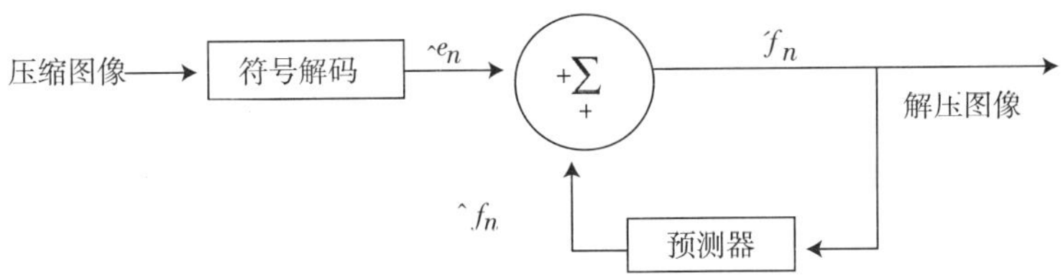

图 9-11 有损预测解码原理示意图

上述方案的压缩编码中，预测器的输入是 f_n，而解压缩中的预测器的输入是 $'f_n$，要使用相同的预测器，编码方案可加以修改，如图 9-12 所示。

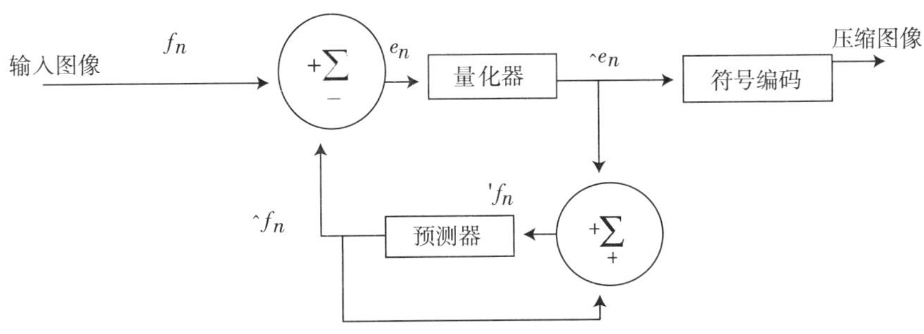

图 9-12 修改后的有损预测编码

有损预测编码的方法有很多，下面以 DM（Delta modulation）有损预测编码方法为例作进一步的说明。

DM 的量化器和预测器的定义如下：

①量化器

$$\hat{e}_n = \begin{cases} +\zeta & e_n > 0 \\ -\zeta & \text{其他} \end{cases}$$

②预测器

$$\hat{f}_n = \alpha' f_{n-1}$$

α 一般是一个小于 1 的预测系数

例：设输入序列为：14，15，14，15，13，15，15，14，20，26，27，28，27，27，29，37，47，62；$a=1$，$\xi=6.5$，DM 有损预测编码计算结果如表 9-5 所示。

表 9-5 DM 有损预测编码示例

输入		编码				解码		误差
n	F	$\hat{f}$	E	$'e$	$'f$	$\hat{f}$	$'f$	$f-'f$
0	14	–	–	–	14.0	–	14.0	0.0
1	15	14.0	1.0	6.5	20.5	14.0	20.5	-5.5
2	14	20.5	-6.5	-6.5	14.0	20.5	14.0	0.0
3	15	14.0	1.0	6.5	20.5	14.0	20.5	-5.5
.	.	.	.	.	.	.	.	.
14	29	20.5	8.5	6.5	27.0	20.5	27.0	2.0

续表

输入		编码				解码		误差
15	37	27.0	10.0	6.5	33.5	27.0	33.5	3.5
16	47	33.5	13.5	6.5	40.0	33.5	40.0	7.0
17	62	40.0	22.0	6.5	46.5	40.0	46.5	15.5

计算方法

$$n=0，f_0=f_0=14，$$

$$n=1，\hat{f}_1=(1)(14)=14，$$

$$e_1=15-14=1，$$

$$'e_1=+6.5（因为\ e_1>0），$$

$$'f_1=6.5+14=20.5，（重构结果）$$

$$f_1-'f_1=(15-20.5)=-5.5（重构误差）$$

在 $n=14\sim19$ 变化快的区域，ξ 太小以至不能表示输入的最大的变化，发生一个被称为溢出过载的失真。在 $n=0\sim7$ 相对平滑的区域，ξ 太大以至不能表示输入的最小变化，出现了粒状噪音。在大多数图像中，这两种现象导致对象边缘的钝化和平滑区域表面粒状的失真。

在所有有损预测压缩中都会出现误差。误差的严重程度取决于使用的量化方法和预测方法之间的相互作用。尽管存在这种相互作用，定义预测函数时仍然假定没有量化误差，而定义量化函数时仅是尽可能地降低它自身的误差，即量化函数和预测函数是分别定义的。

最小的预测器和量化器，被称为最优预测器和最优量化器。最优预测器应该满足两个条件：

（1）误差最小。

$$'f=\hat{e}_n+\hat{f}_n\approx e_n+\hat{f}_n=f_n$$

（2）用前面的值预测后面的。

$$\hat{f}_n=\sum_{i=1}^{m}a_i f_{n-i}$$

预测值可以限制为前 m 个点的线性组合函数。这个限制不是必须的，但它们大大简化了分析，同时减小了预测器的计算复杂度。预测编码的结果被称为差分调制脉冲码（DPCM），最佳预测器的设计问题可以归结为 m 个预测系数的选择。量化器 Q 的设计目标是如何使由于量化所引起的图像损失达到最小。

3. 有损变换编码　对图像数据进行某种形式的正交变换，并对变换后的数据进行编码，从而达到数据压缩的目的，这就是变换编码。实践证明无论对单色图像、彩色图像、静止图像还是运动图像，变换编码都是非常有效的方法。变换编码的过程是将原始图像分块，对每一块进行某种形式的正交变换。可以简单地理解为将小块图像由时间域变换到频率域，而且能够想象经变换后能量主要集中在直流分量和频率低的分量上。在误差允许的条件下，只采用直流和有限的低频分量来代表原始数据就能达到数据压缩的目的。在解压缩时，利用已压缩的数据并补上高频分量，而后进行逆变换。通过逆变换就可恢复原始数据。由于在压缩时，忽略了许多高频分量，而

NOTE

在解压缩时，用0代替，这必然减少了信源的熵，使信息量减少，从而带来了一定的失真，所以这种变换是一种有损压缩。子图像尺寸的选择影响到编码误差和计算的复杂度，实际中应考虑相邻子图像之间的相关性（冗余）降低到可接受的水平，子图像的长和宽均为2的整数次幂。一般情况下，压缩量和计算复杂度随子图像尺寸增加而增加，常用的尺寸为8×8和16×16。

变换编码的基本思想是用一个可逆的正交变换，把图像映射到变换系数集合，然后对该系数集合进行量化和编码。对于大多数自然图像，重要系数的数量是比较少的，因而可以量化（或完全抛弃），且仅以较小的图像失真为代价。可以选择的变换有：Karhunen-Loeve变换（KLT）、离散傅里叶变换（DFT）、离散余弦变换（DCT）、Walsh-Hadamard变换（WHT）、小波变换等。压缩并不是在变换步骤取得的，而是在量化变换的系数时取得的，因此变换的能量集中特性影响了压缩效果。单就信息集中能力而言，K-L变换最强，但计算复杂，与输入图像相关。DCT在信息集中与计算复杂度方面具有较好的综合性能，得到广泛应用。一些新的处理方法，如小波变换+零树编码、子带（subband）编码、分形（fractal）、矢量量化（VQ）等具有较好的性能，正处于发展之中。

（1）DCT变换编码：DCT变换的基本思想是：利用DCT变换对数据信息强度集中的特性，将数据中视觉上容易察觉的部分与不容易察觉的部分进行分离，由此达到有损压缩的目的。

DCT变换的公式如下：

正变换

$$F_c(\mu, v)=\frac{2}{\sqrt{MN}}c(\mu)c(v)\sum_{x=0}^{M-1}\sum_{y=0}^{N-1}f(x, y)\cos\left[\frac{\pi}{2N}(2x+1)\mu\right]\cos\left[\frac{\pi}{2M}(2y+1)v\right]$$

逆变换

$$f(x, y)=\frac{2}{\sqrt{MN}}\sum_{\mu=0}^{M-1}\sum_{v=0}^{N-1}c(\mu)c(v)F_c(\mu, v)\cos\left[\frac{\pi}{2N}(2x+1)\mu\right]\cos\left[\frac{\pi}{2M}(2y+1)v\right]$$

其中

$$c(x)=\begin{cases}\frac{1}{\sqrt{2}} & x=0\\ 1 & x=1, 2, \ldots, N-1\end{cases}$$

DCT变换编码的编码与解码过程如图9-13所示。

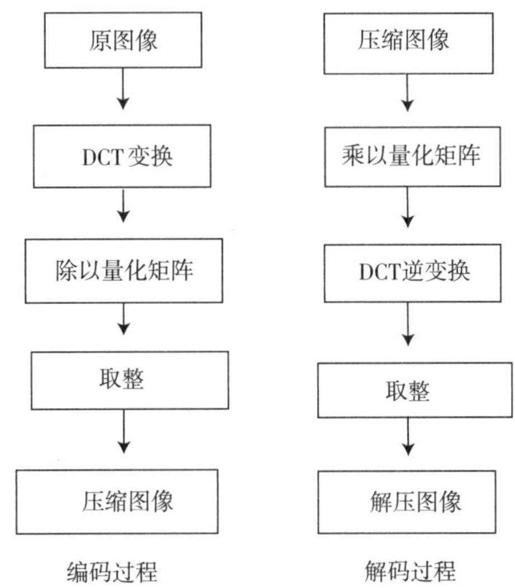

图9-13　DCT变换编码的编码与解码过程

在实际操作中，为了提高压缩效率，考虑到局部子块中图像的相关性强的事实，通常将图像分成 8×8 的子块，对每个子块独立地进行 DCT 变换。

例：设原图像为

$$F=\begin{bmatrix}59 & 60 & 58 & 57\\ 61 & 59 & 59 & 57\\ 62 & 59 & 60 & 58\\ 59 & 61 & 60 & 56\end{bmatrix}$$

经 DCT 变换得到系数矩阵 D_1

$$D_1=\begin{bmatrix}120.5 & 119.5 & 118.5 & 114.0\\ -0.27 & -0.65 & -1.58 & 0.38\\ -2.50 & 1.50 & -0.50 & -1.00\\ 0.65 & -0.27 & 0.11 & 0.92\end{bmatrix}$$

选择一量化矩阵 C

$$C=\begin{bmatrix}16 & 11 & 11 & 16\\ 12 & 12 & 14 & 19\\ 14 & 13 & 16 & 24\\ 14 & 17 & 22 & 29\end{bmatrix}$$

将矩阵 D_1 除以量化矩阵 C，即将其对应位置的数据相除，并取整，得到编码矩阵 D 之后就可以对 D 进行后续的编码，如哈夫曼编码、行程编码等。

$$D=\begin{bmatrix}8 & 11 & 11 & 7\\ 0 & 0 & 0 & 0\\ 0 & 0 & 0 & 0\\ 0 & 0 & 0 & 0\end{bmatrix}$$

JPEG 是一个应用广泛的静态图像数据压缩标准，其中就包含了压缩算法 DCT，达到了较大的压缩比（25∶1 以上）。JPEG 最常用的是基于 DCT 变换的顺序式模式，其压缩编码大致步骤如下：

首先使用正向离散余弦变换把空间域表示的图像变换成频率域表示的图像。然后使用加权函数对 DCT 系数进行量化，这个加权函数对于人的视觉系统是最佳的。最后使用哈夫曼可变字长编码器对量化系数进行编码。

（2）*小波变换编码*：小波变换是目前最有效的压缩编码方法之一，其特点是压缩比高，压缩速度快，压缩后能保持信号与图像的特征基本不变，传递过程中抗干扰。小波变换用于图像编码的基本思想就是把图像进行多分辨率分解，分解成不同空间、不同频率的子图像，然后再对子图像进行系数编码。系数编码是小波变换用于压缩的核心，压缩的实质是对系数的量化压缩。图像经过小波变换后被分割成 4 个频带：水平、垂直、对角线和低频，低频部分还可以继续分解。图像经过小波变换后生成的小波图像的数据总量与原图像的数据量相等，即小波变换本身并不具有压缩功能。之所以将它用于图像压缩，是因为生成的小波图像具有与原图像不同的特性，表现在图像的能量主要集中于低频部分，而水平、垂直和对角线部分的能量则较少；水平、垂直和对角线部分表征了原图像在水平、垂直和对角线部分的边缘信息，具有明显

NOTE

的方向特性。低频部分可以称为亮度图像，水平、垂直和对角线部分可以称为细节图像。对所得的4个子图，根据人类的视觉生理和心理特点分别作不同策略的量化和编码处理。人眼对亮度图像部分的信息特别敏感，对这一部分的压缩应尽可能减少失真或者无失真，对细节图像可以采用压缩比较高的编码方案。

小波变换的基本思想是用一组小波表示一个函数或信号，例如图像信号。以哈尔（Haar）小波基函数为例，基本哈尔小波函数（Haar Wavelet Function）定义如下

$$\Psi(x)=\begin{cases}1 & \text{当 } 0\leqslant x<\frac{1}{2}\\ -1 & \text{当 } \frac{1}{2}\leqslant x<1\\ 0 & \text{其他}\end{cases}$$

设有一幅分辨率只有4个像素的一维图像，对应像素值为［9　7　3　5］。用哈尔小波变换的过程是：计算相邻像素对的平均值，得到一幅分辨率为原图像1/2的新图像［8　4］。这时图像信息已部分丢失，为了能从2个像素组成的图像重构出4个像素的原图像，必须把每个像素对的第一个像素值减这个像素的平均值作为图像的细节系数保存。因此，原图像可用下面的两个平均值和两个细节系数表示：［8　4　1　−1］。可以把第一步变换得到的图像进一步变换，原图像两级变换的过程如表9-6所示：

表9-6　哈尔小波变换过程

分辨率	平均值	细节系数
4	[9 7 3 5]	
2	[8 4]	[1 −1]
1	[6]	[2]

哈尔小波变换过程事实上是用求均值和差值的方法对函数或图像进行分解，对于f（x）＝［9　7　3　5］，我们可作最多2层的分解。

对于二维图像，同样可以用依次对行列进行小波变换得到二维图像的分解。这时经过一次小波变换得到是二维图像的近似值（CA）以及水平（CH）、垂直（CV）和对角（CD）细节分量值。显然，从二维图像的CA、CH、CV和CD值可以重构出原来的二维图像。

事实上，去掉某些经过小波变换得到的细节分量值对重构图像的质量影响不大。具体的做法是设置一个阈值δ，例如把$\leqslant\delta$的经小波变换得到的水平（CH）、垂直（CV）和对角（CD）细节分量值置为0，这样就实现了图像压缩。

JPEG2000就是小波变换压缩的成功应用。JPEG 2000与传统JPEG最大的不同，在于它放弃了JPEG所采用的以离散余弦转换（DCT）为主的区块编码方式，而改用以小波转换为主的多解析编码方式。小波转换的主要目的是要将影像的频率成分抽取出来。JPEG2000作为JPEG升级版，高压缩（低比特速率）是其目标，其压缩率比JPEG高约30%左右。JPEG2000同时支持有损和无损压缩，而JPEG只能支持有损压缩。无损压缩对保存一些重要图片十分有用。JPEG2000能实现渐进传输，这是JPEG2000的一个极其重要的特征。也就是我们对GIF格式影像常说的“渐现”特性。它先传输图像的轮廓，然后逐步传输数据，不断提高图像质量，让

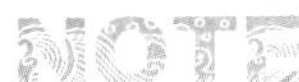

图像由朦胧到清晰显示，而不必是像现在的 JPEG 一样，由上到下慢慢显示。JPEG2000 支持所谓的“感兴趣区域”特性，你可以任意指定影像上你感兴趣区域的压缩质量，还可以选择指定的部分先解压缩。这样我们就可以很方便地突出重点了。已有高速无损型 JPEG（High Speed Lossless JPEG）优化软件出现，它主要用于医学图像处理（如心脏病学），是由 Pegasus 图像处理公司开发的，读者可从网址 http：//www. jpegwizard. com 中获得更详细的资料。

9.2 医学图像存档与通信系统（PACS）

9.2.1 PACS 概述

PACS 是英文 Picture Archiving and Communication System 的缩写，译为“医学影像存档与通信系统”。PACS 用于医院的影像科室，最初主要用于放射科，经过近几年的发展，PACS 已经从简单的几台放射影像设备之间的图像存储与通信，扩展至医院所有影像设备乃至不同医院影像之间的相互操作，因此出现诸多分类叫法。如几台放射设备的联网称为 Mini PACS（微型 PACS）；放射科内所有影像设备的联网 Radiology PACS（放射科 PACS）；全院整体化 PACS，实现全院影像资源的共享，称为 Hospital PACS。PACS 与 RIS 和 HIS 的融合程度已成为衡量功能强大与否的重要标准。PACS 能实现无胶片化，降低保存图像的成本，并可在网络上快速调阅影像，便于进行比较影像学研究，提高诊断的准确率，有效地实现资源共享（影像检查结果和设备等）。为医学影像的计算机处理奠定基础，有利于临床的模拟手术和设计手术入路，实现远程影像学咨询等。PACS 的未来将是区域 PACS 的形成，组建本地区、跨地区广域网的 PACS 网络，实现全社会医学影像的网络化。迄今为止，PACS 的发展历程经历了 3 个阶段：第一代 PACS 的特点是人工获取图像。需要用户主动寻找数据，自己到指定地点获取，例如用户给出查询条件，才能查询图像。这是一种原始的方式，要求用户清楚图像的传输过程。第二代 PACS 的特点是图像主动路由到指定的地点。引入了“自动路由”“预提取路由”等概念，通过配置，使得图像能够自动传输到需要的地方。这种模式需要较少的人工参与，是半自动化。目前国内的 PACS 多属这代。第三代 PACS 的特点是图像主动寻找用户，路由到指定的人。根据用户预设定的规则和外部系统，如医院信息系统（Hospital Information System，HIS）和放射信息系统（Radiation Information System，RIS）的信息，将图像自动传输给指定的人。这种模式实现了 PACS 工作流程的自动化。

如图 9-14，一个 PACS 的基本组成部分包括：成像设备、PACS 服务器、PACS 工作站和数据通信网络。

成像设备：包括 CR/DR、CT/MR 等，其输出的图像文件有符合 DICOM 标准的数据，也有非标准的数据；有数字图像，也有模拟图像。标准的数字图像可以直接处理；非标准的数据需要编码为标准数据；模拟图像用帧捕捉的方式转换成数字图像，再转换为标准数据。胶片通常采用激光数字化仪、CCD 数字化仪获得数字图像。

PACS 服务器：是整个系统的核心，包括 3 大部分：数据库服务器、图像存储管理系统和存档系统。PACS 服务器的主要功能有：图像接收、图像存档、图像路由、数据库更新、与 HIS/RIS 连接、数据压缩等。

NOTE

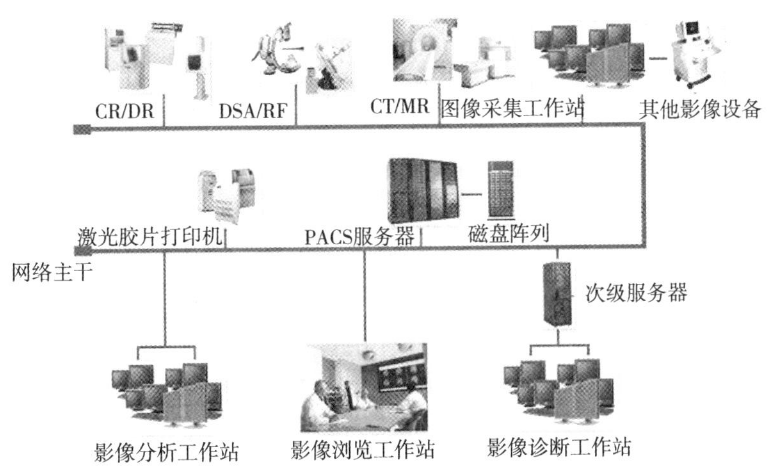

图 9-14 PACS 组成结构示意图

PACS 工作站：包括图像采集、浏览、诊断、分析、打印等工作站。图像采集工作站可从成像设备采集图像数据；将图像数据转换成 PACS 的标准格式-DICOM3.0；将图像数据压缩和传送到 PACS 控制器。采集计算机通过 DICOM 网关，把符合 DICOM 标准的图像文件传送给 PACS 服务器。诊断工作站供放射科医生作临床诊断用；浏览工作站供相关医生检索和会诊；分析工作站用于计算机辅助图像处理和分析，从图像中测量和抽取有用参数、图像融合和设计手术入路等。打印工作站可连接打印机、激光相机、胶片数字化仪等。

数据通信网络：它的基本功能是对网络中各种资源提供信息交换的路径和管理。医学数据交换标准主要有 HL7 和 DICOM，前者主要用于文本数据交换，在 HIS/RIS 中使用；后者用于图像数据交换，在 PACS 中使用。网络的主要技术指标有：带宽、容量、传输速率。主干网用千兆或百兆以太网，由于成像速度较慢，在成像设备和图像采集计算机之间采用十兆以太网连接；PACS 控制器到采集工作站或显示工作站之间用百兆以太网连接。所用的网络设备主要有：网络服务器、网关、网桥、路由器、交换机等。

9.2.2 PACS 中医学图像存储与管理模式

PACS 中医学图像存储与管理是由存档系统负责。存档系统由存档服务器、图像数据库、存档库和通信网络组成。采集计算机从成像设备获得的图像首先送到服务器，然后存储到光盘库，最后送到显示工作站。存档服务器由多个 CPU、小型机系统接口、数据总线、以太网及异步传输模式的网络接口等组成，管理图像数据在 PACS 系统中的流动，实现图像的存储、检索、提取、编组等操作。存档服务器采用有损压缩技术将图像数据压缩后存档。由于 PACS 存储系统针对医院放射科，需要存储的数据主要是医学图像数据和相关信息（患者的基本信息、医生信息、检查费用和诊断分析报告等），所以它具有特殊性。考虑到这种特殊性，整个存储系统必须具备以下特性：①医学图像数据和相关信息的完整性，保证 PACS 系统采集的新图像完整无误地存入系统；②系统存储的效率，保证数据查询的高效率以及存储的低代价；③系统信息的安全性，保证存储的图像和相关信息不会因人为或不可知因素而彻底丢失。

在 PACS 系统中，医学图像数据一般以三级方式存储（如图 9-15）：在线存储、近线存储和离线存储。在线存储一般使用硬盘和磁盘阵列存储，用来存放当年复用率比较高和最新的医学影像数据、全部的数据库数据和 Web 服务器数据。近线存储可以采用传统的磁盘阵列或者 IDE 阵列，存放复用率较低的影像数据，目前也有 PACS 系统采用 SAN（存储区域网络）作为近线存储设备。离线存储通常把所有的影像数据在离线状态下存储在磁带库和光盘库上，保证影像数据的安全性和完整性，以供以后需要的时候查看。

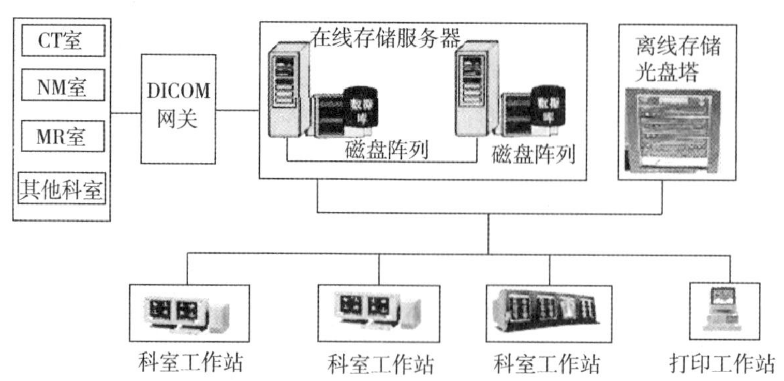

图 9-15　一种典型的医学图像存储模式示意图

不过随着磁盘价格的下降和磁盘容量的大幅增加，采用传统的磁盘阵列或者 IDE 阵列已经没有必要，而采用 SAN 区域网络代价又比较昂贵，所以现在也有一种提法就是采用二级存储方式，即在线存储和离线存储。超大容量的 FC 高速磁盘阵列能够存放足够多的在线数据，以及 CPU 的强大处理能力，能够保证正常的医学使用。而 DVD 塔和磁带库能够存放近乎无限的离线数据。这完全可以保证医学图像数据信息的完整性、安全性以及使用效率。

9.2.3　医学图像存档常见格式

这里介绍 JPEG、TIFF、MPEG、DICOM 4 种常见的医学图像格式。

1. JPEG 图像格式　扩展名是 JPG，其全称为 Joint Photographic Experts Group。它利用一种失真式的图像压缩方式将图像压缩在很小的储存空间中，其压缩比率通常在10：1～40：1之间。这样可以使图像占用较小的空间，所以很适合应用在网页的图像中。JPEG 格式的图像主要压缩的是高频信息，对色彩的信息保留较好，因此也普遍应用于需要连续色调的图像中。

2. TIFF 图像格式　扩展名是 TIF，全名是 Tagged Image File Format。它是一种非失真的压缩格式（最高也只能做到 2～3 倍的压缩比），能保持原有图像的颜色及层次，但占用空间却很大。例如一个 200 万像素的图像，差不多要占用 6 MB 的存储容量，故 TIFF 常被应用于较专业的用途，如书籍出版、海报等，极少应用于互联网上。

3. MPEG 图像格式　它的英文全称为 Moving Picture Experts Group，即运动图像专家组格式，家里常看的 VCD、SVCD、DVD 就是这种格式。MPEG 文件格式是采用运动图像压缩算法的国际标准，它采用了有损压缩方法从而减少运动图像中的冗余信息。MPEG 的压缩方法说得更加深入一点就是保留相邻两幅画面绝大多数相同的部分，而把后续图像中和前面图像有冗余的部分去除，从而达到压缩的目的。

4. DICOM 图像格式　DICOM 文件是指按照 DICOM 标准而存储的医学文件，该格式图像开发的目的是促进数字图像设备的网络化，而不论设备的开发商是谁。这有助于开发和推广图像存档和传输系统（PACS），并能与其他医学信息系统联系，建立有价值的诊断信息数据库，

NOTE

能处理地理上分散的不同设备间的请求。

9.2.4 PACS 实施的相关技术

PACS 的工作流程首先必须符合医院科室现有的流程，才能满足医生的需要。其次，技术的选择至关重要，主要涉及以下方面：

1. DICOM3.0 标准 采用 DICOM 标准并完全拥有 DICOM 底层的开发能力至关重要；由于 PACS 需要与医院所有的影像设备连接，所以必须有统一的通讯标准来保证不同厂家的影像设备能够互连。目前，DICOM3.0 已为国际医疗影像设备厂商普遍遵循，所生产的影像设备均提供 DICOM3.0 标准通讯协议。符合该标准的影像设备可以相互通信，并可与其他网络通信设备互连。因此，只有在 DICOM3.0 标准下建立的 PACS 才能为用户提供最好的系统连接和扩展功能。

2. 图像的存储技术 由于数字化后的图像数据容量巨大，在建立 PACS 时，存储方案设计和存储介质选择，事先必须全面规划。存储方案关系到数据容量、保存年限、调阅频率、数据库管理等多种因素；存储介质要根据存储方案的设计加以选择，对图像的长期海量存储而言，光盘库等大容量存储设备是目前较佳的选择。

3. 计算机的选择 作为医生使用的计算机由于需要对图像进行处理和显示，所以对运算速度和显示器的分辨率有较高要求，通常要求奔 4 以上 CPU 和至少 17 寸的高分辨率显示器。

4. 图像压缩技术 PACS 需解决利用有限的存储空间存储更多的图像，利用有限的比特率传输更多的图像。图像数据的压缩和解压缩是 PACS 关键的技术之一。在 PACS 中医学图像压缩方法及软件的实现，要考虑编码速度、压缩效果、压缩效率、图像信噪比等因素。

5. 网络物理结构及网络应用结构 由于图像数据量较大，网络的物理结构的主干网应选用光纤，终端工作站选用 100 兆以太交换网；图像数据容量不是很大的医院，100 兆主干网、10 兆到终端工作站即可满足要求。网络应用结构最好采用 B/S 结构。

6. 计算机图像处理技术 利用先进的数字图像处理技术，对图像进行处理，突出病灶，结合各种统计数据，为医生做出更精确的病情诊断提供帮助。因此完整的 PACS 要具备较强的图像处理功能。

7. 非标准信号的采集和转换 医院的影像设备主要有 CT、MR 、X 光机 、DSA、CR 、DR、ECT、B 超、各种窥镜、各种显微图像。影像设备的图像输出接口有两大类：DICOM 接口和非标准接口，非标准接口包括视频接口和非标准数字接口，视频接口包括标准视频信号和非标准视频信号。对于 DICOM 接口的设备，通过网络线与计算机相连，运用 DICOM 接收软件即可获得原始的图像资料；对于非标准接口通过 DICOM 转化器，将其转为 DICOM 接口，再与计算机相连。

8. 正确规定、系统集成及综合布线 按照 PACS 实施的相关技术要求和规定，对整个系统进行合理布线和集成。

9.3 医学数字化图像通信标准——DICOM

9.3.1 DICOM 概述

DICOM 是医学图像信息系统领域中的核心，它主要涉及信息系统中最主要也是最困难的

NOTE

医学图像的存储和通信，可直接应用在放射学信息系统（RIS）和图像存档与通信系统（PACS）中。DICOM 是英文 Digital Imaging Communications in Medicine 的缩写。在 1982 年，鉴于各种医疗影像设备间无法进行信息交流，American College of Radiology（ACR）和 National Electrical Manufacturers Association（NEMA）这两个组织决定共同成立一个委员会称为 ACR-NEMA，致力于制订医学影像设备间共同的通信/交流规范，并于 1985 年和 1988 年发表了两套规范（ACR-NEMA 1.0 和 ACR-NEMA 2.0）。然而因为技术上的不成熟，这些规范并没有被广泛采用。但是这些努力吸引了 GE 等许多世界著名的医疗影像设备制造商的关注及加入。终于在 1993 年发表了一套统一的规范，正式命名为 DICOM 3.0 规范。此规范一经公布立即被众多的厂商及机构采用。DICOM 已经成为国际医疗影像设备的图像通信/交流的唯一规范。DICOM 虽然是在美国产生、发展的，但已被欧洲各国、日本等发达国家和地区接受，并被列入国家标准。在我国，DICOM 是唯一被接受的医疗影像国际规范。

DICOM3.0 标准详细地规定了传输医学图像及其相关信息的交换方法、交换格式和存储介质。理论上讲，使用 DICOM3.0 标准只需对其进行简单的配置就可以实现设备互连，并可直接与符合工业标准的计算机网络相连接，实现高效的图像通信。DICOM3.0 标准主要包含如下内容：

第 1 部分：给出了标准的设计原则，定义了标准中使用的一些术语，对标准的其他部分给了一个简要的概述。

第 2 部分：给出了 DICOM 的兼容性定义和方法。兼容性是指遵守 DICOM 标准的设备能够互相连接互相操作的能力。由于 DICOM 标准内容庞大，功能复杂，包含面广，目前为止，还没有什么设备能够涵盖所有的 DICOM 功能，只是实现本设备必需的功能。因此标准要求设备制造商必须给出本设备所支持的 DICOM 功能的说明，即兼容结构和必须表现的信息。

第 3 部分：描述如何定义信息对象，对医学数字图像存储和通信方面的信息对象提供了抽象的定义。每个信息对象定义是由其用途和属性组成的。为方便标准的扩充和保持与老版本的兼容，在 DICOM 中定义了复合型和普通型两大类的信息对象类。普通型信息对象类仅包含现实世界实体中固有的那些属性。复合型信息对象类可以附加上并不是现实世界实体中固有的属性。如 CT 图像信息对象类既包含了图像固有的图像日期、图像数据等图像实体的属性，又包含了如患者姓名等并不属于图像本身的属性。复合对象类提供了表达图像通信所需求的结构性框架，使网络环境下的应用更加方便。

第 4 部分：服务类的说明。服务类是将信息对象与作用在该对象上的命令联系在一起，并说明了命令元素的要求以及作用在信息对象上的结果。典型的 DICOM 服务类有查询/检索服务类、存储服务类、打印管理服务类等。服务类可以简单理解为 DICOM 提供的命令或提供给应用程序使用的内部调用函数。这部分实际上说明的是 DICOM 消息中的命令流。

第 5 部分：数据结构和语义，说明了 DICOM 应用实体如何构造从信息对象与服务类的用途中导出的数据集信息，给出了构成消息中传递的数据流编码规则。

第 6 部分：数据字典，是 DICOM 中所有表示信息的数据元素定义的集合。

第 7 部分：消息交换。消息是由用于交换的一个或多个命令以及完成命令所必需的数据组成，是 DICOM 应用实体之间进行通信的基本单元。这部分说明了在医学图像环境中的应用实体用于交换消息的服务和协议。

NOTE

第 8 部分：消息交换的网络支持。说明了 DICOM 实体之间在网络环境中通信服务和必要的上层协议的支持。这些服务和协议保证了应用实体之间有效地和正确地通过网络进行通信。

第 9 部分：消息交换的点对点通信支持。说明了与 ACR-NEMA2.0 相兼容的点对点通信环境下的服务和协议。它包括物理接口、信号联络过程以及使用该物理接口的与 OSI 类似的会话/传输/网络协议及其服务。

第 10 部分：用于介质交换的介质存储和文件格式。这一部分说明了一个在可移动存储介质上医学图像信息存储的通用模型。提供了在各种物理存储介质上不同类型的医学图像和相关信息进行交换的框架，以及支持封装任何信息对象定义的文件格式。

第 11 部分：介质存储应用卷宗，用于医学图像及相关设备信息交换的兼容性声明。给出了心血管造影、超声、CT、核磁共振等图像的应用说明和 CD-R 格式文件交换的说明。

第 12 部分：用于介质交换的物理介质和介质格式。它提供了在医学环境中数字图像计算机系统之间信息交换的功能。这种交换功能将增强诊断图像和其他潜在的临床应用。这部分说明了在描述介质存储模型之间关系的结构以及特定的物理介质特性及其相应的介质格式。

第 13 部分：点对点通信支持的打印管理。定义了在打印用户和打印提供方之间点对点连接时，支持 DICOM 打印管理应用实体通信的必要的服务和协议。

第 14 部分：说明了灰度图像的标准显示功能。这部分仅提供了用于测量特定显示系统显示特性的方法。

9.3.2 DICOM 图像信息模型

DICOM 图像信息模型是从放射科处理图像的方式中衍生出来的，它是基于来自不同形态方式上的假设。图像从多种形态上被收集到患者的病历中。患者病历中的图像是以检查的类型（与图像系列有一定的关系）排序。每一种形态类型的用户对这些排序都有自己的术语，如检查、运行、扫描、切片等。当不同来源的图像数据集合到一个单一的环境中，必须将不同来源的图像数据排序，这仅在所有图像数据依照同一个信息模型构造时才有可能。在 DICOM 的信息模型上主要有 4 个层次，分别是患者（Patient）、检查（Study）、序列（Series）、图像（Image）。这 4 个层次分别对应了相关类型的信息的生成阶段和不同来源。

1. Patient Patient 中包含了该患者的所有基本资料（姓名、性别、年龄等）和医生指定的检查 Study；Patient 层次包含属于某个 study 的患者标识和人口统计信息。由于一个患者可能存在多个 study，当一个患者的所有信息被考虑时，患者层次是最高层次。

2. Study 在 Study 中包含了检查种类（CT、MR、B 超）和指定检查的 Series。Study 是在信息模型中最重要的层次。一个 study 研究是某个特定类型检查请求的结果。在一个放射科的所有活动都围绕着研究的正确处理。在 study 层次上，保持着标识信息，并可以包含有与同一个 study 有关的医院管理信息系统中的信息引用。一般，一个请求可能会涉及不同形态的检查过程。这导致一个或多个图像的序列，取决于检查所定义的协议。研究作为“根”将所有图像数据收集到一起。一个患者可能由于其他或以前的检查而有多个 study。

3. Series 在 Series 中包含检查的技术条件（毫安、FOV、层厚等）和图像 IMAGE。在 study 层次下收集了所有的图像序列，在 Series 层次标识了生成图像的形态类型、序列生成的日期、检查类型的细节和使用的设备。序列是来自单一形态有关图像的集合。图像组合到序列中

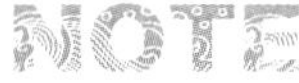

的方式取决于它们的临床用途，而图像在形态上是如何获取的对分组并不重要。但是不同的属性将获取标识，并在显示图像时表现出来。在许多情况下，图像关系是通过获取发生的方式定义的。当按顺序地获取具有空间或普通的关系时，这种获取结果的图像可以组成到一个序列中。当存在于图像之间的关系不再有效时，必须开始新序列。

4. Image　信息模型的最低层次是Image即图像层次，每个图像包含的获取位置以及图像数据本身，取决于方法的类型。图像层次包含有一幅（单幅）、两幅（双屏）和在相对短的时间内收集的多幅图像（多帧图像）。多帧图像的使用节约了高层次上信息的重复，但这仅在帧之间关系可以用简单方法描述时才有可能。例如时间或系统移动的增量在所有帧之间都是相等的。生成多帧图像比单帧图像更复杂，会消耗更多的资源。帧之间的关系、方法的能力、产生图像数据的数目，可用来确定是单帧系列还是多帧系列更适用。

9.3.3 DICOM 相关概念

1. DICOM的影像对象（IOD）　DICOM引用了近年信息科学的热门趋势——“目标导向”的概念来描述医学图像。传统的信息系统在处理图像时完全只注重资料本身的排列方式，而DICOM则不同，它将每一个影像包裹成为一个物件IOD（Information Object Definition）。每个IOD可分为两大部分：像素数据（PIXEL DATA）、影像属性（ATTRI-BUTE）。像素数据是通过单纯描述图像上每一个图像点的值来组合成一个医学图像；而影像属性部分则包含了该图像所描述患者的资料信息，如患者名称、检查日期、CT号、MR号、扫描条件、层厚等，甚至包含了医嘱信息。

2. DICOM的服务功能对象（SOP）　DICOM的影像对象（IOD）只是服务对象，那么对这个对象能完成什么相关服务则需要进一步定义。影像对象（IOD）如CT、MR、US、X-ray等，加上对之进行的服务，例如Storage、Verification、Query/Retrieve等，就组成了一个SOP（Service-Object Pair），这样一个对象加服务的SOP就组成了DICOM最基本的运作单元。例如某一设备支持MR image Storage SOP class，那就表示它可以存储MR图像。反之，若是一台CT要支持DICOM存储，则它必须支持CT image Storage SOP Class。

3. SCU/SCP（Service Class User/Provider）　大家可能已经熟悉了计算机网络中常用的Client/Server的概念，传统的非Client/Server结构就像是推销员或直销的方式，是一对一的服务，而在Client/Server结构中计算机依据它所执行的功能分为两类：提供服务的一方称为Server，接受服务的一方称为Client。就像超市一样，所有的资料（商品）都是开放式的，接受服务的一方则像是上门的顾客（Client），如此一来，Server可以允许多个顾客同时提取所需资料，大大提高了效率，降低了成本。同样，DICOM中也采用了这一概念。所谓SCP（Service Class Provider）是负责提供对于图像资料的各种服务，扮演Server角色，而SCU（Service Class User）则是使用这些服务的一方，即Client一方。

4. DICOMDIR

（1）DICOMDIR：DICOMDIR是介质目录描述模式。由于在DICOM标准中规定了多种通用的存储介质，如容量为230 M、650 M、2.3 G等光盘，这些大容量的外存储器，必须采用多级目录管理才能有效地使用。DICOM正是通过DICOM-DIR文件实现对多级目录管理的支持。在一个存储介质上，DICOM的文件组织是按照患者、研究、序列、图像这4个层次进行的。患

NOTE

者、研究、序列具有目录的性质，可以根据需要选择，也可以省略，图像则是以最终的文件形式出现。介质目录描述文件，即 DICOMDIR 文件，总体说明了整个介质上 DICOM 文件的层次性结构信息，在文件内部是通过子-兄节点的二叉树形式链接而成的。这样对介质中任何图像文件进行操作时，只要检索该目录文件即可得到文件的位置信息，由此对文件进行操作。DICOMDIR 由 Part 10 定义，是一种 mini 可变长度数据库文件结构。这个部分的数据构成符合 DICOM 标准中的信息模型，即 4 层顺序结构（图 9-16）：患者（Patient）、检查（Study）、系列（Series）、图像（Image）。每层结构称为一个条目（Item），下一层结构的起始位置是以本层元素的值作为参照的，同层次之间是以前一个 item 的元素的值作为参照的。在 DICOM 文件存储到存储介质上时，无论在线存储到磁盘阵列或者其他的在线存储设备，还是离线存储到移动设备诸如 CD/DVD 塔、磁带库、MOD，都是按照 DICOM 标准中的 4 层顺序结构信息模型来存储，结构信息存储在数据库或者 DICOMDIR 文件中。

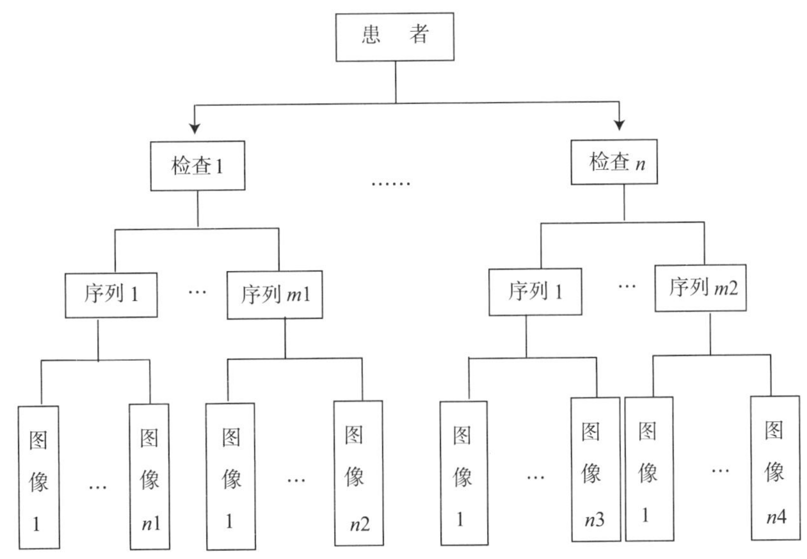

图 9-16 DICOM 标准的 4 层顺序结构信息模型

（2）DICOM 文件和 DICOM 文件集：DICOM 文件提供了一种封装方式，将 DICOM 信息对象定义 IOD 的一个 SOP 实例以数据集的形式封装在一个文件中。数据集的字节流位于 DICOM 文件元信息之后，每个文件包含一个单一的 SOP 实例。这个实例包含有一帧或多帧图像，如图 9-17、图 9-18。

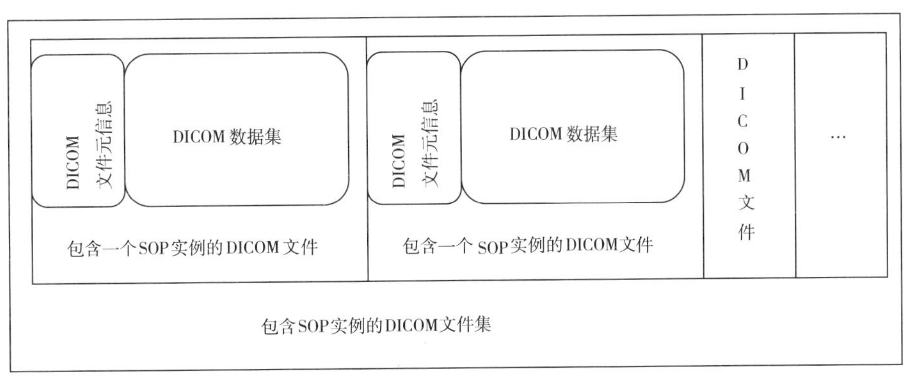

图 9-17 DICOM 文件和 DICOM 文件集格式示意图

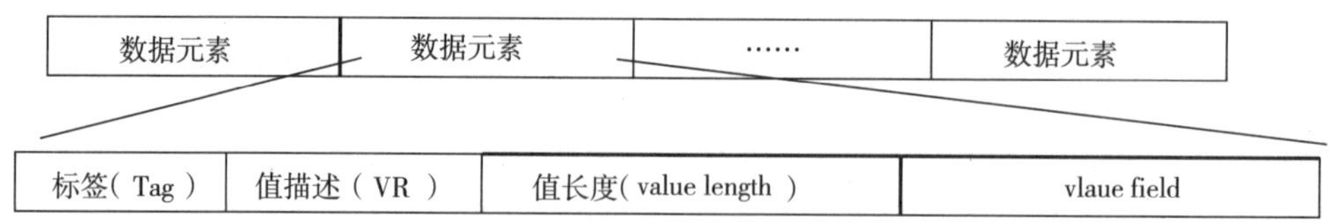

图 9-18　DICOM 文件数据集组成格式

9.3.4 DICOM 的工作过程

首先是通信起始的设定。在我们日常生活中两个人在通电话时，一定会先以"喂""喂""请问您找哪位""我找 XXX"这类话来作为正式交流的开始，同样，两台计算机在正式开始通信前要有类似的信息交换才能进行正式沟通。DICOM 的整体范畴是非常庞大的，目前没有哪一个系统可以支持所有的 DICOM 服务，每一台设备都是只针对他们最需要的部分提供支持。例如：某台 CT 提供 CT image Storage（SCU）这一 SOP 服务，则该 CT 仅可发送 CT DICOM 图像供 SCP 存储。在这种情况下，两台计算机如要从这庞大的 DICOM 规格中挑选出一条两者都能接受的通信方式，必须经过起始信息的交换来完成。例如 A 系统想要以 DICOM 方式和 B 系统通信，则它必须要发出一个起始信息，其中包含以下内容：

（1）A 系统本身所能支持的 SOP 有哪些。

（2）针对每个支持的 SOP，A 系统必须要说明它是如何编码（压缩）这些资料的。

（3）在 SCU/SCP 的角色扮演上，A 系统可以扮演什么角色。

B 系统接收到这些初始信息后，就已经掌握了 A 系统到底能支持 DICOM 的哪些部分，将这些资料和 B 系统本身支持的部分作对照后，就能整理出两系统共同的 SOP 和 Transfer Syntax，再将所有对应部分包装成一个信息回应给 A 系统，以后两者能根据相通的部分来进行信息交换。

通信起始设定完成后，A 设备和 B 设备之间传送信息就非常方便了。假设 A 设备是一台医学影像仪器，在完成一次检查后，必须将图像送到影像服务器 B 方，其简单流程如下：

（1）A 仪器将图像 X 包裹成 DICOM IOD，再加上所需的 Storage Service 部分，封装为网络通信信息，经网络向影像服务器 B 发出服务申请："请将图像 X 存于你的系统上"。

（2）影像服务器 B 收到信息后，解开封包，先判读命令部分，再将影像 X 读出，并将它存入硬盘中。

（3）影像服务器 B 完成存储动作后，必须发回一个回应的信息，告诉 A 方所需要的服务已经完成，A 方收到信息后才算完成整个通信流程。

实际的 DICOM 网络是如何搭建起来的呢？在网络 ISO/OSI 的 7 层结构中，DICOM 协议是定义在最高三层（ACSE、Presentation、Session Kernel），底层部分则是符合 TCP/IP 结构，也就是说在辨识连接于网络上的计算机时，DICOM 同样是利用 IP address（XXX. XXX. XXX. XXX）的方式，而 Server 在架设时也是挂于一台计算机的 PORT 上（一般为 104），换句话说，DICOM 的网络结构和现有的网络绝对相容，工作中也完全不会干扰到其他网络服务。

9.3.5 DICOM 中采用的编码算法

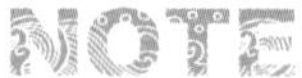

由于涉及医疗责任和法律的原因，西方医疗界对医学图像的有损压缩采取了相当谨慎的态

度。反映在DICOM标准中，主要推荐使用无损压缩的方法。具体讲，使用了简单的RLE和JPEG标准中的无损压缩算法。RLE有很多形式，在DICOM中采用的编码算法如下：

对重复字节，用< -字节数+ 1><字节值>代替。

对非重复字节，用< 字节数- 1 > <非重复字节序列>代替。

采用JPEG无损压缩的DICOM的唯一标识符是“1.2.840.10008.1.2.4.70”。图像是DICOM标准的核心，除了以前介绍的图像存储和图像传输外，图像的表现也是一个相当重要的内容，它涉及使用者对图像的最终感受，进而影响到对图像的理解和对疾病的诊断。

9.3.6 关于DICOM的网络资源

1. 关于DICOM标准的WWW站点和FTP站点

http://www.nema.org/nema/medical/

ftp://ftp.nema.org/medical/dicom

在该站点上，可以获取DICOM标准以及最新更新情况。

2. 关于医学图像格式常见问题可以参阅下面的网站

http://www.rahul.net/dclunie/medical-image-faq/html/

3. 获取DICOM最新补充和更新可以访问网站

http://www.rahul.net/dclunie/dicomstatus/status.html

4. DICOM资源目录

http://www.merge.com/DICOM/

5. Philips公司提供的关于如何开发DICOM的资料

ftp://ftp.philips.com/pub/ms/dicom/DICOM_Infor-mation/CookBook.pdf

6. OFFIS提供的关于DICOM的网站

http://www.offis.uni-oldenburg.de/projekte/dicom/dicom_main_e.html

7. CEN/TC251/WG4提供的关于DICOM标准的网站

http://www.ehto.be/cen251w4/

8. 在下列网址，可以获得一些免费的DICOM图像浏览器

http://www.expasy.ch/UIN

ftp://ftp.u.washington.edu/public/razz/

http://rsb.info.nih.gov/nih-image/

9.4 常用医学图像软件简介

随着数字化技术的发展，PACS（Picture Archiving and Communication System）和大多数医疗信息系统一样，已经在众多的医院中实施。PACS采用的DICOM（Digital Imaging and Communication in Medicine）标准，产生的是DICOM格式的图像，这种DICOM格式图像包含了大影像概念的所有医学图像，如CT、MRI、超声、核医学、CR、DR、数字胃肠、DSA以及病理、内窥镜等。临床医生经常需要将这些图像作为会议和教学的内容使用，由于图像格式的不同（它

NOTE

与常用的 JPEG、TIF、GIF 和 BMP 图像格式不兼容），因此，需要通过 PACS 系统以及其他图像处理软件的多次转换，才能将 16 位的 DICOM 图像转换成 8 位的常用图像格式。常用软件有 3 类：

（1）基本型：有显示 DICOM 图像以及最简单的图像处理功能。

（2）增强型：有 PACS 类型的屏幕界面，具有图像编辑的功能，类似于商业图像处理软件如 Photoshop。

（3）专业型：适用于放射科和临床医生，除具有常用的显示、编辑功能外，还具有放射学图像处理功能，如窗宽窗位调节等。

9.4.1 eFilm 与 Piview

eFilm 与 Piview 软件均是非常著名的医学影像浏览和处理工具。eFilm 用光束强有力地表现了医学影像，可同时进行多种研究，还可以相互参照、测量、生成电子影像等来再现效果，并将烧录 cd、改变焦距、作批注、三维图像处理、DICOM 打印等功能集成在一起，是世界上使用最多的诊断工作站。PiView、eFilm 也是一个集 PACS、HIS、RIS 于一体的庞大的信息系统，并完全遵守 DICOM3.0 标准。

9.4.2 其他常用软件

eFilm 与 Piview 软件是收费软件，也比较庞大。如对诊断分析要求不是太高，只是作一些浏览、显示、医学图像格式转换等，可使用一些共享软件，如表 9-7 所示。常用的医学图像处理软件较多，功能各有特色，读者可根据软件名称自行上网搜索，下载试用。

表 9-7 常用医学图像处理软件一览

软件名称	操作系统	软件功能	文件格式转换
AccuLite DICOM Viewer	Windows 98、ME、NT and 2000（XP）	视窗和预设功能	读 DICOM，存 BMP
FPImage	Windows 98、ME、NT and 2000（XP）	显示和简单图像处理	读 DICOM、BMP 等；存 BMP、JPEG、TIFF 等
Imread	所有的 Windows	显示和简单图像处理	读 DICOM；存 JPEG、TIFF
DicomWorks	所有的 Windows	显示和简单图像处理	读 DICOM；存 JPEG、BMP、TIFF 等
OSIRIS	Mac、Windows、Unix	显示和简单图像处理，部分辅助功能	读 DICOM、TIFF；存 DICOM、BMP、TIFF 等
Sante Viewer	所有的 Windows	显示和简单图像处理，部分辅助功能	读 DICOM、BMP；存 JPEG、BMP、TIFF
ImageJ	所有的 Windows	显示和简单图像处理，部分辅助功能	读 DICOM、BMP；存 JPEG、BMP、TIFF
MRIcro	Windows 和 Linux	显示和简单图像处理，部分辅助功能	读 DICOM、BMP；存 JPEG、BMP、TIFF
IrfanView32	所有的 Windows	WEB 显示	所有的图像格式
XnView	Windows 和 Linux	WEB 显示	所有的图像格式
SimpleDICOM	所有的 Windows	显示和简单图像处理，部分辅助功能窗宽窗位调节	读 DICOM；存 JPEG、TIFF
EzDICOM	所有的 Windows	显示和简单图像处理，部分辅助功能窗宽窗位调节	读 DICOM；存 JPEG、FTIFF

NOTE

小结 9

1. 图像压缩基础。图像压缩概述、图像压缩目的、压缩的理论基础、压缩技术的分类、典型的图像压缩系统、图像压缩的评价标准等。

2. 图像压缩技术。无损压缩技术（基于字典的压缩、统计编码、无损预测编码）和有损压缩技术（有损压缩引言、有损预测编码、有损变换编码）。

3. 医学图像存档与通信系统（PACS）：PACS 的概念、PACS 中医学图像存贮与管理模式、医学图像存档常见格式、PACS 实施的相关技术（DICOM3.0 标准、图像的存储技术、计算机的选择、图像压缩技术、计算机图像处理技术、非标准信号的采集和转换、正确规定、系统集成及综合布线）。

4. 医学数字化图像通信标准——DICOM。DICOM 的概念、DICOM 图像信息模型［(4 个层次，分别是患者（Patient）、检查（Study）、序列（Series）、图像（Image)］以及 DICOM 相关概念［DICOM 的影像对象（IOD）、DICOM 的服务功能对（SOP）、DICOMDIR、DICOM 的工作过程、DICOM 中采用的编码算法和关于 DICOM 的网络资源］。

习题 9

9-1 医学图像压缩的目的是什么？

9-2 医学图像压缩技术分哪几类？

9-3 什么是无损压缩？什么是有损压缩？

9-4 设图像为

$$F=\begin{bmatrix}55 & 36 & 58 & 59\\ 69 & 58 & 59 & 65\\ 58 & 57 & 60 & 48\\ 54 & 61 & 63 & 56\end{bmatrix}$$

请分别用哈夫曼编码、行程编码方式对其进行压缩，并比较其压缩效果。

9-5 上网查阅有关 PACS 的资料，写一篇约 1 500 字的有关医学图像处理过程中，后处理的应用与发展情况的综述。

9-6 下载 DICOM 图像浏览软件，学会使用，并写一篇约 1 000 字的使用体会。

10 医学图像标准数据库

10.1 数字化人脑图谱技术

10.1.1 数字化人脑图谱的概念

数字化人脑图谱（如图 10-1 所示）是用某种特定的扫描装置获取的体数据经三维分割处理，并加上解剖标识，再辅以三维可视化技术的结果。在当前的医学图像处理与分析中，构建一个高精度、高速度又易于操作的三维数字化人脑图谱（Digitized Atlas of the Human Brain）的工作是非常有意义的。当数字化图谱完成以后，医生可以在三维空间对人脑感兴趣的对象进行任意旋转、平移和缩放。而且，人脑的主要组成部分在图谱中都有相应的解剖名词标识，并能在鼠标控制下显示。例如，用 MR 体数据生成的图谱能够清楚地看到人脑内部复杂的空间关系，在手术计划、模型驱动分割（model driven segmentation）及神经解剖教学方面都有重要的应用。

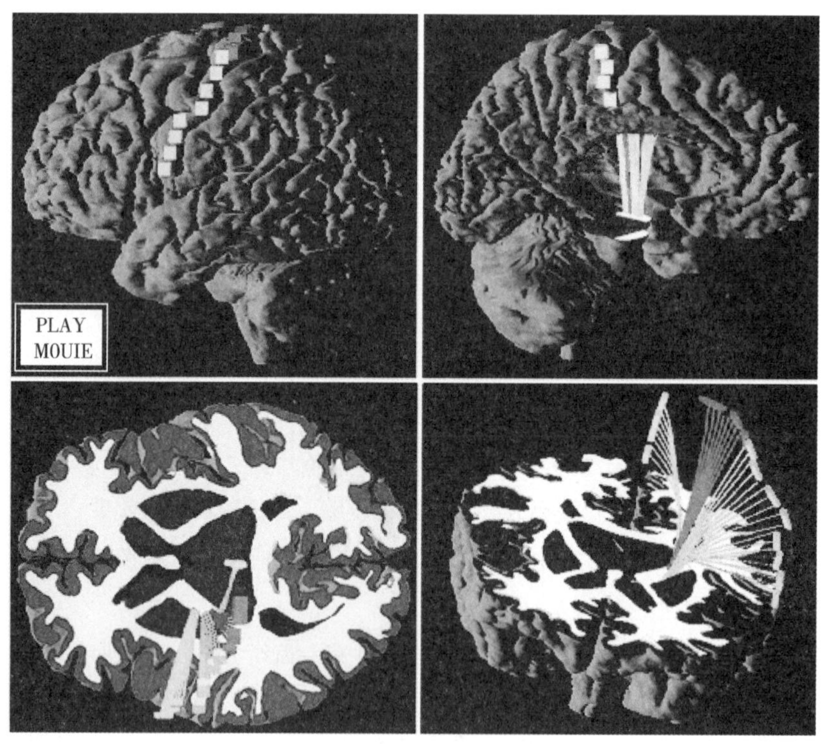

图 10-1 数字化人脑图谱

10.1.2 数字化人脑图谱的制作方法

NOTE

数字化人脑图谱的制作主要包括以下流程：扫描数据的获取、图像数据的质量改进、感兴趣区的选择、贴解剖标签和三维图谱的制作、演示系统及人机交互接口。

1. 扫描数据的获取 数据的来源有两种：尸体和活体。如果数据取自尸体，尸体脑应该选择无神经疾病、无病理改变的成年死者。为了使其尽量与活体脑状态接近，应该把它保存在福尔马林乙醇溶液中。先用切片机对尸体头颅沿轴向切片，大约 2mm 一层。然后对各层切片照相，用透明胶片覆盖在照片上。胶片上有毫米刻度的切片机框架标记，覆盖时使胶片的框架标记与照片中的框架重合。然后在透明胶片上手绘出照片中各解剖结构不清楚的边缘区域。例如大脑半球皮层表面、尾边缘、尾状核的头等。这项工作由神经解剖学专家完成。最后，用平板扫描仪扫描透明胶片，得到人脑切片的数字图像，即分层数据和全脑体数据。

如果是采集活体数据，则应该选择一个健康的成年受试者，直接进行 MR 分层扫描。多层扫描数据经计算机转换成标准数据格式以供后处理。通过此法获得数据本身就是三维体数据集。

2. 图像数据的质量改进 因为 MR 图像解剖结构的边缘并不清晰，因此要重复扫描多次，扫描过程中受试者位置应该尽量不变，同时要在尽可能短的时间内完成多次扫描。将 N 次扫描数据叠加并取平均值可以提高信噪比。同时，扫描得到的图像或多或少会受到噪声的干扰，为了去除噪声，我们可以对图像进行低通滤波，如高斯平滑，但平滑处理会使图像边缘模糊。所以，人们找到一种模拟热学各向异性扩散的滤波器，可以有效去除噪声，对图像的边缘细节破坏又不明显。

3. 感兴趣区的选择 感兴趣区（如图 10-2 所示）的选择是图像三维分割与医学先验知识的结合。图像三维分割可以是自动的、手工的或二者的结合。图像分割可以是基于灰度的，先将灰度图像转换成二值图像，从而把某种组织从图像中分割出来。因为解剖结构形态分类的任意性，要做好这项工作需要专家组对识别的各个脑区评估不断改进和修正。

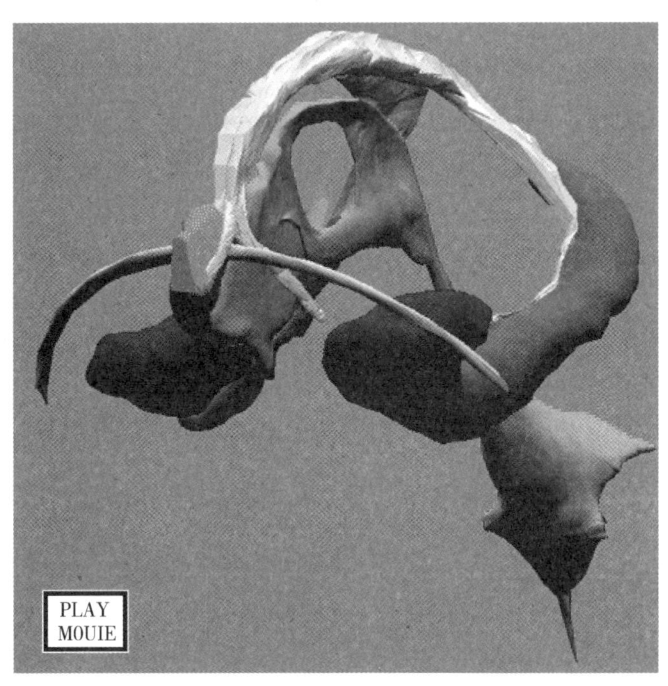

图 10-2 数字化人脑图谱感兴趣区域选择

4. 贴解剖标签 解剖标签是存放在一个文件中的解剖结构名词。只有将一个标签与三维脑图谱中相对应的组织联系起来，才能显示该标签所代表的解剖结构。

5. 数字化人脑图谱的可视化 实现贴过标签的数据集可视化有 3 种方法。第一种是使用计算机的蛮力绘制法（Brute Force Rendering）。第二种使用表面模型和标准图形硬件加速法。第三种对于没有硬件加速设备的，可以预先把绘制好的图像存储起来备用。这 3 种方法对计算机系统的要求依次递减，对于低档硬件也可以通过网页调用预先绘制好的图像。

6. 数字化人脑图谱的浏览器 因为解剖是分级的，所以浏览器也是分级的。浏览器应该具备以下功能：可以从任意角度观察图像，可以对图像尺寸进行缩放，可以调节 RGB 分量改变图像颜色或以单个颜色显示分级结构等功能。

10.1.3 数字化人脑图谱的应用

数字化人脑图谱有 Talairach 脑图谱、哈佛全脑数据库、蒙特利尔神经所的 BrainWeb 和 UCLA 的可变形人脑概率数据库。其主要应用在：

1. 神经解剖教学 由于数字化人脑图谱的直观性，可以使学生从各个角度观察解剖结构，并可以选择不同的观察对象。它为学生提供了学习神经解剖学一种快速有效的方法，是一个很好的教学软件。

2. 手术计划与导航 数字化人脑图谱可以为手术步骤的计划提供可靠的参考信息，图谱预报的位置在手术中得到确认。这些对手术有很大帮助，可以尽量避免手术操作失误，增强了医生的信心。

3. 模型驱动分割 医学图像分割是医学图像处理与分析的重要内容。例如中医舌象图像舌苔与舌质的分割、舌体与嘴唇的分割等。由于人脑许多组织和结构的灰度级非常接近，使得图像在进行高通滤波时很难把组织相似但功能不同的结构分割开来。图像对比不能反映的信息可以靠图谱来提供。

4. 医学图像配准 通过图像配准可以将不同时间、不同模态的两幅图像上的点一一对应合成一幅图像，尤其是对用不同或相同的成像手段所获得的医学图像进行配准，不仅可以用于医疗诊断，还可以用于制定手术计划、放射治疗计划，以及进行病理变化的跟踪和治疗效果的评价等。

5. 仿真多种成像方式 使用 MR 获得的人脑图谱数据通过特定的手段，可以通过计算机模拟生成 PET、SPECT 和 fMRI 图像。

10.2 数字化虚拟人体

10.2.1 数字化虚拟人体概述

人体是一个复杂的系统，是由 100 多万亿个细胞组成的复杂整体，仅神经系统就约有1000亿个神经元。目前人类对自身的认识还很有限，很多研究由于缺少精确量化的计算模型而受到限制。随着生物医学工程等边缘学科的发展，计算机模拟在一定程度上取代了传统医学研究所依赖的大量动物和人体实验。医学临床中依赖经验诊断的情况，如中医舌诊，将逐渐被精确的定量描述和数字图像分析所取代。所以，人体的数字化、可视化，将对医学及相关学科的发展起到推动作用。

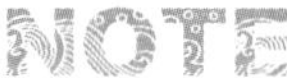

从20世纪至今，人们从不同角度研究人体信息的数字化。其中美国的可视人计划（Visible Human Project，VHP）、虚拟人计划（Virtual Human Project，VHP II）、基因组计划（Human Genome Project，HGP）、生理模型计划（Human Physiome Project，HPP）、数字人（The Digital Human）计划受到国际范围的关注和参与。这些计划的共同点都是用数字方法对人体进行模拟，统称为人体数字化虚拟。

10.2.2 可视人计划数据的采集、处理

可视人计划是美国国立医学图书馆（National Library of Medicine，NLM）提出的，于1989年立项。可视人计划是从形态角度精确模拟人体实现人体结构数字化，获取人体解剖数据，在电脑屏幕上出现可视的、能够调控的虚拟人体形态的项目。“可视人”属于“解剖人”，它是后续“物理人”“生理人”的基础。

1. 数据采集 数据采集是可视人计划的第一步。在1994年与1995年相继选取了有代表性的男性和女性的尸体进行冰冻剖切，获取横向CT、MR和冰冻切片图像，如图10-3所示，图10-3a为可视人。男性身高1.82m，女性身高1.54m。在他们死后立即用CT和MR作扫描，然后将尸体冰冻填充蓝色乳胶并裹上明胶冰冻至-80℃，然后以同样的间距进行组织切片的摄影。可视人男性的数据采集解剖的断面间隔为1mm，与CT一致，共1 878个断面。完整的男性尸体数据集在1994年11月完成，所得数据共15 GB。可视人女性的数据集于1995年11月完成，其数据集的获取与可视人男性的数据集特征基本相同，只是水平面的图像切割间距为0.33mm而不是1mm。获得解剖图像5 189幅，数据集大小为40GB。

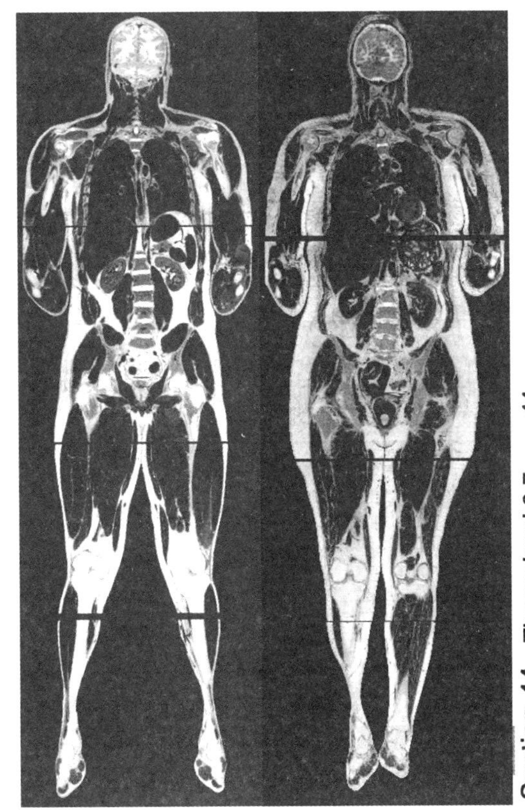

a

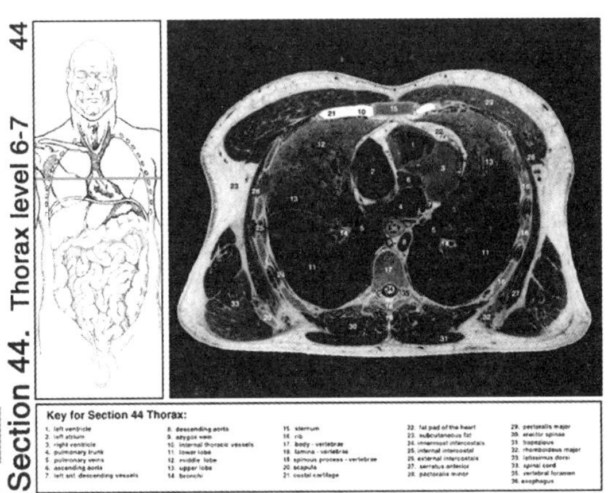

b

图10-3 可视人及切片照片

VHP 数据集是目前世界上最全面的人体解剖基础数据集，其结果是开放性的。它实现了人体解剖信息的数字化，使人体解剖与计算机技术结合在一起。VHP 开辟了医学研究的虚拟环境，极大提高了人体解剖可视化水平。VHP 数据集的应用非常广泛，基于它开发了各种虚拟内窥镜。图 10-3b 显示的是一幅高分辨组织切片光学照片，该切片穿过可视人心脏和周围组织。在网页 http：//www. nlm. nih. gov/research/visible/applications. html 上提供了可视人男和可视人女的所有组织切片光学照片。

2. 数据处理 数据采集所获得的 VHP 数据集还不能直观地显示人体的解剖结构，必须对第一阶段得到的数据进行开发和转化，这是可视人计划非常重要的一个步骤。首先将图像的二维数据进行分割、分类和三维重建，实现数据到解剖结构的直观显示。可视人男头部 CT 和 MR 样本图，如图 10-4 所示，图 10-4a 为可视人男头部 CT 样本，图 10-4b 为可视人男头部 MRI 样本。

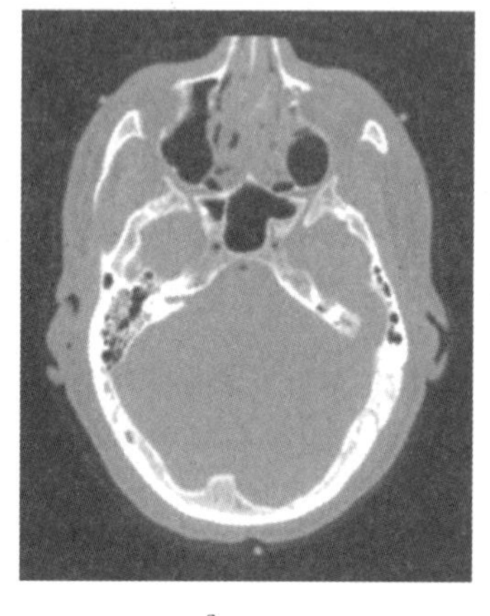

a

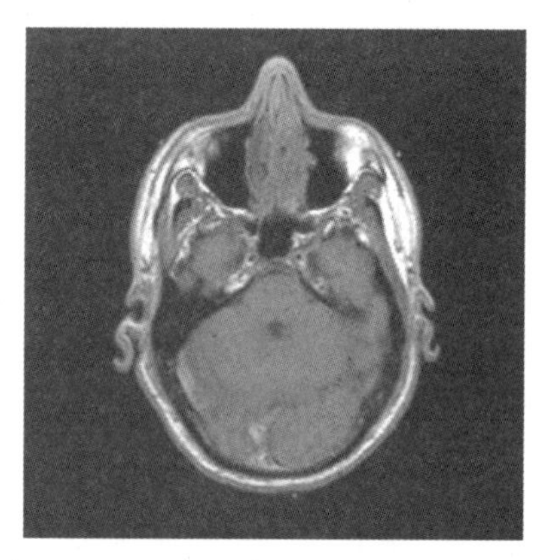

b

图 10-4 可视人男头部 CT 和 MR 样本

NLM 组织的初衷是建立一个完整的关于男性尸体和女性尸体 MRI、CT 和解剖数字图像的数据集，提供医学图像信息库的电子阅览，所以需要开发相应的交互式浏览器。浏览平台提供的功能有虚拟切割、测量、二维和三维显示、旋转等功能。目前典型的平台系统有 VolVis 系统、3DVIEWNIX 系统、VolView、3DMed 系统等。美国国立图书馆的网站上（http：//www. nlm. nih. gov/research/visible/animations. html）提供了浏览平台 eMedtool，该平台包括区域范例或系统范例。区域范例里包括手臂和肩膀范例（arm&should models）、轴向范例（axial models）、臀部与腿部范例（hip&leg models）。系统范例包括骨架、肌肉、神经、内分泌、心血管、淋巴、呼吸、消化、泌尿、生殖系统。图 10-5a 是区域范例中手臂和肩膀范例一幅三维图像，图 10-5b 图是将图 a 用鼠标拖曳旋转 90°的图像。图 10-6a 是骨架系统范例颅骨的三维显示图像，图 10-6b 和图 10-6c 是用鼠标进行任意角度拖拽旋转后的图像。

德国汉堡大学的 Voxel-man 项目使用 VHP 数据集，对人体器官由表及里进行了精细的三维重建，范例的三维图像如图 10-7 所示。

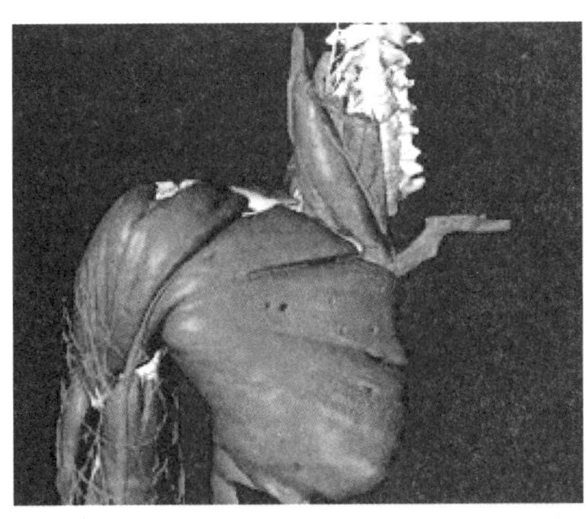

a

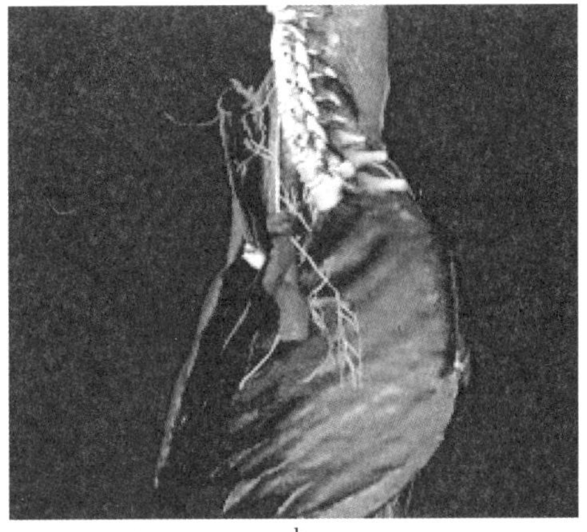

b

图 10-5　手臂和肩膀范例三维图像

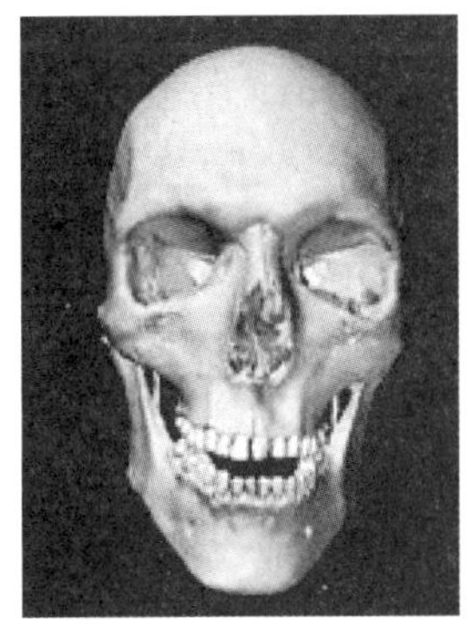

a

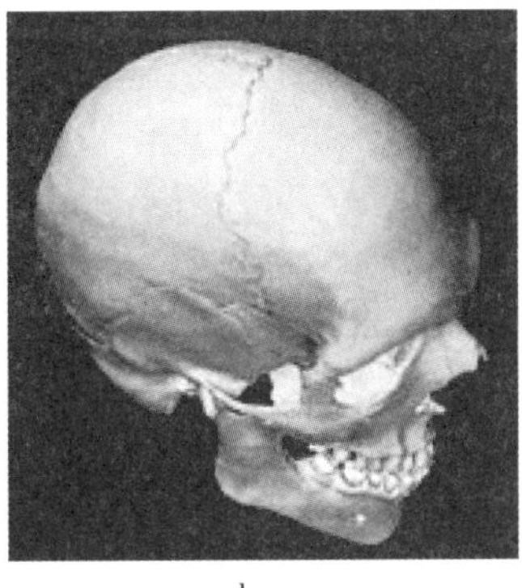

b

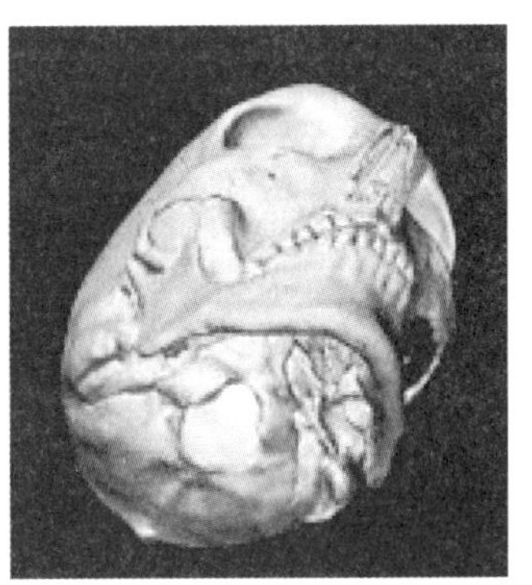

c

图 10-6　颅骨范例的三维图像

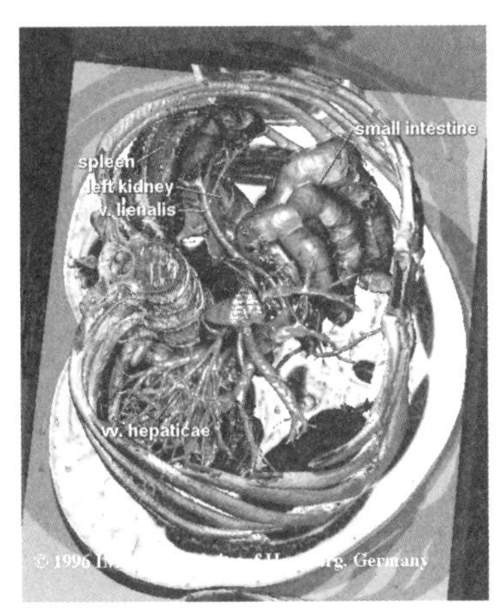

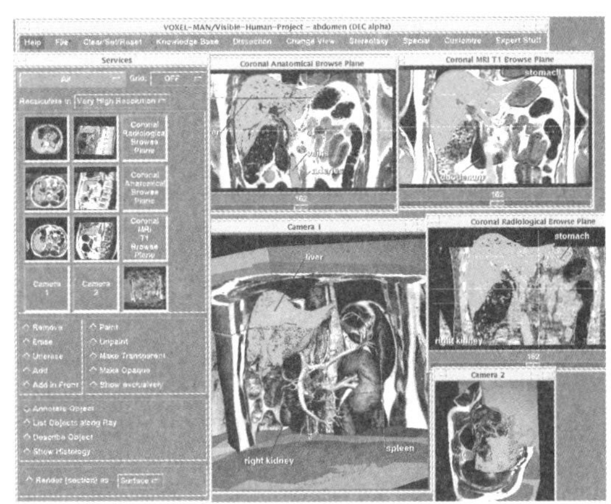

图 10-7　汉堡大学 Voxel-man 人体器官三维重建

3. 数据集成　VHP 的长期目标是建立一个能够把可视知识和符号知识（如名称和身体组成标识）透明联系起来的系统知识结构。所以要找到图像数据和基于文本数据的联系方法，开展基础研究来描述和表示基于图像的解剖结构。当前对于建立医学信息库的研究方法主要是将包括图像数据、图片表示和注释等不同类型的数据集成。

10. 2. 3　可视人的应用与研究

可视人数据集出现之后，应用领域日益广泛。在教学中，VHP 可以提供虚拟解剖、虚拟内窥镜、影像检查等功能，节约大量的尸体和实验动物。基于图像引导的外科手术与导航使手术的安全性和成功率大大提高。虚拟手术培训为更广大的医学专业师生提供最具真实感的训练机会。

中医药现代化迫在眉睫，必须综合运用现代数学、化学、物理学、信息科学、计算机科学及生命科学相关学科的最新进展提供的新理论、新技术、新方法，以揭示中医药学基础理论的科学内涵，争取中医药基础理论能在源头上有所创新，为中医药现代化与国际化奠定基础。为了促进中医药现代化的发展，进一步加强数字中医药对中医药发展的促进作用，“数字人体-人体系统数字学”是解决中医药现代化的瓶颈，也是中医药现代化的需要。

由于可视人计划由美国国立图书馆提出，使用的尸体来源是白种人，所以欧洲的一些研究工作是直接利用 VHP 数据集进行后续平台的开发。例如汉堡大学开发的 Voxel-Man 系统。但是可视人数据集在很多方面不能体现亚洲人的特点，所以亚洲一些国家制定了建立亚洲虚拟人数据集计划。韩国是亚洲最早提出虚拟人计划的国家。2000 年，韩国制定了“虚拟可视人”研究的 5 年计划，目的是建立具有东方人特征的数据集。韩国亚洲大学郑民锡教授领导的研究小组在韩国科学技术情报研究院（KISTI）的支持下，于 2000 年启动了韩国可视人计划（Visible KoreanHuman）。2001 年 5 月获取了第一例韩国男性人体切片数据集，至今已经获得了 3 个人体数据集。在“可视化韩国人计划”中，数据采集获取 CT、MRI 断层扫描和 0. 2mm 精度的组织切片数据。目前韩国已经完成了一个人体数据采集，其数据大小为 210 GB。

10. 2. 4 虚拟人计划

1. 数字化虚拟人的概念 “数字化虚拟人”包括“数字化可视人”“数字化物理人”“数字化生理人”等内容，以实现人体从分子到细胞、组织、器官、系统和整体的精确模拟，从而构建人体组织形态、物理功能和生理功能的信息系统。通俗地说，“虚拟人是一个人类模拟工具，它不仅看上去像人，而且具有人的生理特征”。

第一个阶段的“可视人”是从几何学的角度定量描述人体的解剖结构，属于“解剖人”。而第二代“物理人”则具有人体组织的力学特征和形变等物理特性。第三代“生理人”在“物理人”的基础上还具备了人的生理特性。

2. 中国虚拟人 2001 年 11 月在北京香山饭店举行了以“中国数字化虚拟人体的科技问题”为主题的香山科学会议第 174 次学术讨论会。在会议上著名中西医结合专家王宝恩教授报告了数字化虚拟技术在肝病特别是肝硬化治疗中的应用。我国乙型肝炎表面抗原携带者占人口的比率近 10%。对于早期肝硬化中医药有近 80% 逆转的神奇功效，改变了西方医学界的传统看法，目前正在进行严格的对比试验。而疗效的监测需要依靠数字化手段及肝脏三维结构的可视化。虚拟人体的发展将使临床医学发生革命性变化。自 2001 年香山会议以来，中国科学家在不到两年的时间里，获得了自己的数字化虚拟人男女共两套实验数据集，并在各方面进行了大量实验研究。如图 10-8 所示，为数字化女虚拟人，图 10-8a VCH-F（Virtual Chinese Human-Female）与美国 VHP 女性对比，图 10-8b VCH-F 骨骼重建。

（1）中国数字化女虚拟人数据采集：中国数字化女虚拟人（Virtual Chinese Human-Female）由广州第一军医大学完成原始数据采集工作。尸体来源于食物中毒死亡后的家属捐赠遗体，19 岁，女性。专家先对尸体进行解冻以恢复体形，然后固定尸体和数码相机，对尸体连续切片生成原始数据图像。处理程序为：清洁、测量、定型、CT 和 MRI 数据采集、血管灌注、立姿预冻、装入包埋模具、立姿包埋、拆除包埋模具。包埋工件尺寸长 580mm，宽 380mm，高 2 200mm。灌注液配方为明胶 30%、可溶性淀粉 10%、朱砂 10%；灌注压力 4.0×10^4 Pa；灌注液总量为 1 200mL。CT 断层扫描间隔 1mm，获得图像 1 718 张，MRI 断层扫描间隔 2mm，获得图像 802 张。解剖断面彩色图像间距 0.2mm，获得照片 8 556 张，数据量共有 149.7 GB。

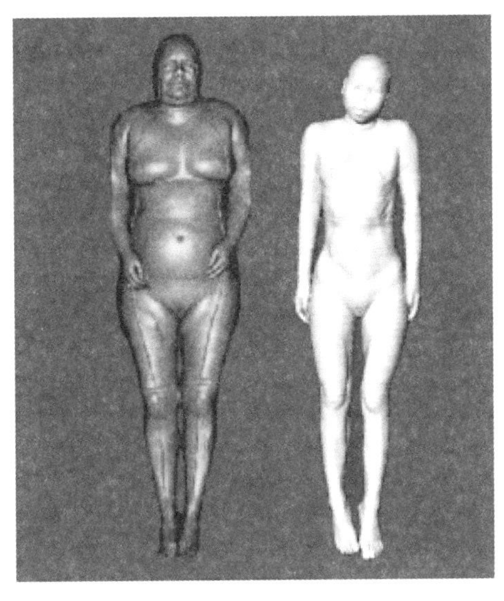

a

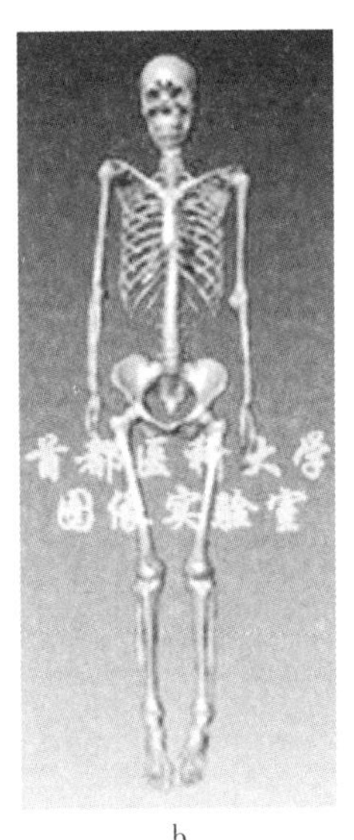

b

图 10-8　数字化女虚拟人

（2）中国数字化女虚拟人特点：中国数字化女虚拟人具有以下特点：①立体包埋、立体加工，形状保存好；②血管灌注显现细小血管；③东方育龄年青女性（19 岁）；④分辨率高、切片层厚度为 0.2mm，切片数多(8 556片)，且均匀。由于 VHP 切片层较厚，对于重建人体小器官图像效果不佳。

VHP 数据集的女性可视人数据源来自一位 58 岁的绝经老年女性，其子宫和卵巢都发生萎缩，所获得的腹部数据实际应用价值降低。

（3）中国数字化女虚拟人的初步应用：目前，中国数字化女虚拟人在中医针灸经络研究、运动仿真、服装设计、脑解剖图谱等领域得到了初步应用。如图 10-9 所示，为女虚拟人骨骼系统在地板砖上多方位行走图像。

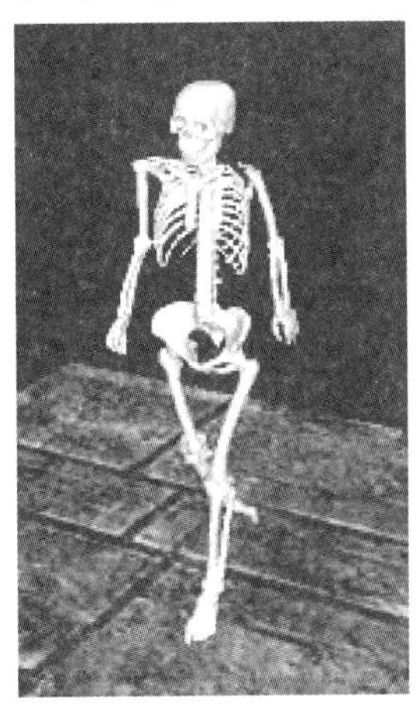

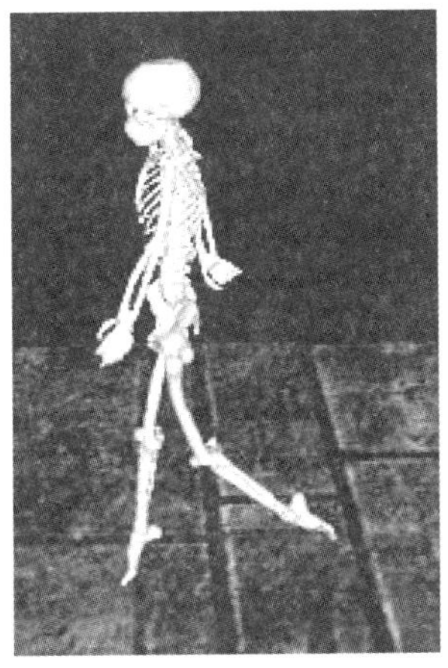

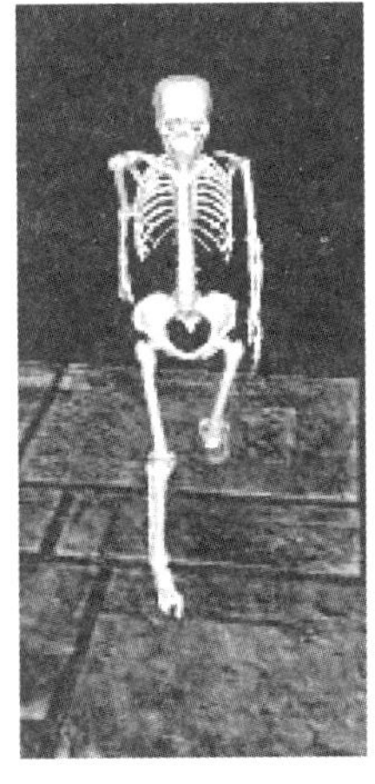

图 10-9　女虚拟人骨骼系统在地板砖上多方位行走

10.3 Talairach-Tournoux 图谱

Talairach-Tournoux 图谱又称为 Talairach 图谱，是 Talairach J 和 Tournoux P 两人提出的。在该图谱中，定义了一个脑坐标系统（Talairach 坐标系统）、一个空间变换（Talairach 变换）和一个按其坐标系统取向的脑图谱（Talairach 脑）。在 Talairach 坐标系统中定义了一个坐标原点和一个 xyz 坐标系，脑被第一次取向，由前连合 AC（Anterior Commissure）和后连合 PC（Posterior Commissure）两点构成直线作为水平方向（y 轴），AC 是坐标原点（$x=0$，$y=0$，$z=0$）。两半球之间的裂缝定义为 y-z 平面，这样就定义了 z 轴。过 AC 且垂直 y-z 平面的为 x 轴。图 10-10 和图 10-11 是前连合与后连合的平面图及立体图。Talairach 脑来自一个尸体标本（59 岁的欧洲妇女）。脑标本长 172 mm，宽 136 mm，高 116 mm。首先沿着矢状断面照相，而冠状和轴向断面是通过对矢状断面照片插值得出的。Talairach 脑中有 36 个矢状断层、27 个轴向断层和 38 个冠状断层。

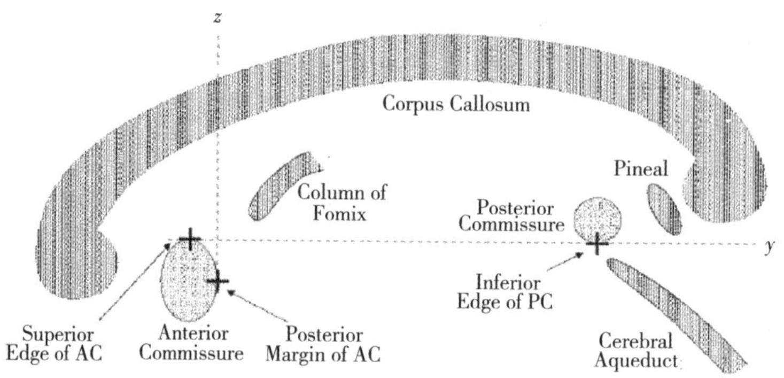

图 10-10 前连合（AC）、后连合（PC）和 Talairach 轴

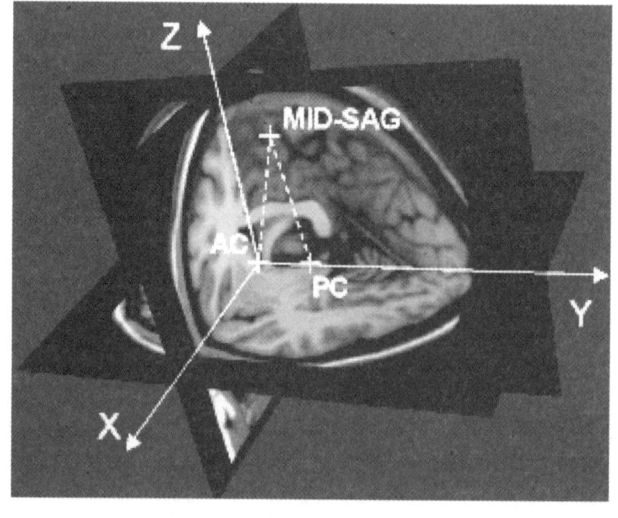

图 10-11 AC-PC 调节

10.3.1 Talairach 坐标系

Talairach 坐标系统是一个脑图像规格化的方法，它将人脑中特定的部位作为不变的标界，然后通过这些标记来定位人脑的其他部分，从而形成规格化人脑。所以，严格意义上 Talairach 坐标系统并不是一个坐标轴系统。图 10–12 是 Talairach 三维比例栅格系统，CA–CP 线是一条通过前、后连合的直线，它定义了水平平面，CA–CP 线与中央灰质核和脑端有确定及精确的关系。通过前连合 AC 且垂直 CA–CP 的 VCA 线确定了前垂直平面。VCP 是一条通过后连合 PC 并且和 VCA 平行的直线。CA–CP、VCA、VCP 这 3 条参考线构成了三维比例栅格系统的基础。脑中各部分到这些平面的距离最小度量单位为毫米。Talairach 三维比例栅格系统使用了 8 个标准标界，分别是 AC、PC、顶骨皮层最高点、颞皮层最低点、额皮层最前点和枕骨皮层最后点、左半脑和右半脑顶颞皮层最侧点。根据图 10–12，Talairach 三维比例栅格系统在水平方向和垂直方向被 CA–CP 线和 VCA 线分割。CA–CP 线以上分 8 层，CA–CP 线以下有 4 层。VCA 前面有 4 层，VCP 后面分 4 层。E 区域介于两个垂直的通过前连合及后连合的两个平面之间，且被分为 3 个条形区（E_1、E_2、E_3），如图 10–12 中虚线所示，这样可以实现对灰质中央核的精确定位。

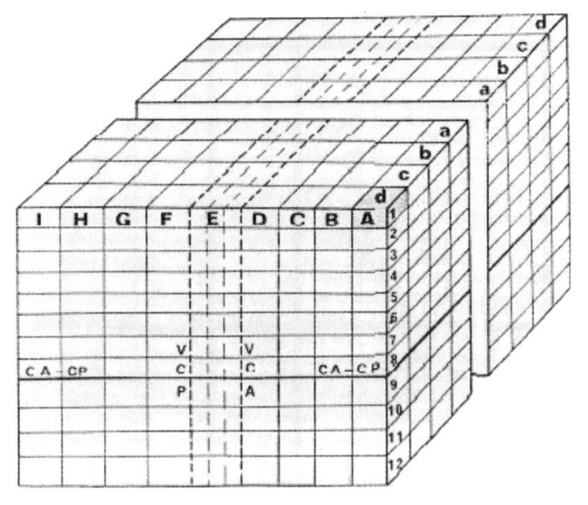

图 10–12 Talairach 三维比例栅格系统

Talairach 三维比例栅格系统把大脑划分成许多长方体。在垂直方向，有 12 个水平分区，标记从 1 ~ 12；在前后方向上，有 9 个垂直分区，标记从 A ~ I；在横向上，划分为 4 个矢状区，标记为 a ~ d。在系统中每一个小长方体可以由它的三维标志定义（如图 10–12 右上角的阴影区域为 A–d–1）。尽管每个人脑的大小和形状不相同，但用该系统为基础划分脑的区域，可以实现人脑的规格化，从而方便不同大脑之间的比较。

10.3.2 数据集转换到 Talairach–Tournoux 图谱的方法

双连合坐标是报告 PET 功能映射的国际标准，在双连合空间，脑图像中的每个点都可以由 Talairach 脑图谱定义的 x–y–z 坐标来读写。对于不同大脑之间的比较，如果使用 Talairach–Tournoux 双连合坐标，比较时将与人脑的大小、形状和位置无关。

对人脑进行划分是以前连合 AC 和后连合 PC 为中心，根据 Talairach 图谱原则，先把人脑划分成几个主要区域，然后对各主要区域细分到单元格或“小盒子”。每个人脑有 1 056 个单元盒，每个单元盒代表脑的相应部位，使不同人脑可以直接比较。

由于 AC、PC 是 Talairach 图谱的标准界标，所以待转换的图像在同一平面内必须包含 AC 和 PC。首先在图像中找出 AC 和 PC，前连合点定位在前连合的后边缘和上边缘切线的交点处，后连合点定位在后连合的下边缘处，如图 10–13 所示。然后对图像进行 Talairach–Tournoux 坐标转换。识别前连合 AC 和后连合 PC 可以在交互软件中完成。

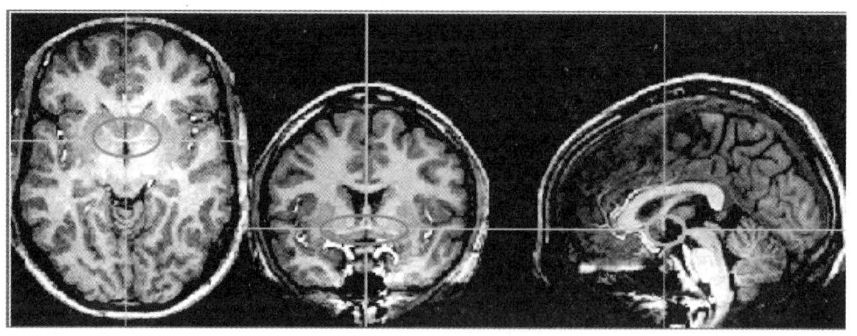

图 10-13 标记 AC 的上边界和后边界

首先应该标记出前连合的上中部（上边界）和后中部（下边界），如图 10-13 所示。在矢状图的胼胝体的底部和穹隆柱的下面找 AC，然后在冠状图上找“倒八字胡须顶点”，在轴向上找半球连接。第二步应该是找 PC 下边缘。

第二步是标记 PC 下边界，这比较困难，因为在低于 1 mm 分辨率的图像上 PC 显示效果并不好。幸运的是，PC 总是在脑水管的顶部，而脑水管显示效果较好。因此，当 PC 比较难分辨时，找到矢状面中部的脑水管顶端，并把它标志成 PC 下边缘，如图 10-14 所示。

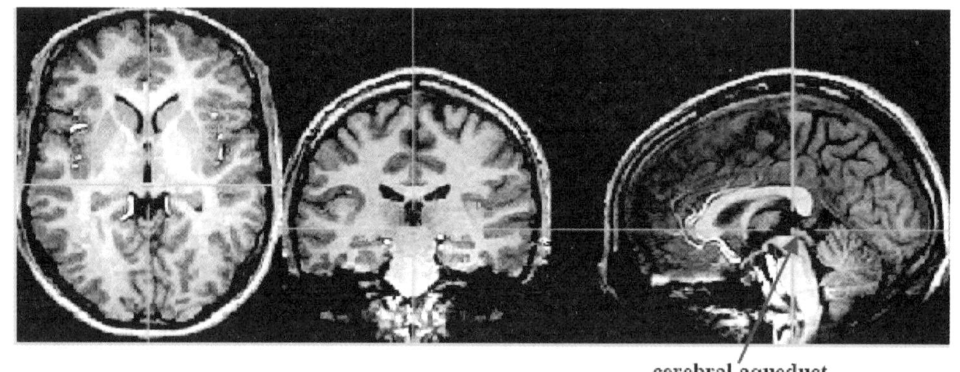

图 10-14 标记 PC 的下边界

第三步是在脑半球中间矢状面标记 2 个点（在胼胝体上方）。这两个点间隔至少为 2 cm，且两平面 AC-PC-#1 和 AC-PC-#2 间隔必须不大于 2 度。

前 3 个步骤正确完成后，就确定了脑图像坐标，下面我们要将此坐标与 Talairach-Tournoux 坐标对齐。我们现在将脑图像拉伸或压缩以适应 Talairach-Tournoux（TT）图谱脑的大小，如图 10-15 所示。

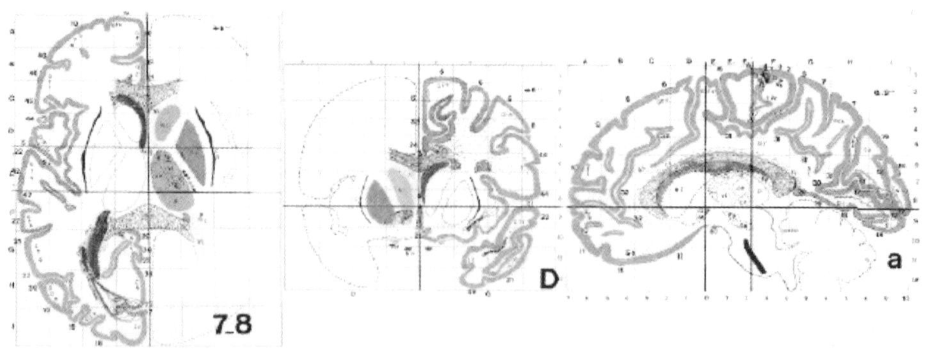

图 10-15 TT 脑图谱例子

NOTE

10.3.3 Talairach-Tournoux 图谱软件

Talairach 图谱是彩色印刷图谱，由于使用日益广泛，所以后续出现了电子版。美国明尼苏达大学 Minneapolis VA 医学中心提供了交互 Talairach 图谱软件下载，如图 10-16 所示，给出的是 Talairach 图谱软窗口界面（http：//www1. va. gov/minneapolis/）。该图谱软件包括标记 AC、PC 的工具，并且在 MP 图像上标示髓质的尖端。当指向标定后，文件应该以 MP-AcPc_ ＊. hdf 格式保存。如果打开了一个 MP-AcPc 文件，单击从左至右的第 16 个按钮，打开的文件就会按要求对准（大脑将被旋转以便 AC 和 PC 的指向在同一轴向平面并且半球间的裂缝将在单一的矢状平面）。如果选中了从左至右的第 17 个按钮，程序将在文件夹中定位所有的 MP-AcPc 文件（并且从子目录开始），将提示目录名，文件将以 MP-Align_ ＊. hdf 命名。

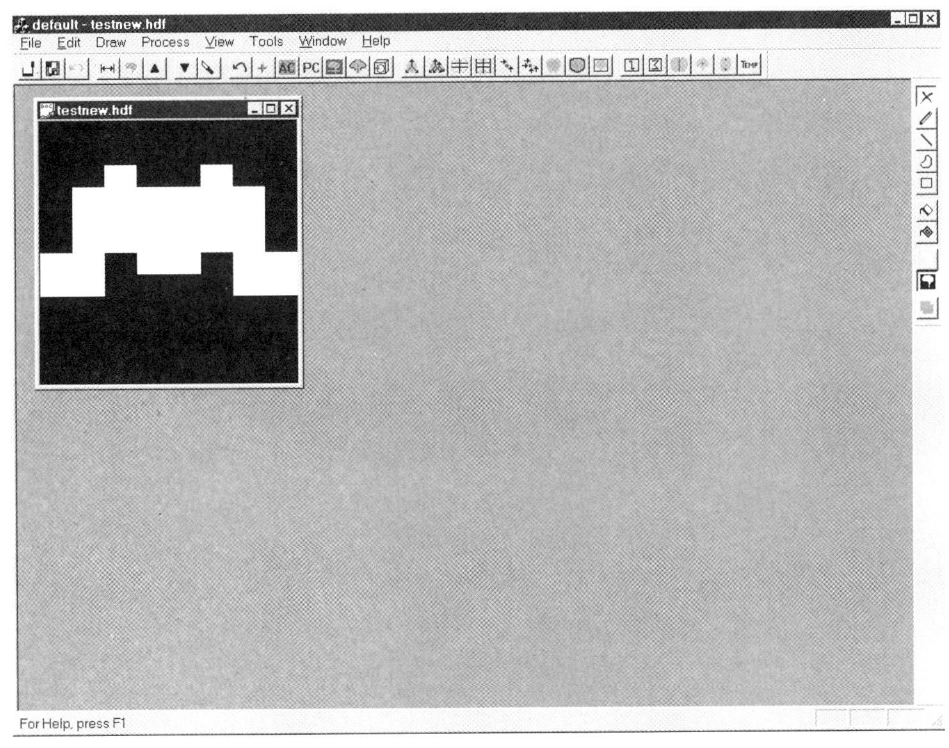

图 10-16 Talairach-Tournoux 图谱软件示例

如果你打开一个 MP-Align 文件后，单击从左至右的第 18 个按钮，这个文件将使用你所设置的参数（这些参数会在后面阐述）转换到 Talairach 空间。如果选中从左至右的第 19 个按钮，程序将转换文件夹中所有的 MP-Align 文件，软件会把所有文件转换成以 MP-Tal_ ＊. hdf 命名的文件。

如果选中从左至右的第 26 个按钮或右起的第 5 个按钮，程序将统计所有在文件夹中的 MP-Tal 文件。如果该按钮左边的选项被单击，程序将计算在文件夹中所有 MP-Tal 文件的一个中值。界面中有的按钮很少使用，如从左至右的第 21 个按钮等，它们是用来进行特殊处理的。

为了对文件夹中所有校准的文件反置一个在 Talairach 空间定义的模板，在 Talairach 程序中打开这个模板，然后在图 10-16 中单击从左至右的第 23 个按钮，这将打开一个文件夹选项对话框。例如，如果模板 testnew. hdf 被反置以便和 MP-Align_ SA102M1. hdf 文件匹配，则在校准空间模板文件将被叫做 testnew_ SA102M1. hdf，并且和 MP-Align_ SA102M1. hdf 放在同一个文件夹中。

如果你想反置模板并生成一个单一的校准文件，单击从左至右的第 22 个按钮，并从弹出的对话框中挑选文件。

选中 Program 下拉菜单，选择 Talairach grid 选项，将弹出如图 10-17 所示对话框。你可以在对话框中输入定义 Talairach 脑的参数。dim x、dim y 和 dim z 是 Talairach 脑中切片和切片数像素值（假定一个冠状定向）。AC x 定义了半球间的 x 坐标，AC z 定义了 AC 尖端的 z 坐标（切片包括 AC 尖端）。PC z 定义了 PC 尖端的 z 坐标。AC-PC y 定义了 AC-PC 平面的 y 坐标。这些数值定义了 Talairach 脑的总大小。如果这些参数不定义，则 Talairach 变换将不能发生。如果你打算转换到 Talairach 空间后统计分析好几个脑，你必须确定这些参数匹配所有的脑。

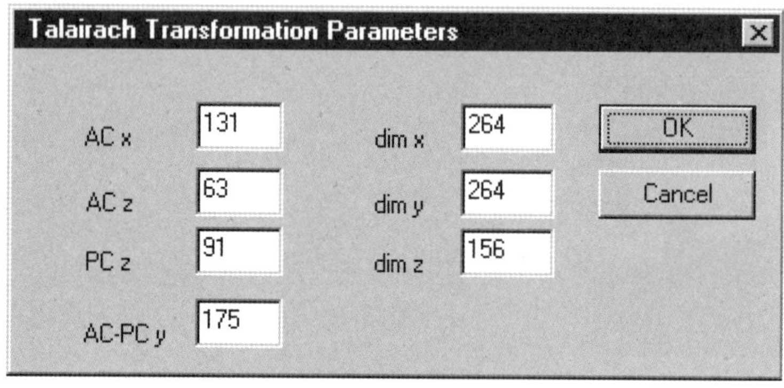

图 10-17 Talairach grid 选项对话框

10.4 国外其他医学图像标准数据库简介

10.4.1 Ono 脑沟回图谱简介

Ono、Kubik、Aberntbey 三人于 1990 年共同发表了 “Atlas of Cerebral Sulci” （大脑沟回图谱）一书。书中通过 25 个脑标本，对脑表面沟回的位置、形状、大小、方向和相互关系方面的变异及一致性做了研究，并提供了 Ono 沟回图谱。图 10-18 来自 Ono 沟回图谱。研究表明，如果能够了解大脑表面全部沟回的特性，例如沟回的位置、大小、形状和走向，就能对大脑内部的解剖结构精确定位。Ono 图谱对沟的类型、发生率和皮层沟类型的变化做了研究，并给出了各主要脑沟的长度及沟间距离的统计测量值。图谱内有 55 个沟和 403 个类型及相应的发生率，对一些脑沟提供定量的中断、侧向分支和相应的发生率。

图 10-19 来自 Ono 图谱，其中 A、B 为后中央沟末尾，C、D 为前中央沟末尾。对于后中央沟末尾：

NOTE

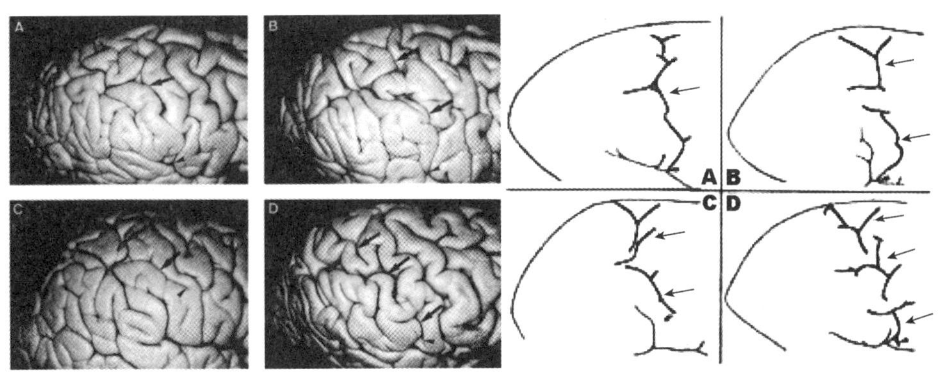

图 10-18 Ono 图谱后中央沟的某些类型

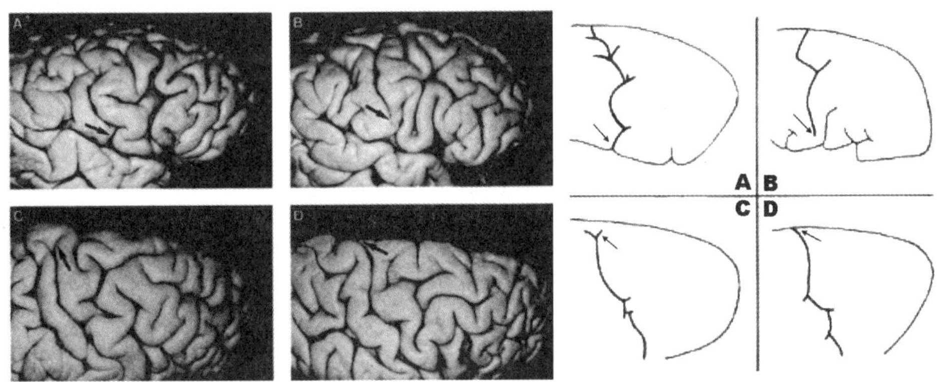

图 10-19 Ono 图谱后中央沟末尾与前中央沟末尾

1. 伸展进 Sylvian **裂缝**（A） 右-16%；左-16%

2. 方向 a 前方（B）右-40%；左-60% b 后方（A）右-60%；左-40%

3. 形状 a 直的（B）右-52%；左-80% bY-形右-28%；左-0% cT-形右-20%；左-20%

10.4.2 MNI-BIC 的 Brain Web 简介

McConnell 脑图像中心（Brain Imaging Centre）是北美最大的潜心于人脑研究的机构，其隶属于加拿大蒙特利尔 McGill 大学神经学研究所。BIC 重点研究三维脑结构和功能。脑结构成像用解剖学磁共振成像（aMRI）技术，脑生理学用电子发射断层摄影技术（PET）、磁共振光谱仪（MRS）或功能 MRI（fMRI）成像。这个环境着重不同扫描仪获得数据的结合，从而实现交互的多模态图像分析。

BIC 开发的 Brain Web 是模拟脑数据库（Simulated Brain Database，SBD）的一个 www 接口，可以进行 MRI 仿真。BIC 基于 WEB 开发了一系列相应的软件。随着对计算机辅助、医学图像数据定量分析兴趣的增加，对于这种有效的技术需求也在增长。但是，这里不存在“根本真实”或金标准用于活体获取数据的分析。这些页面对模拟脑数据库的形成（SBD）和一些问题提供了有效的解决方法。SBD 包含一组由 MRI 仿真产生的 MRI 体数据，这些数据可以被神经图像研究团体使用，从而评价不同图像分析方法的性能。

目前，SBD 包括的仿真脑 MRI 数据是以两种解剖模型为基础：正常的和多硬化症的（multiple sclerosis）。他们的三维体数据都是用 T_1-、T_2-和质子密度-（PD-权重的）MR 图像序列仿真，并具有多样的切片厚度、噪声等级和不同的强度等级。这些数据通过 3 个正交的视图（轴向的、矢状的、冠状的）能够被可视化，并提供下载。

用于生成仿真脑 MRI 数据的解剖学模型是由一套三维“模糊”组织成员体积构成的，每一个组织成员体积对应一个组织类（白质、灰质、脑脊髓液、脂肪……）。在这些体积中，体素的值反映了这个体素中某种组织的百分比，其变化范围是［0，1］。在 Talairach 空间中，体积以 1 mm 等方体素栅格定义，大小为 181×217×181（$X \times Y \times Z$），起始坐标为-90、-126、-72（x，y，z）。

除了模糊组织成员体积外，还提供了一个离散的解剖学模型，该模型是由每个体素上的一类标签构成，这个标签代表对这个体素贡献最大的组织（0 = 背景，1 = 脑脊髓液，2 = 灰质，3 = 白质，4 = 脂肪，5 = 肌肉/皮肤，6 = 皮肤，7 = 颅骨，8 = 神经胶质，9 = 连接物）。

下列体组织构成了解剖学模型，在离散模型中的每个组织类的体积大小如括号中所示，以立方毫米为单位。离散模型总体积（7109137）（图 10-20）。离散模型所包含的模糊模型有：背景（3001960）、脑脊髓液（371945）（图 10-21）、灰质（902912）（图 10-22）、白质（674777）（图 10-23）、脂肪（146514）、肌肉/皮肤（617482）（图 10-24）、皮肤（726649）、颅骨（362561）、神经胶质（5987）、连接物（298350）（图 10-25）。

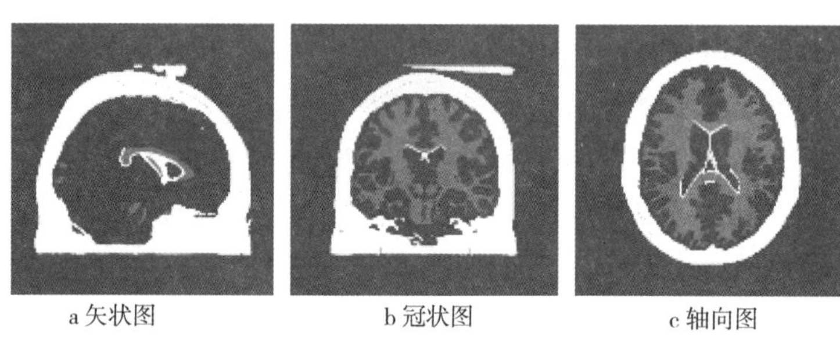

a 矢状图　b 冠状图　c 轴向图

图 10-20　离散模型

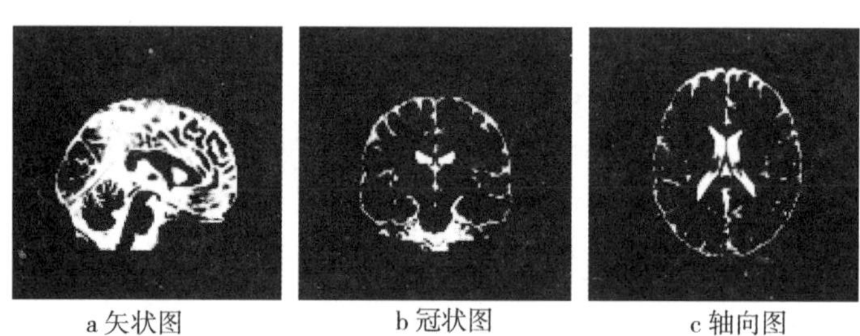

a 矢状图　b 冠状图　c 轴向图

图 10-21　脑脊髓液（CSF）

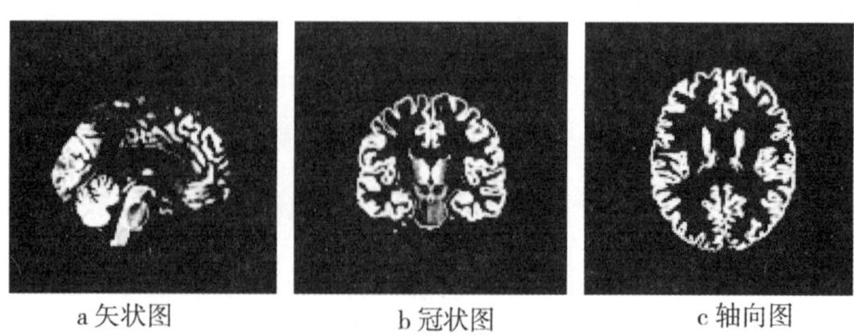

a 矢状图　b 冠状图　c 轴向图

图 10-22　灰质

NOTE

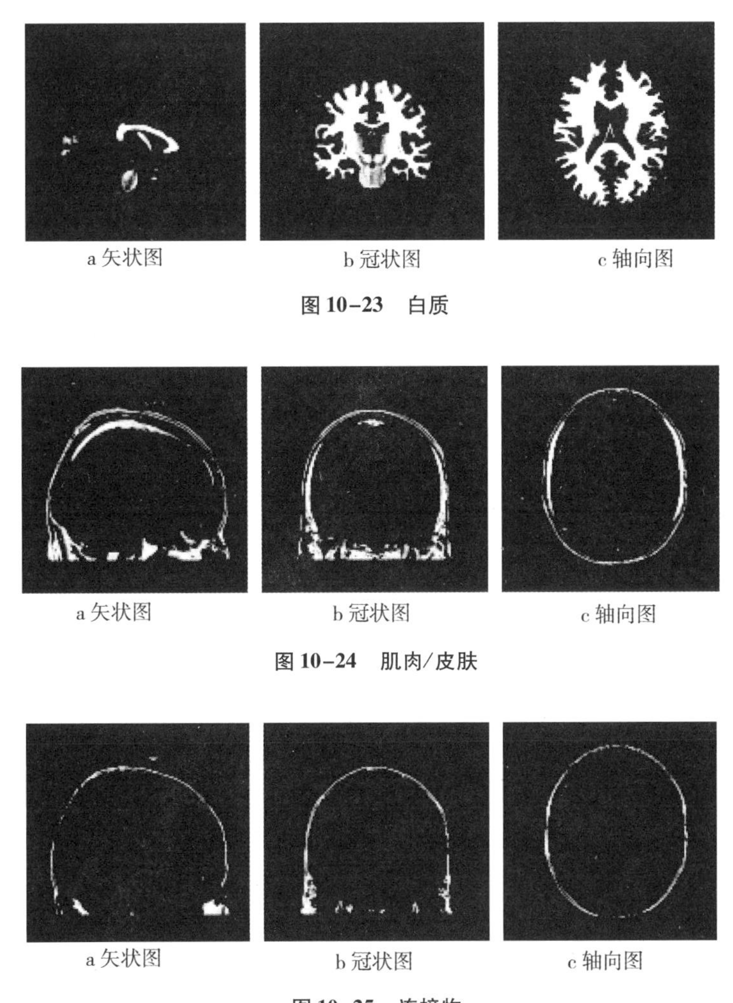

图 10-23 白质

a 矢状图 b 冠状图 c 轴向图

图 10-24 肌肉/皮肤

a 矢状图 b 冠状图 c 轴向图

图 10-25 连接物

10.4.3 哈佛全脑数据库简介

哈佛全脑数据库是一个多模态图像医学软件，它由高质量的脑图像和相应的临床数据组成。全脑图谱可以通过网站或光盘（v1.0 CD-ROM）访问。该图谱可提供精确的 MRI 和核医学图像，强调了一些最主要的中央神经系统疾病（脑血管疾病、脑瘤、退化性疾病、发炎或传染性疾病）。全脑图谱 v1.0 CD-ROM 包含 13 000 多个脑图像和 30 个临床病历。访问全脑图谱的网址为 http：//www. med. harvard. edu/AANLIB/home. html。使用浏览器可以观察特定的脑切片、时间点、类型、子图像等。浏览器还提供了一些工具从临床角度漫游一些疾病，如多发性硬化症和阿尔兹海默症。脑图像上加的解剖标识能够帮助人们认识正常的脑和脑退化过程、脑血管疾病及脑血管解剖学、脑瘤、退化性疾病（如阿尔兹海默症）、发炎性或传染性疾病。

图谱提供了 100 个主要脑结构供人们测试和研究相关知识。哈佛大学神经外科学系和手术计划实验室、哈佛医学院的放射医学系联合开发维护了脑肿瘤数据库。数据库由大约 260 个脑肿瘤患者的核磁共振图像构成。所有的图像都经过了后处理，采用半自动技术和手工勾画表皮、脑、脑室、血管及瘤的轮廓。

如图 10-26 所示，是一神经胶质瘤案例，一位 51 岁的妇女因为右半身轻瘫逐渐加重和一侧视力缺失而就医。颅骨切开术中，在左边的颅顶部发现了已经成形的星形细胞瘤。该病例脑有 29 个切片。如图 10-27 所示，是病历 1 中的 3 个漫游，漫游 1 和漫游 2 都有 37 个切片层，漫游 3 有 21 个切片层。漫游 1 是对已经成形的星状细胞瘤进行活组织切片检查，查看右颅顶部损伤。漫游 2 是检查脑水肿。在漫游 3 中，因为缺乏遍及整个人脑的界线，脑垂体的茎很亮。

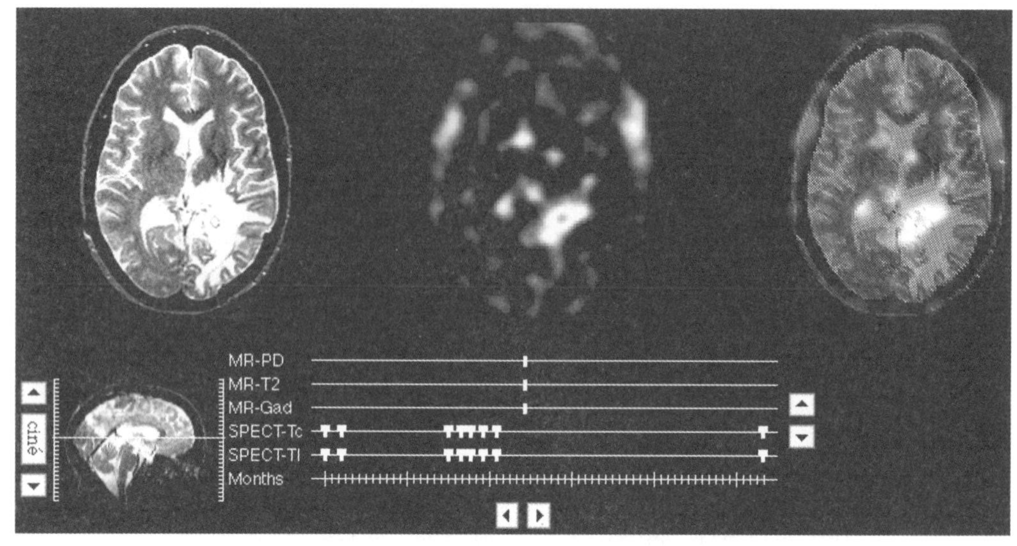

图 10-26　神经胶质瘤（病例 1）

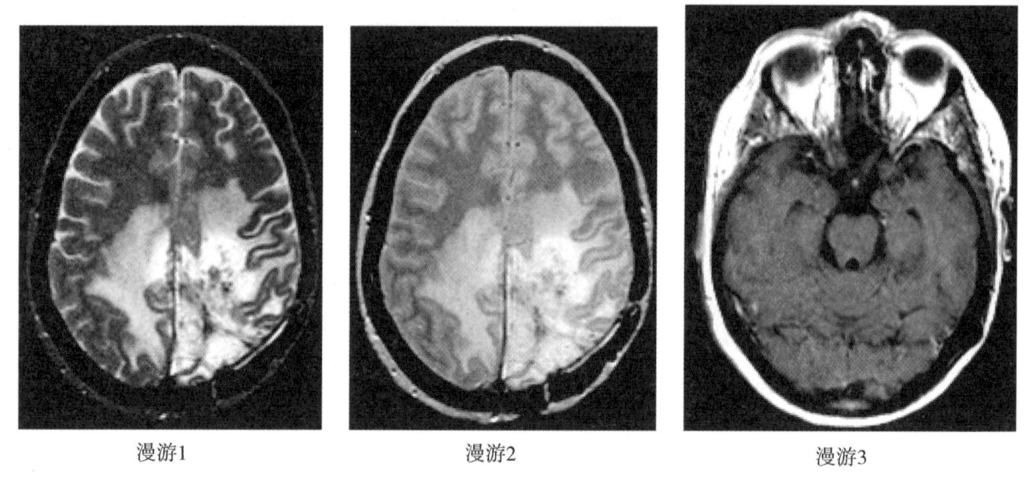

图 10-27　病历 1 中的 3 个漫游

10.5　舌象图像

舌诊是中医四诊中望诊的重要内容，是中医临床诊断的主要依据之一。传统舌诊一般根据中医医生的主观观察来诊断病情的，这和医生的知识水平、诊断经验密切相关，同一个患者，两个人可能得出大相径庭的结果。舌诊客观化的主要内容之一就是解决舌诊的模糊性和不确定性问题，计算机图像处理技术在这一方面具有独特的优势。近年来，中医舌象的自动分析取得

NOTE

了可喜的进展，对一些重要舌象指标如舌色、苔色、苔厚、裂纹、舌苔的腐腻、舌体的歪斜、舌体胖瘦已实现了自动定量分析，这些指标的分析结果与临床应用达到了80%的符合率。北京工业大学信号与信息处理研究室和北京中医医院合作，研制了计算机舌象分析仪。该仪器经过多家医院的临床应用，证明效果良好。如图10-28为不同颜色舌象。

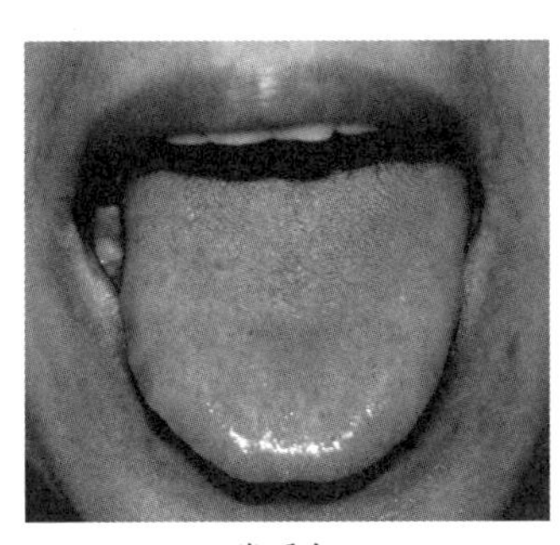
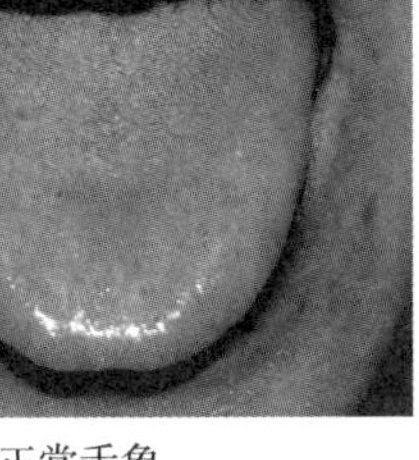
a. 正常舌象

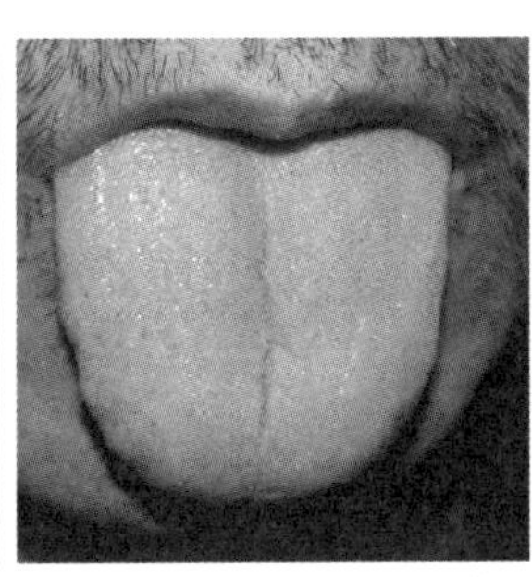
b. 白舌

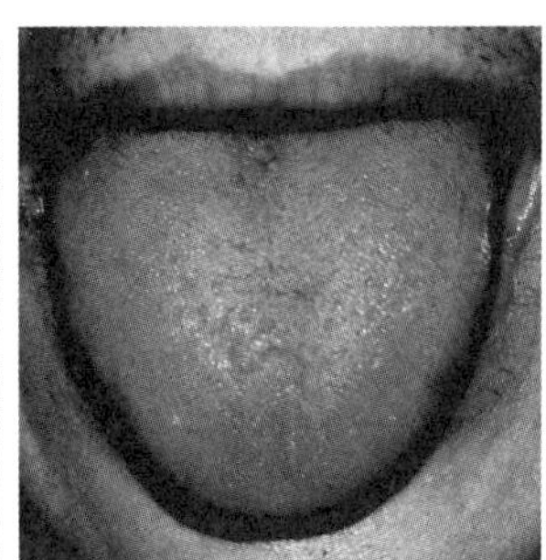
c. 红舌

图10-28 不同颜色舌象

10.5.1 早期的探索性研究

早期的舌诊客观化检测和识别方法是以舌色为突破口和主要研究内容。20世纪70年代，英国人用3种颜色比色表检查患者的舌质来确定舌质是否正常。20世纪80年代，国内主要的舌色研究方法有荧光法、光谱光度法、舌诊比色板、光电转换法、图像摄像识别法。1986年，安徽中医学院与中国科技大学利用计算机图像识别技术，对《中医舌苔图谱》上部分舌象的彩色图片进行了探讨性实验。

早期科学家曾对中医舌诊进行了以下客观化研究：从微观角度设想利用计算机对舌诊显微仪、脉象图仪采集到的图像进行处理，并结合中医辨证法进行计算机微观辨证研究；收集彩色舌象幻灯片，利用计算机图像处理技术，对舌质和舌苔的颜色进行了数字式分析，研究了典型舌象的数字特征；使用Macbeth测色表对舌色与照片显示的舌色进行对比，将照片数字化，利用Adobe图像处理软件测定舌下静脉的RGB数值，并对舌下淤血进行客观评价。

早期的舌象客观化识别方法改变了舌诊完全由“眼睛观察、语言描述”的状况，客观化研究中医的内容和方法。虽然如此，但仍然存在着一些问题：首先，早期舌象客观化识别方法，各种检测方法之间互相独立，缺乏系统性和连贯性；其次，因为在舌体和舌苔的质地、纹理等内容客观识别方法上还是空白，所以造成早期的识别方法不能成为一个完整的体系；再次，多数的检测识别方法具有研究型和实验型的特点，临床实用性相对较差。所以，客观地说，早期舌象客观化识别方法还是舌诊客观化识别的一种尝试，舌诊研究期待着新的更完善的客观识别检测方法的出现，而计算机舌象识别方法正是在这样的一种情况下产生的一种新兴的技术与方法。

10.5.2 舌象采集方法的研究

舌图像的采集是对舌象进行计算机分析识别的图像来源。只有设计实用、规范的采集方法，才能为后期的研究打下良好的基础。

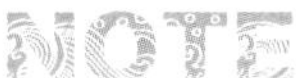

国内学者主要采用以下方式采集舌图像：

1. 按柯勒照明原理设计照明系统，采用卤钨灯，两个照明系统位于被测者两边，成45°角，将光均匀投射到舌面上，视场>120 mm，不均匀性<1%。

2. 首先设立暗房，阻绝外来光源；另外设计舌诊头部固定架，使舌头照射部位、光源和相机三者位置固定；同时使用标准色温冷光灯光（色温约为5 300 K）作为舌诊摄影光源。

3. 用两个日用台灯作为辅助照明系统，直接使用Panasonic数码摄像机采集舌图像。

4. 选用Kodak DC260数码相机，图像分辨率1 536×1 024。光源为两只Osram全光谱的L18/72Biolux D 6500光源，显色指数Ra=96，色温为6 500 K。

10.5.3 舌图像分割方法的研究

尽管在拍摄过程中可以调节硬件，以获得最大舌体原始图像，但非舌体部分如脸额、唇和牙齿仍然会存在。因此，在进行舌体和舌苔鉴定前先要将非舌体的部分分离出去。早期的舌体分割多采用手工方式，例如在计算机上调用文件，直接去掉非舌象部分，删除多余信息。这种手工的图像分割方法准确率较高，但需要专业人员的参与，且费时费力。有学者从数学形态学的基本理论出发，利用数学形态学描述图像形态特征，结合HSI（hue，色度；saturation，饱和度；intensity，亮度）模型，提出了基于数学形态学和HSI模型的舌图像分割算法，并使用半自动分割方法作为补充。图10-29显示的是RGB模式和HSI模式下H和S分量图像。其次有一种基于颜色与空间的纹理特征研究舌特征的途径，利用YC_bC_r空间的色度饱和信息以及2D Gabor小波系数能量分布特征，将舌体从原图像中可靠分离出来。随着图像分割技术的发展，舌象研究中的图像分割也经历了从人工分割逐渐向半自动、自动分割的过渡，但目前舌体分割的结果还不是非常令人满意。

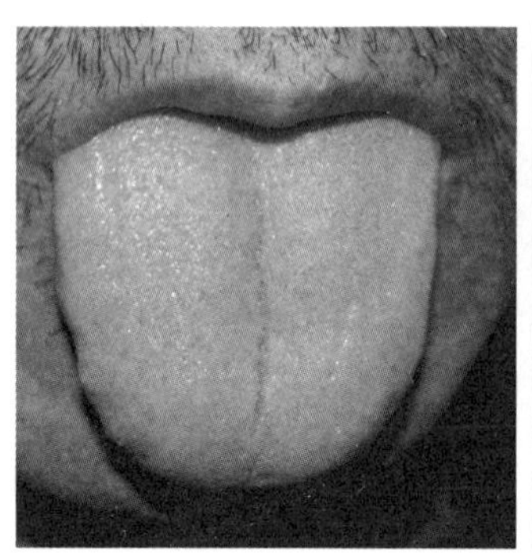

a. 白舌RGB图像

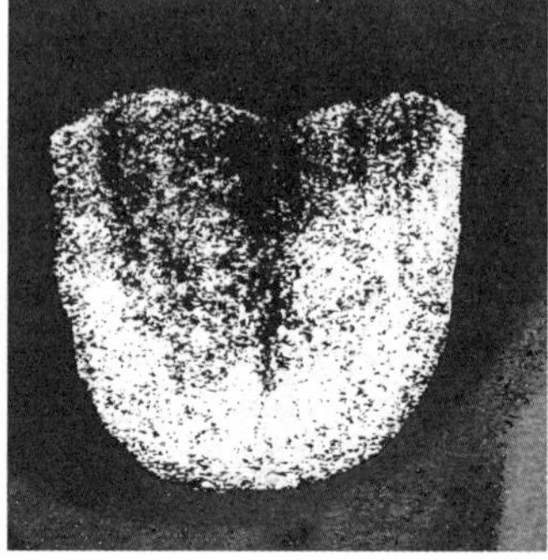

b. 色度H分量

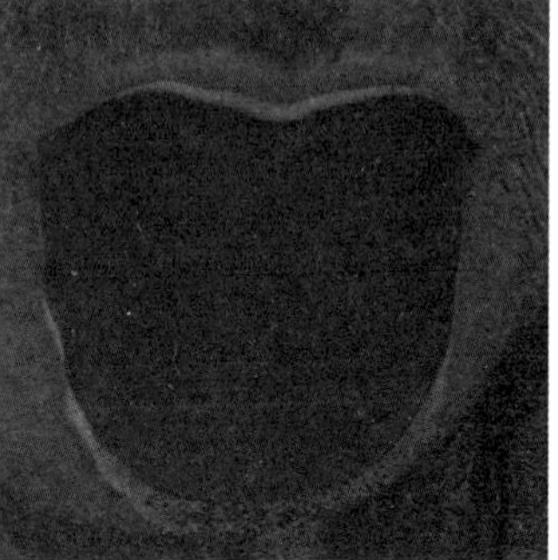

c.饱和度S分量

图10-29 RGB图像和HSI图像分量

图10-30a是红舌图像，图10-30b是对该图像进行基于HSI色彩空间H分量的舌体分割，阈值为0～0.03和0.9～1（H归一化处理）。可以看出，使用该法的不足之处是舌体和嘴唇部分分割效果比较差，并且在舌体部分有许多像素被屏蔽掉了。

图10-31和图10-32是基于HSI和二值形态学以及中值滤波算法相结合的舌体分割，与图10-30比较，结合其他算法后，使舌体和嘴唇的分割效果得到了明显的改善。

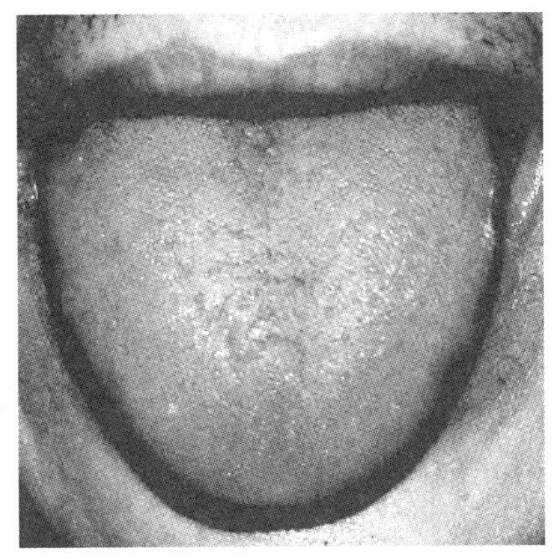

a. 红舌原始图象

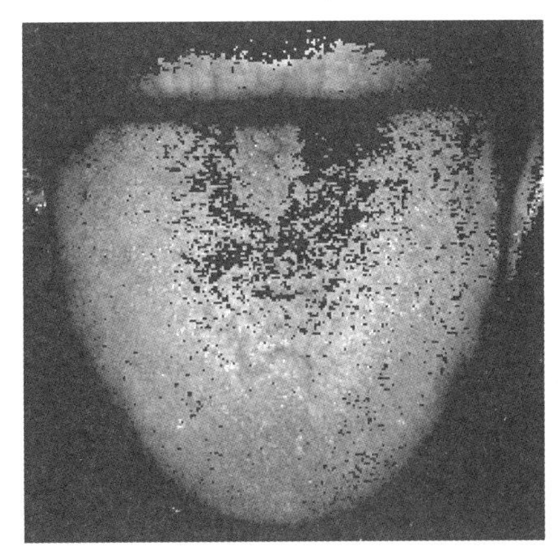

b. 基于HSI的舌体分割效果

图 10-30 基于 HSI 的红舌体分割

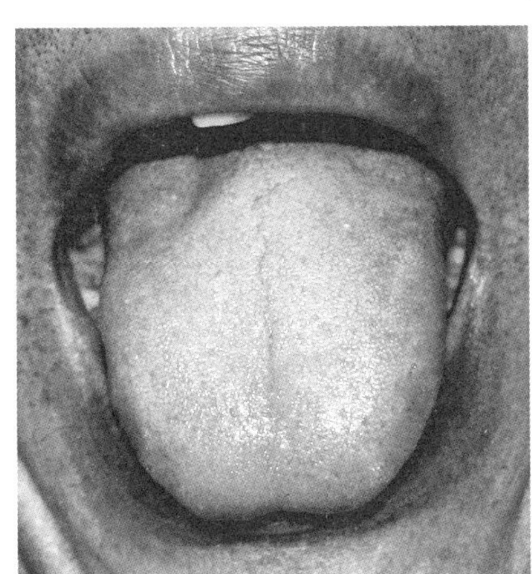

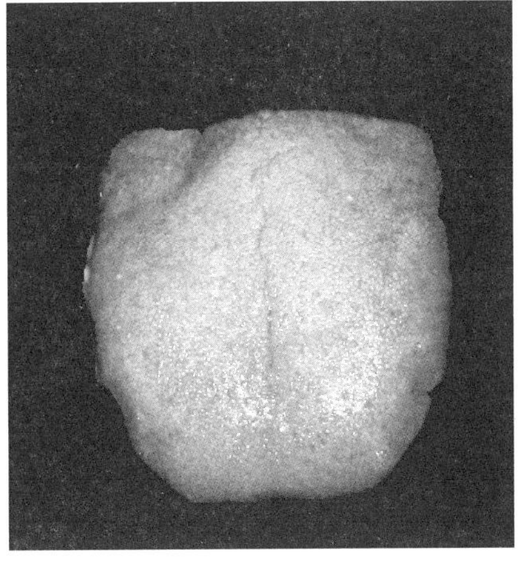

图 10-31 基于 HSI 和二值形态学等算法结合的紫舌体分割

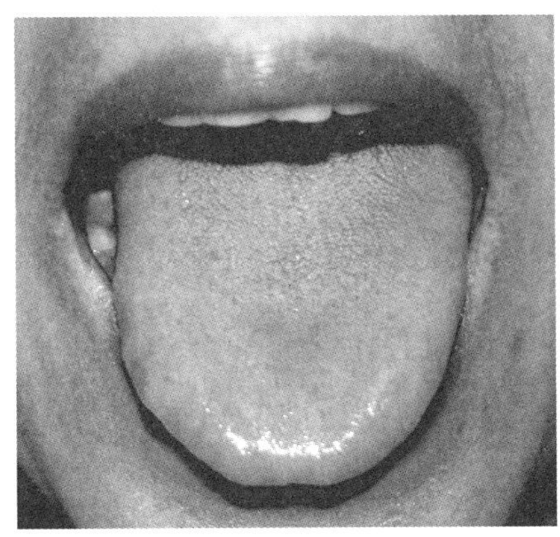

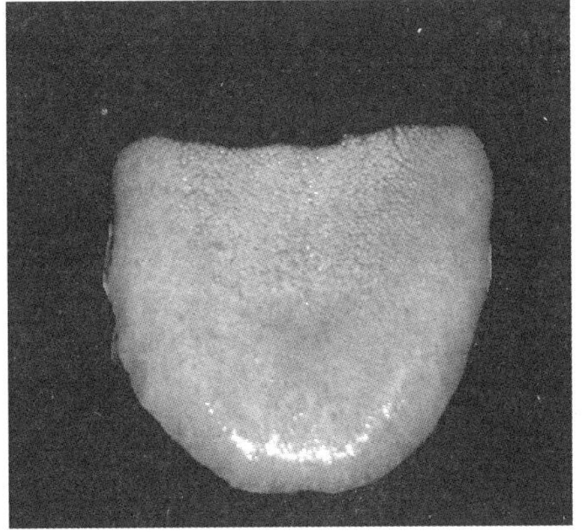

图 10-32 基于 HSI 和二值形态学等算法结合的正常舌体分割

10.5.4 舌质舌苔自动分类方法的研究

舌象包括舌质和舌苔两部分。必须将舌图像中舌质和舌苔区分开，才能对舌象进行正确的识别和分析。早期的研究多以舌尖及舌边无苔质覆盖区域作为舌质区域，舌中舌苔覆盖区作为

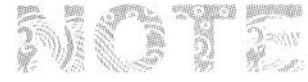

舌苔区域。这种分类方法较粗糙，不能客观反映舌象的特征。近年来，部分学者对舌质、舌苔的计算机自动分类技术进行了研究。

1. 认为在舌质舌苔判断上，满足 H（色相）≤10 或 I（亮度）<0.68 条件则标记为舌质，否则标记为舌苔。

2. 提出了一种监督 FCM 聚类算法，并设计了多层去模糊处理，用于中医舌象自动分类。

3. 采用“分裂-合并算法”分离舌质和舌苔区域，同时引用麦克斯韦直角三角，将 HSI 三维色度空间转换到 r、g 二维坐标中，并以标准舌色分类库为判断依据建立舌色与舌苔分类量化范围。

4. 使用 HSI 模型区分舌质舌苔，对混淆的区域采用高斯模型进行统计分析，有效地实现了舌质和舌苔的分离。

5. 基于神经网络集成的舌苔自动分类方法。

上述研究提高了舌质、舌苔自动分类技术，为以后的发展提供了方向。

10.5.5 舌象特征自动分析与识别方法的研究

1. 舌象色彩识别的研究 由于颜色是舌诊中最重要的信息，且舌色相对舌象的其他如质地、纹理等信息在技术上和方法上可操作性更强，更容易进行客观化和量化识别，因此近十几年来计算机分析与识别技术的研究以舌象色彩识别的研究开展最早，技术最成熟。

清华大学与中国中医科学院将舌诊自动识别定位于色彩模式识别，以 Munsell 颜色系统为色标，运用色度学、近代光学技术、数字图像处理技术等，建立了中医舌诊自动识别系统。有学者采用 $L^*a^*b^*$ 彩色模式研究舌苔的色度数据，提出了舌苔指数作为舌苔的特征参数。舌苔指数（T）=（舌体 a^*-舌苔 a^*）/舌体 a^*。以 Lab 为色彩模型，对 884 例体检人群的舌色分布状态进行了分析，并与人工判断的舌色进行比较。发现舌色的 L 值平均值为 59.5，a 值的平均值为 27.9，b 值的平均值为 15.5。

2. 舌象其他特征识别的研究 在颜色自动识别研究的基础上，舌象的其他特征，如舌苔的厚薄、润燥、腐腻、舌形、舌态等研究也陆续开展。

（1）基于中医“舌苔的厚薄以见底、不见底为依据”的知识和经验，在舌质与舌苔精确分割的基础上，定量化舌苔的见底程度，作为舌苔的厚度。

（2）应用灰度差分统计方法，以对比度、角度方向二阶矩阵、熵、平均值 4 个参数，进行舌象纹理的量化和定义分类。

（3）根据腐腻苔的纹理特点，提出了一种舌苔腐腻的图像分析算法。首先将舌苔区分为固定大小的几块，然后对各块进行分类，最后得到整幅图像的腐腻指数。

（4）一方面利用二维 Gabor 小波系数能量来描述各个区域的厚度特征；另一方面，根据色彩效应鉴定舌苔厚度的特征量。

（5）利用结构识别方法，将舌象分成根部、中间、舌尖 3 个区域，应用 RGB 彩色模型，通过比较颜色属性把各舌象归于某一已知类，然后再用传统的纹理算法进行纹理分析以研究厚薄苔与腻苔的定量标准。

从 20 世纪 80 年代开始，计算机在舌诊研究中的应用，由理论探讨发展到临床实验研究，由初步系统设想发展到高级程序设计，由简单的光线要求发展到专业的拍摄环境，逐步走向成

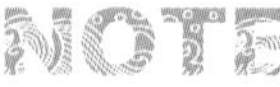

熟，但仍有一些问题需要解决。今后，我们应加强中医理论的指导，结合其他诊断信息，使舌诊信息更具临床使用性。同时继续对舌象的定性、定量分析进行研究，建立舌诊的客观统一识别标准，作为舌象计算机分析的依据，促进中医科研的发展。

小结 10

1. 数字化人脑图谱的概念及制作方法；数字化人脑图谱的应用。

2. 数字化虚拟人体的概念；可视人计划数据的采集、处理；数字化虚拟人体的应用与各国可视人的研究；虚拟人计划。

3. Talairach-Tournoux 图谱的概念；Talairach 坐标系及数据集转换到 Talairach-Tournoux 图谱的方法；Talairach-Tournoux 图谱软件。

4. Ono 脑沟回图谱；MNI-BIC 的 BrainWeb；哈佛全脑数据库。

5. 中医舌象图像的自动分析。

习题 10

10-1 什么是医学图像标准数据库？

10-2 什么是数字化虚拟人体？

10-3 请将一幅 RGB 模式图像利用 Matlab 转换到 HIS 彩色空间。

10-4 请将一幅 HIS 模式图像利用 Matlab 转换到 RGB 彩色空间。

10-5 利用阈值分割法将一幅 HIS 模式舌诊图像进行舌体分割。

11　医学图像应用

近30年来，随着社会整体科学技术的快速发展，医学图像也经历了革命性的发展。根据各种医学成像模式获取的医学图像以及在此基础上实现的三维可视化，已经成为疾病诊断和护理程序的重要依据。

11.1　图像指导治疗

计算机技术的快速发展为复杂的医学信息可视化打下了坚实的基础，现代医学开始摆脱传统医学的束缚。现代各种类型的医学成像技术如X射线断层成像、磁共振成像、超声成像、单光子发射断层成像以及正电子发射断层成像，对人体不同部位提供了多种不同时空分辨率的二维医学图像，形成了现代医学影像诊断学的基础，极大地推动了医学诊断和临床治疗的发展。同时随着现代计算机辅助技术、虚拟现实等现代技术的发展，人们对直观的三维医学图像的需求也日益增强，医学图像三维可视化近来成为医学成像发展的热点。医学影像已成为医学技术发展最重要的领域之一，使临床医生对人体内部病变部位的观察和了解更直接、更清晰，确诊率更高，从而进行安全、高效的治疗。图像指导治疗技术包含几个方面的内容：成像技术、医学图像后处理技术和图像指导治疗方法及应用研究等。

11.1.1　成像技术

近年来，伴随着科学技术的发展，医学影像设备的成像技术呈现日新月异的变化，现在广泛使用的成像工具主要是X射线成像、γ射线成像、磁共振成像（MRI）和超声成像（UI）等成像方法。各种成像技术按照物质波和人体组织的不同机制，只能获取人体的一部分信息，而局部的信息还无法得到确切的诊断结论，也不能解决治疗过程的可视化实时过程。这些实际应用的需求促进了对成像方法进行新的研究和发展。

1. 多种模态成像　当代医学影像成像系统的应用，为医学诊断提供了不同模态的图像，这些多模态的医学图像可以提供不同、互补的医学信息，其典型实例就是T_1、T_2和PD加权MR图像的结合使用的多谱医学图像分析，如图11-1所示。如：在放射外科手术计划中，CT图像具有很高的分辨率，骨骼成像非常清晰，对病灶的定位提供了良好的参照，但对病灶本身的显示就较差。而MRI图像则不同，虽然它空间分辨率比不上CT图像，但是它对软组织成像清晰，有利于病灶范围的确定，可是它又缺乏刚性的骨组织作为定位参照。再比如：SPECT、PET提供了人体的功能信息，但对解剖结构的描画却很差，而MRI、CT、X线成像对人体解剖结构描画得很好，却缺乏人体的功能信息。可见，不同模态的医学图像都有各自的优缺点，如

NOTE

果我们能把它们之间的互补信息综合在一起，把它们作为一个整体来表达，那么就能为医学诊断、人体功能和结构的研究提供更充分的信息。

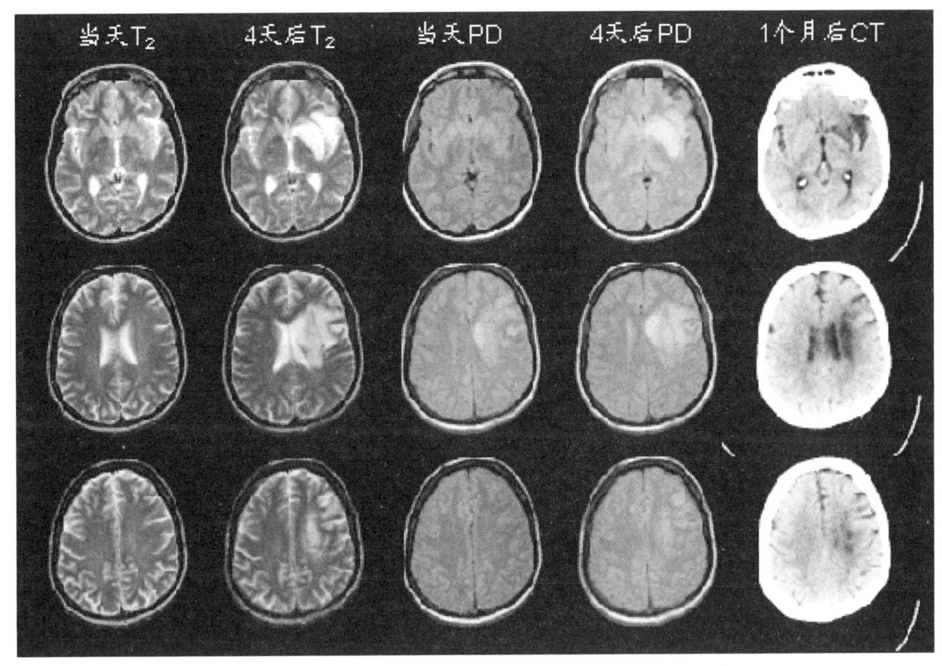

图 11-1 急性脑梗死多种成像

2. 实时手术图像 现在影像手术导航系统已广泛应用，这种技术的最大缺陷是应用手术前采集的各种影像资料来计划手术的实施方案。但是，在手术过程中很多因素会对人体的组织产生影响或变形，如在手术过程中颅内容物的位置经常会有动态的改变（脑飘移），造成预测的位置与实际的位置偏离，从而影响手术的精确性，所以术前的影像很难正确地指导手术。

由此可见，手术中所获得的实时图像才是临床医生所需要的。其中磁共振是目前最佳的手术图像导航的选择，MRI 手术室（MRI Operating Theater）是这一领域发展前沿的最新概念，在不远的将来可能应用 MRI 介导进行神经外科手术，MRI 手术室是手术在 MR 室进行，如图 11-2 所示，在手术过程中通过进行术中 MRI 成像来协助指导手术的进行，以提高外科手术对病灶的完整切除率和治愈率。而且患者无需在影像诊断室与手术室之间来回奔走和饱受长时间手术的煎熬，医生也无需担心参照诊疗图像实施手术时会产生偏差。引入磁共振成像（MRI）导航（Navigation）介入治疗系统、冷热消融（Thermal Ablation）技术以及高分子（High-Polymer）新材料制成的各种导管的医院手术室，将完全改变对传统手术室的固有认识。

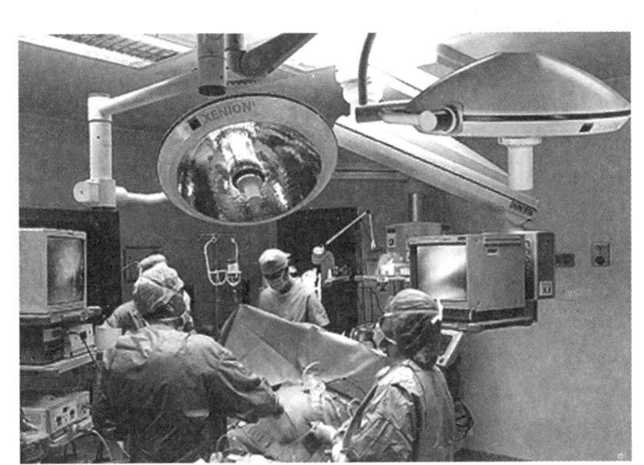

图 11-2 在 MR 室进行手术

“术中 MRI 成像”（Intraoperative MRI）一般包括术前成像、手术过程中成像。这些术中 MRI 成像信息又可现场输入到导航系统中作为手术导航的实时指导修正手术的依据，配合术中

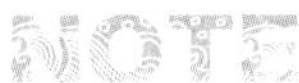

显微镜的病理检验，结合术中放疗的进行，可达到对病灶100% 的切除和根治性治疗。外科手术完全按照标准手术程序进行，术中 MRI 成像序列和成像参数则是根据手术而特定的，根据手术的需要也可进行术中 MRI 增强扫描和术中 MRI 血管造影等。第一个比较适合并直接应用于神经外科手术的术中磁共振起始于 1991 年，它是波士顿的哈佛医学院神经外科和放射科与通用电气（GE）医疗系统合作的产物。北京协和医院新奥博为 MRI 导航介入治疗研究中心正在安装全球第一台应用于临床的磁共振成像（MRI）导航介入治疗系统，这标志着中国医疗领域的一大发展。

但 MRI 过于昂贵，包括安装和技术维持、人力和人员花费，目前仅限于安装在有可观的资源和研究前景的高端学术医疗中心。相对而言，超声设备要便宜得多，近年来，三维超声成像技术飞速发展，在临床诊断上已取得良好的成效。实时三维的出现，使之又获长足的进步。美国 Duke 大学于 1997 年提出矩阵型多方位声束快速扫描原理，经过美国 Agilent 公司精心研究获得成功，此装置能实时显示心脏解剖结构的立体影像，直观描绘心脏各个房室、大血管的轮廓、走向、空间位置与毗邻关系，立体显示各种心脏病变的性质、部位、形态、范围及其在心动周期中的动态变化；观察心脏瓣膜的形态、厚度、瓣口大小、开放幅度与关闭时是否密合；探测间隔缺损的部位、大小、形态及合并畸形，进而检验三维超声的敏感性与特异性，制定相应的临床诊断标准。它能更为敏感和准确地评价局部心肌的收缩与舒张功能，测量心肌重量，评价冠心病心室重构后整体功能，为早期诊断冠心病和评价预后开辟一种有效的无创性检查手段。并且通过三维图像处理，模拟心脏外科手术路径，对辅助制定手术方案并预测疗效有重要价值。

3. 新成像技术的研究与发展 虽然现有的成像技术给临床诊断和治疗提供了丰富的信息，但为了解决手术过程所出现的各种实际需求，就要不断地探求新的成像技术。如针对糖尿病的研究开发的新成像技术，能有效地在 1 型糖尿病（Type 1 diabetes）的早期阶段明确诊断。新技术用一种称为 CMFN（Long-Circulating Magneto Fluorescent Nanoparticles）的纳米粒，很容易被磁共振成像术检测到。这种新成像技术能帮助研究人员和临床医生发现早期胰腺炎，并在治疗开始前后加以密切地监护。

在肿瘤的早期诊断、癌症转移的定量描述中发挥很好作用的是一种新型的更安全、更准确的影像诊断技术——光声层析成像技术。光声层析成像技术是一种新型的生物组织的无损伤检测技术，生物组织内产生的光声信号反映了组织的光吸收差异；由于不同生理状态的生物组织对光的吸收不同，光声信号也反映了组织代谢的差异和病变特征。应用光声方法对生物组织进行层析成像和功能成像成为目前研究的热点之一。

另外，1999 年美国哈佛大学 Weissleder 等提出分子影像学（Molecular Imaging）的概念：应用影像学方法，对活体状态下的生物过程进行细胞和分子水平的定性和定量研究。它在分子生物学与临床医学之间架起了相互连接的桥梁，被美国医学会评为未来最具有发展潜力的十个医学科学前沿领域之一，是 21 世纪的医学影像学。分子影像学常用的技术有成像技术和分子显像探针技术，光学成像、磁共振成像和核素成像是分子影像的 3 种主要成像技术。

11.1.2 图像后处理技术

NOTE

医学图像后处理是指通过综合运用计算机图形学和图像处理技术，将由各种数字化成像技术所获得的人体信息按照一定的需要在计算机上直观地表现出来，使之满足医疗需要的一系列技术的总称。它能够弥补影像设备在成像上的不足，提供用传统手段无法获得的结构信息。

一般图像后处理技术包括直方图均衡、图像平滑、边缘增强，窗宽、窗位调整，正负像反转，长度、角度、面积测量，放大、缩小、多图显示、伪彩色显示、电影回放、添加任意图像及文字标注等，这些是基于数字化基础的对图像的初步处理，是计算机采集系统和影像工作站系统的重要功能。

1. 图像增强 图像增强是一种基本的图像预处理手段，它对改善原始图像的视觉效果起着不可估量的作用。在医学图像的处理中，常用的是对比增强法。基于粗糙集理论的增强方法其衬比得到了明显的提高，能将一幅采用双能量算法获得的肺部软组织 X 线数字图像划分为不同的子图像，然后对各个子图像分别作衬比增强，在肺部软组织图中看不到胸、肋骨对肺部成像所产生的干扰，十分有利于肺部小病灶的检出。伪彩色图像处理即密度分割技术将黑白图像变为彩色图像，提高了对图像特征的识别，充分发挥了人眼对彩色的视觉能力，使观察者能从图像中取得更多的信息。

2. 医学图像分割技术 图像分割是把图像中具有特殊含义的不同区域划分开来，这些区域使互不相交的每个区域都满足特定区域的一致性，医学图像分割可以将怀疑区域（病灶等）提取出来，帮助医生进行定性及定量的分析；包括分割（将不同图像按算法分解成若干有意义的子区域或对象）和标注（识别和标示出各区域的解剖或生理意义）两个部分，它是图像处理与图像分析中的经典问题。分割标注又是进行三维图像重建的基础，是保证三维图像重建准确性的关键技术，分割的效果直接影响到三维重建后模型的精确性，分割可以帮助医生将感兴趣的物体（病变组织等）提取出来，帮助医生对病变组织进行定性及定量的分析，从而提高医生诊断的准确性和科学性。

图像分割技术发展至今，对图像分割的方法大都是基于图像像素特征，如基于模糊集理论的方法、基于神经网络的分割方法及基于小波分析的分割方法等，另一种改进技术是一种基于知识的分割方法，即通过某种手段将一些先进的知识导入分割过程中，从而约束计算机的分割过程，使得分割结果控制在我们所能认识的范围内而不至于太离谱。比如在肝脏内部肿块与正常肝灰度值差别很大时，不至于将肿块与正常肝看成两个独立的组织。基于知识的系统在医学图像处理上已有成功例子，但在普通计算机上实现速度很慢，效率非常低。医学图像分割是基于解剖学结构和功能的系统性，必须具有一定的医学知识，由于人体解剖结构的复杂性，虽然已有研究通过医学图像的自动分割区分出所需的器官、组织或找到病变区的方法，但目前现成的软件包一般无法完成全自动的分割，尚需要解剖学者的人工干预。当前图像分割仍然是最重要且研究最广泛的图像处理技术之一。

3. 医学图像配准融合 医学影像成像模式分为解剖形态成像（如 CR、DR、CT、MRI、US 以及各类内窥镜图像等）和功能代谢成像（如 PET、SPECT、fMRI 等），在临床诊断中，需要对患者进行多种模式或同一模式的多次成像，同时对各种图像信息进行综合分析，从而了解人体内部的组织和结构是否发生病变或者保证在治疗过程中充分地切除病灶而不伤害健康组织。

医学图像配准是通过寻找某种空间变换，确定多幅医学图像像素的空间位置和解剖结构上的完全一致，要求配准的结构能使图像上的所有解剖点，或者所有具有诊断意义以及手术区域的点都达到匹配。图像配准是公认难度较大的图像处理技术，其关键技术是计算机基于内容的图像检

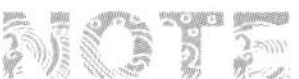

索技术，也是制约着医学图像融合技术的发展及其软件临床实用的技术瓶颈。图像配准主要方法有：基于特征的配准方法（包括基于颜色特征、纹理特征、形状特征）、基于力矩和主轴的方法、基于灰度的方法等，近年来还开发出一些新的配准算法，如基于小波变换的算法、统计学参数绘图算法、遗传算法等，不断扩展在医学图像上的应用。

而医学图像融合是指将多种类型医学图像中的信息进行综合、取长补短，结合成一幅新的图像，内容包括图像的转换、对位（配准）和信息综合显示（包括三维图像重建）。图像配准是图像融合的前提，是决定医学图像融合技术发展的关键技术。

医学图像融合的临床应用主要在CT-MRI融合及CT/MRI-SPECT/PET的融合方面，多集中于大脑病变的诊断和相关手术治疗，以及人体脏器肿瘤的诊断、定位等。如在大脑的图像融合应用中，CT和MRI图像融合可辅助脑定位治疗，定位精确度高于单独从一个图中的定位，帮助克服传统神经外科手术方法的缺陷；并通过与相应的PET图对应，可更全面了解手术前脑功能的活动情况，提高手术计划的可靠性。如：对癫痫患者的MRI-PET图像融合后，可观察到患者的脑外伤、炎症、硬化症等的变化，还可看到手术及麻醉前后的区别。在胸腹部图像融合应用中，MRI与三维PET代谢图融合，以不同色彩显示腹部各区域的三维图像，显示代谢与解剖信息。

医学图像融合是一个快速发展的技术，目前的应用还不很广泛，很多方法还限于小范围的研究阶段，应用主要集中在刚性体（主要是头部）的研究，而对非刚性体涉及软组织变形或位移等问题还需要进行大量的深入研究。同时许多算法都各有其局限性，还没有通用的算法，而且在实际应用中不得不在精确度、速度、自动化程度等方面加以取舍。不过随着研究的深入和技术上的不断成熟，医学图像融合将广泛用于临床诊断和治疗。

11.1.3　图像指导治疗方法及应用研究

图像指导治疗技术在临床治疗许多方面得到日益广泛的应用，而且有良好的效果。例如脑肿瘤摘除手术、介入治疗前列腺病和神经外科手术等，都需要依赖医学图像或影像作为诊断和手术的依据，图像在手术中具有重要的引导作用，关键之处是医学图像可以使治疗效果可视化。

1. 冠心病介入治疗　冠心病指冠状动脉由于发生严重粥样斑块增生和（或）合并血栓形成造成管腔阻塞，引起冠状动脉供血不足，心肌缺血或梗死的一种心脏病。根据受阻血管的情况不同，冠心病的临床表现有心绞痛、心肌梗死、心脏骤停、心律失常和心力衰竭等，医生需要确诊受阻血管通常是进行冠脉造影，冠脉造影是将特殊的导管经大腿处股动脉或上肢桡动脉处穿刺后插至冠状动脉开口，选择性地将造影剂注入冠状动脉，记录显影过程，用以判断冠状动脉有无病变，此为术前图像，为下一步治疗提供依据。如图11-3所示。为患者确诊后进行PTCA治疗或施行支架植入术。如图11-4所示的手术是在装有血管造影机的DSA室完成，患者只需躺在手术台上并适时根据医生的嘱咐调整呼吸就可以了。患者本身无痛苦感觉，手术时，医生会在患者的大腿根部或手腕处少量局部麻醉后作穿刺，并通过该处将各种导管插入直至心脏进行造影或治疗，手术时出血很少，患者不会感到导管在身体内的移动。

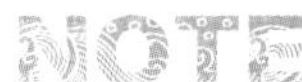

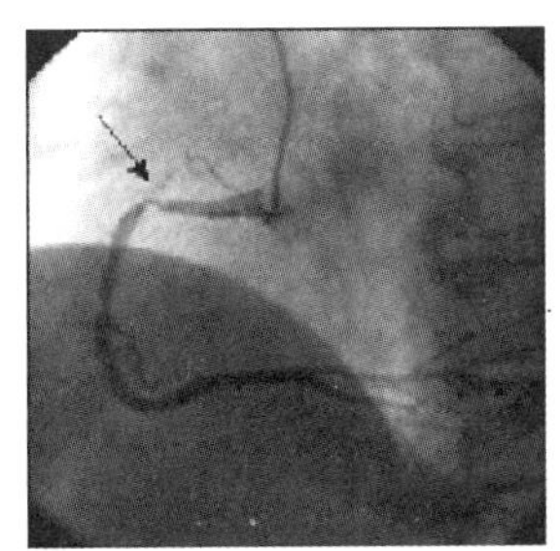
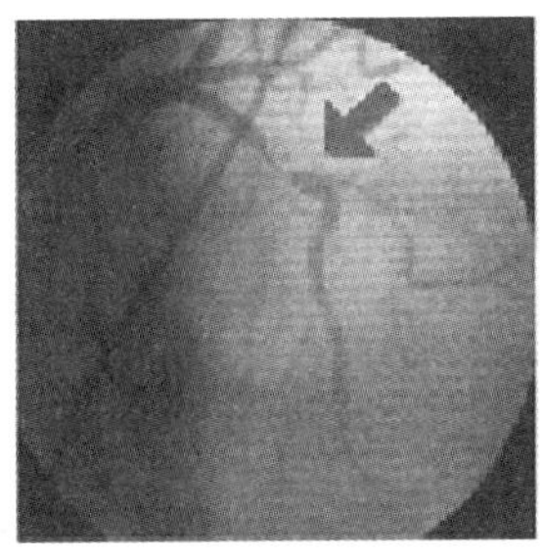

图 11-3 支架植入术前

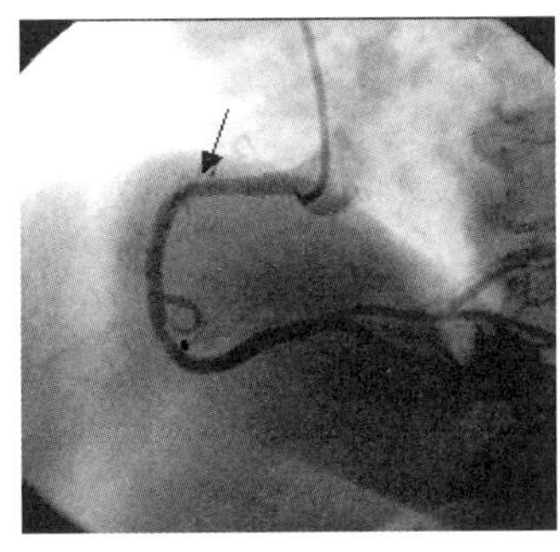
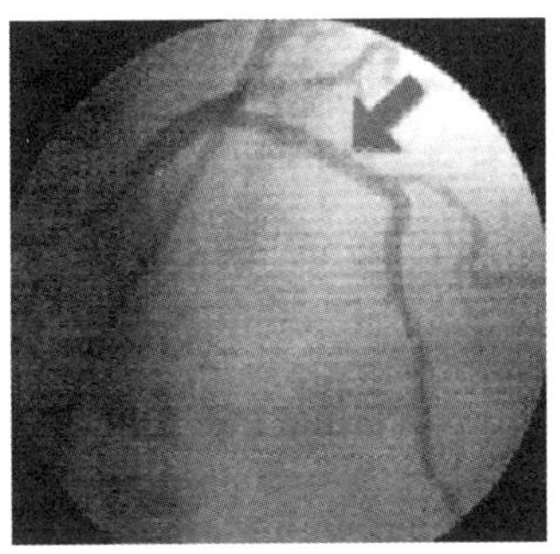

图 11-4 支架植入术后

2. 点对点定位介入治疗前列腺病 介入治疗前列腺病借助于影像系统扫查到前列腺疾病具体的病灶点，同步导针将敏感药物直接介入到每处病灶里，使局部治疗达到最大化，立体直观，透视性好。而且该方法为非破坏性，安全、快捷、准确，具体到腺体内每个病灶，具有微创、无瘢痕、无后遗症、对组织无损伤等特点。

11.2 手术计划和导航

以脑肿瘤切除手术为例，传统的开颅手术方式是先根据核磁共振、CT 等影像学资料，判断肿瘤的确切部位，以此制订手术方案。为确保准确性，手术的切口往往比较大，而医生能看到的只是暴露在外的器官表面，如果一不小心损伤了重要的血管、组织，后果不堪设想；如果出于“谨慎”，少切除些肿瘤，又可能带来严重后遗症。究竟切多大切多深，大多依赖于医生的个人经验。如果有一幅“实时显现”的脑部结构显示图，这一问题就迎刃而解了。所谓的“手术导航”系统，就是以核磁共振、CT 等医学影像数据为基础，在计算机上重建出一个三维可视的“虚拟人脑”。医生手中的探针指向哪里，是否已经到达肿瘤边缘，前面是不是重要组织，经过准确定位，计算机画面上会一一显示出来。这样，手术刀在探针指引下，就能安全地一步步逼近肿瘤，确保万无一失。临床试验表明，采用导航技术后，手术的定位精度可以从厘米级变为毫米级，导航精度的平均值小于 2 mm。

手术导航系统广泛应用于骨科、神经外科、耳鼻喉-头颈外科手术，颅底外科和脊椎外科等手术中。手术导航系统把术前 CT 或 MRI 图像的三维图像和手术实时相结合，进行手术模拟，有助于准确地设计手术方案，而且能实时、客观地指导手术操作，精确定位病灶及神经血管等组织关系，准确地显示患者病灶的三维空间位置及其邻近重要神经血管，帮助手术医生避开

NOTE

"险境"，将手术器械安全地抵达预定地点，动态反馈手术进程，指引医生在彻底切除病变的同时，避开正常的神经、血管等结构，如图 11–5 所示。手术导航系统的应用，大大提高了手术精确度，降低了手术时间及并发症，提高了治愈率和患者的术后生存质量，是传统外科基础上的巨大进步。

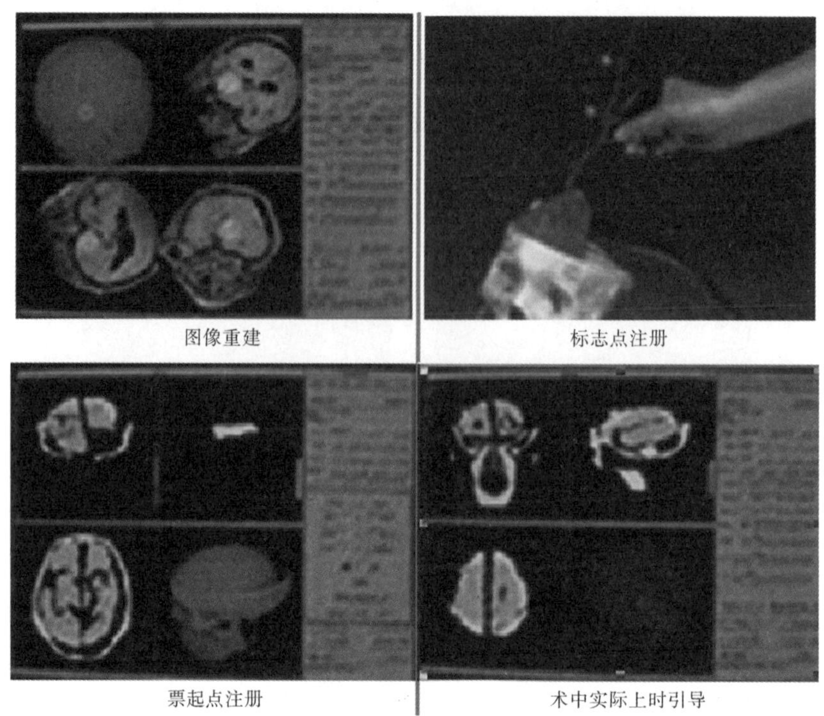

图 11–5　神经外科导航系统实时图像引导

手术导航系统具有下列优点：①准确地定出手术所处的三维空间位置（回答：现在在什么地方?）；②显示手术视野邻近的结构（回答：周围有什么东西?）；③指出靶灶方位及其与目的手术部位的空间关系（回答：应向什么方向前进?）；④帮助设计理想的手术入路（回答：应如何到达目标?）；⑤显示手术入路可能遇到的结构（回答：沿路有什么东西?）；⑥显示重要结构的位置（回答：回避什么东西?）；⑦显示靶灶空间大小和范围（回答：病变切除多少?）。

但是，由于大部分的手术导航系统使用的是术前采集的图像资料，若仍采用术前的影像资料导航，必定会产生误差，同时术中人工注册也可能增大导航系统的误差。

11.2.1　高质量的数字化图谱

手术导航是一个复杂的系统，手术前，获取 CT、MRI、DSA 和 SPECT 等多模式医学图像，进行配准和融合后形成三维可视图像，并根据这些图像指导手术的进行。其中术前图像和术中实时图像与空间之间的配准所带来的误差，决定手术导航的配准精度，配准精度越高，越能增强手术医生的信心，缩短治疗时间，同时减轻患者的不适。提高配准精度的关键在于建立一个高质量的数字化图谱。

目前，比较先进的导航系统主要应用在神经外科手术中，其定位精确度能够达到 5 mm 以内，可以适用于各种神经系统病变的治疗，尤其是一些颅内深部体积较小病变（如脑干、丘脑及其他中线附近的海绵状血管瘤、胶质瘤、转移瘤等)。脑图谱是神经解剖学的一个重要工具,能提供脑的解剖结构信息和功能信息,或作为模板来比较不同的脑。综合的脑图谱应该涵盖多种信息,描述不同状态。数字化人脑图谱是用某种特定的扫描装置获取的人体数据经三维分割处理,加上解剖标识再辅以三维可视化技术的结果。例如,用 MR 体数据生成的图谱可以清楚地看到人脑内部复杂的空间关系,在手术计划、模型驱动分割(Model Driven Segmentation)及神经解剖教学方面都有重要的应用。所以数字化人脑图谱可以为神经外科手术提供准确、高可靠性的相关信息,医生可以利用数字脑图谱进行术前的病灶预报,从而增强医生的手术信心,减少对其他重要脑组织的损害。艾伦脑科学研究所使用一种原位杂交的技术,研究大脑中所有的基因,其成果发布在 http://www.brain-map.org,面向所有公众,如图 11-6 所示。

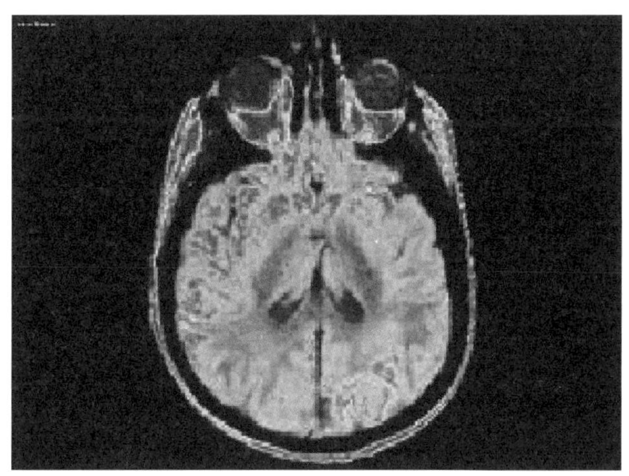

图 11-6 新型脑图谱显现大脑基因状态

11.2.2 手术工具的建模

为了减少手术的危害或者模拟手术效果,我们可以使用数学方法进行模拟,对手术工具所造成的损伤的大小和影响用数学建模,帮助医生合理选择最佳手术路径、减小手术损伤、减少对临近组织损害、提高肿瘤定位精度,从而提高手术成功率。

在传统的手术中,医生是在自己的大脑中进行术前的手术模拟,以确定手术方案,这是高效、准确、顺利进行手术所必需的准备工作,然后根据其在医生大脑中形成的三维印象进行手术。但这种手术方案质量的高低,往往依赖于医生个体的外科临床经验与技能,且整个手术班子的每一位成员很难共享某一制订手术方案人员在其大脑中形成的整个手术方案的构思信息。用数学建模可以实现医生进行手术方案的三维构思,预测或预报手术工具产生的损伤范围和形状,了解手术效果,而且其信息可供整个手术班子的每一位成员共享,进一步熟练使用手术工具。

11.2.3 内窥镜立体视觉的实现

内窥镜是早期的诊断工具,由于其良好的性能在国内外已广泛用于临床诊断和治疗。基于传统的内窥镜手段进行微创手术是外科手术领域的发展方向之一,其重要性在神经外科手术、耳鼻喉手术等领域不断提高。如图 11-7 所示,在霉菌副鼻窦炎手术中,医生正使用左方的“长颈鹿钳”,把“额前副鼻窦开口”的小骨块钳走,为开口处清除障碍物。计算机技术、医

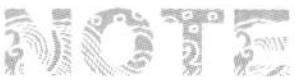

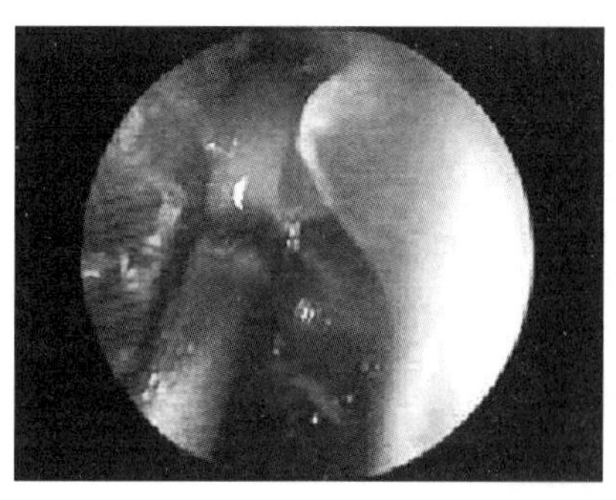

图 11-7　霉菌副鼻窦炎手术的内窥镜

学图像处理、医学图像可视化技术发展的快速进步，也促进了微创手术的发展。与传统手术相比，微创手术造成的手术损伤最少，更重要的是，它给患者造成的手术并发症及后遗症都很小，患者康复很快。

但由于内窥镜操作缺少灵活性，内窥镜手术视角有限，不能进行器官的透壁检查。患者咳嗽、恶心还可能导致壁穿孔、出血，缺乏经验的医生在这类器官中操作移动时，很可能认错方向。在神经外科手术、耳鼻喉手术时，手术区域组织很脆弱，使得手术中可能引起的大出血、器官穿透等严重并发症缺少直接、快速有效的控制，因此，实施微创手术时，借助计算机辅助手术的各种关键技术来实现虚拟内窥镜，帮助医生制定详细可靠的手术计划，进行有效的手术演练，以及在手术过程中提供可靠的手术导航。

虚拟内窥镜技术是通过 CT、MRI 等设备获取人体的二维切片数据，应用立体数据可视化技术，生成器官的立体模型，模仿医用内窥镜，在数字化的器官内部漫游以观察器官内部情形。虚拟内窥镜的一种实现程序：首先用图像扫描器（CT、MRI 等）获得相关医学图像，然后对这些图像进行必要的预处理，如插值变换、图像配准、图像分割等。最后把分割出来的对象重建成为三维实体，并由此建立相应的三维模型，用表面或体积显示方法显示在屏幕上。使用者预览这些三维图像时，进行取舍或改进，以求获得满意的显示模型。这个过程往往要由放射学家、外科医生、内窥镜医生等专家协助完成。如图 11-8 所示，是一种虚拟内窥镜的实现示意图。

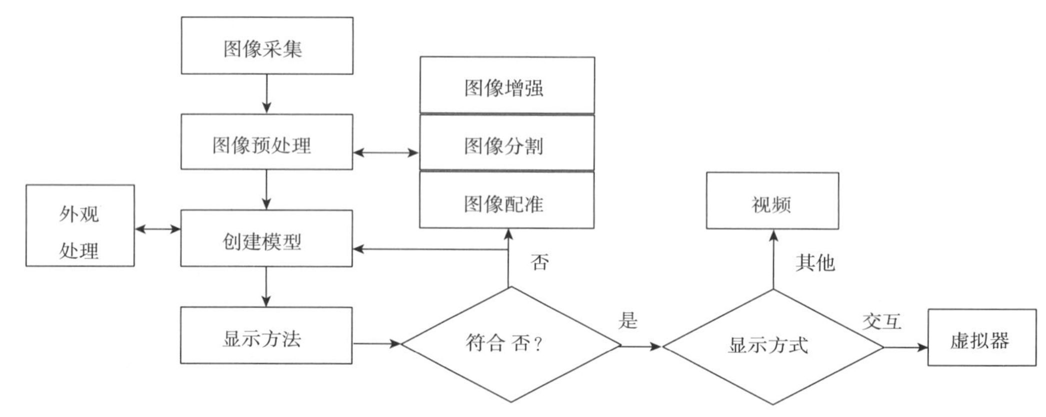

图 11-8　虚拟内窥镜实现示意图

虚拟内窥镜学的发展历史相对较短，有关的研究在 20 世纪 70 年代初期开始，其功能的实现只是 10 多年的事情。至今，虚拟内窥镜仍处于初期临床试验阶段，在医学成像领域它是一种新兴的技术。虚拟内窥镜学主要起源于数字医学成像特别是三维 CT 和三维 MRI 图像的可视化及其他图像数据，高分辨率的真实数据提高了虚拟内窥镜的真实性、视觉效果的逼真性和临床应用的实用性，因为这种虚拟性是建立在真人解剖图之上的，而不是建立在图形描绘和图形近似之上的。虚拟内窥镜的进一步研究，把显微级水平的细节信息加入到解剖结构中，从而可以逼真地显示那些微细结构如神经血管束、腺体结构甚至单个细胞。另外虚拟内窥镜还可以包括复杂的由多器官系统集成的能够描述系统功能的生物化学参数，如神经功能、内分泌功能、免疫功能或病理状态。

随着具有更新技术的新一代虚拟内窥镜的实现，虚拟表现将变得更逼真更实用，对虚拟患者的内窥镜检查将变得与在临床上对实际患者的内窥镜检查完全一样。虚拟内窥镜的最高目标是生成一个物理上、生理上、系统上都完全逼真的虚拟人。

目前，有关虚拟内窥镜的应用主要集中在那些具有空腔的大器官上，如气管、支气管、胰腺、胆汁管、尿道、脑脊椎系统、脊椎管、大关节、上肠胃区、结肠、血管、内耳和心脏等。如虚拟结肠内窥镜，采用虚拟人（VHD）数据、模拟橡皮管、患者结肠 CT 图像数据，使用先进的三维体积可视化技术，对人体结肠的内表面进行虚拟成像和检查。内窥镜提供两种结肠内航行方式：预定路径结肠内航行和人工定向结肠内航行。虚拟耳窥镜，以三维形式显示耳的解剖结构，来模拟传统内窥镜对内耳的检查过程。首先，对耳朵的 CT 和 MRI 序列切片图像进行自动或人工分割，分离或勾勒出耳朵的颞骨、内耳球囊、小囊、内耳道、内颈动脉、面部神经、耳咽管等器官对象；然后进行三维重建，把这些分割出来的器官对象分别组合成一个个三维整体对象，用特殊算法融合成为一个完整的三维耳模型，显示在计算机屏幕上。虚拟耳窥镜能清晰地显示耳道管状结构，而不受耳道范围的限制和手动操作的影响；能够深入耳道的深部，观察耳道壁以外的区域；能够做 360°旋转检查，定点缩放观察，显示相关定位的 CT 和 MRI 切片图像；具有精确的定位能力。从而使外科医生更好地对耳道进行模拟观察，学习和了解耳道的解剖结构，预计耳道手术区域的情况，制定手术方案，在耳病的诊断和治疗方面可以起到巨大的作用。虚拟耳窥镜是一种很有前途的观察中耳、内耳和颞骨结构的可视化技术；虚拟食管-支气管内窥镜，采用喉部 CT 体积图像重建高质量的三维视图，并且在视图中提供解剖结构的三维提示功能。从 1995 年到 1998 年，研究者对 89 个肺癌患者进行了虚拟内窥镜检查和标准内窥镜检查的比较研究。结果表明，这套系统能够准确地显示食管、支气管以及它们的外围组织的解剖结构图像，具有广泛的临床应用潜力：可以用来检查那些用常规光学内窥镜观察不到的半末梢组织损伤；追踪支气管癌的发展情况；预测、监视和观察食管-支气管的病变；辅助进行支气管治疗；术后跟踪观察伤口缝合状况等。虚拟座舱式内窥镜（VC），采用了多视图显示技术，建立一种模拟在内腔飞行的虚拟座舱，解决了因照相机视场相对较小造成的视图变形的问题。使用者可以作前后左右上下全方位观察，感兴趣的区域显示在视图中央或者前方挡风玻璃上。在虚拟座舱中观察者可以把视觉焦点移动到某个特定的区域，观察到的表面图像不会发生扭曲变形现象。对人结肠、主动脉、气道的实验结果表明，虚拟座舱式内窥镜实现了器官的表面 180°视区无扭曲变形观察，提供了比传统内窥镜更现实的器官内表面视图。冠状动脉虚拟内窥镜采用图像处理工作站实现冠状动脉内虚拟飞行观察，模拟冠状动脉内窥镜检查或心脏超声波检查，并且能估算冠状动脉内腔横截面值。

现在的三维 CT 和三维 MRI 图像的分辨能力已经能够达到 5mm ，有些甚至达到了 2mm 或 1mm 的精度。新一代 CT 机能够达到 1mm 分辨率，但是还没有投入日常使用。目前的扫描分辨率只能够甄别某些细微的组织损伤，但是要得到更广泛的应用，必须提高到至少 1mm 的水平。当扫描分辨率提高到了亚毫米级水平的时候，虚拟内窥镜的分辨能力将会随之提高。

虚拟内窥镜的理论基础是科学计算可视化，科学计算可视化中存在的问题、难点在虚拟内窥镜中同样存在。至今，虚拟内窥镜还远远达不到临床使用要求，有许多技术尚待解决，主

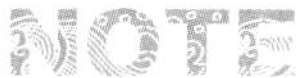

要有：

1. 路径生成　限制于现有的算法及硬件技术，虚拟内窥镜目前还无法达到实时显示，因此人机交互式实时漫游暂时无法实现。一个折中的解决办法是先由计算机生成一段漫游动画，然后再进行观察、分析。所以首先必须给机器指定一条漫游路径，然后计算机沿着给定的路径生成相应的动画。不过这种方法只适合于具有管状路径的人体器官，如结肠。但是对于具有多分支、树状的复杂路径的人体器官，如支气管等器官，人工不可能指出其所有路径。因此，由机器自动生成漫游路径要求其算法能从一个指定起始点，自动遍历目标。

2. 自动确定视点方向　在计算机自动生成动画过程中，要保证视点周围景物都能进入镜头，不能发生遗漏，否则失去作检查的意义。因此在确定路径的同时要确定视点、视点方向、视角大小、焦距大小等具体的参数。

3. 实时交互显示　虽然由于技术原因无法达到实时交互显示，但虚拟内窥镜产品应该接近实时显示才可能投入使用，因此加快显示速度是研究的重要方向。针对所采取的体绘制或面绘制的可视化方法，采用不同的策略进行改进，如加快算法速度、专门的硬件的开发。

一些虚拟内窥镜原型：

三维 Virtual Colonoscopy 系统是基于 VolVis 体绘制可视化平台的，主要用于结肠的内窥。系统由用户指定漫游路径的起点和终点后即可自动生成漫游路径、视点方向，最后可自动生成漫游动画，但是运算时间比较长，系统需经过整夜的运行，第二天才能看到检查结果。

在虚拟内窥镜辅助手术的内窥镜手术过程中，医生面临的一个严重问题是无法准确确定手术刀的位置。现在我们可以首先根据虚拟内窥镜原理建立手术空间的几何和拓扑信息，手术过程中根据内窥镜返回的信息由计算机判定手术刀的空间位置，然后显示在虚拟内窥镜的场景中，这样医生就很容易判定手术刀的空间位置了。

11.2.4　医学可视化与医学增强现实技术

基于图像的手术导航系统是利用各种医学图像信息来为手术器械（工具）导航，最大可能地为临床医生提供手术部位附近的信息，在二维的医学图像和实际病灶之间建立一座桥梁，使医生在手术之前获得详细的手术部位的三维信息，利于手术计划的准确制定和手术的顺利进行，减少手术创伤，缩短手术时间和提高手术质量。

虽然图像导航系统的应用给外科手术带来了极大的方便，但是临床医生在手术中看人体组织的三维显示，同时还要将三维显示与患者真实的解剖组织进行对比，手术操作难度较大，而增强现实技术的应用带来更直观的方法。

增强现实（AR：Augmented Reality）是一种新的技术，可以把计算机产生的虚拟图像融合到现实所看的真实世界影像中，从而在计算机描绘的虚拟模型中获得更多的信息，对真实环境进行增强。AR 与虚拟现实（VR：Virtual Reality）不同，后者强调用户感观效果上是完全沉浸在有计算机产生的虚拟环境中，而 AR 仅是利用虚拟信息对真实景象进行增强，不改变用户身处真实环境的客观感受。通过 AR 技术将 CT 或 MRI 的医学图像三维重建得到的虚拟模型实时融合到患者相应的身体部位组织，如图 11-9 所示，对外科手术进行更深层次的指导，借助 AR 增强临床医生的视觉系统，从而可以获得肉眼无法看到的器官内部情况，同时也获得器官相对于患者身体准确的空间信息。

NOTE

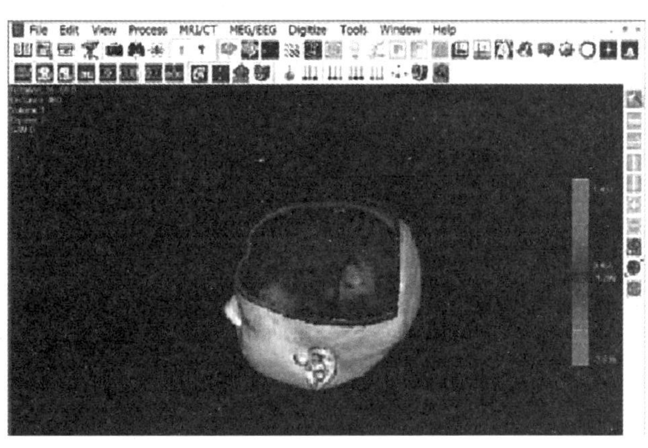

图 11-9 三维重建图像系统

增强现实在手术中的应用：为了充分利用集中有手术方案信息的地图，手术医生要随时参照这个地图，然而，如果这个地图没有与实际空间对应，那么就不会起任何作用。增强现实技术恰好能将虚拟空间上的地图信息与实际空间的图像吻合，这是外科医生理解地图所提供信息的必要条件。在这一基础上，手术医生就可用这一地图很容易地验证手术中当前所操作的位置是否是真正计划的位置、是否是在模拟的路径下进行手术。提供给手术医生三维地图的立体图像装置有多种，如 Volumegraph，它是一种能显示静态虚拟空间的装置，能将实际患者与在计算机上生成的三维地图图像通过半透镜重叠，做出透视患者内部的效果，此时，实际患者与地图在位置上正确地对应是相当重要的，此外，在术中由于手术时间较长而导致脏器位置偏移的位置修正管理系统也是必需的。

医学可视化是近年来计算机图形学和图像处理技术研究和应用的重要方面，其主要任务是三维可视化显示、操作及分析为诊断和治疗目的而提供的多模医学图像数据。三维可视化显示最关心的是在显示设备上如何绘制出具有真实感的人体组织结构；在操作方面，完成交互式显示组织结构的改变；而分析是对人体组织结构进行形态或功能上的定量处理。医学可视化是运用计算机图形学和图像处理技术，将医学体数据在三维空间上生成立体的三维图像，如图 11-10 所示，通过人机交互，医生可以对该图像进行缩放、旋转、位移、切片处理、多层显示、分割、提取组织器官等一系列操作，在屏幕上形象逼真地显示人体组织内部的复杂结构，从而帮助医生做出准确的诊断和制订正确的手术方案。

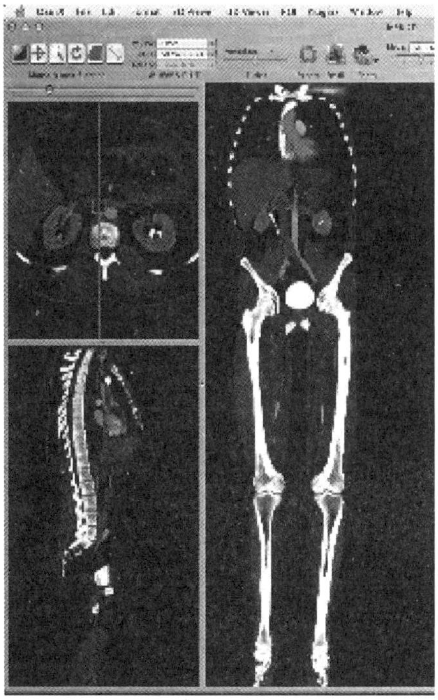

图 11-10 可视化人体

11.2.5 手术导航的触觉反馈

虽然基于计算机的辅助技术广泛应用于医疗领域，如协助诊断、协助进行手术以及医生的训练等，但是这些系统或设备都没有给操作者反馈，不具备触觉功能。而触觉对于医学教育和临床医疗非常重要。一个精确的、高度真实的虚拟界面可以更好地让医生熟练掌握手术。使用

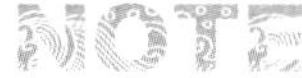

三维的力反馈装置，可以在手术需要的工作空间里提供真实的触觉感受，让临床医生或者医学生直接地接触虚拟患者，缩短学习的时间，提高手术的成功率。

利用CT、MRI或超声图像与三维触觉装置进行诊断，可以向医生提供更为丰富的信息，当临床医生需要对病变部位进行精确定位或者进一步了解三维结构的空间关系时，显得尤为重要。

触觉装置在医疗领域中的应用有广阔的前景，但仍受到一般可用计算设备的速度限制，目前，一个研究机构将这类装置用在手术过程的规划和训练，在虚拟患者身上使用带有触觉装置的手术器械进行手术操作，在某种情况下，如手术器械位置靠近重要结构时，可能造成危险，或者就要进入危险领域时，触觉反馈以不同的形式（力或震动等）通过与计算机联机的手术器械传给医生，从而使医生可以在对真正的患者进行手术前，学习处理可能出现的不同的手术情况，增加医生对手术的信心。

另外，可以将三维触觉装置嵌入到医学图像系统中，医生可以利用三维触觉装置来解释患者的MRI或CT等图像，由此可以进行远距离的触摸，为远程医疗诊断提供有力的技术支持。

11.3 远程医学诊断

20世纪80年代，人们就利用远程机器人辅助外科完成了胃-食道回流病（GERD）手术。55岁的男性患者患有严重的GERD，躺在多米尼加共和国一家医院的手术室内。“主刀”的医生远在数千英里以外的美国康乃迪格州，他是世界著名的小切口外科专家Rosser，而他面对的是一台计算机。SantoDomingo医院AbelGonzalez医生和耶鲁大学医学院的外科医生等待Rosser医生下达麻醉指令。手术十分复杂，当地医生经验不足。Rosser利用称为“Telestrater”的设备指挥手术活动，通过置于患者体内的摄像机观察患者腹部。在手术现场有两台机器人协助。一台是利用语音激活的机器人（具有语音识别功能）控制手术辅助设备（称为Hermes）；另一台是控制腹腔镜内的摄像机的机器人（称为Aesop）。由机器人控制摄像机是为了保证从内窥镜获得清晰的图像。机器人能够识别简单的语言，如“Aesop：move right：stop”“Hermes：lightsource：brighter”。手术相当复杂，需要在食道下部清理出一个区域，要将胃上部的一部分拉出来，完成以后胃上部将支撑食道，酸液将流到胃下部而不回流。耶鲁医学院的两名进修医生作为Rosser医生的助手在现场协助监督机器人工作，利用双向电视和卫星传播信息。当然，这次远程手术现场直播并不代表远程医疗的现状，它是前瞻性技术展示，是医学和现代信息高科技结合很好的实例。

远程医疗（Telemedicine）是指利用计算机与通信技术实现异地间的医疗行为，是现代通信、计算机技术与医学专业知识3个领域的相互渗透和结合。远程会诊是远程医疗服务中的典型应用，即多位异地的医生对某个疑难患者的病例数据进行会诊讨论，医生之间可以根据对病例数据的不同理解发表个人的看法，以便最终得到明确的、一致的集体会诊诊断报告。远程医疗目前已在全球卫生行业得到广泛的重视和应用，并逐渐成为一种为政府、医院管理者、医学专家和患者及其家属普遍接受的新型医疗服务模式。

欧洲著名的远程医疗学者R . Istepanian将远程医疗定义为：通过远程通信方式来远距离地监护和共享医学知识（Telemedicine can be defined as the delivery of health care and the sharing of medical knowledge over a distance，using telecommunication means）。美国的学者将远程医疗定义

如下：远程医学系统是指一个平台，它通过通信技术和计算机技术为特定人群提供医学服务。这一系统包括远程诊断、信息服务、远程教育，进行远距离视频、音频信息传输、医学图像传输、存储以及显示。综合各种文献资料，我们可以认为，远程医疗是指一种借助于现代化的通讯技术结合现代计算机技术和医疗技术所进行的远程会诊、远程治疗、远程手术、远程咨询、远程监护和检测等的医疗手段，其关键问题是用电信号将相关的医学信息从一个地理位置传输到另外一个地理位置。远程医疗技术包括计算机科学技术、通信技术、多媒体技术和医疗技术，远程医疗涉及的技术面很广，是一门多个知识领域交叉结合的前沿学科。

11.3.1 远程医疗发展状况

远程医疗是当前世界上发展十分迅速的高新技术应用领域之一，远程医疗不仅能提高医院知名度，取得良好社会效益，而且还能给医院带来很大的经济效益，有人称其为21世纪七大最有前景的产业之一。目前，许多国家都大力开展远程医疗，纷纷投入巨额资金进行相关技术的研究和推广。现在美国的远程医疗示范实验很多是以高速数字网络的交互式电视技术为基础的。美国的国家航空航天局（NASA）和俄罗斯莫斯科医学科学院已借助卫星通信建立了通向莫斯科的远程医疗“空间桥”，实现两国间多个医疗机构的信息共享。法国于1989年用电话网建立了第一静态图像远程医疗网，1991年又启动了TRSNSPATH计划，其目的是建立一个多功能工作站，到1996年为止，法国各大学的医学院已有工作站60个。日本于1984年开始应用一种模拟公用线路和NTSC制式电视进行远程医疗试验，1990年以后改用高清晰度摄像机和电视机。

我国从20世纪80年代开始远程医疗的探索，近年来发展迅速。1982年我国首次通过Email进行病历会诊，这是最早的远程医疗实践活动，90年代初，又成功应用远程系统诊断患噬肌肉病菌疾病的山东姑娘和重金属铊中毒的北京女大学生，由此我国的远程医疗从理论探索走向实际应用，卫生部、中国医学基金会和解放军总后卫生部先后启动了金卫网络工程、中国医学基金会互联网络和军卫Ⅱ号工程（远程医疗网）。金卫工程是卫生部领导下的医疗信息网络工作，主要包括3项具体工作内容：建立医疗卫生网络，实现医疗机构计算机网络化、信息多媒体化；建立医院内部信息管理系统；统一发行中华人民共和国金卫（医疗）卡。一些著名的医学院校、医院都成立了远程会诊中心，与全国上百家医院相继开展了各种形式的远程医疗工作，目前已可为各地疑难急重症患者实施可视实时专家会诊、传输共享诊疗数据、进行病理形态学诊断等。但从我国远程医疗发展状况来看，真正投入使用的远程医疗系统不足30%，同时投资大、回报不明显，不少医院对远程医疗项目开展都抱以慎重态度，很多前景看好的远程医疗项目被暂缓实施。

现阶段远程医学研究可划分为3个方面：远程医学会诊、远程医学诊断和远程医学教育。

1. 远程医学会诊的主要目的是咨询，通过异地的专家对患者的相关病历数据提出自己的见解，以帮助当地医生对患者做出正确的诊断，或者联合在异地的多个专家对某一病例进行会诊，这主要需要语音和高清晰图像的双向交流，一般电视会议系统基本能满足应用。

2. 远程医学诊断与远程医学咨询是有差别的。远程医学诊断需要异地的专家、临床医生或其他医护人员，将他们搜集到的患者的相关疾病信息，可以包括物理方面的心音、心电图、心磁图、脑电波、X线照相、磁共振、CT、超声波等医学图像，以及生化检测的一些技术指标，通过基于Internet的远程通讯技术传给专家们。由专家对患者的这些相关疾病信息进行观

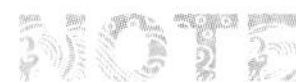

察、分析研究并做出准确的诊断。其中关键问题是对于这些医学信息的传输，尤其是医学图像，怎样才能快速传输的同时又不失真，避免或者尽量避免噪声等其他的干扰，这是远程医学中具有挑战性、关键性的研究内容。

3. 远程医学教育则是利用 Internet 提供多种多样的医学资源，如远程放射学和 PACS 提供了各种影像资料，远程会议系统提供了面对面的交流机会。目前，迅速发展的虚拟现实技术在解剖、生理和病理学等教学中，在急救医护人员的培训中，以及在缩短外科医生实习期等方面具有重要作用。远程教育对医护人员提供了继续教育的机会，有利于学习新的医疗知识，掌握新的医疗技术。

11. 3. 2　基于 Internet 的远程医学诊断

国家重点金卫工程中的远程医疗项目，其网络是采用卫星专用通信网 VSAT 和国家共用数据通信网 CHINADDN 两种通信信道，主要面向全国大、中型医院及医疗机构，入网单位一次投资高，每年还需要一定的维护费用。这样的投资对大多数的县级及县级以下的医院是一个难以接受的数额。由此，基于 Internet 环境下建立投资少、使用和维护方便、适合中小型医院使用的远程医疗系统正是我国现阶段国情的需要。

基于 Internet 的远程医学诊断系统一般分为 3 层结构，第一层：信息服务层；第二层：Internet 网络管理层；第三层：医疗专家系统。其框架结构如图 11-11 所示。

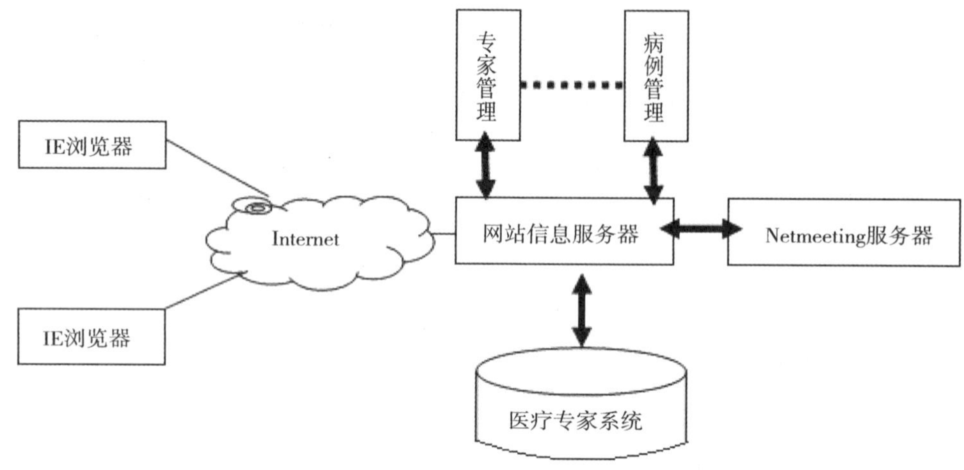

图 11-11　基于 Internet 的远程医学诊断系统框架结构

信息服务层：提供进行诊断的各方之间的双向实时交流，双方可以进行相关的文字、医学图形图像以及声音的实时双向传送。

Internet 网络管理层：主要是传送远程诊断的文字、医学图形图像、声音（实时和非实时）等信息。

医疗专家咨询系统：提供临床学科的基本情况、常见病的诊断方法和该学科专家的基本情况、专长以及请求会诊时的联系方式。主要包括专家资料管理、病历资料管理、会诊预约管理、网上协同会诊、成员管理、系统维护管理等功能模块。

基于 Internet 的远程医学诊断技术是通过网络实现对远程医学诊断中所需的各类文字、医学图形图像、声音的实时传送，以及实现病历资料的实时组织和会诊双方实时交谈的运行模式。在远程医学诊断中需要传送的病历资料主要是文本（如患者病历和各种检验结果）、静态图像（各种形态图片、心电图、脑电图、B 超、X 光片、CT 片等）和动态图像（患者实情、动态心动图等）。其中文本、部分静态图像及声音信息等数据实行实时的传送较为容易，而动态图像信息采用实时的方式传送则较为困难。

远程医学诊断中必须根据患者已有病历和相应的检查、化验结果等资料进行诊断，所以快速高保真地传送原始病历资料是一个关键环节。目前医疗过程中的很多诊断都依赖于医学影像学的诊断结果。一般医院都具有心电图、脑电图、透视、CT、MRI 等影像诊断设备，可以为患者进行相应的检查。只要把患者在当地医院所做的各种检查及病历资料清晰地传送，就可以解决诊断过程中的主要问题。而医学影像储存与传输系统（PiCTure Archiving and Communication System ，PACS）的出现，能较好地解决这一技术难题。

11.3.3 远程医学诊断的模式

1. 静态诊断模式 静态诊断模式是由医院将患者的病历资料、相关的医学影像及心脑电信息通过 Internet 非实时地传送给异地的专家，异地专家分析和研究患者的相关信息和数据以及综合参考其他专家的诊断意见后传送回到原医院，从而达到诊断的目的。静态诊断模式优点在于不需专用线路实现实时传送，费用成本低，但是医生与患者的接触少，容易影响诊断的结果，同时判断周期长，不利于患者的治疗。

2. 动态诊断模式 采用高清晰数字电视技术、高速网络技术和 PACS 等技术结合，可以使各方医学专家不仅能够互相讨论，还可以亲自询问患者病情，观察患者的最新情况，从而更准确地做出诊断。此模式的优点在于：医生如亲临现场，实时地了解和观察患者病情，交互性好。其缺点则是成本高，需要专用的线路才能实现。

基于 Internet 的医学远程诊断是一种理想的医疗诊断模式，即点对点的非面对面的互动交流模式。请求诊断方可以使用浏览器查找合适的专家进行实时诊断，在诊断过程中，还可以根据需要请求第三方参与，可以在短时间内实现双方或多方诊断，突破时间和空间的限制。

11.3.4 基于 Internet 的医学远程诊断系统的实现技术

远程医学被认为是远程通信技术、信息学技术和医疗保健技术的高度结合，所以这三大技术同样是基于 Internet 的医学远程诊断系统的实现技术。

其中医疗保健技术主要包括医疗专业人员的诊疗技术和临床检测工程技术。例如，对心电图、血压、血氧等指标参数的检测技术，B 超、CT、MRI 等医学成像技术，血、尿、体液的各种生化含量指标的检测技术。由于远程诊断的异地性，患者与医生并不处于同一地方的时候，有些面对面就诊时才可以获得的信息可能没办法获取或无法直接获取（例如触摸等），因此对医生提出了更高的要求，同时也为设计工程师们提出了新的问题。医学远程诊断系统中的患者终端主要由诊断信息采集设备构成，根据不同的应用场合，诊断信息的内涵是不一样的。例如，在紧急情况下如交通事故、战场等，主要采集的信息是基本生命体征参量（血压、心率、体温、呼吸、血氧饱和度、心电图等）。在非紧急的应用情况下，除基本生命体征检测外，还应配备相应的设备，如医疗影像获取装置以满足皮肤病、病理检查、占位性病变等疾病的诊断需求。为了更方便医患双方交流，提供实时信息传输，工程师开设了视频窗口和双向语音，以弥补非面对面诊断所带来的不便。

对于医院内和医院间两个层次的远程医学应用，现有的临床检测技术所面临的问题是如何数字化和联网传输。目前，医院所使用的大部分检测设备尚缺乏这些功能，只有部分新的设备提供联网接口。现有的医疗保健技术要应用于远程医学还有许多技术问题有待解决。

作为远程医学的第二个技术支柱，远程通信技术在最近10年中快速发展，为远程医疗应用提供了强有力的技术支持。远程医学中传送的医学信息主要有数据、文字、视频、音频和图像等形式。其中数据和文字信息的数据量小，对通信要求不高。视频和音频信号数据量较大，而且在远程会诊和交互式会议中需要同时传送视频和音频信号，因此对通信的带宽要求较高。医学影像信息根据实际应用要求的不同分为静态图像和动态图像。静态图像一般为一幅或几幅医学影像，如X光片或CT图像，对传输的实时性要求不高。动态图像要求显示一系列变化的图像，实时性要求高，对通信网的带宽和传输速度都有很高的要求。

信息学技术是医学远程诊断系统中的关键技术，其技术包括：信息存储技术、信息显示技术、多媒体数据处理与传输技术。随着时间的推移，无论是离散的临床体征信息，还是医学信号或图像信息，其数据量是海量的。因此，采集的医学信息的存储是一个急需解决的技术难题。随着存储技术的快速发展，存储容量的矛盾将得以缓解。

信息显示技术对于远程医学诊断而言是关系到诊断是否准确的关键技术。一方面是由于医生一般习惯于看胶片和打印出的曲线图，而在远程诊断中，信息都将由显示器显示。由于显示器的分辨率有限，分辨率、对比度、色彩与采集设备的匹配问题等，如何保证诊断信息的无损保真显示就成了关键问题。此外，若能将信息动态地、多维地、融合地显示出来，则将为诊断提供更多的且传统方法所无法提供的信息，更好地为医疗服务。

医学影像存储及传输系统PACS（Picture Archiving and Communication System）在医疗系统中的出现和应用，为充分利用诊疗信息资源，提高临床诊断的速度、准确性以及临床应用先进的诊断方法，提供了平台。PACS系统还是远程医疗的基础，没有PACS系统的支持，进行远程诊断是很困难的。

PACS主要解决各种医学影像的采集和数字化、图像的存储和管理、高速传输、图像的数字化处理和重现等问题。与过去传统的化学胶片保存方式相比，PACS的应用在保存或者调取处理方面都显得方便得多。更重要的是，PACS提高了诊断的效能：可以充分利用数字影像所包含的丰富信息，例如在DR胸片中，可以采用不同的窗宽/窗位在同一幅影像上同时获得肺野、纵隔、脊柱的良好观察效果，这在常规胶片上是不可能实现的；可对图像进行后处理，改善观察条件，从而提高对早期病变和微小病灶的发现；临床科室可以更快地获得检查结果，从而缩短做出诊断的时间，大幅度提高临床诊断的工作效率，从而实现异地医疗诊断等服务。

从对远程医疗的作用来看，主要包括开展异地专家会诊，开展远程医疗保健、健康教育，实现远程术后随访、远程医疗监护、远程医疗急救等。随着我国网络建设的飞速发展，远程医疗这种基于Internet的应用有了广泛的生存基础。作为医疗诊断的重要支持手段，PACS系统将会在更多的医院中得到应用，并作为诊断信息的重要提供源，与电子病历系统一起，逐步实现医疗信息在医院内部的广泛共享，并推动医院改善和优化整个医疗流程。

11.3.5 基于Internet的医学远程诊断系统的应用实例

NOTE

目前已投入使用的远程诊断与治疗系统有：

1. 旅行人员的急症诊断系统 1935年，罗马医生Guido Guida教授组织建立了专门为远航船员提供免费医疗服务的国际无线电医疗中心（International Radio Medical Centre），简称CIRM。它的建立主要是解决人们在长途旅途中遇到突发疾病时，急需医学专家的诊治这一问题。15年后，意大利政府为了表彰这一组织所作的杰出贡献，将CIRM设立为基金会，并将其服务对象扩展为航海、航空人员和海岛上缺乏医疗条件的居民。

CIRM的总部设在罗马，它提供如下3种服务：

（1）医疗服务：由具有丰富急救和诊断经验且可用英语交流的10名内科医生和49名专科医生负责每天24小时的无线电医疗服务。

（2）远程通信服务：由接线员不间断接收和传发无线电、电传、电话和传真的信息服务。

（3）海员病理研究：专门研究与海员职业有关的疾病及其诊治方法，使医疗服务得以不断提高。

CIRM自创立至今的60多年里，已为37 000多位患者提供了服务。从1990年开始，CIRM正在利用人造卫星尝试同步传输视频图像、话音和医疗检测数据（如心电图等）。利用这套系统，服务总站的医生将可以观察患者状况，与船上人员对话，还可同时获取实时检测数据。为旅行人员服务的远程医疗系统的任务是应付各种紧急情况，维持患者生命，稳定病情，使其能坚持到目的地。同时，应注意到心脏病、食物中毒等急症是旅行中的常见突发症，在配备检测设备时应着重对这些病症进行检测和救护。

2. 急救车载远程诊断系统 在医疗中急救是争分夺秒的，分秒的延误都可能造成患者的残废甚至死亡，同时，由于各种条件的限制，医学专家不可能亲临救护现场。为使救护能更有效，远程医疗急救系统能发挥重要的作用。

为解决交通等突发紧急事故中伤病人员的救护问题，1994年日本的Hajime Murakami等人研制了采用卫星通信的急救车载远程诊断系统，如图11-12所示。其中患者端的检测设备有：血压计、心电图机、摄像机、麦克风、扬声器、计算机以及传输发收设备。医生端的信息再现设备有：视频显示器、心电图和血压描出设备、麦克风、扬声器、计算机，以及传输收发设备，服务端和终端的信息交流通过人造卫星实现。

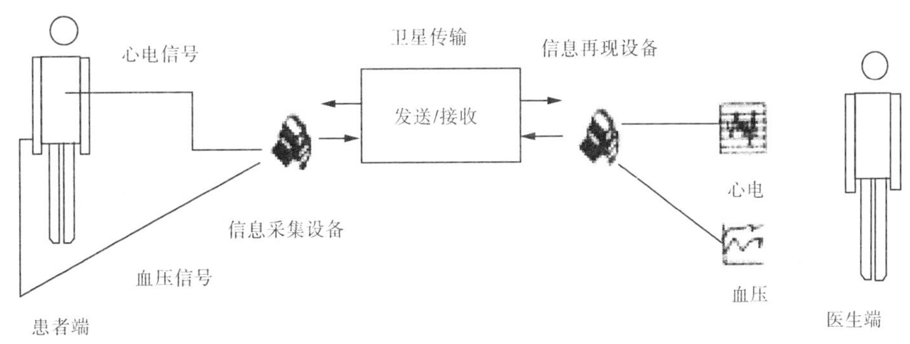

图11-12 急救车载远程诊断系统

系统的关键技术在于如何在中低速传输信道下实现实时可靠传送。利用移动卫星通信的带宽通常为10～100 kbps，这样的容量远远不能满足诊断系统的需要。例如，患者的肤色，特别是嘴唇的颜色等对于医生诊断都是重要的，因此，需要彩色的视频图像传输。该系统采用了分

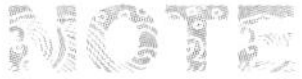

别传送彩色静态图像和单色动态图像策略，同时，还应用图像压缩技术将图像信息压缩为原数据量的十分之一，从而达到可实现传输量。

该系统采用了语音压缩技术提供急救过程中两端的必需话音交流。对于体征信息的检测，心电图和血压被作为表征生命信息的最基本特征量采用数据压缩技术后大大减小，已可以满足卫星传输系统的要求。

3. 专门为医生设计的便携式传呼诊断系统　在一些县级或偏远地区的中小医院里，由于缺少专科医生，对一些急症患者只能采取转院或请外来医生帮助的方法。这对于急症的治疗很容易造成延误。为医生设计的便携式传呼诊断系统可以很好地解决这一问题。

该系统由医院的检测设备、传呼电话网和专科医生掌上型便携电脑组成。其中医院端的设备为监测仪器，可实时监测患者的心电图、呼吸、脉搏、体温、血压等体征信息。这些信息可通过调制解调器发送给传呼电话网络系统。专科医生端主要利用一部类似 PDA 的手提电脑实现信息的接收、显示等功能。这部手提电脑仅有手掌般大小，其功能与一般个人电脑相同，只是多了一个传呼系统和一套专用软件。它可在传呼网络范围内随时随地接收医院发来的患者信息。医生被传呼后，仅需简单的按钮操作，便可在 15 秒内得知全部有关患者病情的信息，然后做出诊断，并用手提电话告知诊断结果。

11.4　医学虚拟现实

虚拟现实技术（Virtual Reality，简称 VR）是利用计算机技术建立一种逼真的沉浸式交互虚拟环境，集成了计算机图形学、图像处理和模式识别、多媒体、人工智能、心理学、传感器、网络、并行处理和高性能计算机系统等技术，用户通过数字手套、立体头盔、立体眼镜和三维鼠标等传感器与计算机发生联系，交互作用、相互影响，最终产生逼真的融合视觉、听觉、触觉于一体的拟人化的三维虚拟环境，从而产生亲临现场的感受和体验。虚拟现实技术现已逐渐从实验室走向实际应用，在军事（图 11-13）、航天、医学（图 11-14）、教育、商业、游戏（图 11-15）和自动控制等领域有着广阔的应用前景，目前，虚拟现实技术已广泛应用于医学教学、疾病诊断、手术模拟、康复医疗、远程医疗等方面，被称之为虚拟医学（Virtual Medicine）或仿真医学。其中医学教育和仿真训练是虚拟现实技术应用的一个重要领域。

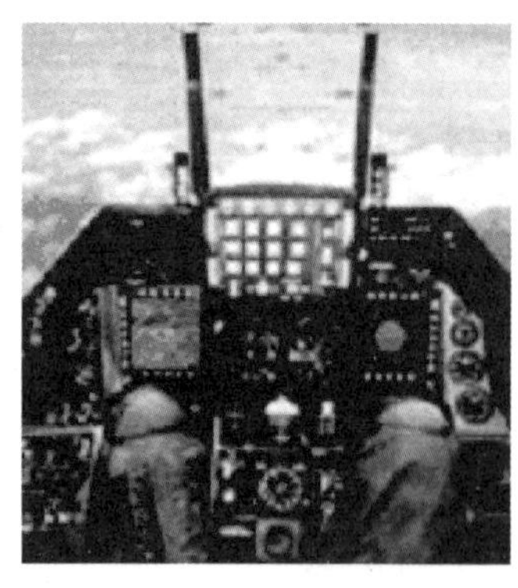

图 11-13　模拟飞行驾驶

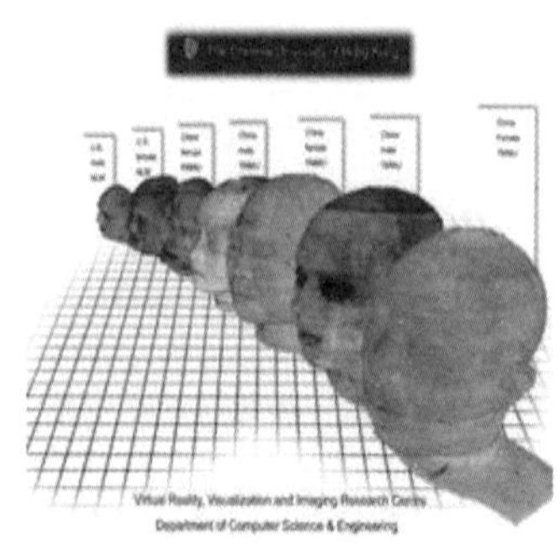

图 11-14　虚拟人

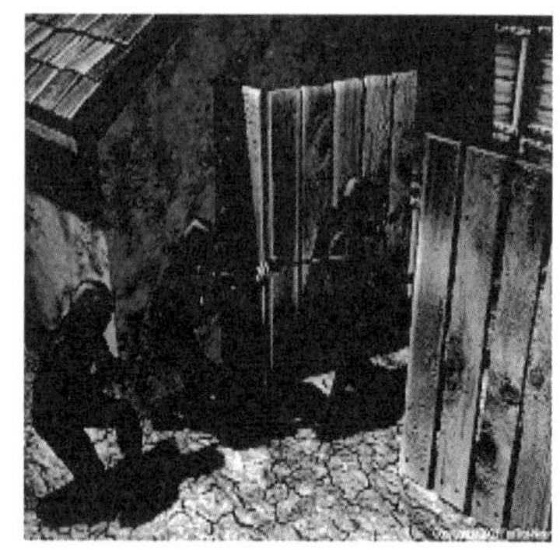

图 11-15　游戏娱乐

11.4.1 虚拟现实技术

虚拟现实技术的特征是以 3 个“I”构成三角形，即 Immersion-Interaction- Imagination（沉浸-交互-构想）。从这三大要素中可引出 VR 系统的一些基本特征。

（1）多感知性：所谓多感知是指除了计算机技术所具有的视觉感知之外，还有听觉感知、力觉感知、触觉感知、运动感知，甚至还可以包括味觉感知、嗅觉感知等。理想的虚拟现实技术应该具有一切人所具有的感知功能。

（2）沉浸感：又称为临场感，它是指用户感到存在于模拟环境中的真实程度。理想的投入式虚拟环境应该达到使用户难以分辨真假的程度。

（3）交互性：交互性是指用户对模拟环境内物体的可操作程度和从环境得到反馈的自然程度，它也应该包括实时性，比如，用 VR 技术进行外科手术时，当用虚拟的手术刀切开皮肤或肌肉组织时，操作者会产生如同真实组织反馈的力感。

（4）自主性：指 VR 系统中的个体可以按照各种模型和规则自主运动，或者是依据物理定律运动的程度。

一般的虚拟现实系统主要由专业图形处理计算机、应用软件系统、输入设备和演示设备等组成。虚拟现实技术应用的范围极广，根据目标不同，可以由不同的系统产生，以人为核心的虚拟现实技术的一般结构如图 11-16。

一个基本的 VR 系统可以分为输入处理、显示与呈现和虚拟环境数据库等部分。

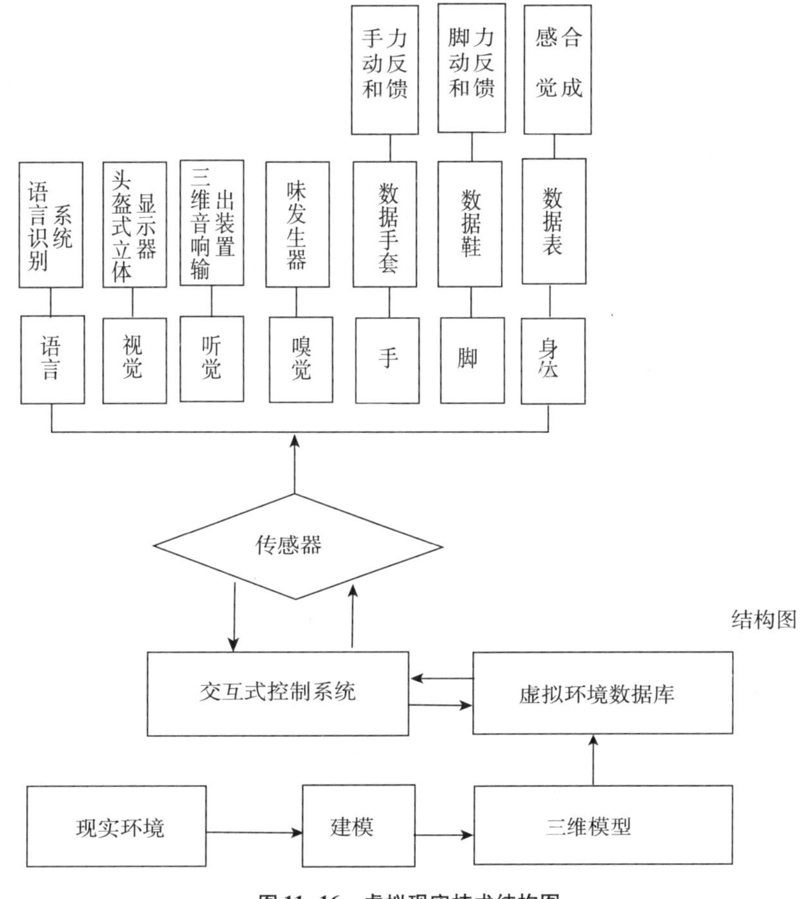

图 11-16 虚拟现实技术结构图

11.4.2　输入处理技术

所谓输入是指人们对虚拟现实系统进行操作时，输入人体的肢体位置和操作的行为。在虚拟现实系统中，用于输入的方式、装置主要有以下几种。

1. 连杆式　这是一种类似于机器臂一样的连杆装置。在机器臂的每个关节处都接有传感器和伺服马达。当我们的手或手臂通过连杆装置在虚拟系统中进行某种操作时，其操作的位置和操作的行为通过连杆装置，将相关的运动参数输入到虚拟系统。

例如，以3个机器臂支撑某一小球。当用手推动小球时，小球在某一位置受到力的作用所产生的运动可由3个机器臂的各种力学参数表示。这些力学参数的输入就是小球受力产生运动的相关数据的输入，即小球在虚拟现实系统中运动数据的输入。

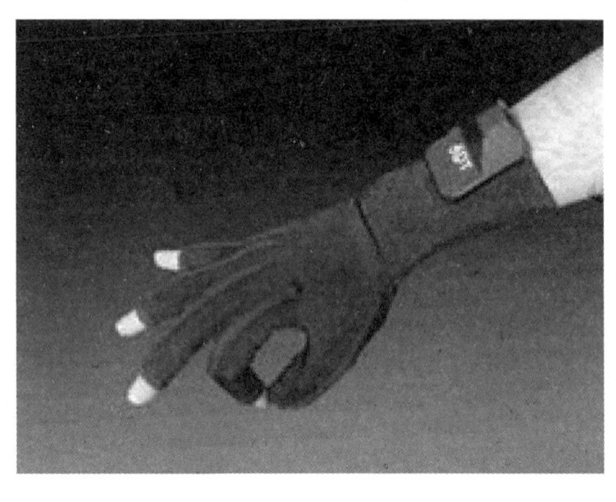

图11-17　数据手套

2. 数据手套　数据手套是虚拟现实系统中一种重要的输入装置，如图11-17所示。数据手套表面的手指关节处附有10根光纤和磁传感器。当手指弯曲时，附在手套上的光纤由于弯曲导致光的泄漏，其外泄的多少与手指的弯曲程度有关。通过光纤中光通量的检测，可得知手指的弯曲程度。利用手套上的磁传感器，通过磁变换技术，可检测出手套的位置和倾斜程度。由此，可检测出手套的形变和在虚拟现实系统中的位置和方向。在虚拟现实系统中，当戴上数据手套进行某种操作时，其手指和手背的位置及其动作的各种数据都可通过数据手套输入到系统中。

3. 光学方式　在虚拟现实系统中，各种物体的位置及其运动可利用摄像机摄入。利用两台CCD摄像机，可摄入虚拟现实系统中各种物体运动的立体图像，经过图像处理，可得到这些物体运动的各种数据。这些数据反映了物体的运动状态和运动特性，且能十分方便地输入到虚拟现实系统中。三维Flash DV使用普通数码照相机拍摄一张照片就可以将一个人从头发到脚跟，包括头发和衣服的完整三维信息拍摄下来，整个拍摄过程不超过1/60秒，特别适用于人体和运动物体的三维摄影扫描建模。

4. 力反馈装置　力反馈是指在虚拟现实中，当手指给予虚拟现实系统一个作用力时，虚拟现实系统给予手指的力的反馈。这实际上也是一种触觉传感器。筑波大学开发了一种具有伸缩结构的控制装置。这种装置除能检测手掌在6个自由度上的运动和手指的开、闭外，同时通过3个调节器可以对手掌进行各种操作时给予一定的反作用力。东京工业大学开发了一种在4个方向上由线所支撑的手指套。通过线的长度变化，可检测出手指套的位置。同时，通过线的张力控制，又可以给手指一定的力的反馈。

11.4.3　显示与呈现技术

感觉的显示是利用视觉显示器、立体声的呈现和触觉传感器来实现的。

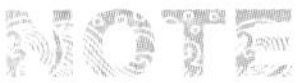

1. 视觉显示　视觉显示有3种不同的显示装置：

第一种是基于显示屏幕的三维立体显示，是一种将画面呈现在显示屏幕上的立体显示（图11-18）。为了让用户看到一幅立体图像，呈现于用户左眼、右眼的图像是不同的，且它们应交替式地呈现在同一显示屏幕上。用于交替式地呈现左、右眼图像的方式主要有偏光镜、液晶快门和透镜板等，即偏光方式、液晶快门方式和透镜板方式。

第二种是头盔显示，这种显示装置不仅具有三维的立体视觉显示，还具有立体声的效果（图11-19）。为了呈现立体视觉的显示效果，头盔中设有两台小型显示器，分别呈现左眼图像、右眼图像，由此，用户可看到一幅三维立体图像。头盔中设置有位置传感器，当用户的头部移动、转动时，通过位置传感器检测头部位置的变化，由此控制显示器上呈现不同的图像，使用户具有很好的临场感。头盔中设有立体声的合成装置，可产生与图像相匹配的立体声效果。立体声效果的基本原理将在稍后的立体声的呈现中讨论。

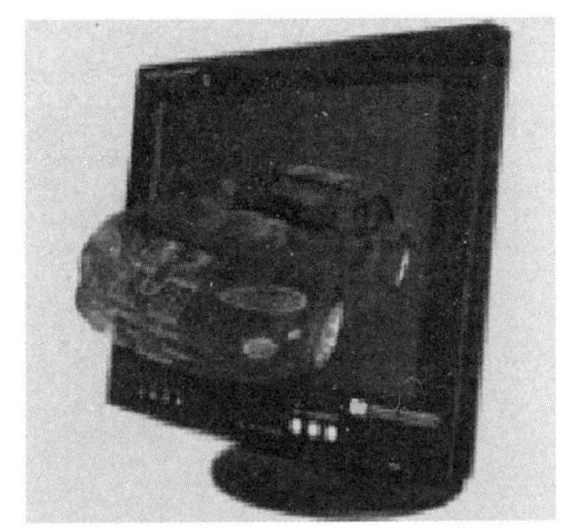

图11-18 三维显示器

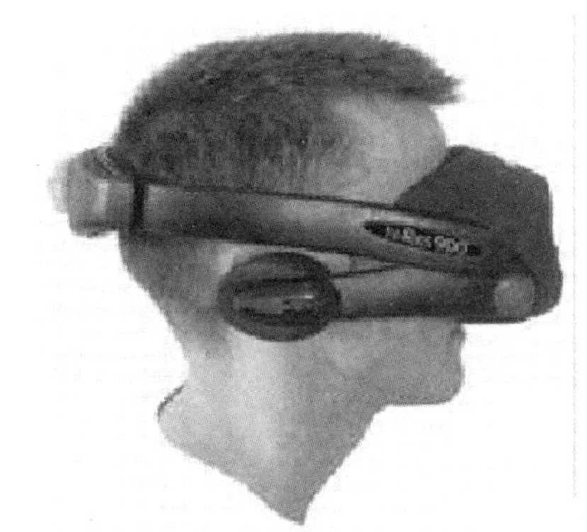

图11-19 数字头盔

第三种是以幕墙为代表的显示，如图11-20所示，为了获得更好的视觉临场效果，可利用大型的显示系统，覆盖较大的视野，幕墙是这种显示系统的主要代表。幕墙方式的主要特点是在虚拟的环境中，可同时让多数人进行有关体验。

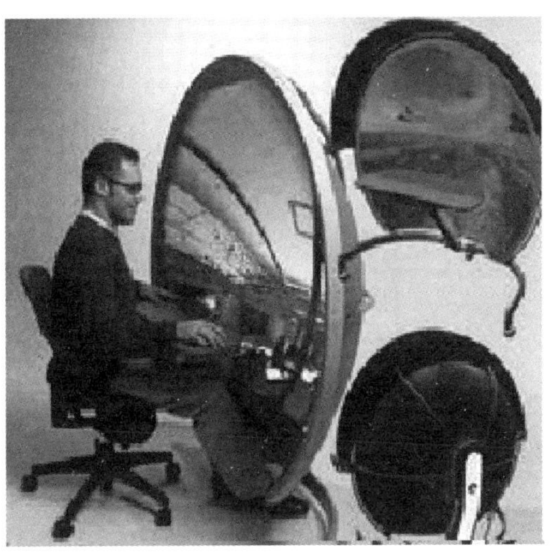

图11-20 三维幕墙

2. 立体声的呈现 视觉显示给予人们视觉的感知，立体声的呈现则给予人们听觉的感知，同样，体会在虚拟现实中的感觉对现实的感觉也是十分重要的。立体声效果呈现的基本原理是：不同方向的音源对左、右耳产生的声压差和时间差是不同的。对人的左、右耳给予不同的声压差和时间差，则可使人感到声源是来自不同的方向，由此产生立体声效果。

3. 触觉传感器 虚拟现实中，人们需要与各种物体相互作用，相互接触，而对不同材质的物体相互接触时，应有不同的感觉，这种不同的感觉通常是多种触觉传感所赋予的，振动触觉设备利用各种设备产生的不同的频率振动刺激指尖表面。世界上最小的超敏感触觉传感器，是在约0.1mm^{3}的合成树脂中埋入了直径1～10μm、长300～500μm、像弹簧一样的螺旋状微细碳线圈元件。碳线圈接触物体之后，会将微小的压力和温度变化转换成电信号，另外还可以感知“拧”“摩擦”等。

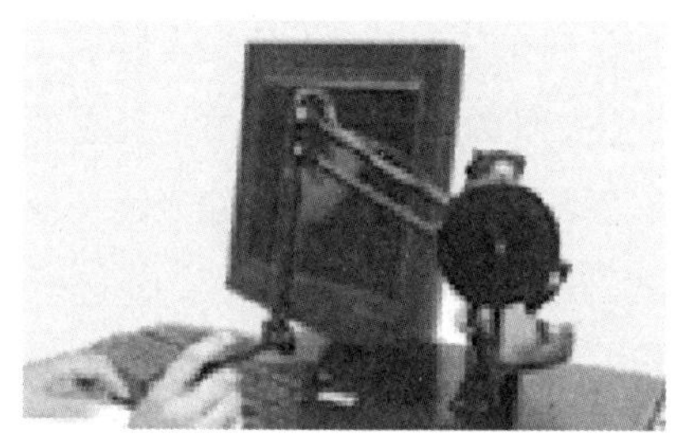

图 11-21 6DOF 的力反馈触觉接口

4. 力反馈 虚拟物体的重量、惯性和与虚拟人体的接触，需要用户手腕的力反馈。早期对力反馈的研究使用为遥控机器人控制设计的大型操纵手臂，这些是有嵌入式位置传感器和电反馈驱动器的机械结构，控制回路经过主计算机闭合。计算机具有虚拟世界的模型，通过计算虚拟交互力，命令反馈驱动器给用户手腕施加真实力。力反馈设备可以是放在台上或地面的设备，也可以安装在人体上。一般力反馈操纵手臂、手柄和鼠标有共同的特点。如图 11-21 所示，是可以用于远程手术的 PHANTOM6 自由度（6DOF）的力反馈触觉接口。

11.4.4 数字虚拟人体和人体器官

数字化虚拟人体是指将人体结构数字化，通过计算机技术、图像处理技术、虚拟现实技术的交叉融合，在电脑屏幕上看似真实。如果进一步将人体功能性的研究成果加以数字化，并运用在虚拟人体上，添加声音、视觉、触觉反馈、听觉反馈和力反馈等装置，通过使用者的调控，这个“虚拟人”将能模仿真人做出各种各样的反应，如图 11-22 所示。

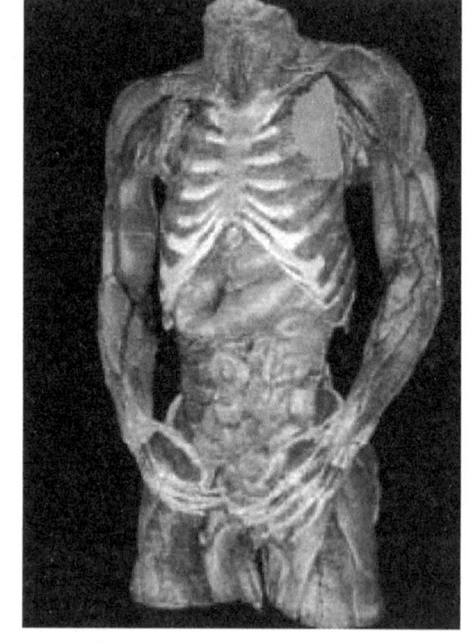

图 11-22 数字化虚拟人

医学研究的对象是人，而数字化虚拟人体的科学意义，在于将人体的结构数字化和可视化，建立可以让计算机处理的数学模型，从而使计算机的定量分析的计算和精确模拟成为可能。而且随着人体数据采集精度的不断提高，能更加精确地模拟人体的功能和行为，这在医学科学上有着重大的意义。

在医学虚拟现实中，运用数字化虚拟人体，可以更好地促进医学教育和医学研究的快速发展。例如虚拟鼻内镜手术仿真系统，该系统能够使学习者沉浸于虚拟的场景中，并通过触觉、视觉体验学习鼻内镜的操作，学习者应用三维笔式力反馈设备 Phantom，采用人体冰冻切片数据，对人体鼻腔结构进行了三维重建，采用优化的线性弹性模型构建了虚拟鼻腔组织器官的生理物理模型，基本吻合黄色人种的鼻腔结构。利用虚拟力学感应及反馈系统，实现在手术器械的不同大小压力和拉力作用下，鼻腔软组织器官表现出较逼真的不同程度反馈力，使初学者能够体验到手术操作的全过程。既节省教学费用，又缩短临床手术医师的培训时间，大大降低手术风险。这种“练手艺”的过程，通过虚拟人体的程序设定，可在电脑上反复进行演练。或者开发一个腹部的虚拟现实模型，用来教授医学院的学生们腹部器官的详细解剖细节，以及教授外科住院医师们手术的技巧和操作的程序。在这个仿真器中，人可以在消化道中漫游，并观看胆和胰腺。该模型允许观众从器官的外部来观察解剖机构，就像传统的剖腹手术一样，观众还可以从器官的内部来进行观察，这种模式被称为“漫游”，就像在进行内窥镜检查一样，如图11-23所示，是虚拟三维心脏。

NOTE

1. 数字虚拟人在解剖学教学中的应用 数字虚拟人让解剖学的教学发生革命性的变化。

以前，医学生主要通过阅读教材，查看解剖图谱上的注释，然后进行尸体解剖实习来掌握解剖过程。利用数字虚拟人进行人体解剖课程的教学，学生可以使用虚拟的手术器械来解剖虚拟尸体，并利用虚拟系统提供的力反馈操纵杆、数据手套和其他的触觉设备的反馈去感觉人体组织的不同组成和质感。如果在虚拟的解剖过程中学生发生各种类型的错误操作，系统可以发出提示或警告，学生可以返回校正错误，或者进行反复训练和复习，直到熟练掌握。同时学生可以随时甚至远程进行虚拟解剖学习，不一定到解剖实验室进行学习，从而节约宝贵的尸体标本和减少其他物资的消耗，节省学校的开支。

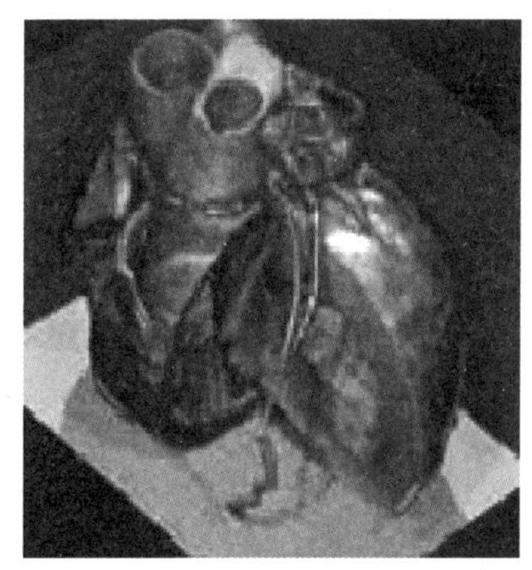

图 11-23 虚拟三维心脏

此外，传统的解剖图谱是人体器官三维结构的二维表达，医学学习继续以传统的解剖图谱为基础，容易使医学生对解剖结构的学习和理解受到制约，利用数字化虚拟人数据研制的数字解剖图谱，没有复杂的标注，通过相应的连接可以详细地显示某一解剖结构的说明，并且可以显示相应的横断面解剖和该结构的三维图像，可以进行任意角度的浏览，使学生更容易更快地学习和掌握。

2. 数字化虚拟人在虚拟内窥镜检查中的应用 内窥镜是在临床医学中常用而有效的诊断和辅助手术治疗的工具，它可以帮助医生观察并检测人体器官的内表面，通常包括胃镜、血管镜、肠镜等。但它也有许多的不便，如给患者带来不适，因穿孔、感染及出血等引起严重的并发症。虚拟内窥镜作为一种内部器官结构的成像和检测手段，直接把患者体数据作为输入，通过接口接到 CT 或 MRI 设备上，利用先进的图像分割及可视化技术生成清晰的立体影像，重建管状器官结构的病变区域的虚拟环境，在这个虚拟环境的内部，使用者可以交互地在器官结构的内部进行导航、成像或检查。

由于纤维内窥镜检查是一种带有创伤性的检查，因而患者通常不愿接受。虚拟内窥镜检查完全可以避免这类弊端，同时人体许多不能进行纤维内窥镜检查的部位，可以进行虚拟内窥镜检查。与传统的真实内窥镜检查相比，虚拟内窥镜检查是一个完全的无接触式检查，患者的不适感达到最小。而且比传统内窥镜便宜，可多角度、多方位任意观察。同一个数据可以针对不同的漫游计划把虚拟内窥过程重复任意多次，可用于指导患者了解自己的病情。漫游适用于腔内和腔外观察。

3. 数字化可视人体在虚拟活检中的应用 活检是指通过直接穿刺等方式从管腔内部将探针刺入病变部位，进行组织的提取或分析。活体组织检测对于了解病变组织的细胞学特征和病变的定性诊断具有十分重要的作用，但它是创伤性的诊断手段，并且对于从整体上和任意方向的取样检查都有一定的限度，有时还可能造成假阳性结果。虚拟活检（Virtual Biopsy）指在虚拟内窥镜的基础上，借助各种最新成像手段和计算机分析技术，以获取病变部位尽可能多的形态及功能信息，得出类似或接近组织学活检的诊断结果。其一般步骤是通过虚拟内镜技术观察到具体病变部位，在该处进行模拟组织提取，再通过对提取组织的形态、功能信息的分析得到检测结果。虚拟活检技术在这一点上具有突出的优越性。从理论上分析，只要仪器的分辨率足够高，通过计算机成像技术对病变区进行尽可能的放大，就能够直接显示病变区域的组织和细胞的

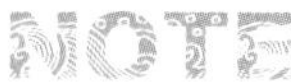

形态结构，从而达到无创性虚拟影像学检查，即可获得病理学信息。

11.4.5 医学虚拟现实的应用

医学领域作为虚拟现实技术最具吸引力的应用领域之一，虚拟现实技术可广泛地应用于手术模拟、远程医疗、辅助诊断、医学康复、医学教育、训练系统等方面。虚拟现实技术在医学上的应用主要有：虚拟人、虚拟人同真实人体数据的融合，以及虚拟的远程医疗系统等。

1. 虚拟人在基础医学的应用 虚拟人体及虚拟人体器官在解剖学、外科学、放射学等医学研究中具有较高的价值。美国、德国、澳大利亚、韩国和我国等都利用 VR 技术建造了虚拟人。北京医科大学用 VR 技术构建了 32 颗人恒牙的三维模型；浙江大学生物医学工程研究所利用虚拟心脏进行心电逆问题的研究等。如图 11-24 所示，是我国首例女性虚拟人切片横截面。这些虚拟人、虚拟人体图谱和虚拟人体器官可以作为辅助教学。在虚拟的环境下，学员可以将人体各器官的解剖、生理学、病理学的数学模型存在一个数据库中，在显示屏上有意识地显示某些细节，将患者的各种病变部位分开或合在一起观察病变情况。

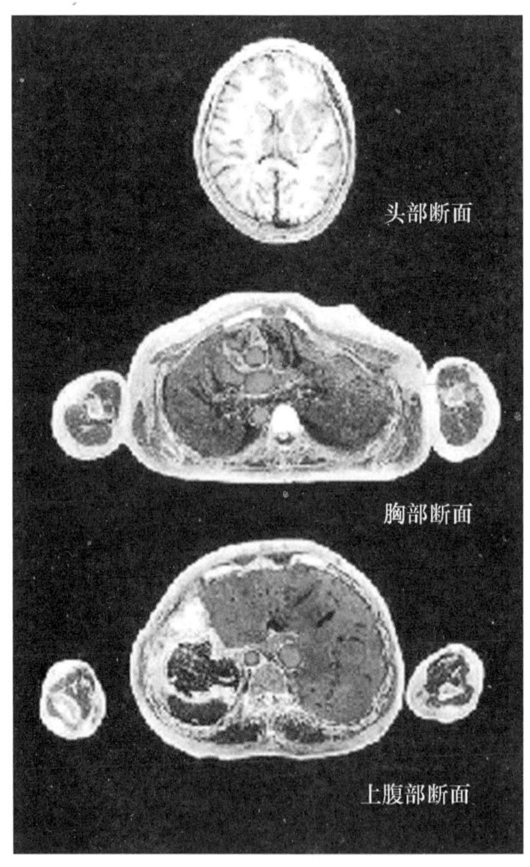

图 11-24 我国首例女性虚拟人切片横断面

该领域有名的网站是：美国国家医学图书馆可视人计划（http：//www. nim. nih. gov/research/visible）；Houston 大学虚拟环境技术实验室的 VR 在腹腔外科见习和培训中的应用（http：//www. vetl/uh. edu/surgery）；Colorado 大学卫生科学中心人模拟中心（http：//www. uchsc. edu/sm/chs）；美国 Georgia 技术研究所图像可视化和使用中心（http：//www. gat2ech. edu/gvu/）；Maya Clinic 生物医学成像研究中心（http：//www. mayo. edu/bir/home. html）；美国 Rutgersdxue CAIP 虚

拟实验室（http：//www. caip. rutgers. edu/vrlab）；日本国家癌症中心医学虚拟现实研究开发实验室（http：//www. ncc. go. jp/）；日本 Nagoya 大学生物医学工程系实验室（http：//www. bmse. mech. nagoyau. ac. jp）。

2. 在临床医学的应用——虚拟人同真实人体数据的融合 虚拟手术：虽然传统的外科手术模拟能给外科医生一些术前参考，但无法让外科医生在术前身临其境般地将整个手术过程虚拟操作一遍，而虚拟环境技术能实现这一过程，如图11-25所示。

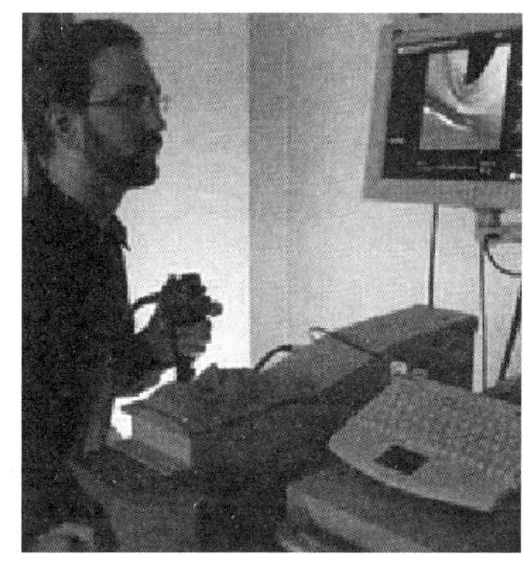

图 11-25 利用虚拟手术模拟装置学习手术技能

虚拟手术可以代替医生进行手术方案的三维构思，比较客观、定量，且其信息可供整个手术班子的每位成员共享，已经成为指导手术、进行医学教学的工具。VR 技术在外科手术中的应用是最活跃的，可以利用 VR 技术进行手术前规划、模拟手术过程和帮助完成手术，涉及的领域包括内窥镜手术、放射学手术、显微外科手术和遥控手术等。如一种用于口腔和外科手术计划与三维外科手术的模型虚拟系统，它选用 CT 等图像数据和各种成像模型，采用断层技术重建软组织和骨骼三维图像，在此基础上做手术计划和手术模拟。在手术阶段，该系统的导航工具通过操作指南和潜在危险的控制提供给手术医生交互的支持。

最早的商业手术训练系统之一是“MIST Raining and Rehearsal System 323”。它包括带有高分辨率阴极射线管的立体 HMD，并连接到 33MHz 的 SGIE lan 工作站（11 万个明暗处理后的多边形/秒）。虚拟软件可以产生一个虚拟病人；如果更逼真地进行训练，还可以把扫描图像的数据覆盖于虚拟的病人模型之上。HMD 的设计允许在正常的视线上观看虚拟场景，系统中的仪器和其他诊断设备可以显示在视线以内的任何地方。工作站可以连接多个 HMD，使得参与者与做微型介入手术的专家见到同样的立体场景。另外，使用一个普通的二维彩色监视器将手术过程显示给观众。该系统还配备了聚焦光源，指导者可以为参与者指出各个有意义的部位。

虚拟手术中虚拟手术器械接触或切割虚拟人体和器官时，为了使操作者有真实的沉浸感，所采用的力觉模型根据人体组织不同、切割深度和切割速度的不同，控制虚拟手术刀上的力觉反馈装置产生实时相应变化的力，以达到真实的触觉效果。如何建立虚拟环境的真实有效的力觉模型成为虚拟手术技术研究中亟待解决的关键问题。人体的软组织如动脉、肌肉、皮肤、肝脏等都是黏弹性体，在力学特征方面有许多相似之处，它们都有滞后、松弛、蠕变、各向异性和非线性的应力-应变关系等特点，把所有这些因素综合在一起，怎样用简单而精确的模型来表达，是一个迫切的问题。

位于华盛顿大学的人机接口技术（HIT）实验室的综合医学接口实验室（LIM IT）成功实现了用于训练内窥镜的瘘管手术的 VR 模拟器的构造和评估项目。该模拟器能够提供与复杂的体数据的直观交互和触觉反馈。其视觉接口的帧频能够达到 20Hz。日本东京的国家肿瘤中心医院正在开发一个 VR 的手术会议系统，用于教学、培训和肿瘤手术计划。该系统使用两台视频照相机，能够模拟虚拟的器官和肿瘤，通过一个头部定位的显示装置进行察看，在对癌症模型进行手术的过程中能够同时对患者器官的真实的视频图像进行交互。一种使用VR技术来指导医师进行血管内手术的系统使用了力反馈装置，让医师知道是否已经碰到了血管壁。这种系统将三维可视化技术和力反馈技术添加到通常的导管程序中去。该系统还能够使用MRI和CT的血管造影照片，来建立一个虚拟的脉管系统的模型。

遥控手术：医生只需对虚拟患者进行手术，通过网络将动作传到网络另一端的手术机器人，由机器人对患者实施手术，手术实施的情况反馈到医生的头盔立体显示器，与虚拟的患者对比，以便医生实时掌握手术的情况，并发出手术的指令，远程控制手术的操作。也可以将手术的部位放大或缩小，对患者实施细微或显微手术。

虚拟内窥镜手术训练：利用由CT、B超获得的三维医学影像数据，通过虚拟成像和可视化技术构造出一个虚拟环境，用户可以在此虚拟环境中围绕某一解剖结构取任意的角度对任意部位进行观察，就像用内窥镜观察来进行疾病的诊断。

3. 在医院中的应用　虚拟医院（Virtual hospital）是以计算机多媒体技术、虚拟现实技术为基础，利用计算机网络提供的远程数据通信，实现大容量的多媒体医学数据库资源共享，以诊断和治疗疾病为基本目的的数字化、电子化多功能实验室构建，在网络上提供看病求医等功能。美国的爱德华大学以医院科室环境为基础的多媒体知识库，医生可以从中找到临床特殊问题的答案，也可以选择有声音和图像的虚拟病历，进行虚拟的临床实践。

我国的网上虚拟医院，从1995年的金卫工程开始建设，有近100家大型医院和近2000名著名医生专家加入网络，已经有400多病例得到了诊治。该网络可以传输图像、数据、语音，主要采用卫星专用通信网VSAT和CHINADDN专线两种通信的通道，它覆盖全国医院和医疗机构，可以实现医学资料的共享，其构成包括骨干网与各医院的内部智能网。已经建立使用的虚拟医疗中心有虚拟牙科中心、虚拟护理中心、虚拟药学中心、虚拟医疗中心。

4. 虚拟现实的远程医疗系统　远程医疗（Telemedicine）是近年来各个国家在互联网络上开发的一项科研性服务项目，它是利用现代的通讯技术、电子技术和计算机技术来实现各种医学信息的远程采集、传输、处理、存储和查询。医生无论走到哪里，都可以通过互联网为患者制定诊断及治疗方案，使患者在原地和原医院可以与远方的专家进行病情咨询会诊，或指导治疗与护理。

在虚拟现实的远程医疗场景下，患者可以是虚拟、真实或者是二者的结合。操作者可以是本地的或远程的，他们可以在手术所在地，也可以远程遥控在手术场所工作的机器人，甚至可以由计算机产生虚拟的操作者，来为手术提供指导和帮助。操作者可以是外科医师、护士或其他的专业人员。这种虚拟的远程医疗环境可以让位于不同地点的多位专家相互合作，对手术过程进行计划和预演，甚至对患者进行实际的手术治疗。如1989年，NASA启动了一个项目，其目标是开发一个在空间项目中使用的远程手术系统，从地球对正在轨道中飞行的空间站中的宇航员实施手术。远程手术和远程医疗要求性能高度可靠的网络和远程设施，以及多用户的虚拟环境。

5. 康复治疗　利用VR技术创造出相应的环境，再把患者置于不适合他的正常环境中，以便对他的疾病做出准确的评价和治疗。美国加州洛玛琳达大学研制的“神经康复工作站”是一个采用压力传感器、生物传感器，具有数据手套和视线跟踪系统的可视化工作站，可用于诊断因严重事故或先天性身体缺陷，并针对患者缺乏运动的现象，让其沉浸在与真实世界的物理规律不尽相同的虚拟现实之中，从而有助于恢复患者感觉或运动功能。

6. 医学教学 医学教学中可以通过对 VR 技术生成的虚拟人进行诊断、解剖、虚拟手术和虚拟实验等过程来降低教学成本，提高教学质量。在虚拟实验室中，学生和医生可以通过对虚拟人进行反复的诊断和手术，练习高难度的操作方法，达到熟练的程度。实习医生可以利用完全的虚拟现实技术，去观察逼真的人体内部的各个部分，而不必通过外科手术去认识人体的内部。芝加哥大学已建造一台人体虚拟解剖电脑，是一套完整的人体虚拟解剖系统，学生利用在虚拟的组织和器官间的模拟操作感受触觉反馈，使学生更快地掌握手术要领和技术。此外，VR 可以模拟各种不同的疾病和系统病状，供医学生学习，从而提高诊断和治疗水平。

7. 其他 虚拟环境可用于治疗精神病及心理障碍性疾病，如神经厌食症、各种恐惧症、儿童孤独症等，患者通过在 VR 技术产生的虚拟环境中进行反复刺激训练，可逐步克服心理障碍。此外，VR 技术在研制新药物和测试药物、药物分子研究、医疗设施结构设计，以及医学图像学研究等方面，也获得了一些成功。

持续发展的虚拟现实技术，在医学上获得了广泛的应用，为医学的很多领域带来了潜在的动力，产生了巨大的影响，为临床医学和医学教育提供了许多新的功能，也逐渐得到医学专家的重视。

小结 11

1. 介绍图像指导治疗和相关成像技术、图像处理技术、图像指导治疗方法以及应用研究。

2. 介绍手术计划和导航应用中的关键技术与应用前景。其中高质量的数字化图谱是手术计划和导航的重要基础，而内窥镜立体成像技术和可视化技术可以更好地让医生去畅游人体内部而不需要通过外科手术，利用手术导航的触觉反馈可以让医生更好地掌握手术的技巧。

3. 介绍基于 Internet 的医学远程诊断模式和实现的关键技术，远程通信技术、信息学技术和医疗保健技术，其中 PACS 是远程医疗的重要技术平台。

4. 在医学虚拟现实中，利用虚拟现实技术的显示和交互作用技术，在数字虚拟人体和人体器官上医生可以更加有效和安全地执行手术的计划方案和手术演练。

习题 11

11-1 有关图像指导治疗成像技术有哪些？

11-2 作为医学生，对于图像指导治疗的应用你有何了解？

11-3 简述手术计划和导航的发展。

11-4 描述数字化图谱、内窥镜立体成像技术、可视化技术与手术导航的关系。

11-5 简述远程医疗的范畴，说明医学远程诊断的特点及其关键技术。

11-6 说明 PACS 对医学远程诊断的重要性。

11-7 思考虚拟现实的交互作用技术对虚拟手术的重要性。

12 医学图像分析实例与 Unity3D 应用实例

12.1 X-CT 图像分析实例

X-CT 是 X 射线对人体进行横断面扫描，通过电子探测器将扫描层面的光子转化为数字信息，并将转化的数字信息经电子计算机处理成像。其工作原理为：X 线对人体某一部位采用一定厚度层面进行扫描，穿透人体时，信号衰减后的射线经由电子探测器接收，经光电管转化器转化为电流，再经模/数（A/D）转换器转化成数字信号，输入电子计算机进行处理，并把这些数据排列成数字矩阵，存于存储介质中。然后，再经过数/模（D/A）转换器将数字矩阵转换成不同灰度值的像素矩阵，通过显示屏显示及照相机摄制成 CT 图像，用于相关疾病诊断。

CT 图像以不同的灰度来反映器官和组织对 X 线的吸收程度。与 X 线图像所示的灰度图像一样，黑影表示低吸收区，即低密度区，如肺部；白影表示高吸收区，即高密度区，如骨骼。但是 CT 与 X 线图像相比，基于 X 射线的计算机断层成像（Computed Tomography，CT）具有分辨率高和不同组织对比度强的特点，可以较好地显示由软组织构成的器官，如脑、脊髓、肺、肝、胆、胰腺以及盆部器官等，对骨骼等高密度区的显示效果更好，并在良好的解剖图像背景上显示出病变的影像。增强 CT 扫描检查，除能分辨血管解剖结构，还能观察血管与病灶之间的状况，CT 影像能反映出病灶部位血供的情况和血流动力学的变化，对软组织的显示优于常规 X 线检查。但局部区域存在软组织会导致局部区域的对比度降低，病人轻微活动就会造成伪影，从而使感兴趣区域分割和病灶识别变得困难。X-CT 影像处理涉及图像增强、去噪声、边缘提取、图像分割及感兴趣区域量化处理等操作。

12.1.1 脑部 X-CT 图像分析

脑部 CT 图像是典型的非平稳信号，具有很强的背景噪声，处理起来较困难，脑部 X-CT 图像处理主要包括脑部 CT 图像去噪、边缘检测和分割。经典的脑部 CT 图像去噪主要采用空域法和频域法两大类。空域法是直接对图像中的像素进行处理，基本上是以灰度映射变换为基础的。如邻域平均法、多幅图像平均法、中值滤波等。

1. 邻域平均法处理脑部 X-CT 图像 邻域平均法是将原图中一个像素的灰度值和它周围邻近 8 个像素的灰度值相加，然后将求得的平均值作为新图中原像素的灰度值。它采用模板计算的思想，模板操作实现了一种邻域运算，即某个像素点的结果不仅与本像素灰度有关，而且与其邻域点的像素值有关，模板运算在数学中的描述就是卷积运算。设图像 S 的像素表达 $f(x, y)$ 为 $M\times N$ 的阵列，处理后生成的图像为 $g(i, j)$，它的每个像素的灰度值由像素（x，y）领

NOTE

域的像素的灰度值的平均所决定。新的像素表达式描述如下：

$$g(i,\ j)\ =\frac{1}{M}\sum_{x,y\in S}f\ (x,\ y) \tag{12-1}$$

式（12-1）中 x、y=0，1，2，…，N-1，S 是以（x，y）点为中心的邻域的集合，M 是 S 内坐标点的总数。这种方法算法简单，计算速度很快，但是在降低噪声的同时使图像产生模糊，特别在边沿和细节处，邻域越大，模糊越厉害，为此可采用阈值法处理图像。邻域平均法中常用的模板是：

$$T_{Box}=\frac{1}{9}\begin{bmatrix}1 & 1 & 1\\ 1 & 1* & 1\\ 1 & 1 & 1\end{bmatrix} \tag{12-2}$$

为了解决邻域平均法造成的图像模糊问题，采用阈值法，又被称为超限邻域平均法，如果某个像素的灰度值大于其邻域像素的平均值，且达到一定程度，则判断该像素为噪声，继而用邻域像素的均值取代这一像素值；否则，认为该像素不是噪声点，不予取代，假如给定阈值 T_0，像素表达可描述为：

$$h\ (x,\ y)\ =\begin{cases}f\ (x,\ y) & |\ f\ (x,\ y)\ -g\ (x,\ y)\ |<T_0\\ g\ (x,\ y) & |\ f\ (x,\ y)\ -g\ (x,\ y)\ |\geqslant T_0\end{cases} \tag{12-3}$$

式（12-3）中，f（x，y）是原始含噪声图像，g(x，y）是由式（12-1）计算的平均值，h(x，y）是滤波后的像素值。

2. MATLAB 实现领域平均法脑部 CT 图像噪声污染处理

```
I=imread（'d：\ brain. jpg'）；
B=rgb2gray（I）；
figure；imshow（B）；title（'原始图像'）；
H=imnoise（B，'gaussian'）；
figure；imshow（H）；title（'高斯噪声'）；
Q=imnoise（B，'salt & pepper'）；
figure；imshow（Q）；title（'椒盐噪声'）；
G=fspecial（ 'average'，3*3）；
D=imfilter（H，G）；
figure；imshow（D）；title（'高斯噪声图片平均模板'）；
L=fspecial（'average'，5*5）；
S=imfilter（H，L）；
figure；imshow（S）；title（'高斯噪声图片平均模板 1'）；
W=fspecial（'average'，7*7）；
O=imfilter（H，W）；
figure；imshow（O）；title（'高斯噪声图片平均模板 2'）；
M=fspecial（'gaussian'，3*3）；
E=imfilter（Q，M）；
figure；imshow（E）；title（'椒盐噪声图片高斯模板'）；
```

NOTE

```
N=fspecial ('gaussian', 5*5);
K=imfilter (Q, N);
figure; imshow (K); title ('椒盐噪声图片高斯模板1');
Z=fspecial ('gaussian', 7*7);
J=imfilter (Q, Z);
figure; imshow (J); title ('椒盐噪声图片高斯模板2');
R=fspecial ('gaussian', 3*3);
T=imfilter (H, R);
figure; imshow (T); title ('高斯噪声图片高斯模板');
X=fspecial ('gaussian', 5*5);
V=imfilter (H, X);
figure; imshow (V); title ('高斯噪声图片高斯模板1');
U=fspecial ('gaussian', 7*7);
P=imfilter (H, U);
figure; imshow (P); title ('高斯噪声图片高斯模板2');
M=fspecial ('average', 3*3);
E=imfilter (Q, M);
figure; imshow (E); title ('3*3平均模板');
N=fspecial ('average', 5*5);
K=imfilter (Q, N);
figure; imshow (K); title ('5*5平均模板');
Z=fspecial ('average', 7*7);
J=imfilter (Q, Z);
figure; imshow (J); title ('7*7平均模板');
C=medfilt2 (Q);
figure; imshow (C); title ('椒盐噪声图片中值滤波处理');
M=medfilt2 (H);
figure; imshow (M); title ('高斯噪声图片中值滤波处理');
```

图12-1为脑部CT图像降噪处理后的结果比较。

3. 多幅图像平均法 多幅图像平均法是利用对物体拍摄的多幅图像取平均来消除噪声。设原图像为$f(x, y)$，图像噪声为加性噪声$n(x, y)$，则有噪声的图像$g(x, y)$可表示为：

$$g(x, y) = f(x, y) + n(x, y) \tag{12-4}$$

若图像噪声是互不相关的加性噪声，且均值为0，则

$$f(x, y) = E[g(x, y)] \tag{12-5}$$

其中$E[g(x, y)]$是$g(x, y)$的期望值，对M幅有噪声的图像经平均后有：

$$f(x, y) = E[g(x, y)] \sim \bar{g}(x, y) = \frac{1}{M}\sum_{i=1}^{M} g_i(x, y) \tag{12-6}$$

和

$$\delta^2_{\bar{g}(x,y)} = \frac{2}{M}\delta^2_{n(x,y)} \tag{12-7}$$

式中 $\delta^2_{\bar{g}(x,y)}$ 和 $\delta^2_{n(x,y)}$ 是 $\bar{g}$ 和 n 在点（x，y）处的方差。

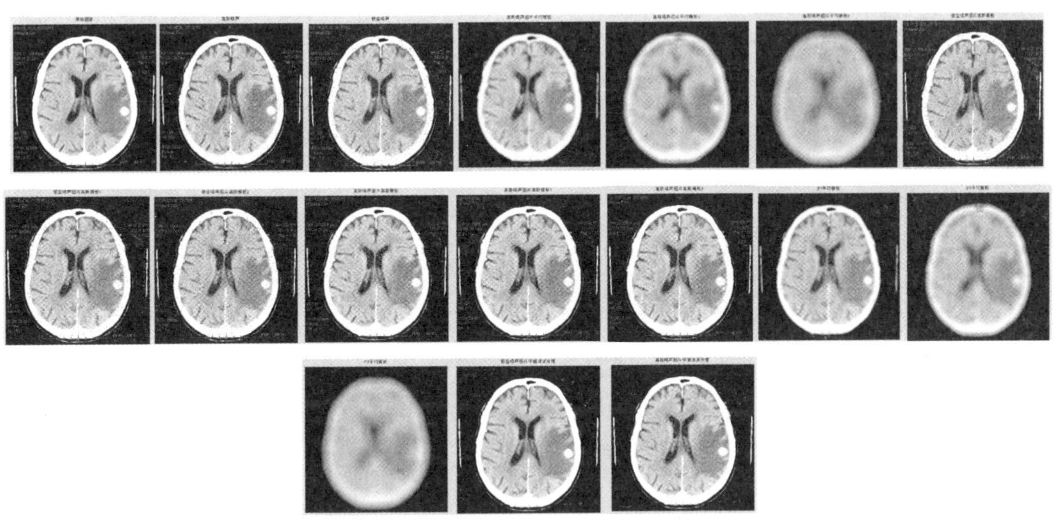

图 12-1 噪声污染的脑部图像处理效果

4. 脑部 CT 图像的边缘检测方法 边缘检测是感兴趣区域识别必不可少的步骤，也是图像处理中较为困难的环节，图像分割的任务是把图像分离成区域，以便于进一步的分析。分割后的区域互不交叠，区域要有意义，分开的区域是图像中我们感兴趣的目标，其他分析过程经常依赖于分割的结果，准确地分割医学影像决定其他步骤分析的准确程度，图像分割问题的困难在于实际问题的复杂多变。对于某个具体的问题是图像数据的模糊和噪声的干扰。至今，还没有一个判断分割是否完全正确的准则，也没有一种标准的方法能够解决所有的分割问题，只有一些针对具体问题或要求满足一定条件的方法。分割得好坏必须从分割的效果来判断。实际图像中情况各异，具体问题具体分析，根据实际情况选择适合的方法。

脑科医生常把 DICOM 图像转换成 JPG 格式以后，使用 Photoshop 人工选择感兴趣区域，Photoshop 常用图像常用选择工具有魔棒 工具，配合像素颜色值 羽化: 0 px 羽化属性可以获得种子点周围连续区域。其次为自由分割工具 套索工具、 多边形套索工具、 磁性套索工具，配合各种工具的属性设置，可以用人工方式获得病灶边界，在获得病变区域边界以后，在 Photoshop 分析菜单中选择记录测量菜单，便可获得测量日期和时间，以像素为单位的病灶面积、周长、圆度、高度、宽度、灰度最大值、灰度最小值、灰度平均值、累计密度等量化指标，这也是目前病变区域量化分析较为常用的方法。图 12-2 所示，为脑部伴随右侧低密度类圆性病变，并有规则环形的高密

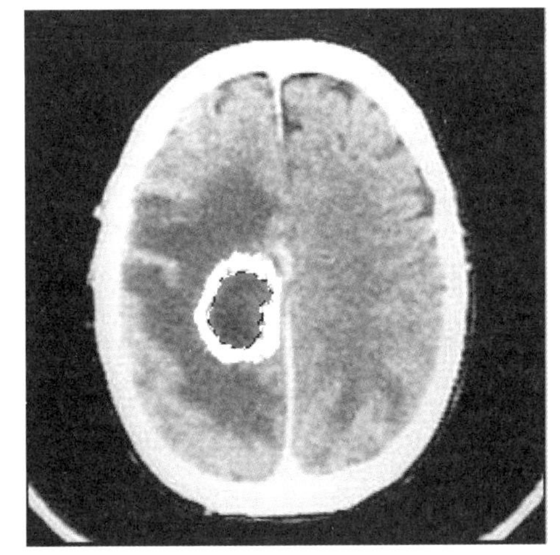

图 12-2 PS 魔棒工具选择病灶效果

NOTE

度环，周围存在水肿区的 CT 脑部图像。

表 12-1 为上图脑部 CT 图像通过 Photoshop 魔棒工具对病灶进行选择后，用 Photoshop 自带的记录测量获得的病灶量化指标。

表 12-1 人工分割病变区域量化指标

记录测量

	子	计数	面积	周长	圆度	高度	宽度	灰度值（最小值）	灰度值（最大值）	灰度值（平均值）	灰度值（中间值）
0001	000	1	879.000000	127.346717	0.681119	38.000000	33.000000	57.000000	150.000000	94.919226	90.000000

5. 脑部 CT 图像分割 在本教材第 7 章有对一些传统分割和自适应分割算法描述。在计算机感兴趣区域分割方面，研究人员已做了大量的工作，统计学理论、模糊集理论、神经网络、形态学、小波变换、遗传算法、尺度空间、多模板匹配、非线性扩散、多特征融合、马尔科夫链和主动轮廓模型等在图像分割中的应用日渐广泛。但是尚无类似于人类视觉那样通过灰度值梯度、明暗、边界、几何形状，甚至先验知识等多种特征并行和串行自适应地对目标区域普适性的识别方法。

动态规划（Dynamic Programming）是为解决多阶段决策问题最优化而提出的。它是将边缘检测问题看成一个优化问题，求其全局最优解。根据最优性原理，可以把多阶段决策问题的求解过程看成是一个连续的递推过程，从终点分段地向初始点寻找最优的策略，直到确定这个问题的最优解为止。基于动态规划的分割算法就是将起始点到终止点之间的累积代价作为目标函数，将起始代价阵的元素作为变量进行运算的，首先对原始图像进行一定的变换得到初始代价阵，并人为给定起始点和终止点，由初始代价阵和给定的初始点迭代得到最小累积代价阵，之后由终止点依照最小代价路径反向回溯到起始点就可以获得所需的边缘轮廓线。动态规划对图像进行分割不仅能够获得全局最优解，而且具有一定的抗干扰能力，但存在如下的问题：运算量较大，主要是累积代价阵的计算需要较多的时间，是运算的“瓶颈”，容易误入“歧途”，CT 图像由于本身固有的物理特性，噪声较大，所以存在着较多的伪边缘，在代阶阵中表现为条纹状的低代价槽。这就会对边缘检测造成干扰，从而难以得到正确的结果。另外，初始点和终止点的选择对分割结果有着不可忽视的影响，选择不同的初始点和终止点其分割结果有明显差异。

12.1.2 胸部 X-CT 图像分析

胸部 CT 图像由软组织、骨骼、空气等影像组成，胸部的骨骼、空气、液体及脂肪在 CT 图像上有良好的视觉对比度，利用组织的自然密度差可以对胸部的生理、病理改变进行诊断。高分辨率 CT 图像已成为慢性阻塞性肺病诊断最重要的依据，但患者肺中的病理多样性改变，在 CT 图像的表现特征与范围上较为复杂，即使有经验的放射科医生，也很难做客观准确地分析，更谈不上对病变区域的定量分析。胸部 CT 图像后处理技术主要包括：多平面重建技术，在断面扫描基础上，对某些标线指定的组织进行不同方位的重组，以得到包括冠状、矢状、斜位、曲线等任意解剖方位的二维图像。CT 三维重建技术是在 X、Y 轴的二维图像上对 Z 轴投影转换和负影显示处理，在兴趣区内标记所要成像的器官及层面，然后通过计算机进行立体重建。CT 血管造影是在 CT 扫描结束后划定兴趣区，删除骨骼等高密度组织，留下靶血管的高密度影

NOTE

像，然后进行单支或多支血管重建。

临床诊断中，医生往往需要对指定的组织器官和特定区域进行分析，而利用计算机提取指定组织、器官属于图像分割问题。对于胸部CT图像而言，肺区的提取是实现自动量化诊断的前提。二值图像阈值分割法适合于前景与背景灰度或色彩差别大的情况，阈值方法又分全局阈值和局部阈值两种，阈值分割法中的关键是阈值的选择，针对阈值的选择方法又有直方图分析法。基于模式分类的方法包括类别方差准则分类法、最小错误概率分类法、已知某些约束条件的最优阈值、P-tile-thresholding（P片法）、聚类的方法和局部自适应阈值选取等。

1. 大类间方差阈值获取和胸部CT图像二值化效果

最大类间方差法阈值的程序实现：

```
clc; clear all; close all;
I_gray = imread('D:\lung.jpg');
figure;
imshow(I_gray);
title('原始图象');
I_double=double(I_gray);%转化为双精度
[wid, len] =size(I_gray);
colorlevel=256; %灰度级
hist=zeros(colorlevel, 1);%直方图
threshold=128; %初始阈值
%计算直方图
fori=1: wid
  for j=1: len
    m=I_gray(i, j) +1;
hist(m) = hist(m) +1;
  end
end
hist=hist/(wid*len);%直方图归一化
miuT=0;
for m=1: colorlevel
miuT=miuT+(m-1) *hist(m);
end
xigmaB2=0;
formindex=1: colorlevel
  threshold=mindex-1;
  omega1=0;
  omega2=0;
  for m=1: threshold-1
    omega1=omega1+hist(m);
```

```
    end
    omega2 = 1-omega1;
    miu1 = 0;
    miu2 = 0;
    for m = 1: colorlevel
      if m<threshold
        miu1 = miu1+ (m-1) * hist (m);
      else
        miu2 = miu2+ (m-1) * hist (m);
      end
    end
    miu1 = miu1/omega1;
    miu2 = miu2/omega2;
xigmaB21 = omega1 * (miu1-miuT) ^2+omega2 * (miu2-miuT) ^2;
    xigma (mindex) = xigmaB21;
    if xigmaB21>xigmaB2
      finalT = threshold;
      xigmaB2 = xigmaB21;
    end
end
fT = finalT/255 % 阈值归一化
T = graythresh (I_ gray)% matlab 函数求阈值
fori = 1: wid
  for j = 1: len
    ifI_ double (i, j) >finalT
      bin (i, j) = 1;
    else
      bin (i, j) = 0;
    end
  end
end
figure, imshow (bin);
title ('二值化图像');
figure;
plot (1: colorlevel, xigma);
title ('直方图');
```

通过以上程序获得的分割效果如下：

NOTE

比较图 12-3 胸部 CT 原始图像和图 12-4 大类间方差阈值二值化图像，发现肺部毛细血管被归类到黑色组织中，分割效果并不理想。因此有必要选择更合适的二值化分割来改进毛细血管与肺部组织的区分。

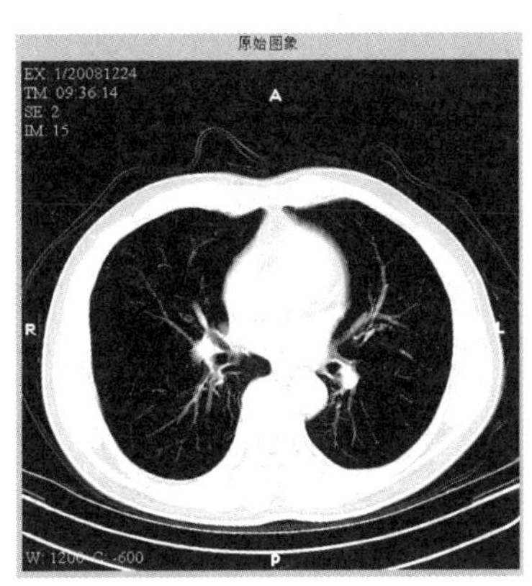

图 12-3 原始图像

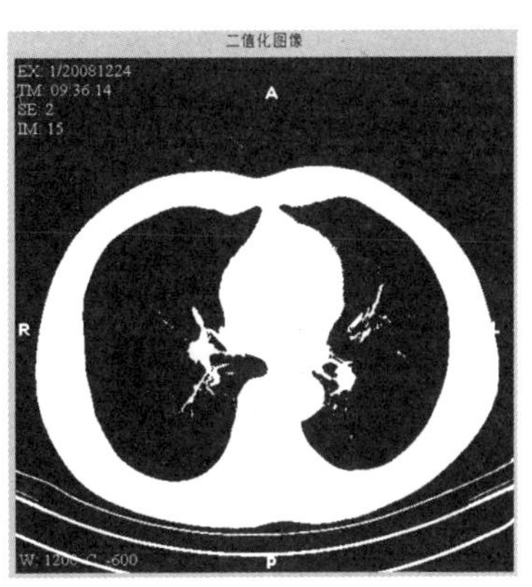

图 12-4 二值化图像

2. 基于区域划分的欧氏距离获取阈值图像分割 肺区分割方法有阈值法、区域生长法与基于模式分类的方法。这些肺区分割方法的优势是能自动或半自动地提取肺实质，其缺点是缺乏灵活性，医生不能指定任意区域，并进行分析与诊断。而在临床诊断中，由医生根据情况指定的任意区域，称为感兴趣区域，它一般是分析的重点或病变疑似区，因此，感兴趣区域的提取与分析对计算机辅助诊断具有重要的意义。

图像分割往往需要多种方法结合以后才能达到更好效果，并且处理顺序不拘泥于一格，因图而异。以下为肺部 CT 图像血管分割 MATLAB 程序实现：

```
clc; clear all; close all;
I =imread ('D: \ lung. jpg');
figure;
imshow (I);
title ('原始图像');
B=im2bw (I, 0. 328);%0. 328 为相对合适的二值化阈值
figure;
imshow (B);
title ('二值化图像');
se1=strel ( 'square', 2);
B1=imdilate (B, se1);% 膨胀
B2=imerode (B, se1);% 腐蚀
figure;
imshow (B1);
figure;
imshow (B2);
[m, n] =size (B);
c=ones (m, n) -B;% 图像二值化互换
figure;
```

NOTE

```
title（'血管分割'）
imshow（c）;
```

图 12-5 为原始 CT 胸部图像，首先是阈值求取，并二值化图像，获得图 12-6 二值化图像，发现噪声较明显，通过膨胀获得图 12-7，通过腐蚀获得图 12-8，虽然膨胀和腐蚀对降低噪声有一定作用，但同时对血管细节也有较大影响。通过颜色反向显示获得图 12-9，大致获得肺部毛细血管。

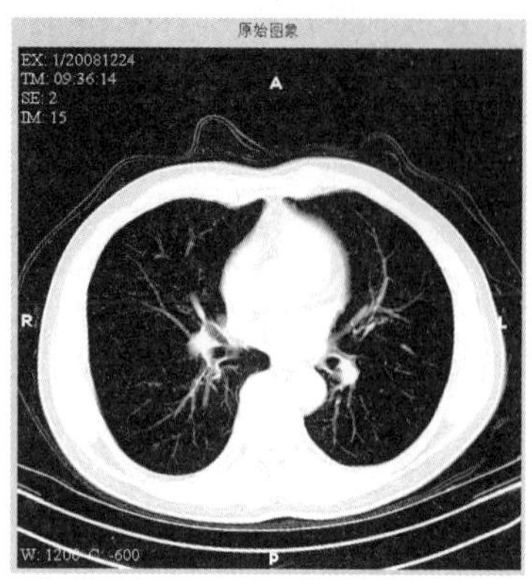

图 12-5　原始图像

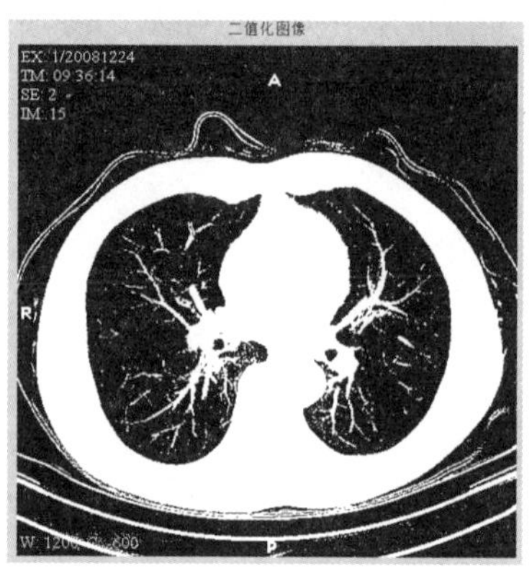

图 12-6　二值化分割

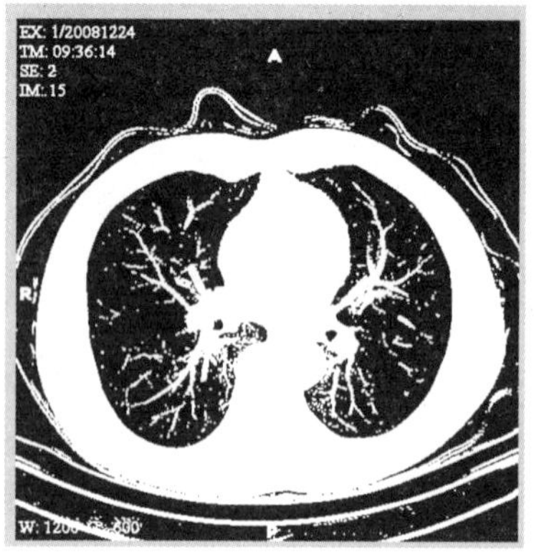

图 12-7　膨胀处理

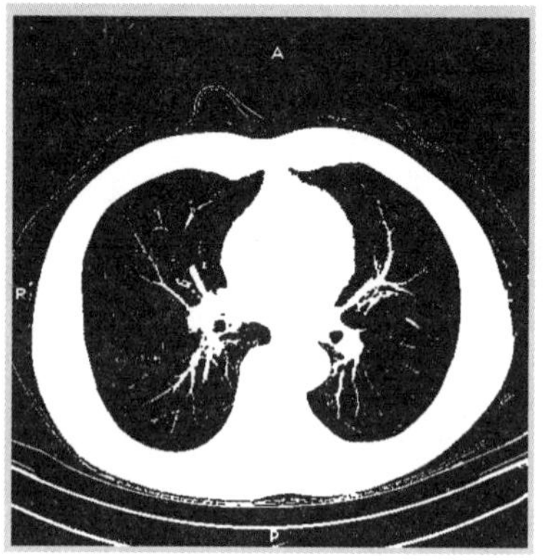

图 12-8　腐蚀处理

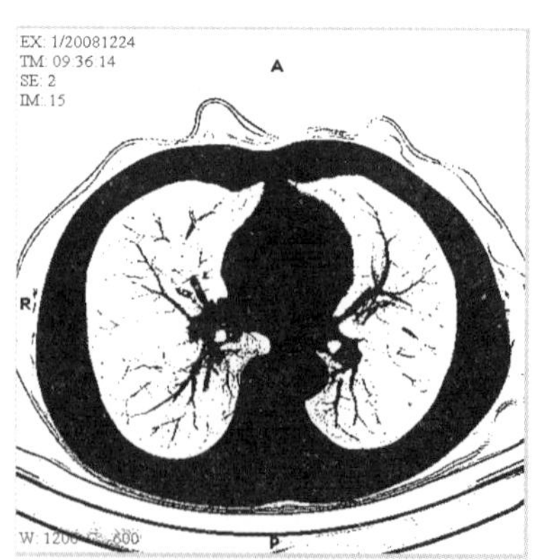

图 12-9　肺部毛细血管分割

12.1.3 肝脏 X-CT 图像分析

肝脏、胆系和胰腺是重要的消化器官，解剖和生理都存在着相互协同和制约的关系，疾病的发生和发展也往往互为因果。现代影像学检查对这些病变能够做出明确的定位和定性诊断，是临床重要的检查手段。

肝脏疾病是日常 CT 检查的重要组成部分，肝脏 X-CT 检查主要适用于以下病症的获取：①肝脏良、恶性肿瘤：肝癌、转移瘤、海绵状血管瘤。②肝脏囊性占位病变：肝囊肿、多囊肝、包虫病。③肝脏炎性占位病变：肝脓肿、肝结核。④肝外伤。⑤肝硬化。⑥肝脂肪变性。⑦色素沉着症。

在肝脏 CT 医学影像诊断中，一般是根据图像特征感兴趣区域 ROI 的提取来完成的。CT 图像的感兴趣区域一般是指医学图像所表现的病理、解剖信息的影像学表现。也因此在 CT 图像感兴趣区域的特征提取之前，需要通过适合的图像分割方法分割出感兴趣区域。目前图像分割算法主要有手动勾画方式、人机交互方式、全自动方式。由于医学图像内容的复杂性和多样性，很难用全自动的方式进行图像分割。到目前为止，几乎没有一种完全有效的方法可以自动分割不同部位或者分割同一部位不同层面的多幅图像。因此医生在探讨或定量定性分析病灶区域的时候，一般是通过手动勾画的方式实现的，肝脏 X-CT 图像特征提取是肝病诊断的常用图像处理步骤。

1. 肝脏 CT 肿瘤图像分割的实现过程 肝脏 CT 原图像中往往伴有噪声，所以首先需要对图像进行预处理。分割方法结合阈值分割、边界跟踪、区域生长和数学形态学等算法，能自动提取感兴趣诊断区域，并去除背景、皮肤和皮下组织、空气等信息。图像分割的主要步骤可以设置如下：①对原 CT 图像进行中值滤波处理，得到中间结果的图像；②对滤波之后的图像进行二值化，把感兴趣区域等前景部分设为白色，背景设为黑色，得到二值化的 CT 图像；③再通过边界跟踪算法跟踪 CT 二值化后图像的最外层边界（即皮肤组织），利用数学形态学中的膨胀操作把多像素的宽白色边界变为黑色，也就是背景色，最终合成处理后的图像。从目前的 CT 肝脏图像疾病诊断情况来看，单纯采用某种分割算法很难实现序列肝脏 CT 病灶自动准确的分割。因此有必要针对不同图像的特点，采用多种分割的手段进行分割设计，以及通过选择串行和并行方法对肝脏 CT 图像进行多种操作处理。

2. MATLAB 肝脏 CT 图像分割实例

Prewitt 算子程序：

```
clc
clear all
close all
A =imread（‘ liver. jpg’）;% 读入图像
imshow（A）; title（‘原图’）;
y_ mask = [ -1 -1 -1; 0 0 0; 1 1 1];% 建立 Y 方向的模板
x_ mask = y_ mask′;% 建立 X 方向的模板
I = im2double（A）;% 将图像数据转化为双精度
dx =imfilter（I, x_ mask）;% 计算 X 方向的梯度分量
dy = imfilter（I, y_ mask）;% 计算 Y 方向的梯度分量
grad = sqrt（dx. * dx + dy. * dy）;% 计算梯度
```

```
grad = mat2gray (grad);% 将梯度矩阵转换为灰度图像
level =graythresh (grad);% 计算灰度阈值
BW = im2bw (grad, level);% 用阈值分割梯度图像
figure, imshow (BW);% 显示分割后的图像即边缘图像
title ('Prewitt')
```

获得图 12-10 和图 12-11 的效果。

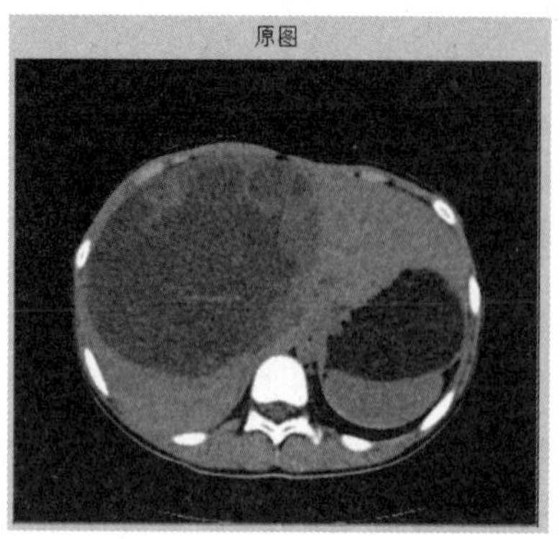

图 12-10 肝脏 CT 图像原图

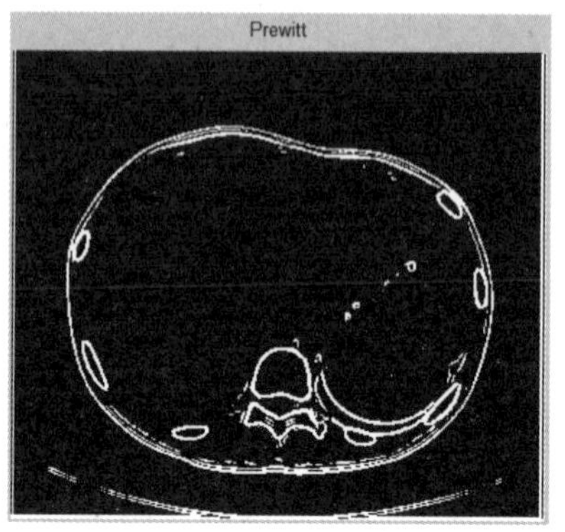

图 12-11 Prewitt 算子边缘检测

MATLAB 综合图像分割实例：

```
clc; clear all; close all;
I =imread ('D: \ liver. jpg');% 读取图像
figure; imshow (I);% 显示原图像
E =entropyfilt (I);% 创建纹理图像
figure; subplot (121)
BW1 = im2bw (E, .8);% 转化为二值图像
subplot (122); imshow (BW1);% 显示二值图像
BWao = bwareaopen (BW1, 2000);% 提取底部纹理
figure; subplot (121)
imshow (BWao);% 显示底部纹理图像
nhood = true (9);
closeBWao = imclose (BWao, nhood);% 形态学的关闭操作
subplot (122); imshow (closeBWao);% 显示边缘光滑后的图像
roughMask = imfill (closeBWao, 'holes');% 填充操作
figure; subplot (121)
imshow (roughMask);% 显示填充后的图像
I2 = I;
I2 (roughMask) = 0;% 底部设置为黑色
subplot (122); imshow (I2);% 突出显示图像的顶部
E2 =entropyfilt (I2);% 创建纹理图像
E2im = mat2gray (E2);% 转化为灰度图像
figure; subplot (121)
```

NOTE

```
imshow (E2im);% 显示纹理图像
BW2 = im2bw (E2im, graythresh (E2im));% 转化为二值图像
subplot (122); imshow (BW2);% 显示二值图像
mask2 =bwareaopen (BW2, 1000);% 求取图像顶部的纹理掩膜
figure; imshow (mask2);% 显示顶部纹理掩膜图像
texture1 = I; texture1 ( ~ mask2) = 0;% 底部设置为黑色
texture2 = I; texture2 (mask2) = 0;% 顶部设置为黑色
figure; subplot (121);% 显示图像顶部
imshow (texture1); subplot (122),
imshow (texture2);% 显示图像底部
boundary =bwperim (mask2);% 求取边界
segmentResults = I;
segmentResults (boundary) = 255;% 边界处设置为白色
figure; imshow (segmentResults);% 显示分割结果
S =stdfilt (I, nhood);% 标准差滤波
figure; subplot (121)
imshow (mat2gray (S));% 显示标准差滤波后的图像
R =rangefilt (I, ones (5));% rangefilt 滤波
subplot (122); imshow (R);% 显示 rangefilt 滤波后的图像
```

程序运行后部分图像分割效果如图 12-12 至图 12-15 显示。

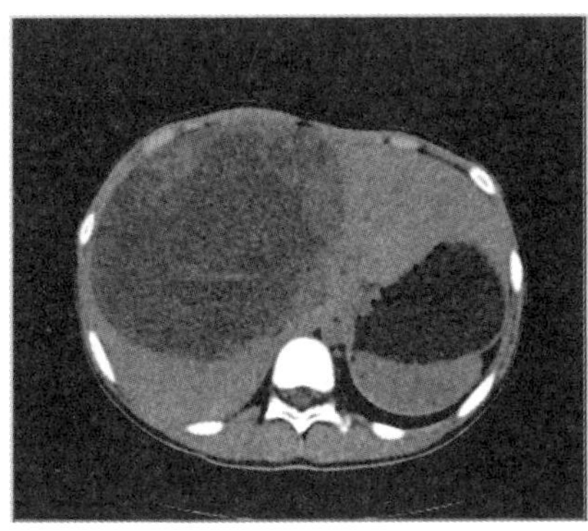

图 12-12　原始图像

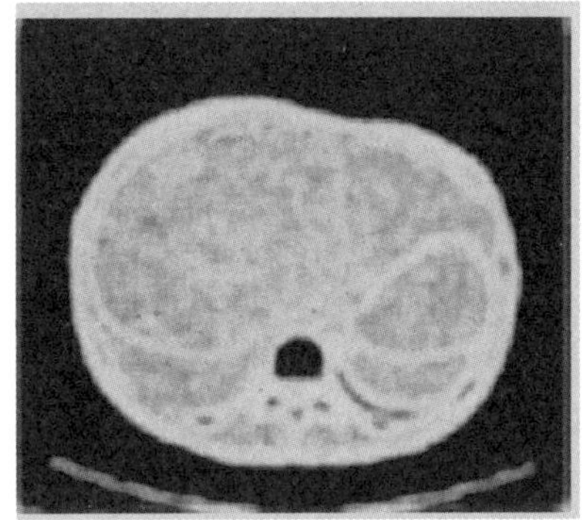

图 12-13　显示纹理效果

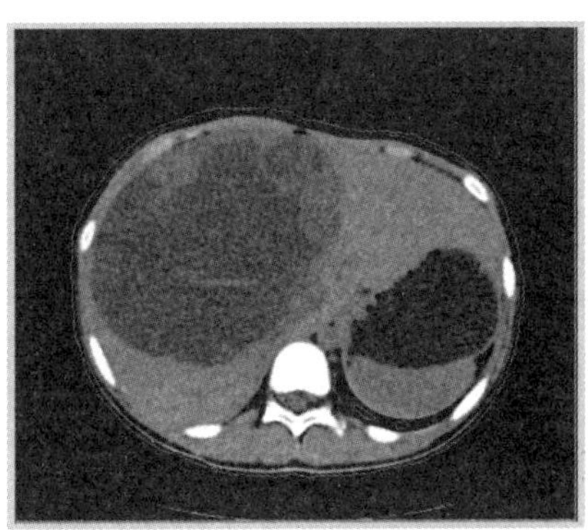

图 12-14　求取边界

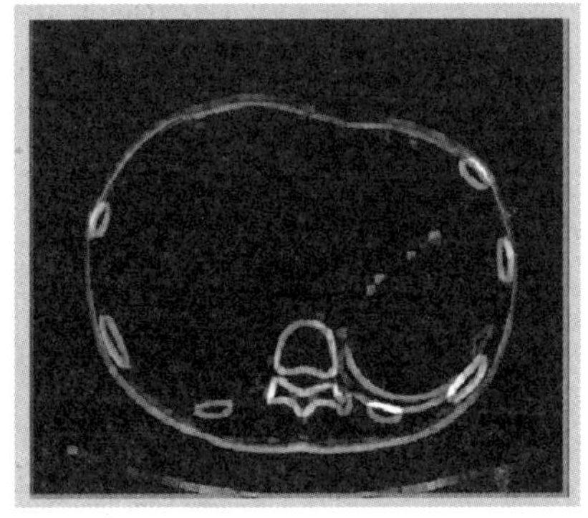

图 12-15　分割效果

几种常用图像分割的特点：

（1）Roberts 算子：边缘定位准，但是对噪声敏感。适用于边缘明显且噪声较小的图像分割。

（2）Prewitt 算子：对噪声有抑制作用，抑制噪声的原理是通过像素平均，但是像素平均相当于对图像的低通滤波，所以 Prewitt 算子对边缘的定位不如 Roberts 算子。

（3）Sobel 算子：Sobel 算子和 Prewitt 算子都是加权平均，但是 Sobel 算子认为，邻域的像素对当前像素产生的影响不是等价的，所以距离不同的像素具有不同的权值，对算子结果产生的影响也不同。一般来说，距离越远，产生的影响越小。

（4）Isotropic Sobel 算子：加权平均算子，权值反比于邻点与中心点的距离，当沿不同方向检测边缘时梯度幅度一致，就是通常所说的各向同性。

上面提到的算子都是利用一阶导数的信息。

（5）Laplacian 算子：其为二阶微分算子，具有各向同性，即与坐标轴方向无关，坐标轴旋转后梯度结果不变。但是，其对噪声比较敏感，所以，图像一般先经过平滑处理，因为平滑处理也是用模板进行的，所以，通常的分割算法都是把 Laplacian 算子和平滑算子结合起来生成一个新的模板。

借助于图像处理软件也可以实现肝脏 CT 图像分割，如图像处理软件 Photoshop 和图像分析软件 IPP 可实现手动和半自动的方法来划分病灶边界，实现 CT 肝区病灶的分割和量化统计。

12. 2 超声图像分析实例

12. 2. 1 胃超声图像分析

超声图像因其独特的无损性、实时性、廉价性及多用途性而成为一种使用非常广泛的成像模式，它不仅能够提供软组织的实时解剖视图，而且能够获得血流和组织弹性等功能信息。但是，由于超声图像中存在着不可避免的斑点噪声、与组织有关的纹理及其他噪声，目前在自动、半自动定量分析方面还难以与 CT、MRI 等成像模式相比。虽然纹理特征在许多诊断应用中有着重要的意义，但从图像分割等非纹理处理角度来看，这些纹理却是难以除去的噪声，或因这些纹理的存在而使图像噪声难以很好地去除，为图像的进一步处理、分析带来了困难，从而使传统的分割算法在超声图像上的应用显得无能为力。

自 Kass 等提出主动轮廓线模型以来，该模型在超声图像分割方面引起了广泛的关注，并在数字图像分析和计算机视觉等领域获得了良好的提取和跟踪特定区域内目标轮廓的能力，因此非常适用于医学图像，如 CT、MRI 和超声图像的处理，以获取特定器官及组织的轮廓。简单地讲，主动轮廓线模型就是一条由相应能量函数控制的可形变参数曲线，以能量函数最小化为目标，控制参数曲线变形，具有最小能量的闭合曲线就是目标轮廓。对超声图像而言，由于固有的噪声和伪边缘的存在，往往使得主动轮廓线陷入伪边缘而难以获得所希望的目标轮廓，结果就要求人工给出的初始轮廓线距离目标边缘比较近，而且要尽量降低噪声和非目标边缘干扰的影响。本例引入边带限制概念，去除绝大部分噪声和伪边缘的影响；引入梯度矢量流（Gradient Vector Flow，GVF）概念，使初始轮廓线与目标轮廓线的距离要求不必那么苛刻，以期对超声及其序列图像具有较好的分割效果。

NOTE

1. GVF 主动轮廓线模型及其对超声图像的分割

（1）主动轮廓线模型与GVF：主动轮廓线模型，又称Snake模型，可以表示为定义在$s\in[0,1]$上的参数曲线

$$X(s)=(x(s),y(s))$$

及其能量函数

$$E_{\text{Snake}}=\int_0^1[E_{\text{int}}(X(s))+E_{\text{ext}}(X(s))]\text{d}s \tag{12-8}$$

式中：

$$E_{\text{int}}(X(s))=[T|X'(s)|^2+U|X''(s)|^2]/2$$

$$E_{\text{ext}}(X(s))=E_{\text{image}}(X(s))+E_{\text{constrain}}(X(s))$$

$E_{\text{int}}(X(s))$为内部能量函数，T、U为控制函数，分别控制参数曲线的弹性和刚性；$E_{\text{ext}}(X(s))$为外部能量函数，它由图像能量函数或其与其他能量函数组成，$E_{\text{image}}(X(s))$反映了图像的某些本质特征，如边缘等。对于灰度图像$I(x,y)$，一般采用以下几种外部能量函数：

$$E_{\text{image}}^{(1)}(X(s))=\pm\nabla(G_e(x,y)*I(x,y))$$

$$E_{\text{image}}^{(2)}(X(s))=\pm I(x,y))$$

$$E_{\text{image}}^{(3)}(X(s))=-|\nabla I(x,y)|^2$$

$$E_{\text{image}}^{(4)}(X(s))=-|\nabla(G_e(x,y)*I(x,y))|^2$$

其中$G_e(x,y)$为标准差为e的二维高斯函数；∇为梯度算子。由上述几种图像能量函数可以看出，图像边缘处的能量应最小。

主动轮廓线的运动过程就是寻找能量函数最小点的过程，假设主动轮廓线的能量函数在整个图像范围内可微，则式（12-8）必须满足欧拉方程：

$$TX''(s)-UX''''(s)-\nabla E_{ext}(X(s))=0 \tag{12-9}$$

该方程也可看作力平衡方程

$$F_{\text{int}}+F_{\text{ext}}=0 \tag{12-10}$$

$$F_{\text{int}}=TX''(s)-UX''''(s) \tag{12-11}$$

$$F_{\text{ext}}=-\nabla E_{\text{ext}}(X(s)) \tag{12-12}$$

内力F_{int}控制参数曲线的连续性和光滑性，而F_{ext}则吸引参数曲线不断向目标轮廓线运动。在传统的主动轮廓线模型中$E_{\text{ext}}=E_{\text{image}}$，其作用范围局限于高斯函数平滑后的图像边缘附近，要求初始轮廓接近于实际的轮廓边缘。

要解决上述问题，必须引入新的外力定义方式，扩大外力作用范围，并加强目标凹陷轮廓边缘的吸引力，GVF即是这样一种有效的外加强制力。设$f(x,y)=-\nabla E_{\text{ext}}(x,y)$，GVF被定义为使$X=\iint[(u_x^2+u_y^2+v_x^2+v_y^2)+|\nabla f|^2|V-\nabla f|^2]\text{d}x\text{d}y$最小化的矢量场：

$$V(x,y)=(u(x,y),v(x,y))$$

从这一变分方程来看，在$f(x,y)$很强的区域$f(x,y)$占据主导地位，而在$f(x,y)$较弱的区域，充分考虑外力的平滑约束，其结果是在$f(x,y)$作用范围以外对$f(x,y)$进行平滑外推，在弱$f(x,y)$区域对$f(x,y)$进行插值。GVF的引入很好地解决了以上所述的传统主动轮廓线模型存在的问题。

NOTE

（2）用 GVF 主动轮廓线模型对超声图像进行分割：GVF 主动轮廓线模型虽然解决了传统主动轮廓线模型中的两个关键问题，但目前该模型进行图像分割、边缘跟踪的文献一般只将其应用于二值的模型图或噪声相对比较小的 CT、MRI 等图像。将 GVF 主动轮廓线模型直接用于临床中获得的医学超声图像如图 12-16 所示。图 12-16a 为用 Medison SA-5500B 超仪获得的临床胃癌超声图像，其中标志点为临床医生所标，可见虽然图像的质量和 CT、MRI 图像的质量无法相比，但是由医生所作的标志，还是很容易地辨认出胃癌肿瘤所在的区域和边缘。由图 12-16b 可见，手工给定初始轮廓线已经非常接近于实际的目标轮廓线。由图 12-16c 所示的主动轮廓线形变过程不难看出，虽然初始轮廓线已经非常接近于目标轮廓线，但是由于伪边缘（左上角）和非目标边缘（右上角）的干扰，主动轮廓线很难收敛到目标轮廓。从图中还可以看出，伪边缘和非目标边缘离目标边缘并不是很近，它们对主动轮廓线的干扰主要产生于计算梯度矢量流场时，经过多次迭代运算，伪边缘和非目标边缘的梯度矢量流场逐渐波及目标边缘形成的梯度矢量流场，造成相互干扰，从而使主动轮廓线无法收敛到目标边缘。所以要把 GVF 主动轮廓线模型用于超声图像的分割，就必须在实现该模型时引进一些必要的限制条件，减小或去除伪边缘和非目标边缘的干扰。

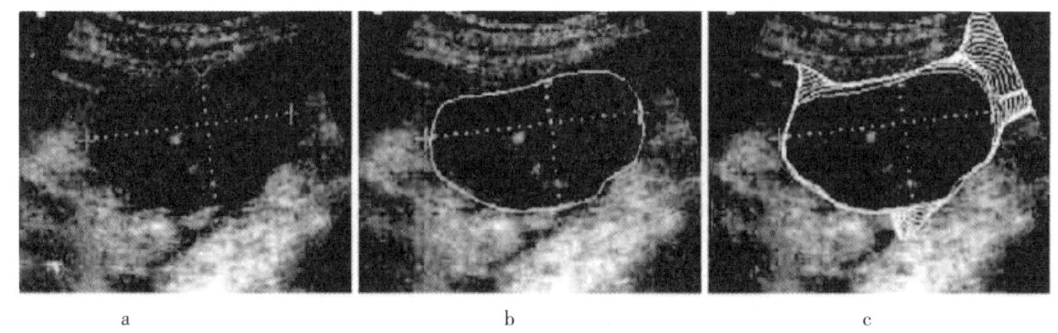

图 12-16　GVF 主动轮廓线模型对胃癌 B 超图像的分割

2. 基于边带限制的 GVF 主动轮廓线算法

（1）边带限制概念的引入：边带限制就是将对图像的操作（如边缘的提取、跟踪等）局限在以一参考轮廓线为基准的具有一定带宽的带状区域内进行。虽然在边带内的操作多种多样，但边带的作用却基本相同，即减少了操作的范围，节省了运算时间。从另一角度来看，边带限制概念的引入就是假设在边带区域之外不存在感兴趣的图像特征，如边缘等。显然，这不仅去除了大量的伪边缘和目标边缘的影响，而且还利用了一定的先验知识和图像的全局信息。引入边带限制时基于以下两个假设：

假设 1：手动给出的轮廓线在目标轮廓线附近，以使目标轮廓线能够落在以手动给出的轮廓线为参考而形成的边带区域之内。

假设 2：轮廓的位移沿序列纵向无剧烈变化，这样使得对于某个适当的边带宽度，后续图像的目标轮廓线总是落在以前一轮廓线为参考的边带区域之内。

（2）边带限制 GVF 主动轮廓线算法框架：在上述 GVF 主动轮廓线模型和边带限制概念的基础上，构建边带限制 GVF 主动轮廓线模型：

1）根据图像本身的特征（本例中为边缘）采用合适的图像能量算法计算图像能量，并获得相应的边缘映射，使其在感兴趣的图像特征处取得较大的值，而其他地方的值较小。

2）根据参考轮廓线（手动给出的初始轮廓线或序列图像中由相邻图像分割结果传递而来

NOTE

的轮廓线）采用合适的距离变换（DT）算法生成边带，其中带宽的确定和手动给出的初始轮廓线距离目标轮廓线的距离与序列图像的纵向分辨率有关。

3）根据边带内的边缘映射和梯度矢量流场的离散计算公式

$$u^{(n+1)}(i,j)=u^{(n)}(i,j)+\_\nabla^2 u^{(n)}(i,j)-[u^{(n)}(i,j)-f_x(i,j)][f_x^2(i,j)+f_y^2(i,j)]$$

$$v^{(n+1)}(i,j)=v^{(n)}(i,j)+\_\nabla^2 v^{(n)}(i,j)-[v^{(n)}(i,j)-f_y(i,j)][f_x^2(i,j)+f_y^2(i,j)]$$

计算出梯度矢量流场，其中：

$$\nabla^2 u^{(n)}(i,j)=u^{(n)}(i+1,j)+u^{(n)}(i-1,j)+u^{(n)}(i,j+1)+u^{(n)}(i,j-1)-4u^{(n)}(i,j)$$

$$\nabla^2 v^{(n)}(i,j)=v^{(n)}(i+1,j)+v^{(n)}(i-1,j)+v^{(n)}(i,j+1)+v^{(n)}(i,j-1)-4v^{(n)}(i,j)$$

(i,j) 为图像坐标，$(u(i,j),v(i,j))$ 为 (i,j) 处的梯度矢量。

4）以上述梯度矢量流场作为图像外力场，采用变分法控制主动轮廓线的运动，直到满足终止条件为止。

3. 实验与结果 用上述基于边带限制的 GVF 主动轮廓线模型对胃癌及体模序列 B 超图像的边缘进行了跟踪。其中，胃癌的超声图像是用 Medison SA-5500 B 超仪在临床中直接获得，体模的序列超声图像是用国产 B 超仪获得。原始图像、初始轮廓线、轮廓线运动过程和结果如图 12-17、图 12-18 所示。

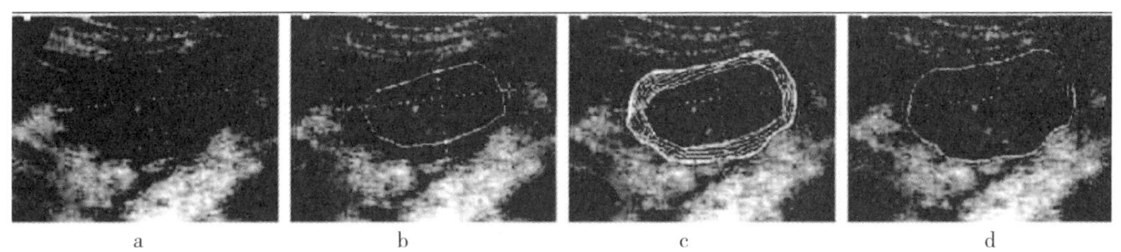

图 12-17 胃癌超声图像的分割结果

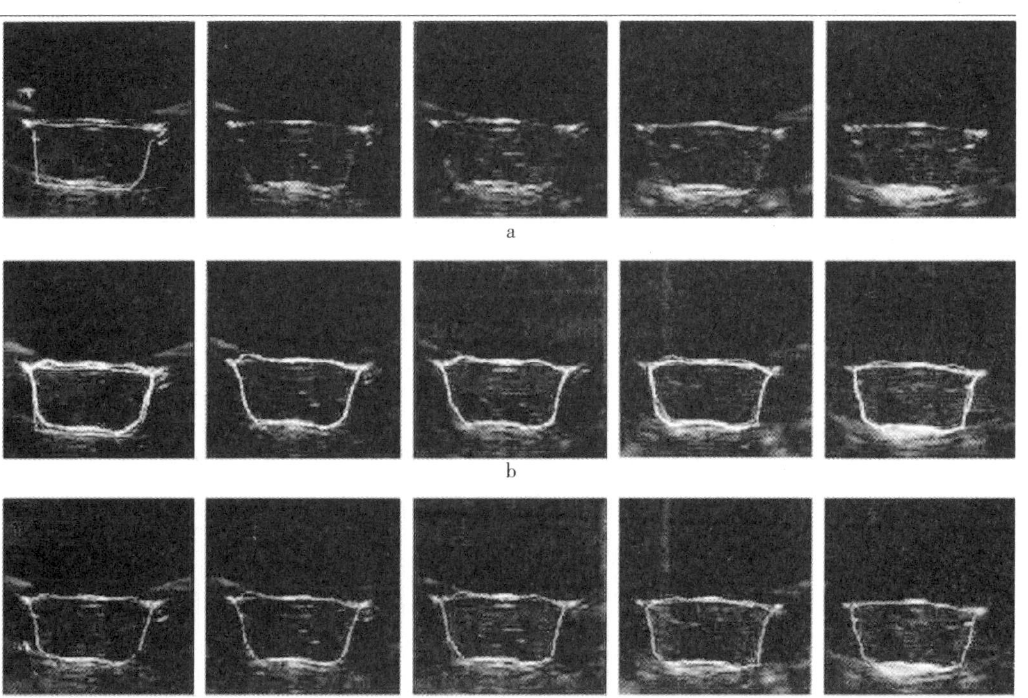

图 12-18 体模序列超声图像的分割结果

实验结果表明，边带限制概念的引入去除了绝大部分噪声和伪边缘的影响；GVF 概念的引入使初始轮廓线与目标轮廓线的距离要求不必那么苛刻。结合两者的优势可对超声及其序列图像的分割取得较好的结果。

12.2.2 肾超声图像分析

早期的超声成像设备都发射和接收相同频率的信号进行成像，这种模式称作基波成像。近年发展起来的造影谐波成像技术是通过静脉注射超声造影剂来增强人体的血流信号，实时动态地观察组织的微血管灌注信息，以提高病变的检出率和诊断的准确率。

造影谐波成像模式与基波模式相比有很多优点。血液中的造影剂微泡可以使毛细血管反射谐波信号的能力大大增强，探测深度增大。更加有利的是，实时动态地观察组织微血管灌注情况可以预测组织内的肿瘤或坏死区域的特征。例如造影剂微泡做稳定的共振并产生谐波信号，可以大大提高检出病灶数，诊断准确率达 90%。但是在二次谐波模式下，由于换能器只接收 2 倍于发射频率的信号，因此接收不到基波段有用的回波信号，使得血管丰富的组织内部细节成为“亮区”，却留下了没有增强的组织边界，造成组织边界模糊不清，临床中难于对肿瘤等区域相对于器官的边界进行定位。另一方面，为了在换能器的有限宽带内能够接收到二次谐波信号，通常要降低发射脉冲频率，从而降低了分辨率。如为了接收到频率为 5MHz 的谐波信号，只能采用基波频率为 2.5MHz 的发射信号进行成像，这样基波图像分辨率就较低。

相应地，在基波模式下成像则具有组织边缘的强反射。谐波成分被视为带外噪声进行了消除，基波频率成分起到主导的作用。虽然受到造影剂的影响，降低了血管和组织间的差别，使得原本回声能力较差的血管成为了强谐波“发射器”，造成组织内部细节信息较少，小型病灶很难辨别。但是由于毛细血管里的微泡数量有限，其基波频率信号很难被检测到，所以不会对基波成像质量造成影响。同时，接收和发射相同频率的信号进行成像，降低了对换能器频带宽度的限制，使用相对高频率的脉冲发射信号可以大大提高成像分辨率。这样就可以采用 5MHz 的发射频率进行成像，相对于 2.5MHz 的发射信号，图像的分辨率有较大提高。

可见，造影基波和谐波成像各有其特点，单纯使用一种模式很难得到高质量的图像。本例将基波和谐波的图像进行融合，获得了组织边界和内部都清晰的图像，克服了普通造影谐波成像边缘模糊不清，组织定位困难等问题，实现了内部细节和组织边界的定位。

1. Curvelet（曲波）图像融合方法

本例中图像融合是通过超声成像设备对人体同一位置同时成像得到基波图像和谐波图像，再进行图像融合处理。

（1）预处理：图像融合的预处理主要包括原始图像滤除斑点噪声和配准处理。在超声成像中，当人体组织的结构尺寸比入射超声波波长小或相近时，超声束发生散射，相位不同的散射回波相互干涉产生斑点噪声，使对比度较低的软组织中的正常组织和病变组织不易分辨，降低图像质量。本例使用小波软阈值法消除斑点噪声。

除了消除斑点噪声外，另一个重要的预处理工作是图像配准。为了不影响融合后图像的纵向分辨率，基波信号和谐波信号必须处于同一频段。这里采用的方法是使超声探头在同一物理位置连续发射两次，第 1 次发射频率为 f_0，接收并提取中心频率为 $2f_0$ 的谐波信号，第 2 次发射频率为 $2f_0$，接收并提取中心频率为 $2f_0$ 的基波信号，这样基波信号和谐波信号的中心频率都

NOTE

是 $2f_0$。两次发射时间间隔足够小，被测目标相对位置的改变可忽略不计。因此本研究中免去了复杂的图像配准步骤，可直接进行图像融合处理。图 12-19 显示了基波和谐波信号的提取过程。图中实线部分表示所接收信号的频谱，虚线表示带通匹配滤波器，点划线表示中心频率。

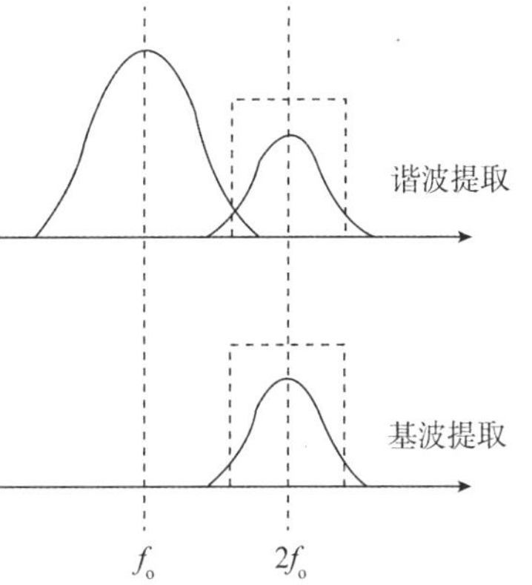

图 12-19　基波和谐波提取示意图

（2）基于 Curvelet（曲波）变换的融合方法：离散小波变换方法近年来在图像融合中得到广泛应用。对于一维信号，小波可以准确分析点的奇异性，但对二维图像进行多尺度分解时，由一维小波形成的可分离小波，只具有水平、垂直和对角 3 个有限的方向，且是各向同性的，对图像边缘的方向曲线的特征等更高维的奇异性就难以表达了，这样就不可避免地引起图像边缘和细节信息模糊。Curvelet 变换，是由一种特殊的滤波过程和多尺度 Ridgelet 变换组合而成的。与小波变换相比，除了尺度和位移参量，它还增加了一个方向参量，因此具有更好的方向辨识能力，对图像的边缘，如曲线、直线等几何特征的表达优于小波，可以使用较少的尺度、大的 Curvelet 变换系数表示二维图像的边缘等细节，能量更加集中。因此本例把 Curvelet 变换引入医学超声图像融合，更好地保留了源图像中的细节和特征，提高了融合质量。

快速离散 Curvelet 变换主要有两种实现方法，即 USFFT 算法和 Wrap 算法。本例采用运行较快的 Wrap 算法，其核心思想是将初始存于平行四边形区域中的数据通过周期化方法映射到以原点为中心的矩形区域，其基本步骤如下：

1）对 $f[t_1, t_2] \in L^2(R)$ 进行二维快速傅里叶变换得到 $\hat{f}[n_1, n_2]$，$-n/2 \leqslant n_1, n_2 < n/2$。

2）对于每一个尺度 j 和方向参数 l，计算抛物窗 $\tilde{U}_{j,l}[n_1, n_1]$ 和 $\hat{f}[n_1, n_2]$ 的乘积，从而实现把频域分区。

3）将乘积映射到原点矩形区域，得到：$\tilde{f}_{j,l}[n_1, n_2] = W(\tilde{U}_{j,l}\tilde{f})[n_1, n_2]$。

4）对每一个 $\tilde{f}_{j,l}$ 作二维离散傅里叶反变换，得到离散的 Curvelet 系数 $c^D(j, l, k)$。

基于 Curvelet 变换的图像融合方法步骤如下：

1）对两幅源图像分别进行 Curvelet 变换，得到 Curvelet 系数。

2）按照图像特点选择融合方法对 Curvelet 系数进行处理。主要的融合方法有加权平均法、系数取大法和方差取大法等。Curvelet 变换频域空间区域分块是楔形，只有当逼近基与奇异特征重叠时，也就是其方向与奇异特征的几何形状匹配时，才有较大的 Curvelet 系数，故本例中针对超声图像特点，低频部分采用加权平均的方法，高频部分采用绝对值取大的方法，对最高频的系数直接选择谐波图像的系数作为融合系数。

3）对融合后的 Curvelet 系数进行反变换，重构出融合结果图像。

2. 图像融合提高造影谐波图像质量的实验　图 12-20 显示了使用加权平均法、小波系数取大法、小波窗口法、Curvelet 系数取大法和改进的 Curvelet 变换法的结果图像。其中加权平均法中权值均设定为 0.5，由于这一方法硬件实现简单，有利于在实际应用中推广，权值为

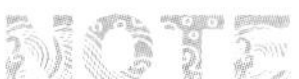

0.5 意味着两幅图像等权重叠加，充分利用每一源图像的信息。小波融合方法中小波系数选择对应像素灰度值最大的系数。小波窗口法是采用基于窗口的融合策略，引入匹配的概念，综合考虑了中心像素值及其周围 3×3 的区域内特征，更有效地保留了边缘等信息。Curvelet 方法的低频部分采用加权平均，权值为 0.5，高频部分采用绝对值取大的方法。

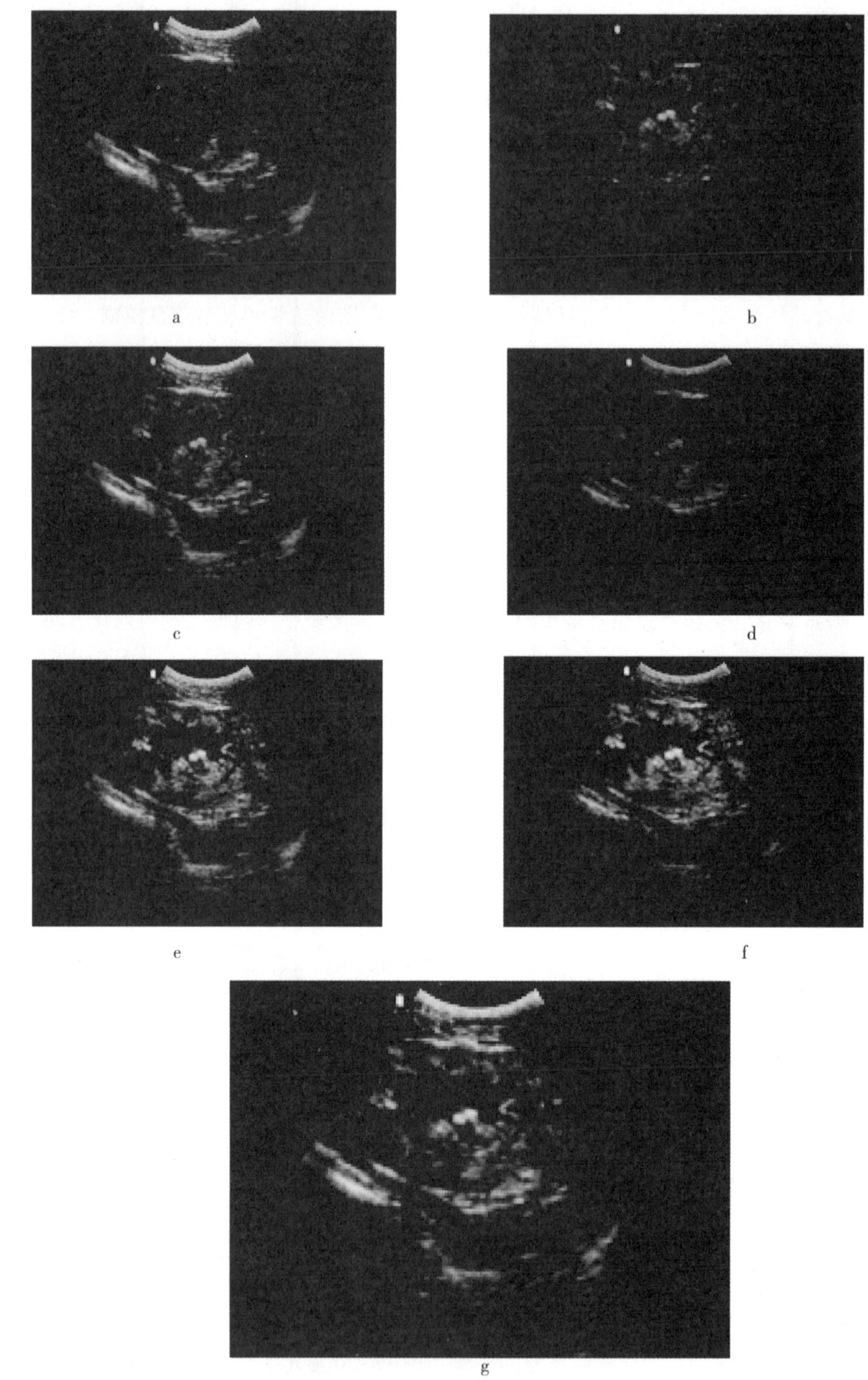

图 12-20　超声成像设备对图像融合预处理图

这里采用Curvelet变换方法进行超声造影图像的融合。可以根据超声图像特点，对简单的Curvelet变换融合方法进行改进，分别对两个源图像进行4层Curvelet分解，得到的低频部分采用加权平均的方法，高频部分采用绝对值取大的方法。在加权平均法中为保证谐波信息的完整性，适当增大谐波图像的权重，权值设为0.75。在高频的绝对值取大方法中，对于高频部分的系数直接选择谐波图像的分解系数作为最终的融合系数，以增强细节信息。

通过超声成像设备采集的两幅源图像已经按前述方法完成预处理，见图12-20。其中图12-20a是成年男子右肾的超声基波图像，可以分辨出器官的边缘轮廓，但内部几乎是没有细节信息的，检测不到病灶。图12-20b是相应的造影谐波图像，可以看到组织坏死区和实质性占位，但是器官的轮廓模糊，很难定位病灶。

3. 结论 通过实验发现，上述方法所得的融合图像都可以同时获得组织边界信息和内部细节信息，但是差别仍然十分明显。如图12-20C为加权平均法获得的结果图像，其整体分辨率低，细节信息模糊。

小波变换法由于选择灰度值最大的小波系数作为融合系数，故图像中灰度值较大的区域保存的较多，由于基波图像灰度值均高于谐波图像，即基波图像整体看上去亮些，故这种方法保留基波图像的信息多些，这样不利于灰度低的细节信息保留，如谐波图像中的坏死区域“黑洞”，其边缘在图12-20d中就没有很好地体现。小波窗口法综合考虑领域像素之间的相关性，对坏死区域的细节提取增强，对比度提高，但由于小波本身的分析能力有限，对相对平滑的基波图像保留较少，如图12-20e所示。

Curvelet系数简单的取大法会产生振铃现象，主要是由于在重构阶段进行离散傅里叶反变换，由于采样频率一定，其余位置以0补位，不考虑周围像素之间的关联，致使重构图像产生了振铃现象。由于振铃现象的出现会使图像边缘模糊，在造影谐波图像中表现为对比度降低，同小波系数取大法一样，对基波信息提取较多但谐波信息不足，边缘模糊，易造成误诊，如图12-20f所示。

针对超声图像特点改进的Curvelet变换算法由于对低频信息充分利用，且尽量保护高频细节信息，故得到的融合图像对比度高，组织边缘保存完好，坏死区域保存的信息较多，病灶明显，尤其对谐波成分保留较多，实现了病灶和组织结构的定位，如图12-20g所示。

表12-2 实验中图像的熵

融合方法	加权平均法	小波取大法	小波窗口法	曲波取大法	改进曲波法
图像的熵	5.655	6.1283	6.1312	6.1503	6.1839

通过客观评价指标熵值的比较，也可以得出相同的结论。各融合方法的熵值见表12-2。熵值越大，说明图像所含的信息量越多，融合效果越好。当然，针对超声造影谐波成像的特点，现有的融合算法仍然不足，在造影谐波成像中，随着造影剂灌注过程的进行，图像的灰度值往往会出现较大的变化，如临床实验表明，在灌注26秒时，动脉血管丰富的肿瘤区首先被增强，呈现两个“亮区”，而实质区较暗；在注入造影剂100秒后，实质区的毛细血管成为强回声区而变得较亮，而此时肿瘤区回声低于实质区，出现两个“暗区”。可见在整个灌注过程中，我们感兴趣的图像区域灰度值变化较大，单一的选择系数最大值的方法不能动态地适应这一变化，寻求自适应的系数选择快速算法将是超声图像融合改进的主要方向。

12.2.3　肝超声图像分析

B 型超声检测用于肝脏疾病的诊断，因其无创伤性和方便性得以在临床上广泛使用。临床医生仅凭肉眼观察 B 超图像诊断脂肪肝，这种经验性的、带有主观意识的感性认识常导致脂肪肝的误诊，因此需要建立一种客观的分析方法，为医生诊断脂肪肝提供必要的辅助手段，本例采用小波变换方法对脂肪肝和正常肝的 B 超图像进行多分辨率分析，对小波变换系数进行统计分析，提取变换系数的均值和方差参数，根据提取的特征参数采用概率神经网络对图像进行模式识别。

肝脏超声图像肝实质出现病变时，通过 B 超诊断仪观察到的图像与正常肝脏呈现不同的纹理特征，因此对肝脏超声图像的后处理分析可以转化为对图像进行纹理分析。根据肝组织病理学变化，脂肪肝可分为三度，即轻度、中度和重度。肝内脂肪超过肝重的 5% ~ 10% 便是轻度脂肪肝；肝内脂肪超过肝重的 10% ~25% 便是中度脂肪肝；肝内脂肪超过肝重的 25% 以上的就是重度脂肪肝。如图 12-21 所示，为各种程度脂肪肝的病理改变，图 12-21a 为轻度脂肪肝的病理改变，图 12-21b 为中度脂肪肝的病理改变，图 12-20c 重度脂肪肝的病理改变。

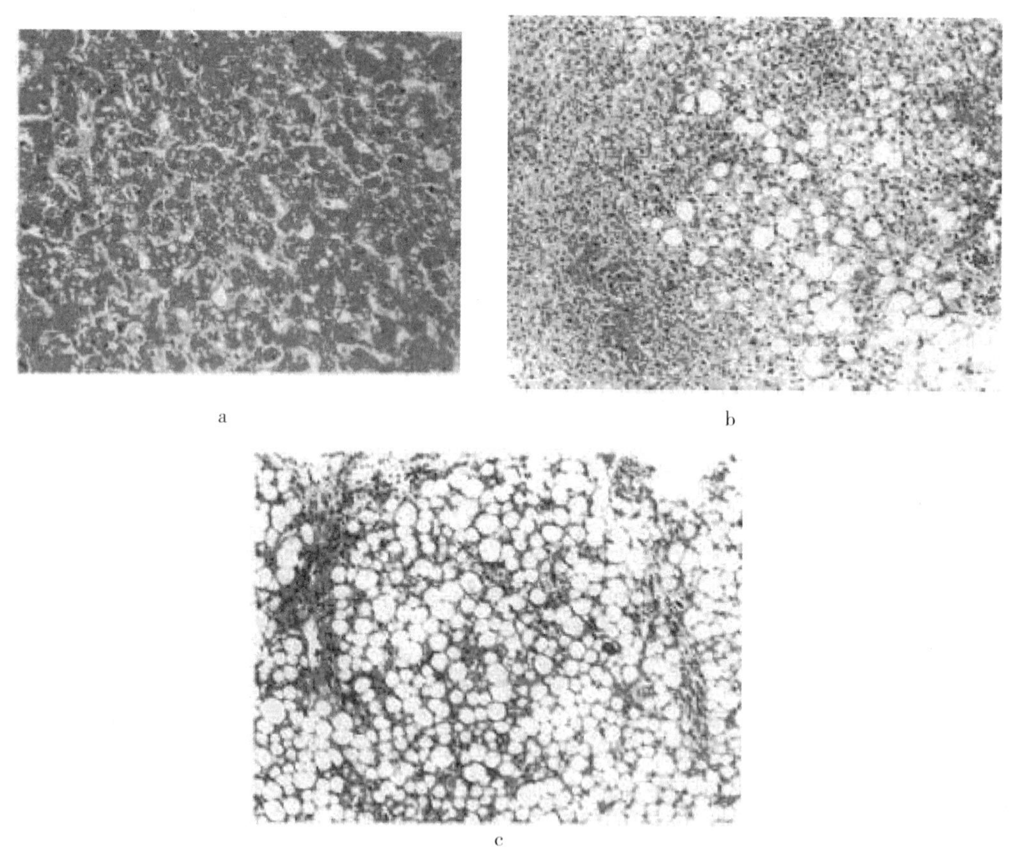

图 12-21　脂肪肝的病理改变图片

1. 利用纹理分析诊断脂肪肝的意义及可行性　从脂肪肝形成的原因可以知道，由于过量的脂肪在肝内持久积聚，组织的微结构必定会发生变化，如图 12-22 所示。超声诊断脂肪肝具有一定准确性，但是人的视觉系统对黑白图像的灰度分辨率很低，一般只有十几个灰阶密度等级。所以，仅仅凭医师的肉眼观察进行诊断，难免主观性较强，不同的医师诊断标准也会有细微差别，这就为具体病例的诊断带来了一定的不便。

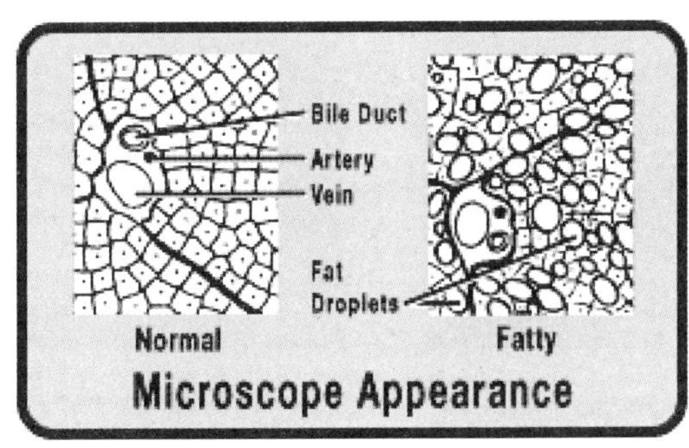

图 12-22 正常肝与脂肪肝组织的微结构

由于弥散性和非弥散性肝脏疾病的一个共同特点就是会破坏正常的组织结构，在B超图像上就反映为图像纹理的改变。从软组织反射回来的超声波，当显示为B超图像时，就形成了一种纹理模式，这就为我们用纹理分析的方法来区分正常肝和脂肪肝提供了可能，也为医师临床诊断脂肪肝提供了一些有用的辅助诊断参数。

2. 脂肪肝的超声诊断

（1）检查方法：按常规方法扫描肝脏，观察其大小、形态、包膜、边界及肝区回声光点是否增密、增高，以及分布均匀与否、后轮廓显示情况、管状结构的变化等。

（2）特别注意：①要多角度、立体扫查，从不同方向观察肝脏远场及近场回声光点的强弱变化。②要注意仪器的调节，特别是TCG远近场的调节，不要造成人为脂肪肝的假象，还可以在相同条件下同时观察一些正常的肝脏声像图，或者发现远场衰减时可增强增益，观察其变化。③注意探头频率的选择，不可使用过高或过低频率，防止假阳性或假阴性发生。④注意耦合剂的使用及探头与皮肤的接触。

（3）图像表现：轻度脂肪肝表现为近场1/3肝实质光点轻度增密、增高，远场1/3肝实质光点轻度衰减，其他无明显变化；中度脂肪肝表现为肝脏大小形态正常或轻度肿大，包膜边界尚清，近场1/2肝实质光点增密增高，远场1/2肝实质光点衰减，肝内血管管状结构轻度减少，变细，纹理不清；重度脂肪肝表现为肝脏大小形态正常或轻度缩小，近场包膜边界尚可辨，远场包膜边界模糊不清甚至无法测量肝脏大小，近场1/3肝实质光点明显增密、增高，远场2/3肝实质光点明显衰减，肝内血管明显减少、变细，纹理不清。肝门静脉回声减弱，内有点状回声，门静脉主干轻度增宽，脾脏可表现为轻度肿大，整个肝区透声性差，似有一层“薄雾”，此类患者如有肝功能的障碍，可结合临床考虑肝硬化的诊断。

脂肪肝实质光点增密、增高的判断目前还没有一个明确的标准，以前，一些仪器的后处理功能及直方图分析及超声工作站分析等，因受各方面因素的干扰和影响，其判断有一定误差。所以要求超声诊断工作者要有一定的工作经验，在工作中形成自己的正常肝脏回声光点诊断标准。正常肝脏的超声图像和脂肪肝超声图像比较如图12-23所示。图12-23a为正常肝脏超声图像，图12-23b为轻度脂肪肝超声图像，图12-23c为中度脂肪肝超声图像，图12-23d为重度脂肪肝超声图像。

NOTE

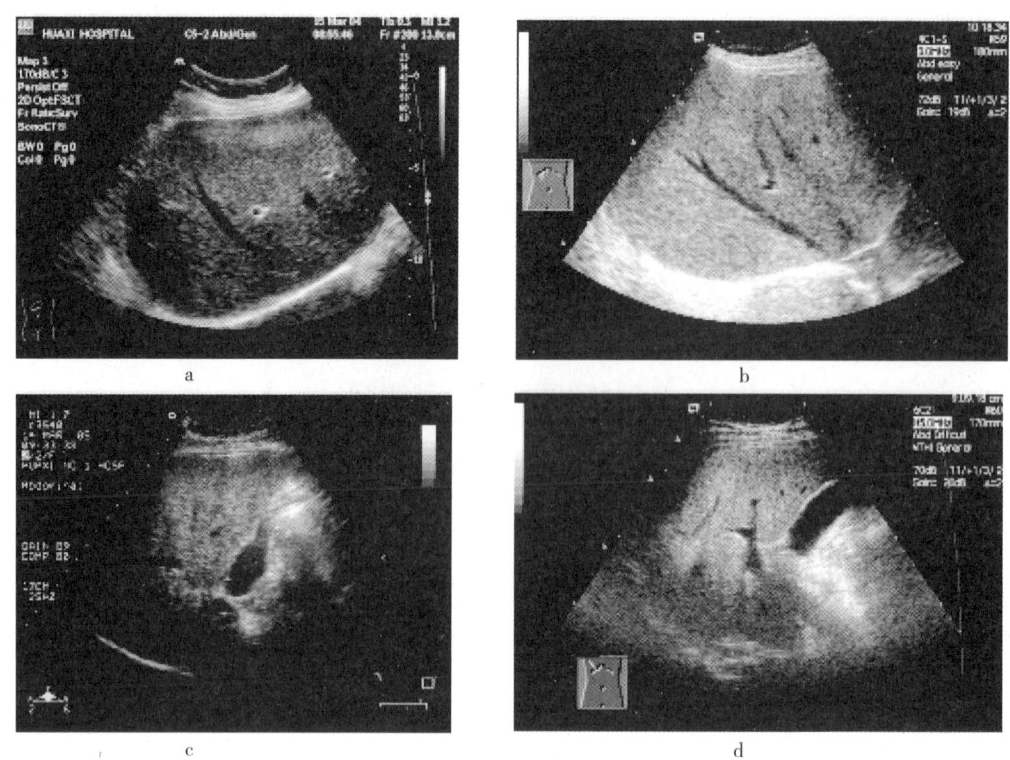

图 12-23　肝脏超声图像

3. 基于小波变换的纹理分析方法

（1）*小波变换多分辨率分析原理*：连续小波变换定量地表示了信号与小波函数系中的每个小波相关或接近的程度，如果把小波看成是 $L^2(R)$ 空间的基函数系，那么，连续小波变换就是信号在基函数系上的分解或投影，其数学表达式为：

$$WT_x(a,\ b) = \frac{1}{\sqrt{a}}\int_{-\infty}^{+\infty} x(t)\psi\left(\frac{t-b}{a}\right)\mathrm{d}t,\ a > 0$$

其中 $\psi(t)$ 称为基本小波（也称为母小波）。当尺度参数 a 变小时，小波对应高的频率，相当于用高频小波对信号做细致观察；反之，当 a 变大时，相当于用低频小波对信号做概貌观察。在大尺度空间里，可以观测到对象的概貌部分；在小尺度空间里，可以观测到对象的细微部分，这样随着尺度由大到小的变化，在各尺度上可以由粗及细地观察对象，即是小波变换多分辨（或多尺度）分析（multi resolution analysis，MRA）的思想。

二维图像信号经一次小波变换后分解为四个子带图像，一个低频分量（平滑逼近）和三个高频分量（细节逼近），各个子带图像分别从不同角度描述了原图像。对一次分解后的低频分量作小波变换进一步分解成一个平滑逼近部分和三个细节逼近部分，这样的分解可以逐级进行下去，各级的分解系数 a、h、v、d 反映了信号在不同分辨率下，即不同尺度下的低频成分和高频成分，实现了 MRA。对图像进行 3 层小波分解，分解示意图如图 12-24 所示：ai 代表图像的平滑逼近，hi，vi，di 代表图像在水平、垂直、斜方向的细节逼近（其中 i 为分解尺度）。

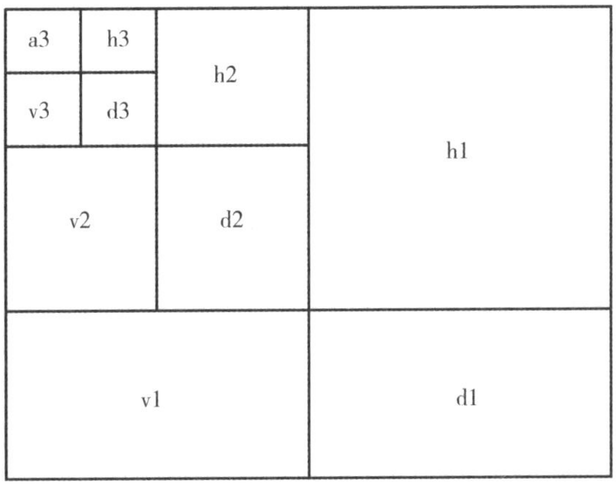

a3 h3 v3 d3 h2 v2 d2 h1 v1 d1

图 12-24 三级小波分解示意图

（2）特征参数提取：超声成像的过程中，回波之间的相互干扰、超声仪发射功率和增益的调节及所经组织的影响使图像中具有较大的噪声，影响图像亮度和细节，降低了超声图像的质量，因此在对图像进行分析提取特征以前，需对图像进行预处理。本例中，在对图像进行小波变换之前都对图像进行了小波降噪和直方图均衡化增强处理。

本例的实验仿真是在 Matlab 6.5 平台下进行的，所用图像是从 B 超仪上直接输出的 256 级灰度图像，如图 12-25 所示，对图像中的感兴趣区域（region of interest，ROI）进行处理。图 12-25 中矩形区即为所选 ROI，对其进行三级分解，如图 12-26 所示。图 12-26a 中，ROI 对应于图 12-24 中的矩形区，对 ROI 先进行第一级分解得到四个子带图像 a1、h1、v1、d1，如图 12-26b 所示；对第一级分解后的低频分量 a1 进一步分解得到第二级分解后的四个子带图像 a2、h2、v2、d2，如图 12-26c 所示；对 a2 进一步分解得到 a3、h3、v3、d3。按式（12-13）和式（12-14）计算每次分解后各子带图像的纹理能量和方差，如图 12-26d 所示。

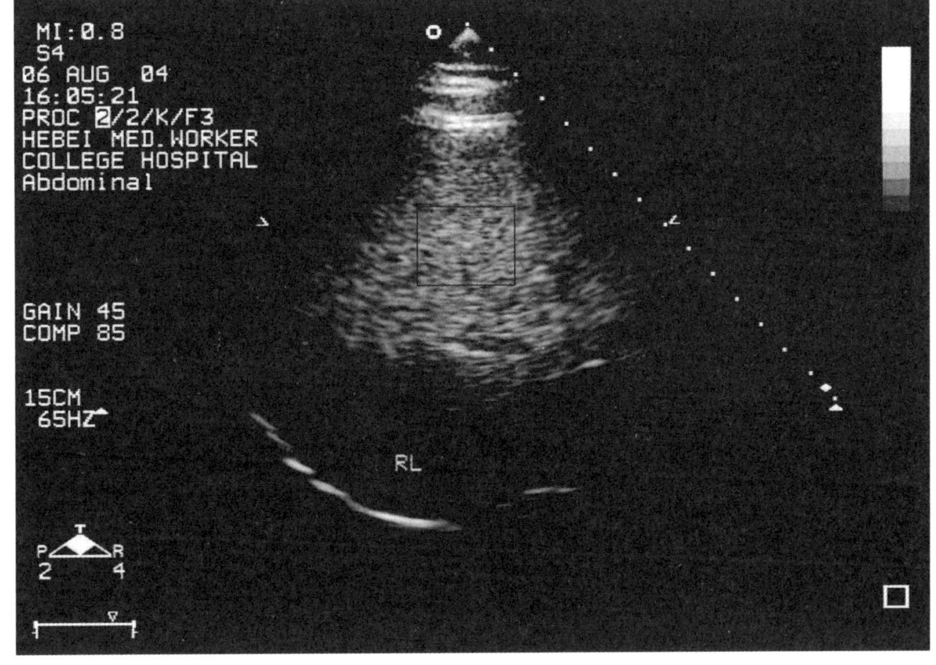

图 12-25 脂肪肝 ROI 选取

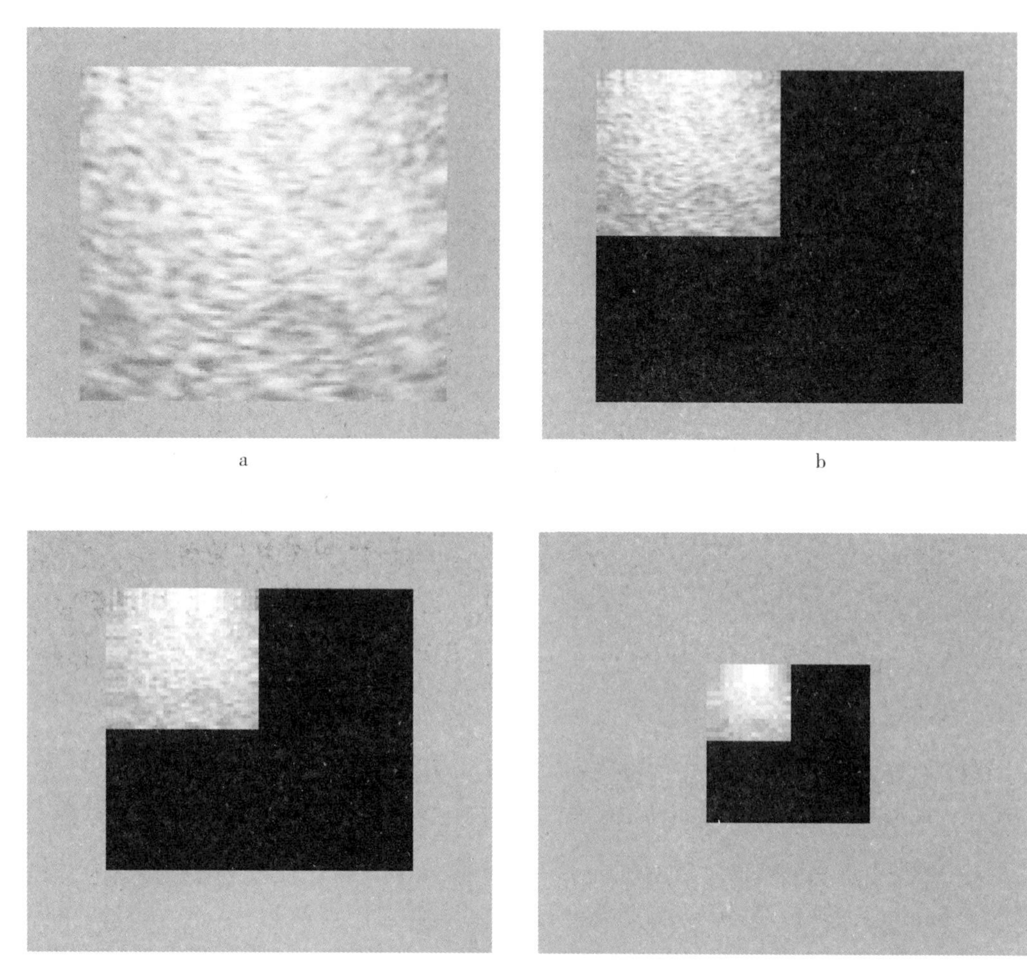

图 12-26 对 ROI 进行三级分解示意图

1）能量：

$$Eg_i(x, y) = \frac{1}{MN}\sum_{x=1}^{M}\sum_{y=1}^{N}|g_i(x, y)| \tag{12-13}$$

2）方差：

$$Dg_i(x, y) = \sqrt{\frac{\sum_{x=1}^{M}\sum_{y=1}^{N}[\,|g_i(x, y)| - Eg_i(x, y)\,]^2}{MN - 1}} \tag{12-14}$$

其中 g_i（x，y）表示图像中某一像素点 g（x，y）在尺度为 i 时的小波分解系数，x，y 表示像素的行值和列值；$M \times N$ 为变换后子带图像的大小。

经多次实验验证，变换后的子带图像 a2、h2、v3、d3 能有效代表原图像的纹理特征，计算其子带图像的能量方差可得到 8 个参数，ma2、sa2、mh2、sh2、mv3、sv3、md3、sd3，分别表示子带图像 a2、h2、v3、d3 的能量和方差参数。表 12-3 和表 12-4 中列出了 10 例脂肪肝和 10 例正常肝超声图像中感兴趣区域的上述 8 个纹理特征参数。其中所选的脂肪肝图像均是典型的中度到重度脂肪肝超声图像。

NOTE

表 12-3 脂肪肝多分辨分析特征参数提取数据记录

组数	ma2	sa2	mh2	sh2	mv3	sv3	md3	sd3
1	9.6917	1.0890	1.0473	1.4610	1.6351	2.0776	1.1082	1.4924
2	9.4627	1.9642	1.9774	2.6521	2.2230	2.9658	1.3988	1.9818
3	8.9856	2.5257	1.9019	2.5699	3.0417	3.6368	2.0065	2.7834
4	8.7609	2.8339	2.7876	3.7283	2.9676	3.7129	1.8365	2.6378
5	9.6610	1.0632	1.0235	1.3629	0.9272	1.2526	0.8731	1.2375
6	9.1195	2.6005	1.4914	2.0116	2.6777	3.6331	1.7456	2.3332
7	8.4098	2.8868	3.0049	4.1328	2.6633	3.3283	2.1549	2.9522
8	9.3153	2.4480	1.7767	2.3735	1.9032	2.6006	0.8876	1.2436
9	9.7121	1.4423	1.1269	1.7342	1.1127	1.4892	0.9610	1.3995
10	9.1634	2.7987	1.6011	2.0021	2.3086	2.8818	1.4176	2.0919

表 12-4 正常肝多分辨分析特征参数提取数据记录

组数	ma2	sa2	mh2	sh2	mv3	sv3	md3	sd3
1	6.5141	6.6208	3.6863	5.2278	4.9848	6.5089	3.1934	4.9029
2	5.2641	6.6575	4.9427	6.6953	6.7151	9.1932	3.7427	4.9422
3	6.3727	5.4953	3.8024	4.7918	3.8657	5.4537	2.7169	3.7553
4	5.0658	5.0106	4.7418	6.8573	7.4749	9.4234	4.0416	5.6833
5	6.2666	4.8841	2.5567	3.8542	5.6784	6.6975	2.9561	4.1289
6	4.9451	4.8899	3.1824	4.2062	7.4298	8.9932	3.0003	4.3297
7	6.1335	6.9300	5.6305	7.3367	6.3581	8.8682	3.5585	5.1651
8	5.6926	7.2440	3.2337	4.3464	5.9248	7.8962	3.6479	5.2079
9	5.6559	5.6026	5.1916	6.3739	6.4941	8.1111	3.4739	4.7122
10	6.7302	4.8741	3.4199	4.9558	3.9081	5.3576	2.7967	3.6324

对脂肪肝图像和正常肝图像中提取出来的特征参数进行非配对 t 检验，差异显著。分析实验数据：脂肪肝的 ma2 参数偏大，其他参数均偏小。Ma2 表示的是图像的低频分量，还可反映图像像素的灰度值。低频分量大，一致性好；像素灰度值大，说明回声强。这些与脂肪肝的病变特征，肝实质呈微细致密的强反射光点，即回声强、一致性好是一致的。其正常肝偏大，其他参数反映的是图像的高频分量，且方差大，说明像素灰度值不均匀，这与正常肝 B 超图像清晰、回声不均匀的特征是相吻合的。且正常肝 ma2 值偏小，这与正常肝图像的回声低特点也是吻合的。所以上述 8 个特征参数是有效的，将其组合可得到图像的八维特征向量。

4. 结论 采用小波变换分辨分析法对正常肝和典型脂肪肝 B 超图像提取的 8 个特征参数，两类图像的特征参数差异显著，因此提取的量化特征参数可为临床医生提供诊断依据，提高诊断准确率。

12.2.4 胎儿超声图像分析

在医学影像领域中，超声图像技术以其独特优势（无创、无痛、无放射线损伤）和临床的巨大作用（快速、准确、便捷、经济），成为临床最常用的检查方式之一，超声图像诊断广泛应用于腹腔脏器的病变诊断、产前诊断。然而，在超声成像的过程中，不可避免地产生一些噪声，如斑点噪声等，降低了图像可分辨性，恶化了图像质量，尤其是使图像的边缘与细节变得模糊，甚至淹没特征，在对比度相对较低的软组织中的正常组织和异常病变不易区分，给医生分析判断带来了困难。为有效提取特征、识别病变，便于医生做出正确的诊断，故有必要抑制斑点噪声并增强图像以改善图像质量。本例以妊娠超声图像去噪为重点，应用自适应直方图均衡法与小波包分解技术相结合，以一种新的小波包分解系数阈值量化与图像平滑处理对妊娠超声图像进行去噪实验。

1. 小波变换 小波分析（wavelet transform）属于时频分析的一种，具有窗口大小（即窗口面积）固定，而窗口的形状可变，时间窗和频率窗都可改变的时频局部化分析方法，即在低频部分具有较高的频率分辨率和较低的时间分辨率，在高频部分具有较高的时间分辨率和较低的频率分辨率，很适于探测正常信号中夹带的瞬态反常现象并展示其成分，在时频域都有表征信号局部特征的能力，具有多分辨率分析的特点，所以被誉为信号分析的显微镜。

（1）小波变换的多分辨率分析：空间 $L^2(R)$ 中的多分辨率分析是指 $L^2(R)$ 中满足下述性质的一个空间序列 $\{V_j\}_{j\in z}$：

1）一致单调性：$\forall_j \in Z$，$V_{j+1}\subset V_j$。

2）渐进完全性：$\bigcap\limits_{j\in z} V_j=\{0\}$；$\bigcup\limits_{j\in z} V_j=L^2(R)$。

3）伸缩规则性：$\forall j\in Z$，$f(2t)\in V_{j-1}\Leftrightarrow f(t)\in V_j\Leftrightarrow f(2^{-1}t)\in V_{j+1}$。

4）平移不变性：对所有的 $k\in Z$，有 $f(t)\in V_0\Rightarrow f(t-k)\in V_0$。

5）Riesz 基存在性：存在 $\phi\in V_0$，使得 $\{\phi(t-k)\}_{k\in z}$ 是 V_0 的正交基，即

$$V_0=\overline{span\{\phi_k(t-k)\}},\quad \int_R \phi(t-k)\phi(t-l)\,\mathrm{d}t=\delta_{k,l} \tag{12-15}$$

由性质 5 可知，存在函数 $\phi(t)\in V_0$，使其整数平移系 $\{\phi(2^{-j/2}t-k)\mid k\in Z\}$ 构成 V_j 的规范正交基，称 $\phi(t)$ 为尺度函数（Scaling Function）。定义函数

$$\phi_{j,k}(t)=2^{-j/2}\phi(2^{-j}t-k),\ j,\ k\in Z \tag{12-16}$$

则函数系是规范正交的。

应该指出，多分辨率分析仅对低频部分作进一步分解，而高频部分则不予以考虑。其分解的目的在于力求一个在频率上高度逼近 $L^2(R)$ 空间的正交小波基，这些频率分辨率不同的正交基小波相当于带宽各异的带通滤波器。其结果是使频率的分辨率变得越来越高。

（2）小波包变换：设 $\{V_j\}$ 是 $L^2(R)$ 的多分辨分析空间序列，$V_{j-1}=V_j\oplus W_j$，$\phi(t)$ 和 $\psi(t)$ 式正交尺度函数与小波函数，根据多分辨率分析，我们可知 $\phi(t)$、$\psi(t)$ 满足两尺度方程

$$\phi(t)=\sum_{n\in Z} h_n\sqrt{2}\phi(2t-n) \tag{12-17}$$

$$\psi(t)=\sum_{n\in Z} g_n\sqrt{2}\phi(2t-n) \tag{12-18}$$

由式（12-17）与式（12-18）可得

$$\phi_{2n}(t)=\sum_k h_k\phi_n(2t-k) \tag{12-19}$$

$$\phi_{2n+1}(t)=\sum_k g_k\phi_n(2t-k) \tag{12-20}$$

我们将满足式（12-19）、式（12-20）函数系列 $\{\phi_l(t)\}_{l\in Z}$ 称为 $\phi(t)$ 所确定的正交小波包。

这里我们用 U_j^0 表示尺度子空间 V_j，用 U_j^1 表示小波子空间 W_j，那么 $V_{j+1}=V_j\oplus W_j$ 可用 $U_{j+1}^0=$

$U_j^0 \oplus U_j^1$ 来表示。

由此我们对空间作迭代分解，这样就得到了 W_j 的各种分解，即

$$W_j = U_{j-1}^2 \oplus U_{j-1}^3$$

$$W_j = U_2^4 \oplus U_{j-1}^5 \oplus U_{j-2}^6 \oplus U_{j-2}^7$$

……

$$W_j = U_0^{2^j} \oplus U_0^{2^j+1} \oplus \cdots \oplus U_0^{2^{j+1}-1} \tag{12-21}$$

小波包变换就是将 $\{h_k\}$ 和 $\{g_k\}$ 作用到每次滤波的输出上，与多分辨分析相比，小波包变换不仅将 V_j 进行划分，还对高频 W_j 进行类似的划分，实现对函数空间的任意树结构的分解。

2. 小波变换在妊娠超声图像去噪中的应用

(1) 小波变换去噪的基本步骤：使用小波包进行信号去噪处理，通常按照以下四步进行：

1) 信号分解：选择一个小波并确定一个小波分解的层次 N，再对信号 s 进行 N 层小波包分解。

2) 确定最优小波包基：这一步可选 Matlab 的 GUI 方式，由“Best Tree”按钮来完成计算。

3) 小波包分解系数的阈值处理：对于每一个小波包分解系数，特别是低频分解系数，选择一个适当的阈值来对系数进行量化。Matlab 中自动提供了一个保留能量平衡的阈值，在进行消噪处理中，我们通常通过实验和错误来重新定义。

4) 信号重构：利用小波包分解系数及量化系数，进行小波包重构。

(2) 小波包变换去噪的 Matlab 实现：下面我们对采集的妊娠超声图像采用传统的小波去噪算法（中值滤波算法）对含噪图像进行两次去噪处理，如图 12-27 所示。

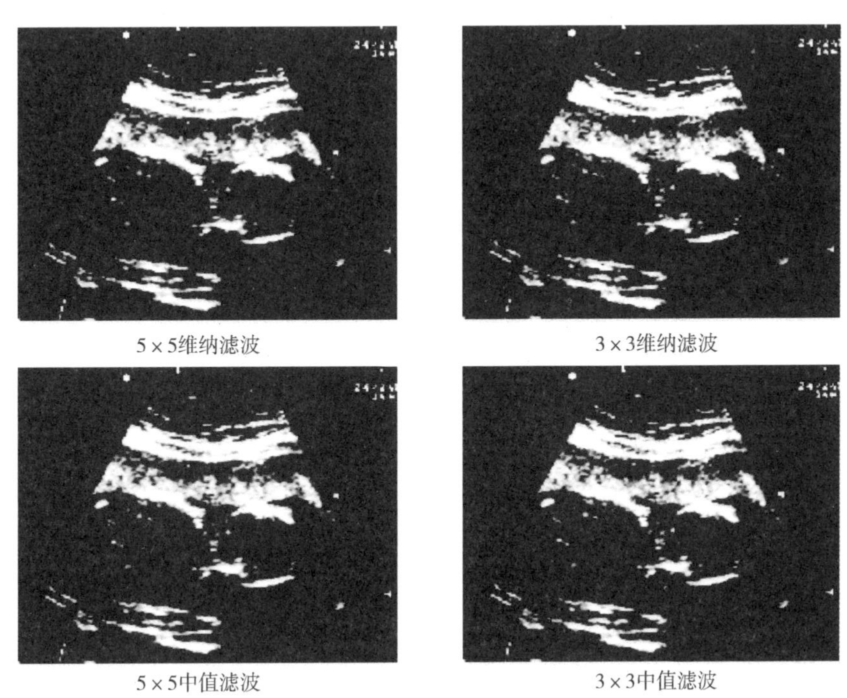

图 12-27 不同窗频下的维纳滤波与中值滤波图像

结果表明，采用小波去噪算法信号噪声得到抑制，但由于原始图像中含有少量高频噪声，采用传统的小波分析无法滤出全部高频噪声。在这里我们进一步采用小波包分解系数阈值量化

与图像平滑处理的方法进行滤波，对含噪声的图像信号进行图像去噪仿真实验分析，如图 12-28 所示。

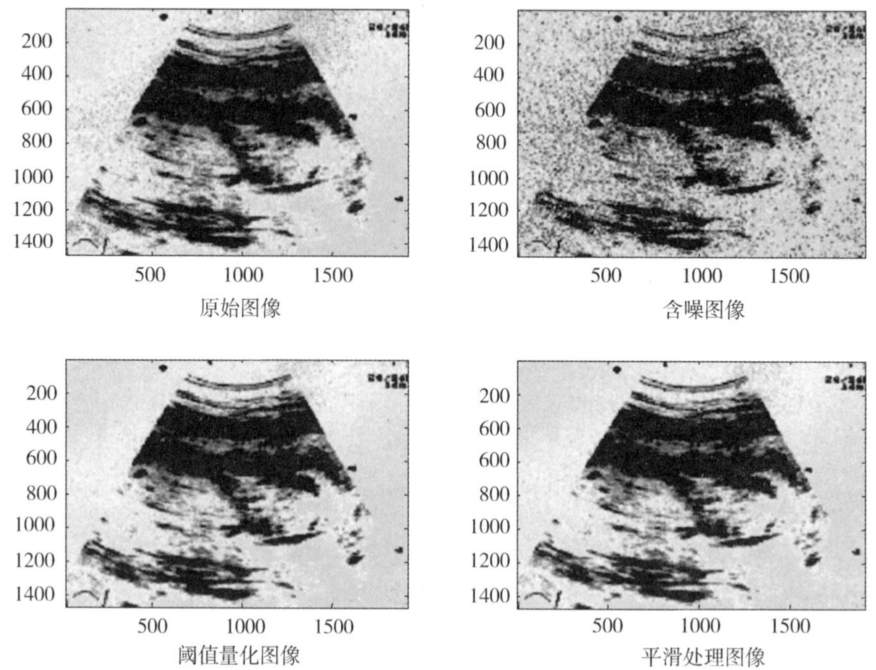

图 12-28　小波包分解系数阈值量化与图像平滑处理的滤波

（3）实验结果指标评价：为了客观评价图像去噪效果，我们分别从归一化均方误差（NMSE）、信号/均方误差比（S/NMSE）、峰值信噪比（PSNR）与 β 评价指标四个方面进行比较分析，得到妊娠超声图像在传统小波变换、小波包变换与小波包平滑去噪的评价指标值，见表 12-5。

表 12-5　妊娠超声图像去噪的指标评价值

图像去噪方法	NMSE	S/NMSE	PSNR	β
小波变换去噪	0. 5421	3. 452	+37. 324	+0. 349
小波包变换去噪	0. 3956	5. 815	41. 275	+0. 368
小波包平滑去噪	0. 3547	9. 257	38. 621	+0. 360

从表中可以看出，通过衡量指标的定量比较，我们可知小波包平滑去噪方法能产生较小的归一化均方误差（NMSE），信号/均方误差（S/NMSE）与传统小波变换去噪与小波包变换去噪算法均差别较大；而从峰值信噪比（PSNR）或 β 评价指标比较中，发现小波包平滑去噪方法仅与小波包变换去噪差距不太明显，说明两者均较好地保留了边缘细节。可见，小波包去噪算法在去除超声图像中的斑点噪声及保留边缘细节方面都表现出更大的优势。

12.3　医学功能图像分析实例

NOTE

通过研究医学图像的动态变化了解人体器官的功能，或是通过研究人体器官的病变，研究其功能变化是图像分析的重要应用。

12.3.1 心脏功能图像分析

对于心脏功能，在临床上最通用的手段是超声心动图检查。超声心动图综合应用各种超声成像技术，能全面、无创伤定量检测心脏整体功能和节段性室壁运动功能，并可实时动态观察心脏结构，显示血流状态。通常进行超声检查会进行M型心脏超声、二维心脏超声、多普勒心脏超声检查。对心脏的影像检查还有X线检查、CT检查和MRI检查。X线心脏造影检查需要通过向血管内插入导管向人体心腔内注入有机碘，以观察其内部结构、运动和血流，由于其创伤性，单纯性心脏造影应用很少。对心脏进行CT检查，对CT设备和患者都有较高要求。首先，CT机的扫描速度要快，一般为64层及以上的MSCT；其次，需患者无含碘对比剂应用禁忌证。心脏的MRI检查优点体现为软组织对比显著，无辐射、无碘剂副反应，实时动态成像，可评价血流、心功能和心肌活动。下面主要介绍不同类型超声心动图在心功能的不同方面进行的评价。

M型超声心动图可以将运动的心壁、血管及瓣膜的情况记录下来，适合心脏血管的检查。但是，对于切面轮廓、结构形态、空间方位以及心脏各部位毗邻关系的判断有一定的困难，所以，现在通常是在二维超声的引导下进行M型超声检查。具体对心功能的检查体现在：第一，连续观察多个心动周期，与二维图像相比能更加清晰地显示瓣膜活动规律，显示心壁运动或瓣膜活动与心脏各时相的关系。第二，可以计算左室射血分数、心排血量等心功能指标。第三，可以根据曲线精确计算其运动幅度和速度。第四，能够与心电图、心音图等生理信号同步记录，进行二维图像难以进行的波形分析，了解心脏血流动力情况，从而对心功能加以判定。主要的参数值为主动脉根部内径，左房内径，室间隔厚度，左室舒张末期内径，右室舒张末期内径。如图12-29所示，是M型超声配合二维切面超声显示风湿性心脏病二尖瓣狭窄。

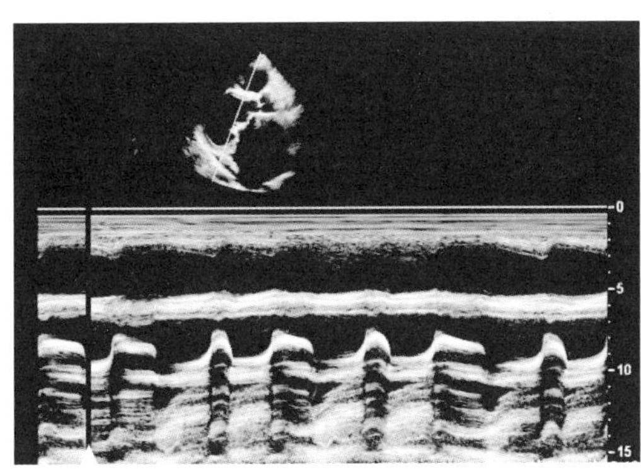

图12-29 风湿性心脏病二尖瓣狭窄的M型超声图

二维超声心动图也称为切面超声心动图。它利用超声波从心脏的不同角度进行“切割”，可以实时、直观、动态地显示心脏大血管断面的解剖轮廓、空间方位、房室大小、结构间的连续关系，并能实时动态显示心脏各部分的空间位置、连接关系。如图12-30所示，是二维超声心动图。

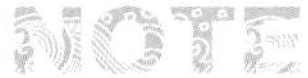

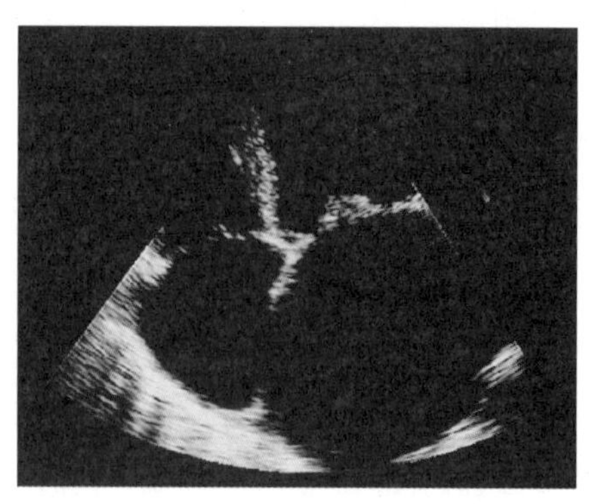

图 12-30 风湿性心脏病二尖瓣狭窄的二维反声心动图

多普勒心脏超声分为多普勒血流超声心动图和多普勒组织超声心动图。

多普勒血流超声心动图是利用多普勒效应的原理，检查心血管系统内血流信号的技术。多普勒血流超声可以无损地测量心脏及血管内任何一点的血流方向、血流速度及血流异常性，该方法对诊断心脏瓣膜病变和先天性心血管畸形有重要价值。多普勒血流超声心动图有频谱多普勒技术和彩色多普勒血流显像两种。频谱多普勒技术包含脉冲多普勒和连续多普勒，如图 12-31 和图 12-32 所示。脉冲多普勒可以准确测量异常血流的深度，但血流速度较高时会产生频谱倒错显像；连续多普勒不仅可以分辨异常血流的深度，也能清晰显示高速血流的频谱形态，二者相互结合对判断血流动力、评价心功能、计算心搏量和反流量有重要意义。

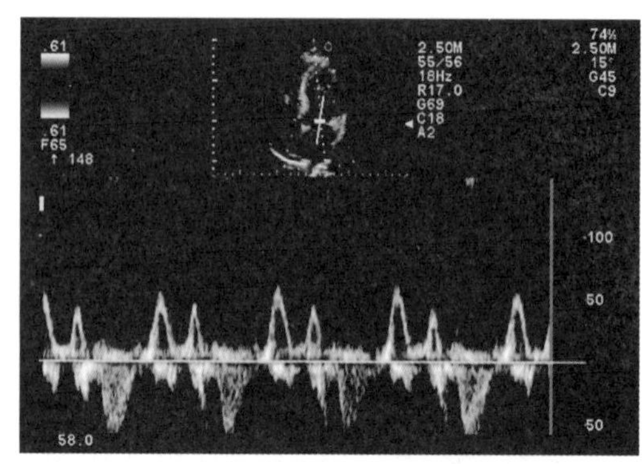

图 12-31 脉冲多普勒

彩色多普勒血流显像包含二维和 M 型彩色多普勒血流显像，它是以伪彩色显示出血流的相对速度，血流方向及性质，有无血流紊乱及异常通路。在评价心功能进行心脏超声检查时，通常先用彩色多普勒血流显像宏观扫描，发现血流异常位置，再在二维图像引导下将采样容积定于血流异常部位，进一步测量各种参数。彩色多普勒图像中，对向探头的血流为红色，背离探头血流为蓝色，流速越快色彩越亮，流速越慢色彩越暗，因此从色彩亮度上可以体现血流的速度。在对血流性质进行判断时，将平均流速差明显者掺杂绿色，所以朝向探头的红色血流有异常时，呈现黄色，背离探头的蓝色血流异常时显现为青色。从此判断，出现湍流或反流时，血流会呈现出红、蓝、黄、青等多彩色。如图 12-33 所示，血流表现为二尖瓣反流。

NOTE

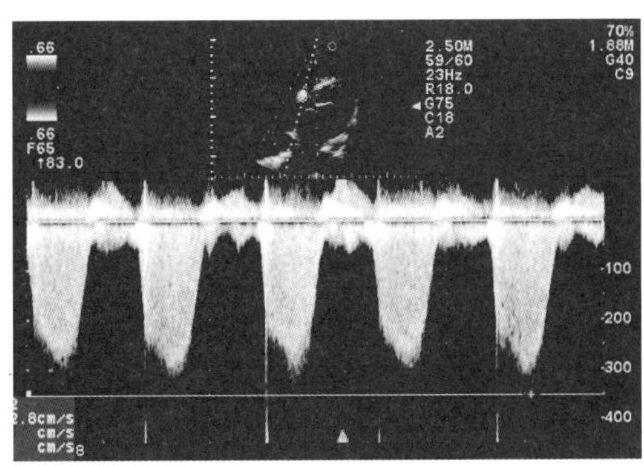

图 12-32　连续多普勒

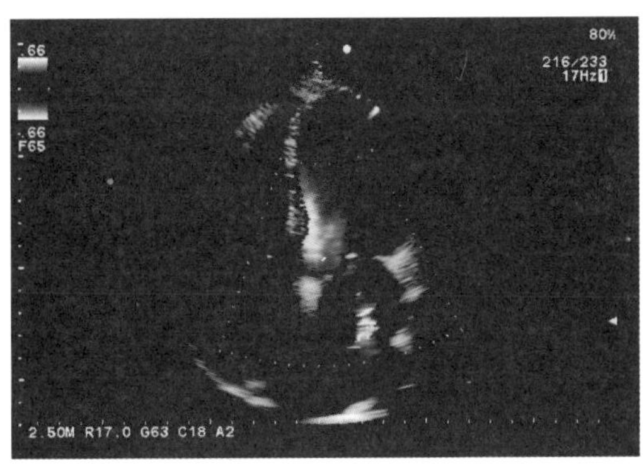

图 12-33　二尖瓣反流图

多普勒组织超声心动图，是评价心脏肌肉功能的新成像技术。对于活动的心脏，多普勒信息不仅包含流动的血液，还包含运动的心肌。但血液和心肌二者截然不同，血流运动速度高、振幅低，而心肌运动速度低，振幅高。多普勒组织技术的发展对研究心脏局部和整体室壁运动及功能提供了无创伤的定量分析方法。图 12-34 所示，是脉冲式组织多普勒，它结合同步心电图可以提供精确的组织运动速度。方法是将取样容积置于感兴趣区域，记录下该处组织运动的多普勒信号。由于这种方法是测量组织的多普勒频移信号，因此既不受组织本身反射信号的影响，也不受心内膜边界是否清晰显示的影响，都能很好地分析和诊断室壁运动功能，在研究心肌缺血和心肌坏死方面有重要作用。

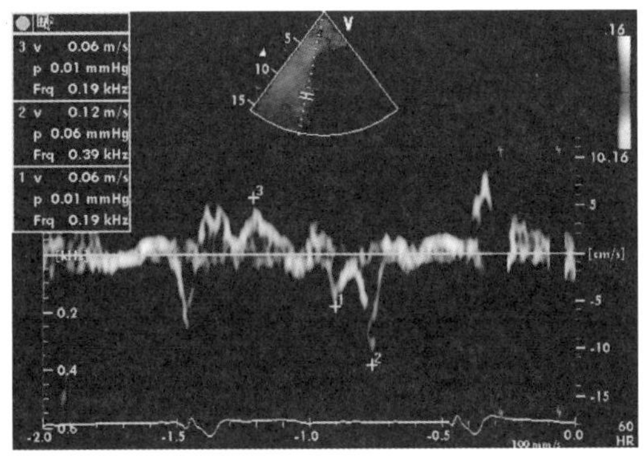

图 12-34　表现心肌功能的多普勒组织超声心动图

另外，斑点追踪和速度向量成像计算（VVI）也是近些年发展的新技术，它们在研究心脏结构力学、分析心肌功能、检测心肌缺血方面有突出的优势。斑点追踪法是利用多普勒原理测量一段时间内心肌运动的位移过程，可以很好地评价心肌收缩功能，如图 12-35 所示，实际彩色图像是用三种颜色分别代表右室游离壁、室间隔、左室游离壁。后面的曲线表示了这三个部位在同一个心动周期里的运动速度与方向。VVI 技术能测定心肌扭转或旋转的角度和速度，心脏的扭转功能是评价心功能的重要指标之一；再如 VVI 技术可以检测节段 EF 值（左室射血分数——分子为 EDV-ESV，分母为 EDV），也就是说当心室壁1 ~ 2 的节段发生异常，即可检测出，而此时心脏整体的 EF 值检测可能还在正常范围内，因此，仅仅通过整体的 EF 值无法更加准确地定量评价心脏收缩功能，而通过 VVI 技术可以做到精确测定。

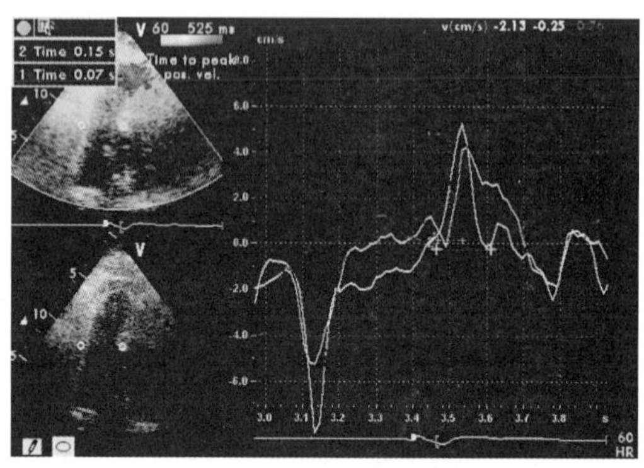

图 12-35 斑点追踪

病案分析——心衰。如图 12-36 所示，二维超声看的是左室长轴切面。M 型超声内的两条竖线分别在测定舒张期和收缩期左室心腔内经。左上方框内的参数，最重要的是 IVSd（室间隔厚度）、EDV（左室舒张末期内径）、ESV（左室收缩末期内径）、EF 值。正常人的 EF 值为 50% ~70%，低于 40% 既是很严重的心衰，该患者的 EF 值仅为 32%，因此心功能很差。

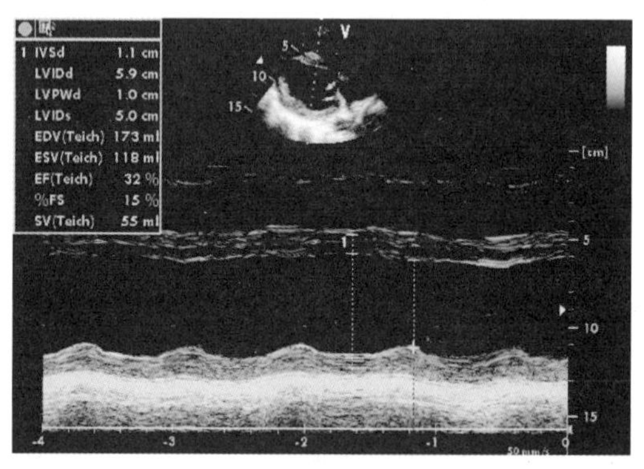

图 12-36 心衰［左心功能减低（EF32%）］

如图 12-37 所示，此图为标准的心尖四腔心，图右边的腔室为左心。腔内的两组垂线，分别表示在测定左右心室的内径大小。超声显示该患者心室壁比较薄，全心扩大，是“扩张型心肌病”，病人的首发症状是心衰，这种病主要靠超声心动图进行早期确诊。

病案分析——心梗。如图 12-38 所示，为心脏左室短轴切面，上方是二维超声，下方是 M 型超声。从 M 型超声可以看出室壁运动很弱（亮色的部分——即心肌，波动性不大）。

NOTE

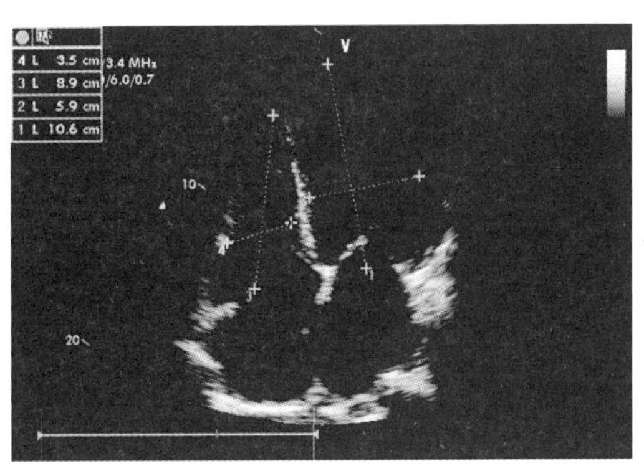

图 12-37　心衰（全心大图）

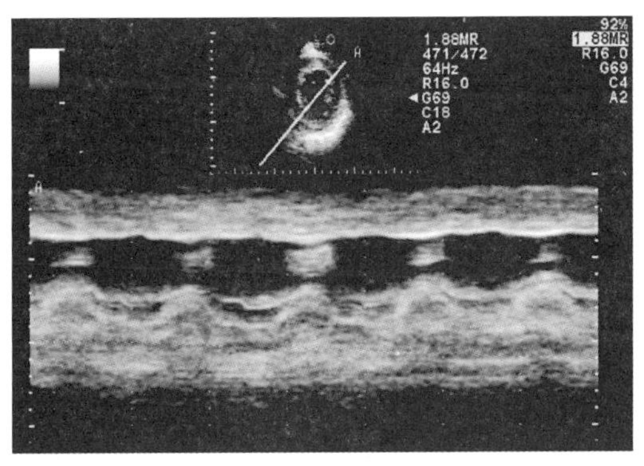

图 12-38　后前壁、侧壁收缩活动减弱的心梗图

12.3.2　肝脏功能图像分析

肝脏的生理功能非常复杂，因此对肝功能的检查种类也很繁多，医生通常选择几种有代表性的肝功能项目进行验血以判断其功能，如进行蛋白质代谢功能实验、肝脏染料排泄实验等。但是，如果为了诊断肝脏的某些疾病，还需要结合影像学检查，以明确肝占位性病变的性质、肿块的来源，以便研究肝整体功能的变化。

对于肝脏的影像检查技术常用的是肝脏超声检查和肝脏的 CT 检查、MRI 检查。超声检查为肝疾病的首选技术，它可以敏感地发现肝脏大小、形态、边缘及肝内血管异常。CT 检查的平扫检查可以明确诊断肝囊肿、脂肪肝、肝硬化等病变。在 CT 平扫影像中发现异常，却无法诊断的病灶时可以进行 CT 增强检查，经常采用肝脏多期增强检查，方法为向静脉注射对比剂后，在不同延迟时间点进行肝脏动脉期、门静脉期及平衡期扫描，用于评估病灶的肝动脉和门静脉供血情况，从而对病变区进行定性诊断。MRI 通常作为肝脏疾病超声和 CT 检查后的补充检查技术，对早期肝细胞癌的检查有独特价值。

经检查发现，肝功能异常者，需要进一步确定其肝脏部位病变性质。大多数肝脏疾病尤其是中晚期病变，肝脏的大小、轮廓、形态、肝血管等都会发生异常。

病案分析——肝转移瘤。肝脏的 B 超检查会发现肝内多发高回声或低回声结节。典型患者的病灶周边为实性高，中央坏死液化呈现低回声，表现为“牛眼征”。对患者进一步进行肝脏 CT 平扫和 CT 增强影像检查。首先分析 CT 平扫影像，参见下图 12-39a，可看出多发或单发边界清或不清，多为类圆形，密度低于肝实质，中心更低密度（牛眼征）。为进一步确定病灶大

NOTE

小及边缘，进行 CT 多期增强检查，对患者经静脉快速注射对比剂，在不同延迟时间点进行动脉期、门静脉期和平衡期扫描。例如，以 3mL/s 速度静脉注射对比剂，在 16～20 秒肝动脉开始强化，并持续 23 秒，这时期称肝动脉期，50～60 秒时，门静脉对比剂浓度上升，称为门静脉期，之后进入平衡期。从下图中可以看出，CT 增强后，图 12-39b 显示动脉期出现不规则边缘增强，图 12-39c 显示门静脉期出现整个病灶均匀或不均匀增强，图 12-39d 显示在平衡期对比增强消退。在 CT 动态增强影像中能较清晰看出肿瘤中央无增强的低密度，边缘强化呈高密度，构成“牛眼征”，这常见于消化道肿瘤来源。

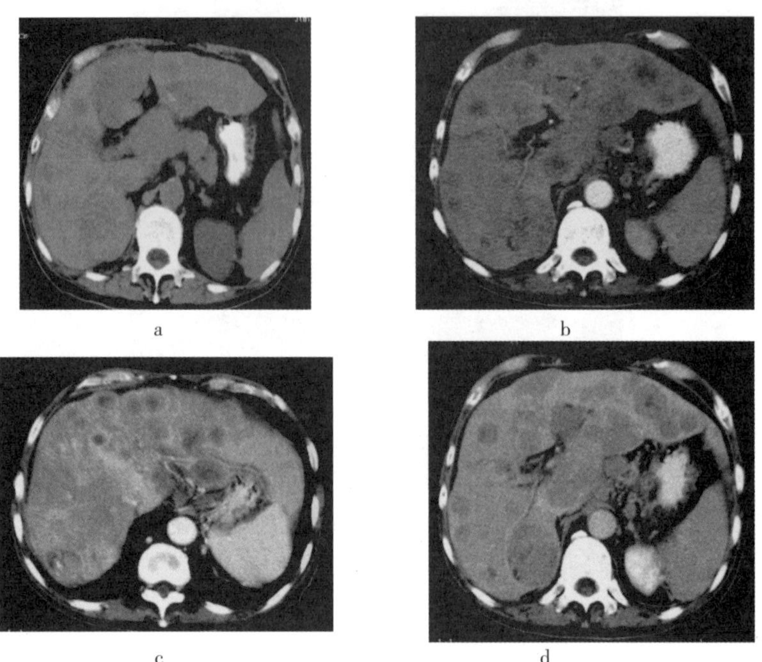

a b c d

图 12-39 肝转移瘤的 CT 平扫和动态增强

肝脏是一个布满血管的脏器，研究其功能时，如果能对肝脏内的血液循环进行分析，可以帮助我们诊断疾病。CT 的多期增强检查正是利用肝脏血流不同时期的特点，动态追踪，继而较全面反映肝脏病灶的轮廓、大小等信息。

12.3.3 肺功能图像分析

对于肺功能的判定，在临床中通常先对患者进行呼吸功能的评价，以判断肺功能的减弱或减损的类型，然后为了进一步判断肺功能异常的部位、性质和程度，必须结合相应的辅助手段，而肺部的影像检查是常用的手段之一。影像检查在应用于肺功能和肺部疾病的判定时，常采用的手段有 X 线、超声和 CT 检查，其中各种检查各有优势。X 线胸片是胸部疾病检查基本方法，可以大致明确胸部是否正常，但对于肺内微细病灶诊断有一定困难。超声检查在胸部的应用有限，仅可以检查胸壁肿瘤及浅表的肺肿物等。CT 检查是诊断肺部疾病常用手段，不仅能较好显示病变特征，还能提高隐匿性病灶的检出率，而且 CT 动态增强技术可以检测病变的血供状况，了解纵隔病变与心脏大血管的关系，大大提高良恶性病变的准确性。

病案分析——急性粟粒型肺结核，结核杆菌经血行散播所致。如图 12-40a 所示，X 光片表现为肺部弥漫大小均匀、分布均匀和密度均匀的粟粒状影。如图 12-40b 所示，CT 肺部影像片能更清晰反映粟粒型肺结核病灶，所以 CT 在早期粟粒型结核的显示要优于 X 线胸片。

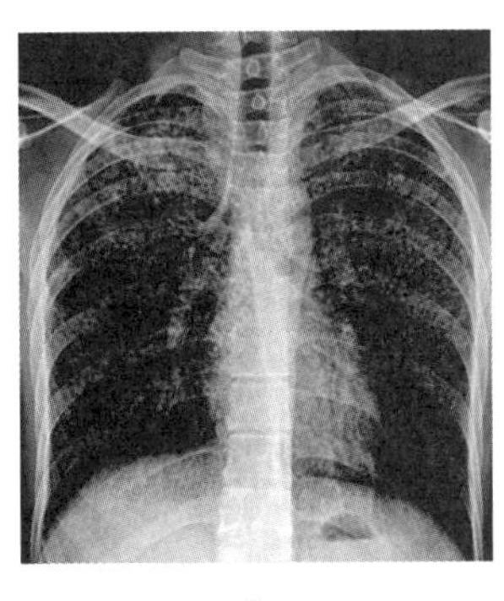
a

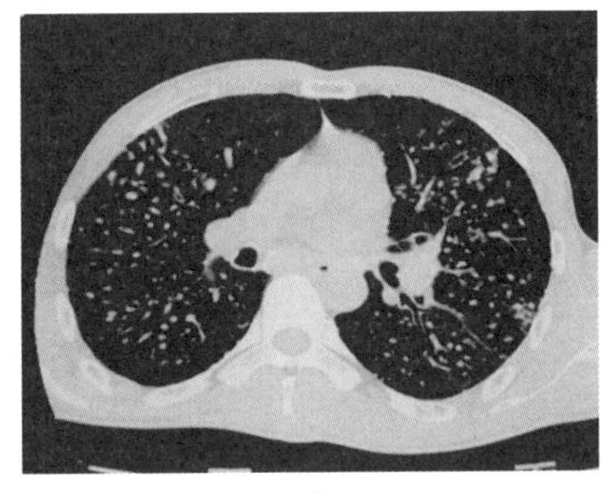
b

图 12-40　急性粟粒型肺结核

病案分析——支气管扩张症。图 12-41a 为 X 光检查片，支气管扩张症常规图片可表现为正常，也可能在病变部位表现为肺纹理增多或环状透亮影像，此病例患者已显现左肺下部有蜂窝状阴影。图 12-41b 为 CT 平扫图片，已经可以较好看出肺部支气管扩张的状态。图 12-41c 为其薄层高分辨率 CT 图片，对左下肺的支气管扩张症状显示更清晰。对肺部的 CT 检查不仅包含平扫和增强，还有多种图像后处理技术，如薄层面重组技术、多平面重组技术、支气管成像技术、肺结节分析技术等。薄层重组技术是目前诊断支气管扩张常用的影像技术。它是对 MSCT 扫描采集的容积数据重组成为 0.3～2.0mm 层厚图像的后处理技术，该技术消除部分容积效应的影响，使图像的空间分辨率提高，对观察细微病灶具有较好的效果。

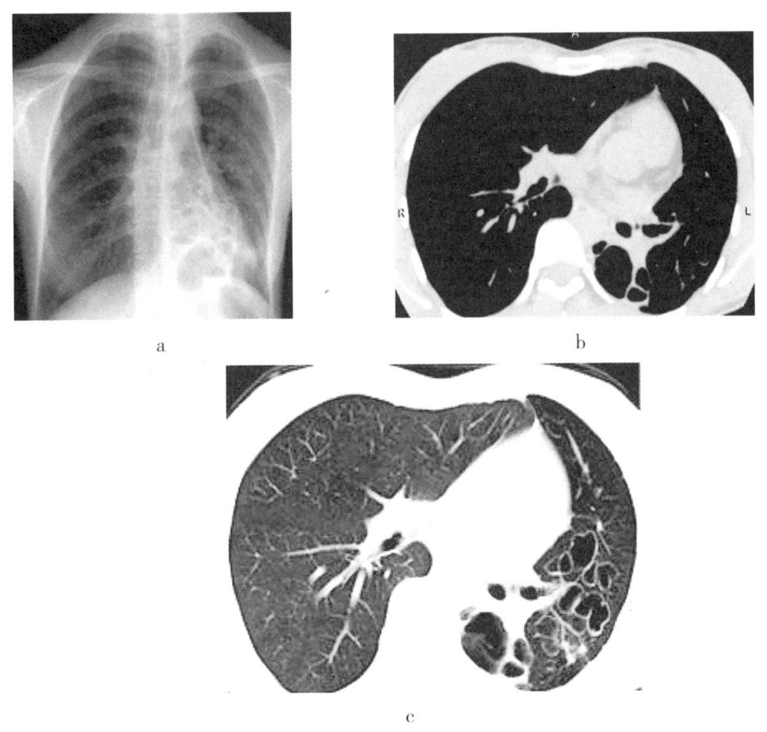

图 12-41　支气管扩张症

12.4 Unity3D 应用实例

12.4.1 Unity3D 技术简介

目前，三维虚拟展示技术主要有 OpenGL、DirectX、Unity3D、VRML、Quest3D、Virtools、VRP 以及 Cult3D 等。其中，近年来兴起的 Unity3D 技术以其优越的渲染效果和更高的扩展空间受到了众多三维可视化专业技术人员的青睐。Unity3D 是由 Unity Technologies 开发的一个强大的集成游戏引擎和编辑器，它可以通过简单的用户界面迅速高效地创建对象导入外部资源，并通过简单的拖放动作实现对变量赋值、连接脚本等操作。

Unity3D 以集成的脚本环境、内置的网络功能及跨平台的系统开发等强大的实用性功能而著称，全新版本的 Unity4.2 引擎能够发布支持 Windows、MACOS X、安卓、IOS 等在内的十多个系统平台软件，其操作环境简单、直观，且界面友好，近几年越来越多地受到 3D 相关行业软件开发人员的青睐。

Unity3D 中整合了丰富的开发资源，包括地形创建工具、物理引擎、粒子系统、常用脚本、灯光渲染组件、碰撞检测组件设置图像画面的后处理方法等，并且 Unity3d 提供了一个庞大的类库 Mono Behavior，在这个类库中已经为开发人员定义好了各种方法，可以方便地调用这些方法进行功能的开发。

此外，Unity3D 对 DirectX 和 OpenGL 拥有高度优化的图形渲染管道；能为软投影和硬投影增加了自投影支持，可实现实时投影；支持所有主要文件格式，能和大部分相关应用程序协同工作；可以通过脚本直接访问 Unity3D 的资源流水线；可访问底层渲染，自由定制渲染技术；以及其灵活设置的特点，使得它可以供一个独立爱好者或是一个大型开发团队使用，用户群日益广泛。

Unity3D 是一款标准的商业游戏引擎，需要收费，但是作为研究学习，并不需要购买相应的许可证，许可证是用来发布项目的，研究学习的时候可以不需要付费。Unity3D 下载地址：unity3d. com/unity/download/。首先下载 UnitySetup-4. 0. 1. exe Windows 版本（最新版本为 UnitySetup-4. 5. 1. exe），然后双击安装文件“UnitySetup-4. 0. 1. exe”开始安装，在 Windows 中首次安装 Unity 需要注册（在官网上注册一个账号即可），登录后进入安装 Unity 界面；点击“Next”按钮，进入安装说明界面，点击“I Agree”按钮继续安装，此处进入 Unity 选择安装界面，除了安装 Unity 主程序外，还可以选择安装一些插件或工具，插件和工具如下：Unity：主程序；Example Project：示例程序；Unity Development Web Player：Web 开发者的安装包，同时也是 Unity Web 播放器；MonoDevelop：脚本编辑器，第三方开源软件，用来编辑 JavaScript、C# 和 Boo 语言的编辑器。之后界面上的提示可以直接下一步，直到完成安装。双击运行 Unity3D。如图 12-42 所示。

NOTE

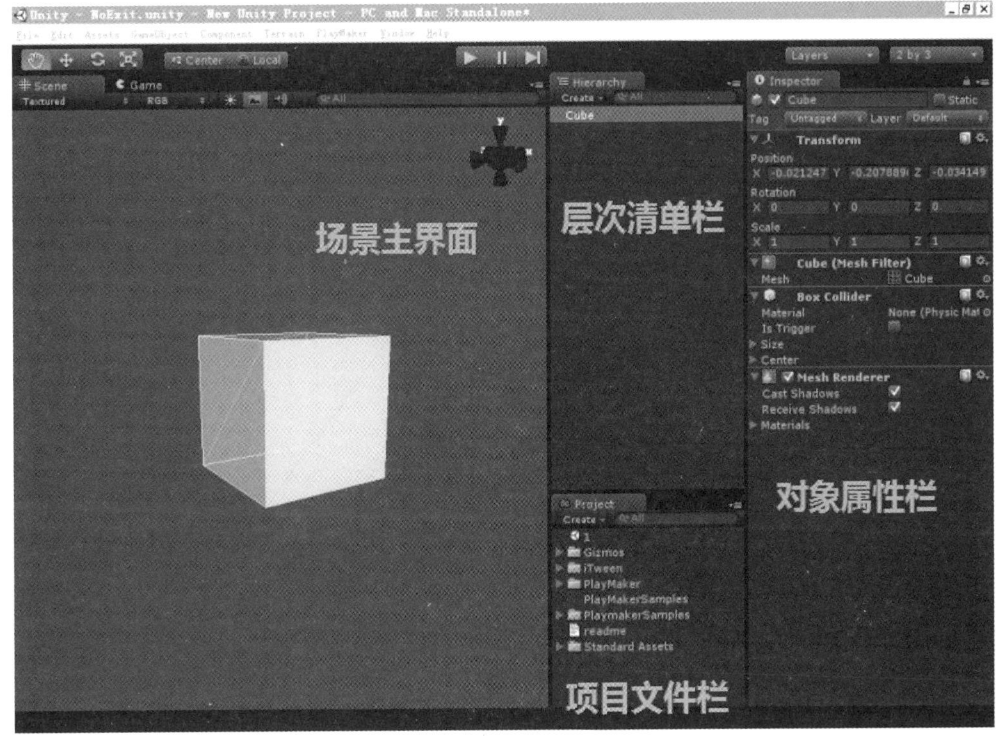

图 12-42 Unity3D 主界面

12.4.2 三维数字人体腧穴交互式教学系统

1. 系统功能结构 针灸学作为中医药精髓的重要组成部分，是中医药教学领域的基础，其教学内容主要包括腧穴基础理论、实践操作技能及临床综合应用等，知识点众多，实践性较强，尤其是腧穴的定位及其主治证候内容，枯燥乏味，极大程度地考验教师的教学方法设计能力及学生的记忆能力，成为针灸学教学重点中的难点。同时，传统的人体二维平面图腧穴定位不够直观，相关教学信息也无法直接从平面图上获取，教师上课教学效果受其约束，使学生所见与实际教学内容可能会产生偏差，不能满足学生的学习需求。

三维立体模型本身是利用计算机进行设计、创作与制作，产生真实的立体场景，可以使人产生视觉上的冲击，给人一种身临其境的感觉，再通过良好的交互方式实现相关教学信息的展示，就可以更好地满足教师和学生教与学的需求，为课程的教学提供强有力的支持，同时也可方便学生课后自主操作学习。

针对课堂教学的内容可设计软件系统实现以下主要功能：①以交互模式查看三维人体解剖模型，如缩放、旋转、平移等，以及三维人体解剖模型的部分组织结构与经络腧穴的三维位置关系。②通过鼠标拾取等操作实现数字人体模型上 14 条经络和 362 个腧穴基本信息的查看，包括腧穴的代号、名称、位置、取穴方法、所属经络、主治病症、针灸处方等。③通过交互式按键时控长短展现针刺的力度、深度等动画信息。

系统设计实现的功能结构，如图 12-43 所示。

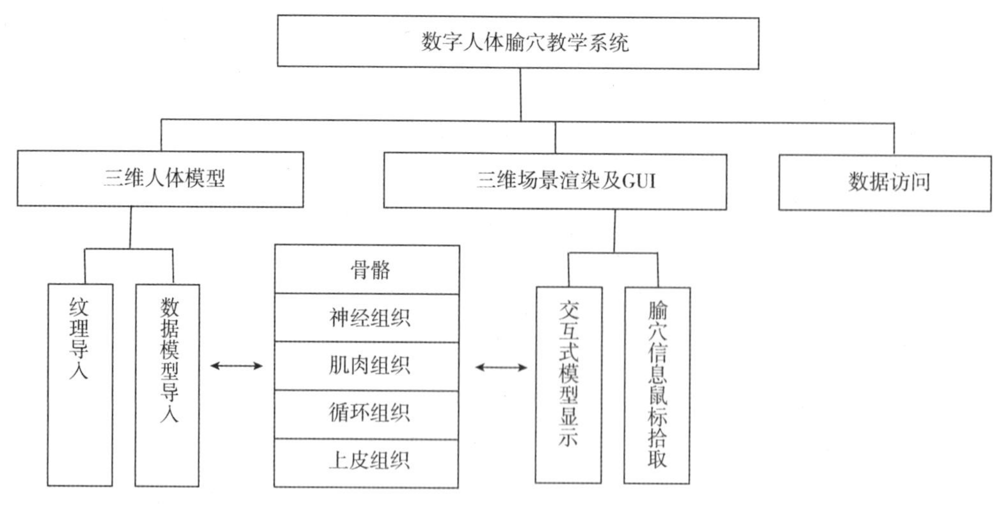

图 12-43 功能结构图

2. 功能逻辑模块 软件系统功能逻辑模块主要分三个部分，即三维模型导入、三维场景渲染、交互式数据访问，下面分别依次阐述。

（1）三维模型导入：3D 数字人体模型是系统中直接与教学双方进行知识信息传递的三维模型，该模型可以有选择地显示/隐藏人体皮肤、肌肉、经脉、血管、穴位等三维模型信息，可借助于 3D 建模软件（如 3DMAX 等），建立包括人体皮肤、肌肉、经脉、血管、骨骼在内的三维人体表面模型，分别导出。为保证人体模型及相关数据的准确性，本系统 3D 模型数据使用以人体 CT 扫描数据为基础建立的人体所有系统和器官的高精度三维数字解剖模型。以左手臂为例，实验中，将左手臂的经络模型数据和手臂骨模型数据分别存成 .3DS 文件。并利用 3DMAX 创建皮肤纹理材质文件。

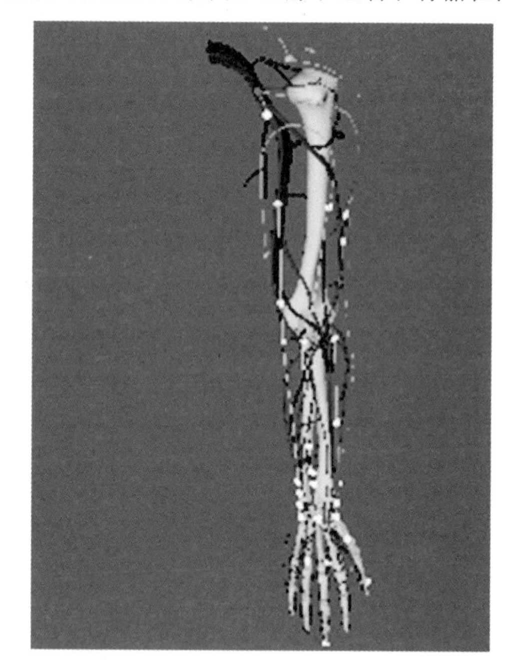

图 12-44 经络和手臂骨 3D 显示

接下来，设计符合用户操作习惯的交互方式，实现模型的导入与拾取操作：可选用树控件或下拉列表控件实现用户对场景内可视人体组织系统模型的设置；通过模型叠加状态的设定确定各组织与腧穴模型的显现关系，3D 模型在 Unity3D 平台下的显示如图 12-44 所示。

加上皮肤纹理的 3D 模型如图 12-45 所示。至此，就创建了一个手臂三维对象，在为该对象绑定鼠标事件后，Unity 建模初步完成。

（2）三维场景渲染：在三维场景渲染中主要实现图形用户交互（GUI）、模型鼠标拾取操作功能。在 Unity3D 平台上可通过两种方式实现图形用户交互：其一是使用 Unity3DGUI 脚本编辑函数，其二是使用 NGUI（Next-Gen UI kit），即下一代用户工具包。对比两种方式，前者需要开发人员具备较强的编程能力，但对控件实现设计都更为灵活；后者使用 C^{+}编写的 Unity 插

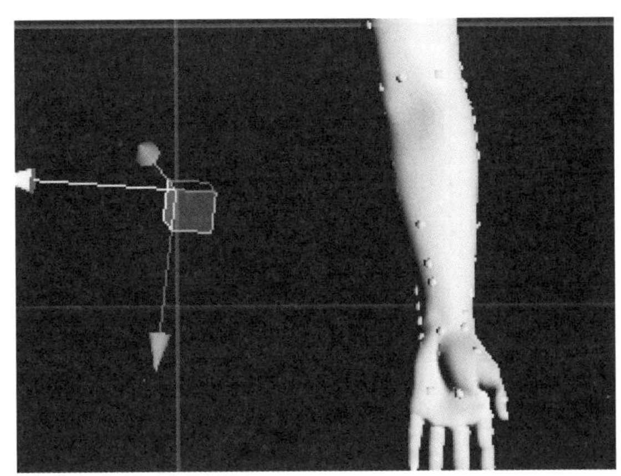

图 12-45 经络和手臂骨 3D 对象

件。NGUI 提供强大的 UI 系统和事件通知框架，从而使得开发人员可以很容易地扩展 NGUI 的功能或仅通过简单的属性设置调节已有功能的组件进而实现用户交互界面。基于这一方式的 UI 功能实现虽然简单、快捷，但缺乏自主性、灵活性，结合这两种方式，可以高效地设计并实现易于拓展为跨平台工作的 UI 界面。本系统 UI 三维渲染场景如图 12-46 所示。在该系统中，用户可以将肌肉、骨骼和经络进行叠加显示，也可单独显示。可以通过响应鼠标事件，实现手臂的 360 度旋转。可以通过下拉列表框，选择不同的经络。点击经络上的穴位，也可以显示穴位的详细描述，如定位、主治病症、针灸处方等。

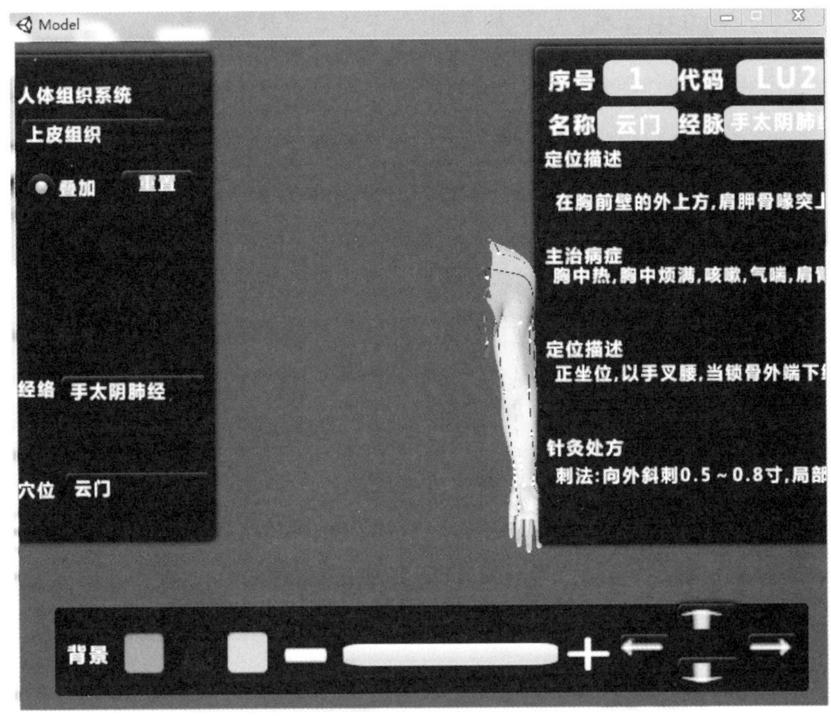

图 12-46 手臂三维渲染场景

（3）*交互式数据访问*：本系统穴位数据信息存放于小型数据库 SQLite 管理平台中。该数据库占用资源低，在嵌入式设备中，可能只需要几百 k 的内存就够了，并且支持 Windows/Linux/Unix 等主流操作系统。通过响应鼠标穴位下拉列表选择事件，判断是何穴位，根据穴位

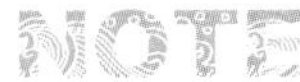

ID 从数据库中取出该 ID 对应的穴位信息，然后将该信息字符串赋值给 NGUI 插件的 UILabel 控件进行显示。

三维人体腧穴教学信息系统是虚拟现实技术在专业领域教学中应用的软件产品。该系统具有一定的科学性、先进性和实用性，使针灸医学向虚拟现实信息化教学迈进一步，其完善的全套人体模型软件可为各中医院校、体育院校、康复理疗中心、国际国内针灸培训班等提供理想的教学手段，具有非常好的作用。

小结 12

1. X-CT 影像的后处理涉及图像增强、去噪声、边缘提取、图像分割及感兴趣区域量化处理等操作。分别介绍了脑部 X-CT 图像分析、胸部 X-CT 图像分析和肝脏 X-CT 图像分析。

2. 超声图像具有无损性、实时性、廉价性及多用途等特性，它不仅能够提供软组织的实时解剖视图，而且能够获得血流和组织弹性等功能信息。分别介绍了胃超声图像分析、肾超声图像分析、肝超声图像分析和胎儿超声图像分析。

3. 通过研究医学图像的动态变化了解人体器官的功能，或是通过研究人体器官的病变，研究其功能变化是医学功能图像分析的重要应用。介绍了心脏功能图像分析、肝脏功能图像分析、肺功能图像分析等医学功能图像分析实例。

4. 简单介绍了 Unity3D 技术，以及 Unity3D 技术在三维数字人体腧穴交互式教学系统中的应用。

习题 12

12-1 简述脑部 X-CT 图像分析的方法。

12-2 简述胃超声图像分析的方法。

12-3 简述心脏功能图像分析方法。

12-4 简述 Unity3D 技术的功能。

NOTE

主要参考书目

1. 孙家广. 计算机图形学. 3 版. 北京：清华大学出版社，2003.
2. （美）赫恩著，蔡士杰，宋继强，蔡敏译. 计算机图形学. 3 版. 北京：电子工业出版社，2005.
3. 张泽宝. 医学影像物理学. 北京：人民卫生出版社，2000.
4. 孙即祥. 图像压缩与投影重建. 北京：科学出版社，2005.
5. 罗述谦，周果宏. 医学图像处理与分析. 北京：科学出版社，2003.
6. 田捷. 医学影像处理与分析. 北京：电子工业出版社，2003.
7. 吕维雪，段会龙. 三维医学图像可视化及其应用. 杭州：浙江大学出版社，2001.
8. 吴恩惠. 医学影像学. 北京：人民卫生出版社，2003.
9. 冈萨雷斯. 数字图像处理. 北京：电子工业出版社，2005.
10. 康晓东. 医学图像信号变换与压缩. 北京：清华大学出版社，2004.
11. 王慧琴. 数字图像处理. 北京：北京邮电大学出版社，2006.
12. 康晓东. 医学图像的数字化处理技术. 北京：人民卫生出版社，2002.
13. 龚声蓉，刘纯平，王强. 数字图像处理与分析. 北京：清华大学出版社，2006.
14. 孙即祥. 图像处理. 北京：科学出版社，2004.
15. 黄爱民，安向京，骆力. 数字图像处理与分析基础. 北京：中国水利水电出版社，2005.
16. 李弼程，彭天强，彭波. 智能图像处理技术. 北京：电子工业出版社，2004.
17. 聂生工，邱建峰，郑建立. 医学图像处理. 上海：复旦大学出版社，2010.
18. 章新友. 医学图像处理. 北京：中国中医药出版社，2015.